乳腺　画像と検査

石栗　一男・編著

医療科学社

編著

石栗　一男（株式会社メディカルクリエート）

著者（掲載順）

黒住　昌史（亀田メディカルセンター乳腺科・病理　乳腺病理部）

二宮　　淳（二宮病院理事長）

根岸　　徹（首都大学東京健康福祉学部放射線学科）

寺田　　央（元・大阪警察病院付属人間ドッククリニック）

斎　　政博（東北大学病院診療技術部放射線部門）

桑原　孝夫（富士フイルム株式会社 R&D 統括本部メディカルシステム開発センター）

船橋　正夫（大阪急性期・総合医療センター医療技術部）

篠原　範充（岐阜医療科学大学保健科学部放射線技術学科）

小林　直樹（株式会社東陽テクニカ海外ビジネス推進部）

松村　茂樹（コニカミノルタヘルスケア株式会社ヘルスケア事業本部）

鈴木　聡長（宮城県対がん協会宮城野分室）

藤井　直子（大阪ブレストクリニック医療技術部）

竹川　直哉（大阪大学キャンパスライフ健康支援センター）

小林　　剛（東京都福祉保健局医療政策部医療安全課）

梶谷　典子（株式会社メディカルクリエート）

宇佐美　伸（岩手県立中央病院乳腺・内分泌外科）

大貫　幸二（岩手県立中央病院乳腺・内分泌外科）

鯉淵　幸生（高崎総合医療センター臨床研究部長）

砂川いずみ（那覇市立病院放射線室）

山田　智子（さいたま赤十字病院放射線部）

尾形　智幸（さいたま赤十字病院放射線部）

松原　　馨（一般社団法人放射線医療技術・国際連携協会〈RTIC〉）

北川　　久（東京慈恵会医科大学附属柏病院）

白石　昭彦（順天堂医院放射線科）

乳腺　画像と検査　序

本書の前身であるマンモグラフィ技術編の初版発刊から 15 年が過ぎ，改訂増補版の発刊からはちょうど 10 年が過ぎた。その間に乳腺診療を取り巻く環境は大きく様変わりした。

今回の改訂にあたり，医療科学社からは改訂増補版の増刷という依頼であったが，画像診断のみならず治療法も大きな変革を遂げたため，編者の責任上，現時点で最も新しく普遍性のある資料を目指し，新刊として発刊することにした。

初期のころ，マンモグラフィ技術編という書名を付けたが，これは別巻でマンモグラフィ臨床編を発刊することを前提として命名したものである。諸般の事情から臨床編を発刊することができなかったが，その過程でご協力頂いた執筆陣に今回も原稿執筆をお願いした。編集に際し，過去の資料を紐解くと，その時頂いた原稿が今も通用することに驚いた。これら資料は最新版を作成する際，執筆陣にとって参考になったと思う。本書は初期の頃目指した技術編と診療編をまとめて一冊にしたものである。

改定増補版の出版から 10 年でマンモグラフィ画像はアナログからデジタルに完全に移行し，さらに CR から FPD に，そして 2D から 3D へと移行しつつある。そのため今回はこの領域に精通した岐阜医療科学大学の篠原範充先生に技術的な面を，高崎総合医療センターの鯉渕幸生先生には運用面を執筆頂いた。また，変革目覚ましい乳腺診療面では二宮淳先生にご参加頂き，詳細な解説を頂くことができた。画像がどのように診療に生かされ，乳腺診療でどのような位置づけにあるかが良く理解できることと思う。これまで同様に日本を代表する方々に今回も参加頂けたことを改めて誇りに思う。

原稿執筆の依頼をする際，何人かの執筆者から，内容と頁数についての取り決めを教えてくださいと尋ねられた。その際，いつも読者の顔，表情を想像しながら，そして診療放射線技師の役に立ちたいという願いから，今書きうる最高のものを思い残すところなく執筆してくださいと自然にお願いしていた。集まった原稿を見るとどれもこれも素晴らしく，頁数を減らさなくて良かったと勝手ながら思った次第である。しかし，どんどん増える原稿，頁数に医療科学社は冷や冷やだったと思う。それでも温かく見守って編集を進めて下さった本書担当の齋藤聖之氏に感謝する。

初版発刊の時から本書のテーマは，一冊にまとまっていて必要な時にいつでも役に立つこと，読者の皆様にとって見やすく使いやすいこと，本邦の乳腺診療に寄与すること，そして普遍性の価値を持たせることとしている。今回も素晴らしい執筆陣にご協力頂き，その目標が達成できたと思う。

本書を作成するにあたり，これまで乳腺検査の指導的立場にあった大切な診療放射線技師お二人を喪ってしまった。寺田央氏には初版から執筆にご協力頂き，また講習会等でも終始ご指導いただいた。中島直氏には本書を執筆する際にご協力頂きたかった。両氏にご指導いただいた知識を大切にしながら本書を作成させて頂いた。計画から完成まで 2 年近くかかってしまったが，やっと本書の完成を報告できることに安堵している。両氏のこれまでのご指導に心より感謝し，安らかに永遠の眠りにつかれる事をお祈りいたします。

2019 年 8 月吉日

株式会社メディカルクリエート　石栗一男

マンモグラフィ技術編　改訂増補版　序

　初版を発刊してから長い月日が経った気がする。初版を発刊してまだ5年であるが，それまでの十数年間に比較し，乳癌を取り巻く環境がここ数年で大きく様変わりしたためであろう。この本もその変革に遅れないよう改訂を行うに至った。

　本改訂では，私たち診療放射線技師にとって，近年最も様変わりしたFSシステムとデジタルシステムに焦点を絞り企画を練った。本改訂でも，やはりその領域で代表とされる執筆者にお願いさせていただき，快諾いただいたことはありがたいかぎりである。そのような方々が放射線技師を取り巻く世界におり，協力していただけることはとても頼もしい。

　そして今回も，この本を利用するであろう診療放射線技師に，最も役に立つ書籍とすることを目標にした。初志を貫徹したつもりである。

　デジタルシステムについては，はじめて知ることも多く，また，難解な事柄も多い。そのような内容を優しく丁寧に解説しながら，全体を網羅した内容に仕上げるよう企画した。

　デジタル画像を取り巻く環境は，今でも日々，刻々と変化している。本書を改訂執筆している今の原稿に普遍的価値を求めることは，執筆者に大変な負担があったことと思う。しかし，集まってくる原稿に目を通したとき，執筆者の能力の高さと編者の見る目に間違いがなかったことを確信でき安堵した。

　原稿のレベルが高くなると，自分自身の知識が足りないことを痛感しながらの校正を余儀なくされる。そんなとき，いつも群馬県立県民健康科学大学の根岸徹先生には駆けつけていただき，助言をいただいた。原稿の進捗がままならないときは，やはり埼玉県技師会の技師諸兄に励まされた。また，医療科学社の方々，特に齋藤聖之様には良い書籍をつくれるよう温かく見守っていただいたことを感謝する。最近の医療では見逃されがちな普遍性の価値が，制作過程を含めて本書にはあると思っている。本書を活用いただき，今後も乳腺の世界で活躍される技師諸兄が増えることを願ってやまない。

　初版と同様，本書は編者，執筆者のみならず，私達を応援してくださった方々の多大なるご協力があってこそ出来上がった皆様の本である。本改訂にあたり，ご協力，ご支援いただいた多くの方々にこの場を借りて深謝いたします。

2009年5月25日

蓮田一心会病院　石栗一男

マンモグラフィ技術編　初版　序

　W. S. Halsted が乳癌の定型的手術方法を行って以来，すでに 110 年余り。その約 80 年後に乳房 X 線撮影専用装置が発表されることになるが，乳房 X 線診断についてはその間に数々の研究が成され，その礎は 1900 年代初頭に築かれたといわれる。世界では，今日まで時間的にも量的にも乳房 X 線診断にかかわる研究は膨大であった。しかし，日本では関連学会の代表によるマンモグラフィ検診精度管理中央委員会の活動が功を成すまで，検診にとどまらず診断目的でもマンモグラフィが乳房検査の第一選択とはいえない状況が続いてきた。そのため，日本での乳癌診療におけるマンモグラフィの位置づけが世界と肩を並べるようになってまだ 10 年も経っていないことになる。私が乳癌の勉強をはじめてから 10 数年。当初は乳房 X 線検査にかかわる和文の医学書が少なく，文献を探すのにも苦労したことが記憶に新しい。当時，乳癌にかかわる多くの内容がわかりやすくふんだんに記載された医学書が発刊されないものか，心待ちにしていたのが思い返される。最近は，乳房 X 線検査にかかわる書籍も多く見かけるようになり，乳癌を勉強するほとんどの方々が多数の書籍を所有できるようになった。しかし，やはり一冊にまとまっていて必要なときにいつでも役に立つ本がほしいものである。

　本書は，私が乳房 X 線検査の勉強を始めたころにほしかった書籍を想像しながら編集させていただいた。執筆者も各分野で現在日本を代表する最も詳しい方々にお願いし，内容の濃いものが作成できたと思う。さらに気を配ったことは，読者の皆様にとって役に立つ構成にしようとしたことである。撮影手技を述べる場合は，図をふんだんに用い，その根拠から説明したつもりである。また，品質管理を行う際に必要となるであろう管理表や手順書は，実際に用いられる表の例をできるだけ多く添付した。さらに，トラブルが生じた際の確認事項，解決手順も具体的に記載した。本書が日常業務のみならず皆様の知識を育む一助となり，本邦における乳がん検診の精度向上に少しでも寄与できれば幸いである。

　最後に，本書は日本放射線技師会で行っている生涯教育セミナーの教科書となるものを作成しようという目標から，医療科学社の協力を得て完成したものである。本書を作成するにあたり，日本放射線技師会役員の方々，セミナーの講師をしていただいている方々から絶大なるご協力を賜った。また，原稿の進捗がままならないときは埼玉県放射線技師会をはじめとする技師会，技師諸兄など多くの方々から励ましをいただいた。幾度の内容変更により，当初立てた予定通りに進まないときは医療科学社の皆様に大変な気苦労を与えてしまったことと思う。そして，マンモグラフィ検診精度管理中央委員会の諸先生方のご協力なくして，本書の完成はあり得なかった。

　本書は，編者，執筆者のみならず，私達を応援してくださった方々の多大なるご協力があってこそ出来上がった皆様の本である。

　本書を発刊するにあたり，ご協力，ご支援いただいた多くの方々にこの場を借りて深謝いたします。

2004 年 9 月

蓮田一心会病院　石栗　一男

乳腺　画像と検査

目　　次

第 1 章　乳癌診療の歴史
治療と診断の歴史的変遷 ………………………………………………1
　　1．乳がん治療の変遷 ………………………………… 1
　　2．診断の歴史 ………………………………………… 6
　　　　2-1．マンモグラフィの歴史的変遷…6
　　　　2-2．超音波装置の歴史的変遷…12
　　さいごに ……………………………………………… 14

第 2 章
① 正常乳房の解剖学的構造と組織像 ………………………………… 17
　　1．乳房の解剖学的構造 ……………………………… 17
　　2．乳腺の基本的な組織構造 ………………………… 17
　　3　小葉と乳管の組織像 ……………………………… 18
　　4．授乳期乳腺 ………………………………………… 19
　　5．閉経後の乳腺組織 ………………………………… 20
　　6．乳腺の間質組織 …………………………………… 20
　　7．乳頭と乳輪 ………………………………………… 21

② 乳腺疾患の病理像 ……………………………………………………… 23
　　1．上皮性悪性腫瘍（癌腫） ………………………… 24
　　　　1-1．非浸潤癌 noninvasive carcinoma…24
　　　　1-2．浸潤癌 invasive carcinoma…26
　　　　1-3．特殊型 special type…28
　　　　1-4．パジェット病 Paget's disease…31
　　2．上皮性良性腫瘍 …………………………………… 32
　　　　2-1．乳管内乳頭腫　intraductal papilloma…32
　　　　2-2．乳管腺腫 ductal adenoma…32
　　　　2-3．乳頭部腺腫 adenoma of the nipple…32
　　　　2-4．管状腺腫 tubular adenoma…32
　　　　2-5．腺筋上皮腫 adenomyoepithelioma…33
　　3．結合組織性および上皮性混合腫瘍 ……………… 33
　　　　3-1．線維腺腫 fibroadenoma…33
　　　　3-2．葉状腫瘍 phyllodes tumor…33
　　4．非上皮性腫瘍 ……………………………………… 34
　　　　4-1．顆粒細胞腫 granular cell tumor…34
　　　　4-2．軟部肉腫 sarcoma…34
　　　　4-3．悪性リンパ腫 lymphoma…34
　　　　4-4．血管肉腫 hemangiosarcoma…34

5. その他 34

5-1. いわゆる乳腺症（so-called mastopathy）…34

5-2. 過誤腫 hamartoma…35

5-3. 乳管過形成 ductal hyperplasia …35

5-4. 異型乳管過形成 atypical ductal hyperplasia（ADH）…35

5-5. 硬化性腺症 sclerosing adenosis…35

5-6. 乳管拡張症 duct ectasia…35

第3章　乳癌の臨床
乳腺疾患の診断と初期治療まで 37

1. 問診 37

2. 視触診 40

2-1. 視触診…40

2-2. 乳頭分泌…41

3. 画像診断 42

4. 組織診断 42

5. 初期治療 43

5-1. 概論…43

5-2. 乳癌のサブタイプ…43

5-3. 病期分類…46

5-4. 治療方針の決定…46

6. 手術 47

6-1. 乳房（皮膚・乳頭）の術式…50

6-2. 腋窩リンパ節の切除…50

6-3. 乳房再建…52

7. 術後補助療法 53

7-1. 薬物療法…53

7-2. 術後放射線療法…54

8. 妊娠期の治療と妊孕性 56

9. 今後の診断・治療 57

第4章　乳房用X線装置
① マンモグラフィの基礎 61

1. X線の発生 61

1-1. 連続X線…61

1-2. 特性X線…62

1-3. X線スペクトル…63

2. 画質に影響を及ぼす因子 65

2-1. ターゲット / 付加フィルタの組み合わせ…65

2-2. 散乱線（scattered radiation）の影響…65

乳腺　画像と検査

2-3. 散乱線を減少させる撮影法…66
2-4. 画像濃度…67

3. 画質と評価ファントム …………………………………………… 71
3-1. ファントムの備えるべき必要条件…71
3-2. 各種ファントムとその諸特性…71

4. 線量評価 …………………………………………………………… 78
4-1. 放射線計測量…78
4-2. 平均乳腺線量…80
4-3. 診断参考レベル…84
4-4. 半価層（HVL）と入射空中線量の測定…85
4-5. 測定器と Al 付加フィルタの選択…85

② 装置の構造………………………………………………………… 89

1. X 線管 ……………………………………………………………… 89
1-1. 陽極：ターゲット…89
1-2. 陰極：フィラメント…91
1-3. 放射窓…92
1-4. マンモグラフィ用 X 線管の配置と特性…92

2. 付加フィルタ ……………………………………………………… 93
2-1. 付加フィルタの K 吸収端とスペクトル変化…93
2-2. 付加フィルタの構成…94

3. 光照射野ミラー …………………………………………………… 95
4. 圧迫板 ……………………………………………………………… 95
5. 自動露出機構（AEC） …………………………………………… 96
6. 患者支持器（乳房支持台） ……………………………………… 97
6-1. 散乱線除去グリッド…97
6-2. 運動グリッド（ブッキー）装置…98

7. C アーム …………………………………………………………… 98
8. 高電圧発生装置 …………………………………………………… 99
8-1. インバータ式装置の特徴…99
8-2. インバータ式装置の分類（定格，制御方式）…100

9. デュアルエネルギーサブトラクション技術（造影マンモグラフィ）
…………………………………………………………………… 103

第 5 章　デジタルマンモグラフィの基礎

① 装置全般（CR および FPD）…………………………………… 105

1. 画像のデジタル化………………………………………………… 105
1-1. 標本化（sampling）…105
1-2. 量子化（quantization）…106

2. デジタルマンモグラフィの特徴………………………………… 106

3．CR（computed radiography） ················· 107

    3-1.　CR の原理…107

    3-2.　輝尽性蛍光体…107

    3-3.　両面集光方式 CR システム…108

4．FPD（flat panel detector） ················· 109

    4-1.　直接変換方式 FPD…109

    4-2.　間接変換方式 FPD…110

    4-3.　検出パネル…110

    4-4.　AEC（automatic exposure control）…111

5．PCM システム（phase contrast mammography） ········· 111

6．フォトンカウンティング（Photon counting） ················· 112

② FPD ················· 115

1．FPD の信号対ノイズ比（S ／ N比） ················· 115

    1-1.　信号（S）…115

    1-2.　ノイズ（N）…116

2．デジタルマンモグラフィ検出器の構造 ················· 117

    2-1.　直接変換 +TFT 方式 FPD…117

    2-2.　間接変換 +TFT 方式 FPD…118

3．トモシンセシス撮影での装置の最適化 ················· 119

    3-1.　走査角度と深さ分解能…119

    3-2.　撮影枚数と画質…120

    3-3.　走査によるぼけ…120

まとめ ················· 121

③ デジタルマンモグラフィで用いられる画像処理技術 ················· 123

1．階調処理（Gradation Processing） ················· 123

2．空間周波数の概念と周波数処理 ················· 128

3．DR 圧縮処理（Dynamic Range Control Processing: DRC）
················· 134

4．最新の画像解析技術により開発された画像処理 ················· 138

④ トモシンセシス装置 ················· 149

1．現状 ················· 149

2．画質 ················· 151

3．その他の臨床応用 ················· 151

⑤ 医用画像表示用モニタ ················· 153

1．モニタの構造および表示原理 ················· 153

    1-1.　モニタの種類…153

    1-2.　液晶ディスプレイ…153

    1-3.　グラフィック・ボード…157

　　　　　2．マンモグラフィ表示用モニタに求められる性能……………… 158
　　　　　　　2-1．医用画像表示用モニタの現状…158
　　　　　　　2-2．解像度…159
　　　　　　　2-3．グレースケール階調…161
　　　　　　　2-4．輝度およびコントラスト…161
　　　　　　　2-5．表示特性の不変性…162
　　　　　3．マンモグラフィ表示モニタ精度管理……………………………… 162
　　　　　　　3-1．表示特性の標準化および不変性試験…162
　　　　　まとめ………………………………………………………………… 171

6　ドライイメージングシステム…………………………………… **173**
　　　　　1．マンモグラフィ用ドライフィルム ………………………………… 173
　　　　　　　1-1．画像コントラスト…173
　　　　　　　1-2．最高濃度（ベース濃度）…174
　　　　　2．ドライフィルムの画像形成原理と取り扱い（保存性）………… 175
　　　　　　　2-1．画像形成原理…175
　　　　　　　2-2．ドライフィルムの取り扱い…175
　　　　　3．レーザーイメージャの保守管理 ………………………………… 176

第6章　品質管理
デジタルシステムの品質管理…………………………………… **177**
　　　　　1．デジタル画像の基礎と品質管理……………………………… 177
　　　　　2．システムの構成………………………………………………… 178
　　　　　3．品質管理………………………………………………………… 180
　　　　　4．アーチファクト…………………………………………………… 182
　　　　　　　4-1．被検者に関連するアーチファクト…182
　　　　　　　4-2．放射線技師に関するアーチファクト…182
　　　　　　　4-3．乳房X線撮影装置に関連するアーチファクト…183
　　　　　　　4-4．ソフトウエアに関連するアーチファクト…183
　　　　　　　4-5．観察条件に関連するアーチファクト…184
　　　　　5．日常試験 ………………………………………………………… 185
　　　　　　　5-1．X線装置の清掃…185
　　　　　　　5-2．CR受像器の清掃（カセッテの清掃）…185
　　　　　　　5-4．画像評価…186
　　　　　6．定期の品質管理試験…………………………………………… 190
　　　　　　　6-1．6か月ごとに実施するもの…190
　　　　　　　6-2．1年ごとに実施するもの…191
　　　　　7．アーチファクトの評価…………………………………………… 207

第7章　臨床画像評価基準
臨床画像評価法 ………………………………………………… 209
- 1．臨床画像評価の目的 ……………………………………… 209
- 2．臨床画像評価の方法 ……………………………………… 209
- 3．乳房の構成 ………………………………………………… 210
- 4．臨床画像評価項目 ………………………………………… 212
  - 4-1．デジタルソフトコピー（モニタ読影）の場合…212
  - 4-2．アナログシステムとデジタルハードコピー（フィルム読影）の場合…215
- 5．臨床画像総合評価 ………………………………………… 219

第8章　撮影法
1 接遇 ………………………………………………………… 221
- 1．インフォームド・コンセント…………………………… 221
  - 1-1．病気に対する不安の解消…221
  - 1-2．検査に対する不安の解消…221
  - 1-3．術者に対する不安の解消…221
- 2．撮影環境・設備…………………………………………… 222
  - 2-1．施設・受付…222
  - 2-2．更衣室…222
  - 2-3．撮影室…222
- 3．撮影時の対応……………………………………………… 223

2 標準撮影法 ………………………………………………… 225
- 1．ポジショニングの基礎知識 …………………………… 225
  - 1-1．乳房の解剖学的位置…225
  - 1-2．乳房の可動性…225
  - 1-3．乳癌の占居部位…226
  - 1-4．乳房の圧迫…226
  - 1-5．受検者情報と撮影情報の表示…227
  - 1-6．撮影方向…227
  - 1-7．撮影方向と病変の位置関係…227
  - 1-8．部位の記載…227
- 2．ポジショニングの理論 ………………………………… 230
  - 2-1．ブラインドエリア…230
  - 2-2．撮影のポイント…231
  - 2-3．MLO 画像と CC 画像の描出範囲の評価 - PNL を用いて…235
  - 2-4．MLO 画像のポジショニングの問題点・改善方法 - 大胸筋の形状を用いて…236
  - 2-5．MLO 撮影が不向きな場合の代替法…237
- 3．ポジショニングの実際 ………………………………… 238
  - 3-1．MLO 撮影の実際…238
  - 3-2．CC 撮影の実際…242

乳腺　画像と検査

　　　　　3-3. ML 撮影の実際…246
　　　　　3-4. LM 撮影の実際…248

③　追加撮影法 ……………………………………………………… 251
　1. 画像診断での判断手順 ………………………………………… 251
　　　　　1-1. 存在診断（異常の有無），鑑別診断（良悪性の判定）…251
　　　　　1-2. 性状判定（組織型，浸潤度，乳管内進展度など）…252
　　　　　1-3. 容積判定（局所・全身）…255
　2. 追加撮影の実際 ………………………………………………… 255
　　　　　2-1. 追加撮影の種類…255
　　　　　2-2. 追加撮影の方向…259
　　　　　2-3. 主要所見別判断因子と追加撮影手技…260
　おわりに ……………………………………………………………… 272

第9章　読影法
読影の詳細とカテゴリー分類 ……………………………………… 273
　1. 所見の記載方法 ………………………………………………… 273
　　　　　1-1. 乳房の構成に関する記載…273
　　　　　1-2. 部位の記載…275
　　　　　1-3. 所見の記載…275
　2. 判定の基準（カテゴリー分類） ……………………………… 276
　　　　　2-1. 読影不能（カテゴリー N）…276
　　　　　2-2. 読影可能…276
　3. 腫　　瘤 ………………………………………………………… 277
　　　　　3-1. 形状…277
　　　　　3-2. 境界および辺縁（border, margin）…277
　　　　　3-3. 濃度（density）…280
　　　　　3-4. カテゴリー分類…281
　4. 石　灰　化 ……………………………………………………… 284
　　　　　4-1. 明らかな良性石灰化…284
　　　　　4-2. 良悪性の鑑別を必要とする石灰化…288
　　　　　4-3. 石灰化の分布（distribution of calcifications）…291
　　　　　4-4. カテゴリー分類…294
　　　　　4-5. 背景乳腺の変化を加味した判定法…295
　5　その他の所見 …………………………………………………… 299
　　　　　5-1. 乳腺実質の所見…300
　　　　　5-2. 皮膚の所見…310
　　　　　5-3. リンパ節の所見…311
　　　　　5-4. カテゴリー分類…312
　6. マンモグラフィガイドラインと BI-RADS との相違点 ………… 313

xii

第10章　デジタルマンモグラフィの臨床

① デジタルマンモグラフィの臨床……………………………………………… 315

はじめに………………………………………………………… 315

1. スクリーンフィルムとの比較からみたデジタルマンモグラフィ… 316

 1-1.　欧米の臨床研究と我が国の診療ガイドライン…316

 1-2.　デジタルマンモグラフィの利点…319

 1-3.　乳房トモシンセシス…321

2. デジタルマンモグラフィ読影の基礎知識 ………………………… 323

 2-1.　広いダイナミックレンジ…323

 2-2.　空間分解能…324

 2-3.　モニタ診断…324

 2-4.　コンピュータ支援診断（CAD）と人工知能（AI）…325

3. デジタルマンモグラフィ読影の実際 ……………………………… 326

 3-1.　デジタルマンモグラフィ読影上の注意点…326

 3-2.　ソフトコピー診断の読影手順…328

おわりに………………………………………………………… 330

② トモシンセシスの臨床効果…………………………………………………… 333

1. 臨床から見たトモシンセシス装置の特徴 ………………………… 333

2. ３Ｄマンモグラフィ・トモシンセシスの検診における効果 …… 335

3. 高濃度乳房への対応策としてのトモシンセシス ………………… 336

4. トモシンセシス撮影装置の今後 …………………………………… 337

 4-1.　トモシンセシス高解像度化…337

 4-2.　低線量化…337

 4-3.　トモシンセシスガイド下バイオプシー（トモバイオプシー）…339

まとめ…………………………………………………………… 340

第11章　乳腺組織生検

① 組織学的検査総論……………………………………………………………… 343

1. 組織学的検査の種類 ………………………………………………… 343

2. 施行のタイミング …………………………………………………… 343

3. 検査器具の原理 ……………………………………………………… 344

4. 組織学的検査の方法 ………………………………………………… 344

 4-1.　画像ガイド下…344

 4-2.　検査器具の選択（針のサイズ選択）…345

5. 注意事項 ……………………………………………………………… 346

 5-1.　抗血栓予防薬内服中の症例に対して…346

 5-2.　針生検時の播種について…347

6. 結果の確認・解釈 …………………………………………………… 348

乳腺　画像と検査

② マンモグラフィガイド下吸引式乳腺組織生検･･････････････････ **349**
　はじめに･･ 349
　1. 生検用撮影装置 ･･･ 349
　　　1-1. 装置のタイプ…349
　　　1-2. 病変の位置情報の取得方法とプローブの誘導方法…350
　　　1-3. プローブ穿刺方向…352
　　2. 吸引式乳腺組織生検システム ･････････････････････････ 352
　　　2-1. 装置の構成…352
　　　2-2. 組織採取の機構…353
　　3. マンモグラフィガイド下吸引式乳腺組織生検の適応 ････････ 354
　　4. 検査の手順 ･･･ 354
　　　4-1. 検査計画…354
　　　4-2. 準備品…355
　　　4-3. 検査手技…356
　　5. マーカー ･･･ 362
　　6. 困難症例対策 ･･･････････････････････････････････････ 363
　　　6-1. 乳房厚の薄い症例…363
　　　6-2. 麻酔で石灰化が不明瞭になった症例…363
　　　6-3. 目的病変が皮膚に近い症例…364
　　　6-4. 腹臥位専用装置：目的病変が胸壁に近い症例…364
　　7. 安全で確実な検査を行うために ･････････････････････････ 365
　　　7-1. チームワークの重要性…365
　　　7-2. 起こりうる合併症への対応…365
　　　7-3. 病変位置を正確に把握する…366
　　おわりに･･ 366

③ 超音波ガイド下生検･･･････････････････････････････････ **367**
　　1. 乳腺腫瘍診断の変遷 ･･･････････････････････････････････ 367
　　2. 超音波下組織生検（針生検）の手技 ･････････････････････ 368
　　　2-1. 用意するもの…368
　　　2-2. 手技の実際…368
　　3. 診断成績 ･･･ 371
　　4. 組織生検で重要なこと ･････････････････････････････････ 372

第12章　乳腺超音波検査
乳腺超音波の基礎と検査法･････････････････････････････ **373**
　　1. 超音波の基礎 ･･･ 373
　　　1-1. 超音波の特性…373
　　　1-2. 超音波画像の特性（マンモグラフィとの比較）…375
　　　1-3. アーチファクト…376
　　　1-4. 超音波画像における Key Word…377

xiv

2. 超音波装置 ·· 378
- 2-1. 超音波装置のしくみ…378
- 2-2. 超音波の走査方式…380
- 2-3. 乳腺検査に適した超音波装置…381
- 2-4. 超音波装置の調整…382

3. 乳腺超音波検査 ··· 383
- 3-1. 触診…383
- 3-2. ポジショニング…383
- 3-3. 装置およびプローブ…384
- 3-4. モニタの調整…384
- 3-5. プローブの握り方…384
- 3-6. プローブの接触…384
- 3-7. プローブ走査法…385

4. 乳房超音波断層像の表示と記録 ································· 393
- 4-1. 乳房超音波断層像の表示方法…393
- 4-2. 超音波画像での輝度（エコーレベル）の表現…394
- 4-3. 乳腺の超音波解剖…394
- 4-4. 乳腺超音波検査における表現法…395

5. 乳腺病変の超音波所見とカテゴリー分類 ···················· 397
- 5-1. 腫瘤…397
- 5-2. 非腫瘤性病変…408
- 5-3. 乳がん検診におけるカテゴリー分類と要精査基準…412

6. 乳腺超音波装置の機能と活用法 ································ 413
- 6-1. カラードプラ・パワードプラ…413
- 6-2. ティッシュハーモニックイメージング（Tissue Harmonic Imaging：THI）…414
- 6-3. Contrast Harmonic Imaging…414
- 6-4. スライス幅方向の素子多列化（ビームコリメーション）…414
- 6-5. 3D 表示…415
- 6-6. 組織弾性イメージング機構（Real-time Tissue Elastography）…415
- 6-7. 空間コンパウンドイメージング…418

7. 乳腺超音波検査の特徴 ··· 419
8. 超音波検査の長所と短所 ·· 423
9. 乳腺超音波装置の精度管理 ····································· 423

第 13 章　乳房 MRI
① 乳房 MRI の基礎 ·· 429
1. 乳房 MRI 検査の役割 ··· 429
- 1-1. 乳腺病変の質的評価…429
- 1-2. 乳癌の広がり診断…430
- 1-3. 術前治療効果判定…430
- 1-4. 乳癌ハイリスクグループにおけるスクリーニング…430

乳腺　画像と検査

2. 乳房 MRI 検査に関するガイドラインと撮像の実際 …………… 430
2-1. 乳房 MRI 検査に関する欧米のガイドライン…430
2-2. 実際の撮像…432
3. 乳房 MRI 診断の実際 …………………………………………… 435
3-1. BI-RADS のカテゴリー分類について…435
3-2. 実際のカテゴリー分類…436

2 乳房 MRI の臨床 ………………………………………………… 439
1. 乳房 MRI 検査の適応 ………………………………………… 439
2. 乳房 MRI 診断の実際 ………………………………………… 439
2-1. 腫瘤性病変の診断…439
2-2. 非腫瘤性病変と広がり診断…442
最後に …………………………………………………………… 445

第 14 章　症例提示
画像と組織像の対比 ………………………………………………… 447
症例 1. 乳管腺腫　Ductal adenoma ……………………………… 448
症例 2. 非浸潤性乳管癌　DCIS：Ductal Carcinoma in situ … 452
症例 3. 非浸潤性乳管癌　DCIS：Ductal carcinoma in situ … 456
症例 4. 浸潤性乳管癌（腺管形成型）Invasive ductal carcinoma
（Tubule forming type）……………………………… 460
症例 5. 浸潤性乳管癌（腺管形成型）Invasive ductal carcinoma
（Tubule forming type）……………………………… 464
症例 6. 浸潤性乳管癌（腺管形成型）Invasive ductal carcinoma
（Tubule forming type）……………………………… 468
症例 7. 浸潤性乳管癌（充実型）Invasive ductal carcinoma
（Soild type）………………………………………… 472
症例 8. 浸潤性乳管癌（充実型）Invasive ductal carcinoma
（Soild type）………………………………………… 476
症例 9. 浸潤性乳管癌（硬性型）Invasive ductal carcinoma
（Scirrhous type）…………………………………… 480
症例 10. 浸潤性乳管癌（硬性型）Invasive ductal carcinoma
（Scirrhous type）…………………………………… 484
症例 11. 浸潤性乳管癌（硬性型）Invasive ductal carcinoma
（Scirrhous type）…………………………………… 488
症例 12. 浸潤性小葉癌　Invasive lobular carcinoma ………… 492
症例 13. 浸潤性小葉癌　Invasive lobular carcinoma ………… 496
症例 14. 粘液癌　Mucinous carcinoma ……………………… 500
症例 15. 線維腺腫　Faibroadenoma ………………………… 504
症例 16. 葉状腫瘍　Phyllodes tumor ………………………… 508

xvi

症例 17. 葉状腫瘍（境界悪性型）Phyllodes tumor（Borderline malignancy）……………………………………… 512

付　録

① アナログシステムの品質管理…………………………………… 517

Ⅰ．日常の品質管理……………………………………………… 517

Ⅱ．定期の品質管理……………………………………………… 524

1．1か月ごとに実施するもの ……………………………… 524

2．6か月ごとに実施するもの ……………………………… 524

3．1年ごとに実施するもの ………………………………… 528

② フィルムと増感紙………………………………………………… 537

1．マンモグラフィ用フィルムと増感紙の特徴 ……………… 537

1-1．フィルムの構造と特徴…537

1-2．増感紙の構造と特徴…537

1-3．システムの構成…538

2．マンモグラフィに必要な写真特性 ………………………… 540

2-1．マンモグラフィ用フィルムの特徴…540

2-2．システム感度…540

2-3．マンモグラフィ用フィルムのコントラスト…540

3．フィルムに必要な最適コントラストの設定 ……………… 541

3-1．自動現像機による写真特性の変化…541

3-2．自動現像機の処理条件設定例…542

第 1 章　乳癌診療の歴史

治療と診断の歴史的変遷

　　乳癌の画像診断に関する機器の発展は急速であり，それに伴い，治療戦略も大きな変遷を遂げた。現在の乳癌に対する診断，治療戦略を理解するには，その歴史的変遷を理解することが不可欠である。よって，ここではこれまでの治療・診断手技に大きな影響を与えた事柄を中心に紹介する。

1. 乳がん治療の変遷

　　乳癌の外科的手術が初めて行われたのは紀元前にまで遡るが，そのころ行われていた手術では対象となる症例がきわめて進行しており，また手術自体も粗雑で，術後生存を期待することはできなかった[1]。

　　1890 年前後に乳房，大胸筋，小胸筋と局所リンパ節を一括に切除する W. S. Halsted（図1）の胸筋合併乳房切除術（radical mastectomy，定型的乳房切除術）が施行されるようになり，以後の乳癌手術成績を飛躍的に向上させた。この時代でも手術対象となったのはすでに大きな腫瘍となってしまった乳癌が大半を占め，胸壁への再発を起こす患者が多かった。この術式による余命の延長が統計学的に証明されているわけではないが，胸壁への再発は急激に減り，患者の 51％は手術後 3 年間健存できたとされている[2]。その後，この術式は乳癌に対する標準的手術療法として広く世界に採用され，100 年近く行われることになった。

　　1940 年代には，Patey らにより，大胸筋や小胸筋を残す胸筋温存乳房切除術（modified radical mastectomy，非定型的乳房切除術）が考案され，長期生存率も定型的乳房切除術と比べ遜色なく，美容面，運動機能面からもきわめて良好となった。

　　1963 年には Patey と同様，大胸筋，小胸筋を温存する胸筋温存乳房切除術（Auchincloss 法）も考案され，1970 年代後半には，胸筋温存乳房切除術は胸筋合併乳房切除術に代わり，欧米での標準的な術式となった。

　　乳房温存手術は 1930 年ころから行われるが，その術式が広く世界に普及するには，2 人の大きな力があった。そのうちのひとりが U. Veronesi で，1981 年に報告された論文[3]は数ページの短いシンプルな論文でありながら全世界に大きな影響を与えた。Veronesi が乳房の縮小手術に興味を持ったきっかけは，彼自身が参加した無作為対照試験である European Trial によるところが大きいといわれている[4]。これは約 20％に認められる胸骨傍リンパ節転移を生存率向上のため郭清する，いわゆる胸筋合併拡大乳房切除術によって予後が改善しないことが明らかとなった有名な Trial[5]である。そしてこれを契機に Milan Trial を企画，1973 年に開始しその結果を 1981 年に報告した。この論文は『Comparing radical mastectomy with quadrantectomy, axillary dissection, and radiotherapy in patient with small cancers of the breast』と題し，タイトルのとおり 2 cm 以下の乳癌に対し，胸筋合併乳房切除術と乳房温存療法（1/4 切除に腋窩郭清，放射線治療を加えたもの）の長期成績を無作為対照試験により比

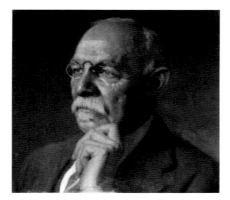

図1 W. S. Halsted

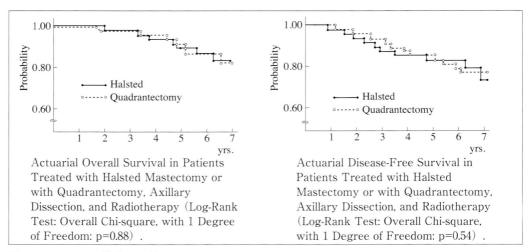

図2 Veronesiの論文の一部

較した最初の信頼できる論文となった。その結果，overall survival，disease-free survival ともに胸筋合併乳房切除術に遜色なく，全世界から支持されることとなった。図2にその結果を示す。

そしてもうひとりは B. Fisher である。Fisher はそれまでのリンパ系（lymphatic system）に関する研究から，1976年に乳癌全身病説を発表した。この論文[6]は『Some thoughts concerning the primary therapy of breast cancer』と題し，初発乳癌治療に対する Fisher のいくつかの考え方を示すものであった。その論文の重要な点は，リンパ節転移は腫瘍と宿主との関係により起こるのであり，それまでいわれてきた解剖学的配置により起こるのではないということにある。Fisher は古来のリンパ系に対する考え方を否定し，癌細胞が容易にリンパ節を通り抜けることを見出し，リンパ節が癌転移を防御するバリアとはならないことを証明した。また，リンパ行路系と血行路系にはさまざまな交通があり，癌の転移がリンパ行性に順次広がっていくのではなく，血行性転移も重要であることを示した。彼の理論を要約すると，「臨床的に発見された乳癌は癌の終末期に近く，発見された時点ですでに進行癌と考えるべきであり，局所療法をいくら拡大しても生存率には影響しそうもない。転移リンパ節は発見された時点で，癌細胞がそこを通り過ぎた証拠であり，すでに癌が全身に広がっていることを示している。そのため，乳癌は発見された時点で全身病と考えるべきである」ということになろう。現在の乳癌手術療法を考えてみれば，一般的に行われるどの方法であろうとも胸骨傍リンパ節を通常郭清することはなく，転移の可能性を無視して手術が行われていることになる。その後，Fisher は NSABP-B06 を企画し，4 cm 以下の乳癌に対し，全乳房切除術，乳腺部分切除術，

表 1　1990 年当時の乳房温存術式の適応と術式

施　設	腫瘍径 (cm)	リンパ節転移	乳頭・腫瘍間距離(cm)	占拠部位	術　式	放射線	術後補助療法
福島県立医大 2 外	≦ 2.0	N0, N1a	≧ 4.0	E 以外	quadrantectomy + Ax	+～-	化療
群馬大 2 外	≦ 1.0	N0, N1a	≧ 3.0	問わず	quadrantectomy + Ax	-	v ⊕ 化療
癌研外科	≦ 2.0	N0, N1a	≧ 5.0	C, C'	quadrantectomy + Ax	-	n ⊕ ER ＋ホ ER －化
大阪府立成人病センター外科	≦ 2.0	N0, N1a	≧ 2.0	問わず	partial glandectomy + Ax	＋	n ⊕ 化療
川崎医大内分泌外科	≦ 1.5	N0, N1a	規定なし	問わず	partial + Ax	＋	-
都立駒込病院外科	外側≦ 2.0 内側≦ 1.0	N0, N1a	≧ 3.0	E 以外	partial + Ax	-	-・ホルモン
金沢大 2 外	≦ 3.0	N0, N1a	規定なし	問わず	quadrantectomy + Ax	＋	化・ホ
埼玉県立がんセンター乳腺外科	≦ 2.0	N0, N1a	≧ 3.0	E 以外	quadrantectomy + Ax	＋	化・ホ

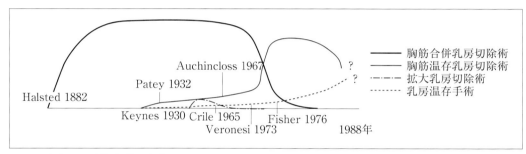

図 3　欧米での手術方式の変遷[17]

乳腺部分切除術＋放射線治療の Trial を行い，乳腺部分切除術＋放射線治療という Veronesi と同様，今日の標準的治療法の効果を証明することになる[7]。

Fisher は後に，対象症例内に不的確なものがいくつか混在していたこと，また，彼の理論が絶対的でないことを指摘された。しかし，その後の NSABP（national surgical adjuvant breast and bowel project）Trial は，その内容の多くが化学・内分泌療法を中心に進められており，乳癌全身病説に基づいた治療法の開発に注がれてきた。

以上のように世界的に乳癌の手術が縮小方向に向かうには，実践的支柱として Veronesi が，そして理論的支柱として Fisher が果たしてきた役割は，きわめて大きいものがあり，2 人の大きな柱により，20 世紀末の乳癌の治療法が大きく変遷したといっても過言でない。

現在は，手術療法や放射線療法による局所制御と薬剤を用いた全身制御の双方を利用した治療法が普及しており，乳がんの臨床の項でも述べるように，Halsted 理論と Fisher 理論のどちらも存在するという Spectrum 理論をもとにした治療法の研究が進められている。

本邦では，乳癌診療が欧米諸国に比べ 10 年ほど遅れてきた経緯もあり，乳房温存療法は 1990 年ころから，専門施設を中心に爆発的に普及してきた。そのスタート時は各病院で温存療法の対象となる条件を取り決めて行っていた。当時の代表的病院の条件を表 1 に示す。温存率の高い施設では，2001 年の調べで，全乳癌手術症例の 80％弱に温存療法を施行していた。図 3 に当時の欧米での手術方式の変遷を示す[8]。

乳房において部分切除を行うということは，それまでの"癌があれば乳房全体を切除する"

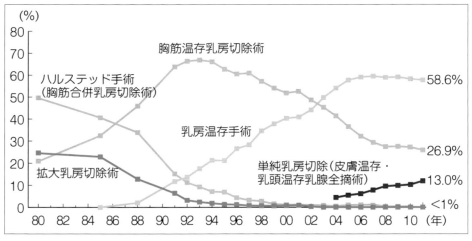

図4　乳がん手術方法の変遷

という，今で考えると安易な手術方法から，"悪いところだけを切除し，正常組織を温存する"という手術方法に変化したことを意味する。これは診断学に置き換えると良悪性の診断をすればよしとするものから，病変の範囲や性状を正確に把握できる検査法や診断学が必要になるということである。

さらに現在の画像診断には，マネジメントという役割が加わってきた。良悪性の判定・分類を定められた基準に則って行うこと，その結果生じた曖昧な部分の対処法を明確にすること，そして悪性であればその範囲を正確に把握することが要求されている。つまり，画像検査の精度向上には，これまでの画質や読影精度の向上に加え，現在は過程や結果の管理等が要求されているということに留意すべきである。

乳房再建は，1895年にCzernyが行った大腿部の脂肪腫を移植したのがはじまりと言われている。その後，遊離脂肪移植は1950年前後まで行われるが，様々な障害があり次第に行われなくなった。1954年にLongacreは隣接部位からの局所皮弁法を報告した。また同時期に人工合成物を直接注入する悲劇的な療法も行われていた。パラフィンやパラフィン様物質，シリコンなどが使われたが，注入後しばらく経過すると硬結，変色，漏出などが起こり，それに対する治療法がなく，悲劇的な結果を招いた。また，誤って血管腔内に注入され死亡した症例も報告されたという。こうして被害者は続出するも恥辱心から公にできず，学問的に討議する場もなかった。欧米では遊離脂肪移植も人工合成物の直接注入も1950年前後には行われなくなった方法であるが，本邦では2000年台になってもこのような症例を目にすることが多々あった。

本邦で注入法が行われていたころ，欧米ではプロテーゼを用いた豊胸術の研究が進められていた。1963年にCroninとGerowがシリコンバッグを使用した二次的再建方法を発表すると乳房豊胸手術は急展開した。本邦では，挿入後内部に液体を注入する秋山考案のInflatable typeのプロテーゼを使用して1967年に武藤が発表した豊胸術が始まりと言われている[9]。しかし当初，欧米人と体型や生活習慣が異なるためか，あるいは費用の問題か，術後患者が整容性を重視して再建術を希望する機会は少なかった。しかし2013年になると乳房再建術が保険適応になり，これを境に乳房再建術は広く普及することになる。乳房再建術が普及する以前は，乳頭，乳房を残すために乳房温存手術の切除範囲が拡大する傾向にあり，前述のごとく一時は整容性や安全性に関わらず温存率が重要視される時期があった。しかし，乳房再建が普及するようになると，通常の温存手術でも整容性が保たれ安全な予後を過ごすことができるか，それとも安全性を優先し，乳房や乳腺を大きく切除して乳房再建を行うかという選択が可能となり，整容性と安全性を両立した選択肢が得られるようになった。そのため乳房再建の普及によって，図4[10]のように乳房温存手術率は減少しつつある。以前，乳がんの手術は乳房の手術とリンパ

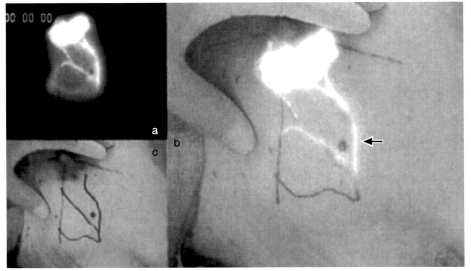

図5 ICGを使用した乳癌センチネルリンパ節同定例
a 近赤外蛍光画像
b 近赤外蛍光画像＋可視画像
c 可視画像
乳頭近傍の輝度の高い部位はICG穿刺注入部

節の手術について考慮すればよかったが，現在はこれらに乳房再建が加わり，乳房の手術と腋窩リンパ節の手術，乳房再建術に分類して手術計画を立てるようになっている。

腋窩リンパ節郭清については，センチネルリンパ節生検による郭清の要否判定が普及している。センチネルリンパ節生検は1977年にCabanas RMが陰茎癌の治療に利用したことが初めとされる。Cabanas RMはリンパ管造影を用い，腫瘍からリンパ流を受ける最初のリンパ節をセンチネルリンパ節と命名し，これの転移の有無を検索することでリンパ節郭清の必要性が判定できると発表した。その後1992年にMorton DLが悪性黒色腫に色素法を用い，1993年にKrag DNがRI法，1994年にGiuliano AEが色素法を用いて乳癌のセンチネルリンパ節生検を行った[11]。そして本邦に導入されるのは1990年代後半になる。それまで浸潤癌では画一的に腋窩郭清が行われ，術後患者には腋窩の引き攣れ感，患側上肢の運動障害，神経障害などの副作用が必ずと言ってよいほど発症したが，センチネルリンパ節生検を行うことでそれらの副作用は大幅に減少した。

本邦で行われるセンチネルリンパ節生検には，RI法と色素法がある。検出成績は双方の併用が最も高いと言われるが，RI法は放射線管理区域が必要で中小医療機関での実施は困難であること，色素法単独では色素の分子量が小さいため流動性が高く，開創後の持続的観察に難があることが課題となってきた。ところが色素のひとつであるインドシアニングリーンに近赤外線を当て，その蛍光をとらえる方法は，組織透過性があり色素法でありながら体表からもリンパ管の走行が把握できるため，開創前から位置把握が可能となり，短時間で正確にセンチネルリンパ節を同定することが可能になった。今後期待される同定法と言える（図5）[12,13]。

現在，術後患者のQOLは，乳がん検診による早期発見，乳房温存手術とセンチネルリンパ節生検による縮小手術，その後普及した乳房再建術により急速に向上した。

薬剤治療は，1978年以来定期的に開催され，治療方針や有効性などについて話し合われるザンクトガレン（St.Gallen）国際乳がん会議の影響が大きい。この会議は標準治療の方法を国際的に定めるのではなく，あくまでコンセンサスを得るためのものであるという。しかし，ここで得られた結果は日本に限らず国際的な乳がん治療の指針決定に大きな影響を及ぼしている。とくに2009年に乳がんをホルモン受容体やHER2の発現状態から，4つのタイプ（ルミナルA型・ルミナルB型・HER2型・基底細胞様型（トリプルネガティブ））に分けるサブタイプ分類が提唱されてから，これを契機に，乳がんの個別化医療が進んだ。詳細は「第3章 乳癌の臨床」の項を参照されたい。

2. 診断の歴史

2-1. マンモグラフィの歴史的変遷

　　乳房にX線検査が使用されるようなって初めての重要な仕事は，1913年，ドイツの外科医A. Salomonによる切除標本のX線撮影だといわれている[14〜16]。ここでSalomonは乳癌X線診断の礎を構築し，癌の浸潤や非浸潤癌の存在，非触知乳癌などについて詳細な報告を行い，現在も使われている乳房のクラス分類の原型を構築した[15]。1930年，S.L.Warrenは乳癌に関する詳細な論文[17]を報告した。この論文は『A roentgenologic study of the breast』と題し，画像こそ今日に大きく劣るものの，その内容は今も通用するものであった。本論文の一部を図6に示す。このときの報告で撮影条件は，70 mA，2.5 sec，FFD 25 inch，撮影管電圧は50〜60 kVで10 × 12 inchのEastman superspeed filmを使用していた。そしてこのころからすでにstereoscopicallyと称し，いわゆるミラーイメージによる観察法を推奨していた。気になる正診率であるが，対象が今でいう局所進行乳癌症例が多く含まれているためか85〜90％であったと報告されている。

　　1950年代になるとR. Leborgne，J. G-Cohen，R. L. Eganらが登場し，乳房X線検査が大きく花開き，発展を遂げることになる。Leborgneは1951年，低電圧撮影，コリメーション，高コントラストと圧迫の必要性を発表した[14]。そして，彼は石灰化を形成する乳癌とその組織学的関係についてのX線像について報告した[15]。

　　G-Cohenは1940年代後半から乳房X線撮影の研究を行っているが，1950年代になり多くの良悪性疾患についての分類を報告した[15]。G-Cohenが1960年に報告した『Technical improvements in breast roentgenography』（図7）[18]によると，このころG-Cohenが推奨する撮影条件は，管電圧30 kV，100〜250 mAs，焦点サイズは0.3 mm，FFDは35 cmであった。患者は立位，もしくはデクビタスポジションで，上記の条件を使用，通常は頭尾方向像と側方向像を撮影していたようである。そしてややオーバー気味で撮影し，明るいライトを用いて観察すると述べている。そしてこれら撮影条件は経験で学ぶと記載されている。また，興味深いのはフィルムの使用法でノンスクリーンフィルムを2枚使用し，その間に0.5 mm厚のアルミ箔を挟んで撮影することを報告していることである。これにより，全面のフィルムをややオーバー気味で露光，そして後面のフィルムを用い，乳房の表面近くを観察するということを行っていた。使い方は異なるが，デュアルエナジー・サブトラクションの先駆けともいえる方法である。

　　Eganは1950年代後半に研究の依頼を受け，数々の論文を報告した。そのひとつで1963年『Clinical Surgery』に掲載された『Mammography: Report on 2,000 studies』という論文[19]（図8）を紹介する。Eganは依頼された研究結果から以下の推奨を行った。大電流，低管電圧，そして工業用フィルム（Kodak Industrial M film）の使用である。このころEganの勧める撮影条件は頭尾方向撮影（図9）で26 kVp，内外斜位方向撮影（図10，11）で28 kVp，管電流300 mA，撮影時間6 sec，FFDは32〜36 inchesであった。全検査時間は10〜15分と報告している。参考までに腋窩撮影は図12の方法で54 kVp，3.5 secで行っていた。Leborgneは1951年に乳房に圧迫の必要性を報告していたとされているが，その後研究依頼を受けたEganは図のように圧迫を行わない方法を報告している。

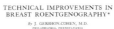

図6　S. L. Warren の論文　　　　図7　J. G-Cohen の論文　　　　図8　R. L. Egan の論文

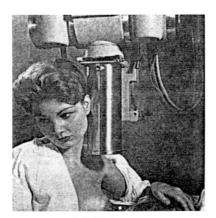

図9　頭尾方向撮影

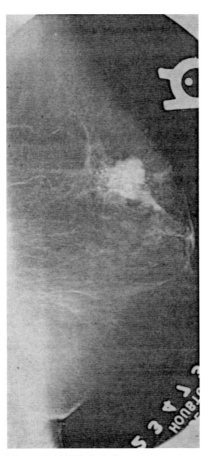

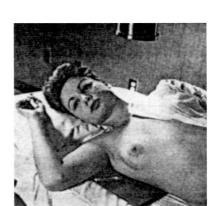

図12　腋窩撮影

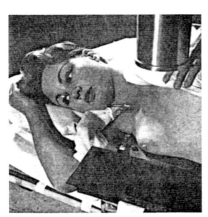

図10　側方向撮影

図11　内外斜位方向像

治療と診断の歴史的変遷

表2 R. L. Egan による論文の診断結果

Table I. Diagnosis of first 1,000 consecutive mammographic studies as reported and coded, may, 1956, to may, 1959

Type of lesion	Total	Coded			Clinically negative*
		Benign	Negative	Malignant	
Biopsy					
Malignant	248	0	7	241	25
Benign	179	162	0	17	0
No lesion	4	0	4	0	0
No biopsy					
Benign	248	248	0	0	—
No lesion	321	0	321	0	321

*Normal to palpation

Table II. Diagnosis in second 1,000 consecutive mammographic studies as reported and coded, May, 1959, to August, 1960

Type of lesion	Total	Coded			Clinically negative*
		Benign	Negative	Malignant	
Biopsy					
Malignant	170	3	1	166	28
Benign	134	122	0	12	0
No lesion	2	0	2	0	0
No biopsy					
Benign	409	409	0	0	—
No lesion	285	0	285	0	285

*Normal to palpation

Table III. Diagnosis of 2,000 consecutive mammographic studies as reported and coded, May, 1956, to August, 1960

Type of lesion	Total	Coded			Clinically negative*
		Benign	Negative	Malignant	
Biopsy					
Malignant	418	3	8	407	53
Benign	313	284	0	29	0
No lesion	6	0	6	0	0
No biopsy					
Benign	657	657	0	0	—
No lesion	606	0	606	0	606

*Normal to palpation

　また，Egan は乳房の X 線検査を成功させるには，それにかかわる多くの人間のチームワークが必要であることを強調した。この論文における診断結果を**表2**に紹介する。このころ Egan は G-Cohen とともに乳房 X 線診断ではきわめて有名であり，Egan 派，Cohen 派といわれる人々をつくり，互いに競争し，乳房 X 線診断に大きな貢献をした。

　1952 年になるとゼログラフィが医療面で実験的に使われるようになった。ゼログラフィは 1937 年，C. F. Carlson によって発明されたが，長い間医療で使われることはなかった。

　1947 年，ゼログラフィに用いられるセレン感光板が X 線に感光することが発見された。1952 年になると，J. F. Roach が医療におけるゼロラジオグラフィについて数々の研究を行い，臨床利用が可能となった。1966 年には Nagami により，乳房撮影領域における低電圧撮影がゼロラジオグラフィに特に有効であると報告される [20] が，ゼロマンモグラフィとして世を動

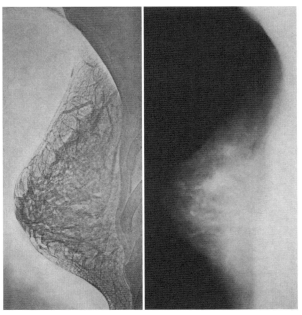

図13 ゼロラジオグラフィと従来画像の比較（左：ゼロラジオグラフィ，右：従来画像）

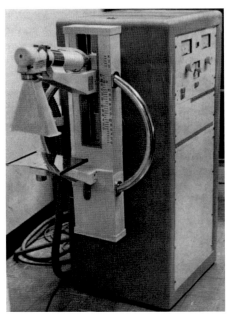

図14 セノグラフ装置本体

かすようにした功績はJ.Wolfeによるところが大きい[16]。彼は1966年にゼロラジオグラフィを乳房に応用し，1967年の国際マンモグラフィ会議でその結果を報告した。そしてゼロックス社との共同研究を経て，1972年，商業ベースにのることになる。ゼロマンモグラフィはその辺縁効果により，当時のノンスクリーンフィルムに比べ，スピキュラ（spicula）や石灰化の描出にきわめて優れており（図13），世界的に普及した。初期のころ，フィルム・マンモグラフィは1〜4 cGyの被ばくであり，ゼロマンモグラフィは0.3〜0.5 cGy程度であった。しかし，1980年前後になるとスクリーン／フィルム（S/F）システムも発達し，画質とともに被ばく線量も低下した。また，当時の調査では双方の正診率に有意差がなくなったという。1986年の全米ACRの調査では，54％がS/Fシステム，30％がゼロマンモグラフィ，16％が双方，0.3％がノンスクリーンフィルムを利用していると発表された。また，このなかでゼロマンモグラフィを使用している医師の50％は今後S/Fシステムに変更すると報告しており，これらの結果を受けて，1989年にゼロックス社は装置の製造打ち切りを発表した[15]。

　マンモグラフィ専用装置の開発は1960年代にさかのぼる。フランスのC. M. Grosは2つの考えを発表した。それは，それまで使われてきた一般撮影装置の流用であるタングステン陽極をモリブデン陽極に変更すること，そして強い圧迫の必要性であった。そして，専用装置はC. M. GrosとフランスのCGR社とで共同開発され，1967年の北米医学会（RSNA）でセノグラフ（Senographe）の名称で公表された（図14）[14]。この装置について，G-Cohenは著書である『Atlas of mammography』[21]にて，「セノグラフは放射線科医により正確であり，技術者に簡単であり，患者さんにより快適に設計されている。（中略）石灰化や非触知乳癌もきわめて良好に観察できる」と述べている。しかしG-Cohenは，残念ながら同書には過去の装置によるマンモグラムを多く掲載するしかなかった。参考までに，G-Cohenがそれまで使っていた撮影装置とセノグラフで撮影した同一症例のマンモグラム（MMG）（図15）を彼の著書から転載する。この装置は，現在使用されるMMG装置の基本形となり，X線管は360°回転可能でCアーム式，カセッテホルダと対向し，水冷式モリブデン（Mo）陽極（固定）とベリリウム（Be）窓，モリブデンフィルタを有し，管電流は最大40 mA，管電圧は最大40 kVであった。この装置が現在の装置と比較して大きく異なる点は，圧迫板でなくFFD（焦点‐フィルム間

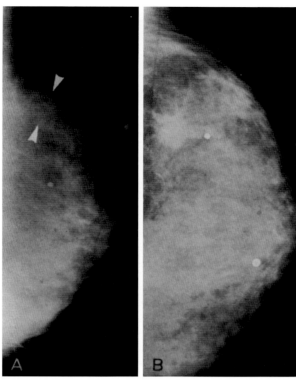

図15 従来画像とセノグラフの比較（左：従来画像，右：セノグラフ）

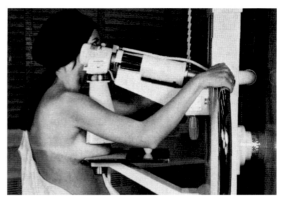

図16 セノグラフ装置による頭尾方向撮影

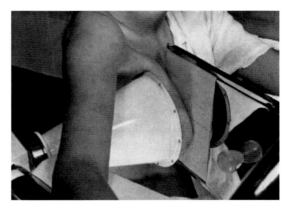

図17 セノグラフ装置による側方向撮影

距離）の変わるコーン（cone）式であったこと，そしてブッキーを有さないことくらいであった（図16，17）。

この後，マンモグラフィに関する研究は，アメリカでL. W. Bassett, G. W. Eklund，ヨーロッパでは各種のTrialに参加し，『Teaching atlas of mammography』を著したL. Tabarへ引き継がれて行くことになる。

増感紙（スクリーン），フィルムについては1972年にデュポン社が第1世代のシステムとしてLoDoseシステムを発表して以来，第2世代として，1976年，コダック社がMin-Rシステムを開発した。その間，工業用フィルムと比較して50倍から100倍の感度に変遷した。

1980年代になると日本発のデジタルシステムであるCR（computed radiograhy）システムが富士フイルムから発表された。しかし，当初，MMGを対象とするには画素サイズを含め画質性能が乏しく，普及には至らなかった。しかし，2000年に画素サイズが50μmのFCR5000MAが発売されると画質に関する不安が払拭され，2003年に発売されたFCR PROFECT CSで作業性や汎用性が大きく向上すると本邦で爆発的に普及し始め，欧米でも利用されるようになった。

時をほぼ同じくして2000年に平面検出器（FPD: flat panel detector）を用いたMMG装置 Senography 2000D（図18）が米国食品医薬品局（FDA: food and drug administration）に認可された。改めて当時の資料を見るとFPDを用いた研究内容に，CADとTomosynthesis, On-line読影などが記載されており，現在実現できていることが多かった[22]。

FPD装置にはX線を電気信号に変える過程によって，光学的変換過程を経る間接変換型と

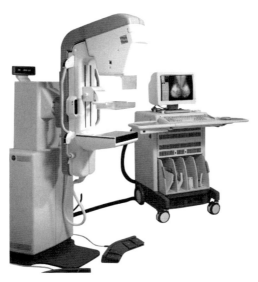

図 18 GE Senograph 2000D 外観

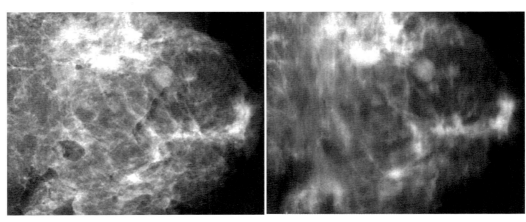

図 19 乳房トモシンセシス臨床試験画像
   a　2D
   b　トモシンセシス画像

　直接電気信号に変換する直接変換型の2種類に分類される。2019年現在，前者は画素サイズが100 μmであり，5Mピクセルサイズのディスプレイで等倍表示が可能であるが，後者の画素サイズは70〜85 μmで解像力に優れる分，その性能を十分に引き出すには画像観察時に等倍拡大表示を必須とするなどの注意を要する。これら性能の相違は，MMGをどのように利用，運用するか，あるいは撮影，読影後にどのような追加検査を行うか，また他モダリティとの関わり等，医療機関での使用方法を分析して策定した企業の開発方針により生じるものである。そのためMMG装置を導入する際は，それらをよく理解し，施設の利用法と企業の思想とが合致した装置を選択したほうが良い。

　FPDの発売から12年後の2011年，乳房トモシンセシス装置（DBT：digital breast tomosynthesis）が発売された。FPDは高速，大容量のデータ収集が可能であるため，前述のごとくFPDの開発と同時に乳房トモシンセシスの研究は進んできた。2000年前後にはプロトタイプが開発され，様々な機能，性能評価が行われていた。当時の臨床試験画像を**図 19**に示す[23]。この装置は乳房X線画像の3Dボリュームデータを一度の撮影で収集する事が可能で，

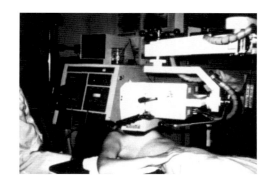

図20 水浸式超音波断層診断装置

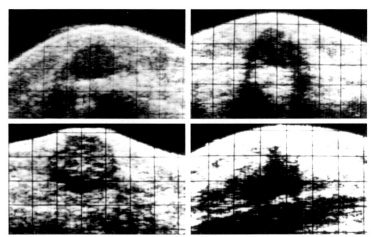

図21 水浸式超音波断層診断装置で撮影された画像

同様にデータを収集するCT装置に比し極めて解像度に優れ，石灰化の視認性が良好である。ただし，通常は造影剤を用いないため，CTと比較すると乳腺組織の濃度分解能が劣ることになり，高濃度乳房での病変検出能を向上させるための工夫が望まれる。

2-2. 超音波装置の歴史的変遷

　超音波診断装置が乳房に用いられるようになったのは1950年代からであるが，当時は解像力が悪かったために普及するには至らなかった[15]。しかし，1967年，G. Kossoffがグレイスケール・エコグラフィ（gray scale echography）を開発してから，爆発的に普及した。1950年以降は日本でも和賀井らによって乳房の超音波画像に関する研究は進められていた。この研究は欧米でも評価されており，和賀井は1976年に行われたNIH（National institutes of health，米国立衛生研究所）主催の会議に招待され，超音波利用による乳癌検診の報告を行った。そして，これを機にアメリカの乳癌診断専門医らが超音波診断に興味を持つようになり，1979年，第1回国際乳癌超音波診断会議が開催されるに至った[24]。しかしアメリカの医師らは脂肪性乳房での低検出率，微細石灰化の描出が不可能であること，1 cm以下の腫瘤の検出に問題があることなどから超音波装置には不満を持っていたようである。当然，和賀井らも1952年からの研究の歴史のなかで，装置の性能により十分な成果が挙げられなかったと話している。彼は1967年以前よりウオーターバッグ方式の検査法を開発していたが，問題は分解能を含む画質の不備であったと報告している。しかし，その画質はグレイスケール・エコグラフィの開発以来，飛躍的に向上し，それとともに診断精度も向上，世界に普及するに至った。和賀井らの開発した水浸式リニア走査による乳腺用超音波診断装置を図20に示し，1980年当時の画像を図21に示す。

　超音波装置の開発は研究機関，企業の努力により急速に進められてきたが，それを使用した臨床的な意義についての評価は国際的になかなか進まなかった。その理由にはいくつかの事柄が考えられるが，主として以下の2つの理由が挙げられるだろう。まず，欧米では乳房が大きく脂肪に富んでいる方が多いため超音波検査の優位性が高くなかったこと，そして超音波検査を行う術者の人的問題である。MMGでは得られた画像から撮影者や読影者の能力評価が可能であるため教育が容易であり，再現性も高いが，超音波検査は術者依存性の高い検査で再現性に劣り，教育も困難である。そのため乳房をくまなくスキャンしていることが保証されないこと，また異常画像を捉えていない可能性もあることが普及に関して大きな障害となってきた。

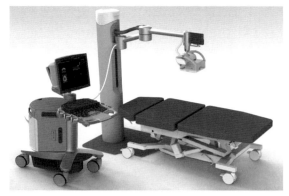

図 22 Siemens S2000ABUS 外観

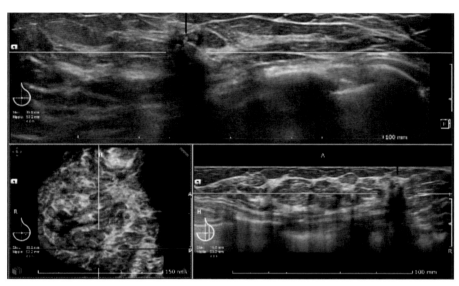

図 23 Siemens S2000ABUS 臨床画像
    a Transverse 像
    b Coronal 像
    c Sagital 像

　それらを解決する手段として開発されたのが全乳房の自動スキャニング装置とそれを利用した3Ｄボリュームデータの自動取得という方法である。1970年頃から乳房の自動超音波検査に関する研究は始まっていたが、現在多くの施設で利用されている Automated Breast Volume Scanner の開発は2000年初頭に開始され、2006年に U-system という米国の会社が自動超音波走査用のプローブを開発したことで装置の基本型が形作られた。そして2009年、Siemensがそれを利用して S2000ABUS を開発し、プレス発表した。当時の装置外観（図22）と現在の画像を図23に示す。本装置は自動スキャンにより検査が進められるため、術者の技量に依存しない再現性の高い検査が可能である。また、3Ｄボリュームデータが得られるため動画像を保存、観察する必要がなく、データ収集後に任意の断面を好みに応じて観察することが可能で、複数医師による精度の高い判定が容易に行えるようになった。さらに、手術計画に役立つ断面観察や精度の高い経時的比較が可能であり、今後は他のモダリティとのフュージョン画像作成、自動診断等についての発展が期待される。

　本邦では、先に述べたように欧米に較べ、乳房超音波検査の研究が盛んにおこなわれてきた。2007年には、本邦でJ-START「乳がん検診における超音波検査の有効性を検証するための比

治療と診断の歴史的変遷

較試験（Japan Strategic Anti-cancer Randomized Trial）」と称する 40 歳代の女性を対象とした大規模なランダム化比較試験（RCT）が実施された。本研究は乳がん検診に超音波を導入して予後向上が図れるかを検証する世界初の RCT である。

　対象はマンモグラフィ検査だけのグループ（MMG 単独群）35,965 人，超音波検査を併用したグループ（併用群）36,752 人であった。発見乳がんは，MMG 単独群 117 人（発見率 0.33 ％），併用群 184 人（同 0.50%）で発見率は併用群が 1.5 倍高く，早期がん（0・I 期）は MMG 単独群 79 人（発見率 0.22%），併用群 144 人（同 0.39%）で併用群が 1.8 倍高かった。また，中間期がんは，MMG 単独群 35 人に対し，併用群が 18 人という結果であった。ただし，要精検率は MMG 単独群 8.8%（要精検者 3,153 人）に対し，併用群 12.6%（同 4,647 人）と高い結果であった[25]。これらの結果から MMG 検診で問題とされる 40 歳代女性の乳がん検出率を向上させることは明らかとなったが，要精検率が高いことと，がん検診が目的とする死亡率減少効果については長期間かけてその効果を検証する必要があると考えられる。

さいごに

　これまで本邦では，機器の精度管理やポジショニングを含めた画像作成と読影の技能向上について，日本乳がん検診精度管理中央機構等が講習会を開催し，各々の技能向上を果たすことで標準化を進めてきた。超音波検査も同様である。

　一方，局所療法や薬剤治療は数々の国際学会や会議，トライアルを経て国際的標準化が進んできた。診断方法についても BIRDS を用いた国際的標準化が行われつつある。

　また，機器の開発過程に着目すると，３Dボリュームデータをどのような形で取得し，それによって得られたデータをどのように利用するかが主なテーマになっているようである。それらを考慮すると浮かんでくるキーワードは，検査と診断の自動化と標準化，そして過程と結果の管理である。

　これまでは個人の技能向上を図ることで許容されてきたことが多々あるが，これからは，国際標準をもとにしたマネジメントを診療放射線技師一人ひとりが学習し，実践しなければならない時期にきたといえるだろう。

● 参考文献

1）Donegan WL, Spratt JS. Cancer of the Breast. W. B. Saunders; 1995.

2）アメリカ国立がん研究所・編．最新乳がんダイジェスト．霞 富士雄・他訳．春秋社；1991.

3）Veronesi U, Saccozzi R, Del Vecchio M, et al. Comparing radical mastectomy with quadrantectomy, axillary dissection, and radiotherapy in patient with small cancers of the breast. N Engl J Med. 1981; 305: 6-11.

4）吉本賢隆．乳癌診療における外科治療の意義．外科．1997；59：771〜776.

5）Veronesi U, Valagussa P. Inefficacy of internal mammary nodes dissection in breast cancer surgery. Cancer. 1981; 47: 170-175.

6）Fisher B. Some thoughts concerning the primary therapy of breast cancer. Breast Cancer: A multidisciplinary approach. Berlin: Springer-Verlag; 1976.

7）Fisher B, Bauer M, Margolese R, et al. Five-year results of a randomaized clinical trial comparing total mastectomy and segmental mastectomy with or without radiation in the treatment of breast cancer. N Engl J Med. 1985; 312: 665-673.

8）東 靖宏．早期乳癌の治療法．図説・乳癌．埼玉県外科医会；1992：202〜213.

9）難波雄哉，塩谷信幸，長田光博 編．美容形成外科学．南江堂；1987：625-630.

10）Kurebayashi J, Miyoshi Y, Ishikawa T , et al.Clinicopathological characteristics of breast cancer and trends in the management of breast cancer patients in Japan: Based on the Breast Cancer Registry of the Japanese Breast Cancer Society between 2004 and 2011. Breast Cancer, 2015 ; 22(3): 235-44

11）丹黒章．外科におけるイノベーション．四国医誌．2007；63：32-39

12）杉本健樹．近赤外光カメラシステム LIGHTVISION の外科手術における評価．MEDICAL NOW．2016；NO.80：16-18.

13）宇野晴雄．近赤外光カメラシステム LIGHTVISION の開発．MEDICAL NOW．2016；NO.80：19-21.

14）Wentz G. 放射線技師のためのマンモグラフィ．寺田 央・他訳．医療科学社；1993.

15）Bassett LW, Manjikian V 3rd, Gold RH. Mammography and breast cancer screening. Surg Clin North Am. 1990; 70: 775-800.

16）片山 仁．乳癌の画像診断の歴史的背景．画像診断．1983；3：308〜313.

17）Warren SL. A Roentgenologic study of the breast. American Journal of Roentgenology and Radium Therapy. 1930; 24:113-124.

18）G-Cohen J. Technical improvements in breast roentgenography. AJR Am J Roentgenol. 1960; 84: 224-226.

19）Egan RL. Mammography: Report on 2,000 studies. Clinical Surgery. 1963; 53: 291-302.

20）Wolfe JN. Xeroradiography of the breast. Charles C Thomas; 1972.

21）G-Cohen J. Atlas of mammography. Springer-Verlag; 1970.

22）Senography 2000D. GE X-ray Imaging. 2

23）Digital Detector Basic. GE X-ray Imaging. 5

24）和賀井敏夫．乳癌の超音波診断と集団検診．画像診断．1983；3：325〜331.

25）「マンモグラフィ検査＋超音波検査」でがん発見率は 1.5 倍に．対がん協会報．2015；630.

（石栗 一男 株式会社メディカルクリエート）

第2章　乳房の解剖と病理

① 正常乳房の解剖学的構造と組織像

　精度の高い画像診断を行うためには，正常乳房の解剖学的構造や組織像に関する正しい知識を持っている必要がある。本章では，乳腺疾患の画像診断に役立つと思われる正常乳房の解剖と組織像の概略について解説する。

1. 乳房の解剖学的構造

　乳房は大胸筋の前面に位置し，乳頭 nipple を頂点とする円錐形を呈している。組織学的には，乳房は乳腺組織とそれを取り囲む脂肪組織および全体を覆う皮膚組織から構成されている。乳腺組織は周囲の間質組織にしみ込むように広がっているため肉眼的にその境界を確認することは難しい。若い女性では腋窩の奥にまで伸びていることがある。また，外側方向は前鋸筋の外側，下方は外腹斜筋や腹直筋の上部，内側は胸骨縁にまで及んでいることがある。一方，深部側の境界は明瞭であり，大胸筋の筋膜の前面が境界面になっている。乳房内の乳腺組織と脂肪組織の全体は，浅胸筋膜の前葉と後葉の間に挟まれたような形で局在するが，少量の乳腺組織が後葉を越えて広がっていることもある。乳房の皮膚の真皮もしくは浅胸筋膜の前葉（両方の説がある）からは太い線維束が乳腺組織の中に伸びており，古くからクーパー提靭帯と呼ばれている。クーパー提靭帯は乳房内に分布している個々の腺葉 lobe を包み込んでおり，腺葉の位置を保持する働きをしている。浅胸筋膜の後葉は大胸筋の筋膜から分離しており，乳腺後間隙を形成している。乳腺後間隙内では浅胸筋膜は膜様に広がっており，後方の提靭帯としての働きをしている。

2. 乳腺の基本的な組織構造

　乳腺組織は乳汁の産生と分泌を行うために分化した特有の組織構造を有している。すなわち，乳汁を産生し，輸送する働きをしている腺組織とそれを支持する間質組織とから形成されている。乳腺は乳房全体で15〜20個の腺葉に分画されており，乳頭を中心に放射状に配列している。個々の腺葉は基本的には独立しているが，隣接する腺葉の乳管間にもバイパスのあることが知られている。個々の腺葉は20〜40個の小葉 lobule（図1）と小葉外の乳管系から構成されており，乳汁は小葉で産生され，乳管系を介して乳頭（図2）から体外に分泌される。最も末梢の乳管は小葉内乳管であり，複合胞状腺の構造を示している。小葉外へ出た乳管系は2本ずつが合流し，小乳管，大乳管，乳管洞 sinus（図3）を経て最終的には乳頭表面に開口する。乳頭には腺葉の数とほぼ同数の乳管開口部が認められる。

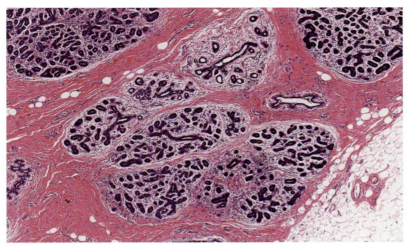

図1　非授乳期の小葉の組織像（HE 染色）
　小葉は疎な結合組織と分岐を示す小葉内乳管から構成されており，全体は楕円形を呈している。小葉内には円形ないしは楕円形を示す小葉内乳管の断面が多数みられる。非授乳期には小葉内乳管の内腔は狭くなっている。

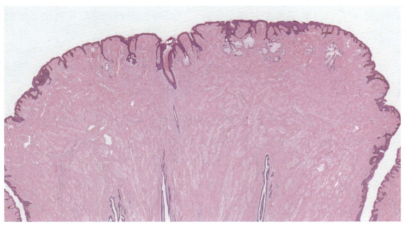

図2　乳頭の組織像（HE 染色）
　乳頭は表皮組織である厚い扁平上皮層で覆われている。結合組織内には拡張した乳管洞の断面がいくつか見られる。乳頭に乳管が集合していることが分かる。

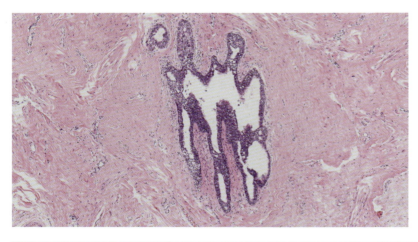

図3　乳管洞の組織像（HE 染色）
　乳頭内の乳管は内腔が著しく拡張しており，乳管洞と呼ばれている。乳汁が大量に流入しても対応できるように屈曲した形状を示している。

3. 小葉と乳管の組織像

　小葉から乳頭に至るまでのすべての乳管は外分泌腺細胞である腺上皮細胞から形成されている。腺上皮細胞は管腔内に向かう極性を有しており，乳腺上皮細胞 mammary epithelial cell ないしは乳管上皮細胞と呼ばれている。乳腺上皮細胞には細胞骨格タンパクであるサイトケラチンが含まれており，パンサイトケラチンの免疫染色で局在を確認することができる。乳腺上皮細胞はアクチン線維を有する筋上皮細胞 myoepithelial cell によって取り囲まれており，いわゆる2相（層）性を有している（図4）。α-平滑筋アクチン，p63 や CD10（図5）の免疫染色を行うと筋上皮細胞の細胞質が陽性を呈する。また，乳腺上皮細胞と筋上皮細胞は共通の基底膜によって包まれており，間質組織から隔離されている。

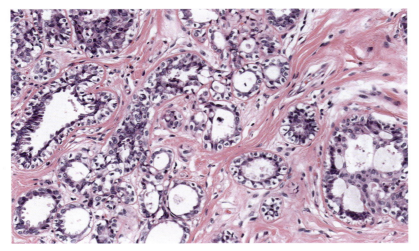

図4 非授乳期の小葉の組織像（HE染色）
大小の乳管構造が認められる。それぞれの乳管は腺腔側の乳腺上皮細胞とそれを取り囲む胞体の明るい筋上皮細胞から形成されている。稀にこの症例のように筋上皮細胞が非常に目立つことがある。

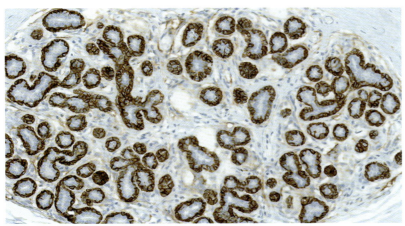

図5 筋上皮細胞のCD10免疫染色像
乳腺上皮細胞の外側にはCD10の抗体で細胞質が茶褐色に染色される筋上皮細胞層が認められる。すべての乳管は腺上皮細胞と筋上皮細胞による2相性を有していることが分かる。

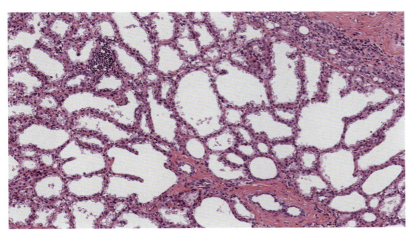

図6 授乳期乳腺の組織像（HE染色）
授乳期の小葉内乳管は内腔が著しく拡張しており，腺房様構造を呈している。乳腺上皮細胞は脂肪滴の貯留によって腫大し，胞体は明るくみえる。乳腺上皮細胞の腺腔側には，しばしばアポクリン突起の形成がみられる。乳腺組織は授乳期に著しく増生することが分かる。

4. 授乳期乳腺

　妊娠・授乳期には血中の性ホルモンレベルが大きく変化し，乳腺組織は著しく発達し，組織像は大きく変化する。小葉内乳管は著しく増殖し，内腔が拡張し，腺房構造を示す（図6）。乳腺上皮細胞の細胞質には多数の脂肪滴と分泌顆粒が認められる。これらは腺腔内にアポクリン様式で分泌される。

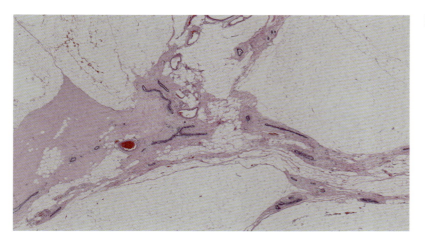

図7　超高齢者の乳腺組織（HE染色）
乳腺組織の大部分は明るく抜けてみえる脂肪組織に置き換わっており，少量の線維性結合組織と散在性に分布する小乳管がみられる程度まで萎縮している。

5. 閉経後の乳腺組織

　乳腺組織は閉経後には徐々に退縮していく。小葉や乳管ばかりではなく，線維性結合組織も萎縮する。超高齢になると乳腺組織はほとんど脂肪組織に置き換えられてしまい，乳管は散在性に認められる程度になる（図7）。

6. 乳腺の間質組織

　間質組織は膠原線維束からなる線維性結合組織や脂肪組織から形成されており，その中に血管，リンパ管，神経線維網が分布している。乳腺の間質細胞（未熟な脂肪細胞）にはアロマターゼが存在し，閉経後のエストロゲン産生に関わっているといわれている。

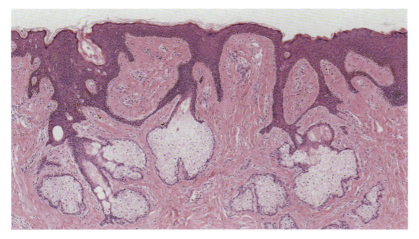

図8 乳頭の組織像（HE 染色）
乳頭はメラニン色素に富む表皮（扁平上皮層とメラノサイト）で覆われている。真皮層には発達した皮脂腺が認められる。

7. 乳頭と乳輪

　乳頭は乳管の開口部になっているが，組織学的にはメラニン色素に富む表皮（扁平上皮層とメラノサイト）で覆われている。乳頭には良く発達した平滑筋組織の錯走が認められるが，これは乳頭の膨隆に関与している。授乳期には乳頭の表皮内メラニン色素が著しく増加し，乳頭の色が黒ずんでくる。皮脂腺も豊富であり，乳頭の乾燥を防いでいる（図8）。また，乳頭を囲む円板状の乳輪にはモントゴメリ腺が開口している。モントゴメリ腺は皮脂腺の一種であるが，乳汁を産生する能力もあり，皮脂腺と乳腺の中間的な性質を有する。
　乳頭と乳輪は合わせて乳頭・乳輪複合体 nipple areolar complex（NAC）と呼ばれている。乳輪直下には全方向から集まる多数の太い乳管が分布しており，乳頭・乳輪を残す手術を行った場合に再発巣になるリスクが高い。

● 参考文献

1）黒住昌史. 乳房腋窩領域の解剖. 乳腺腫瘍学. 金原出版；2012. p.7-8.

2）黒住昌史. 乳房手術に有用な組織学と病理学. 整容性からみた乳房温存治療ハンドブック. メディカル・サイエンス・インターナショナル；2010. p.34-37.

3）黒住昌史. 正常乳房の解剖と組織像. 乳腺疾患の臨床. 金原出版；2006. p.2-6.

4）黒住昌史. 乳房の解剖と生理. マンモグラフィ技術編. 石栗一男編. 医療科学社；2004. p.13-17.

5）黒住昌史. 乳腺－ヒト授乳期乳腺の微細構造と乳汁分泌の形態学的メカニズム. 生体の科学. 47；148-156：1996.

6）黒住昌史, 坂本允弘. ヒト授乳期乳腺と分泌機能を有する特殊型乳癌の電子顕微鏡学的所見. 日本臨床電顕会誌. 3；9-30：2000.

7）Rosen PP. Anatomy and physiologic morphology; Rosen's breast pathology. Phildelphia(USA): Lippencott Williams & Wilkins; 2001. p.1-22.

8）Netter FH. Mammary gland. Atlas of human anatomy. 3rd ed. ICON Learning Systems(USA); 2003.

（**黒住　昌史**　　亀田メディカルセンター乳腺科・病理　乳腺病理部長）

第2章

② 乳腺疾患の病理像

　画像診断において異常な所見を発見した場合，その本体を明らかにできるのは病理診断である。したがって，画像診断を行う者は必ず異常所見の解答である病理診断を確かめるべきであり，画像と病理像の対比によって画像診断の精度は向上するものと思われる。このような理由で画像診断に従事するものは乳腺疾患に関する正しい病理学的知識を持っている必要がある。本項では画像診断に必要な病理診断について，乳癌取扱い規約第18版（**表1**）とWHO分類第4版に沿った形で概説する。

表1　乳腺腫瘍の組織学的分類

Ⅰ．上皮性腫瘍
A.良性腫瘍
　1.乳管内乳頭腫
　2.乳管腺腫
　3.乳頭部腺腫
　4.腺腫
　　a.管状腺腫
　　b.授乳性腺腫
　5.腺筋上皮腫
　6.その他
B.悪性腫瘍
　1.非浸潤癌
　　a.非浸潤性乳管癌
　　b.非浸潤性小葉癌
　2.微小浸潤癌
　3.浸潤癌
　　a.浸潤性乳管癌
　　　（1）腺管形成型
　　　（2）充実型
　　　（3）硬性型
　　　（4）その他

　　b.特殊型
　　　（1）浸潤性小葉癌
　　　（2）管状癌
　　　（3）篩状癌
　　　（4）粘液癌
　　　（5）髄様癌
　　　（6）アポクリン癌
　　　（7）化生癌
　　　　（i）扁平上皮癌
　　　　（ii）間葉系分化を伴う癌
　　　　　①紡錘細胞癌
　　　　　②骨・軟骨化生を伴う癌
　　　　　③基質産生癌
　　　　　④その他
　　　　（iii）混合型
　　　　（8）浸潤性微小乳頭癌
　　　　（9）分泌癌
　　　　（10）腺様嚢胞癌
　　　　（11）その他
　4.Paget病

Ⅱ．結合織性および上皮性混合腫瘍
A.線維腺腫
B.葉状腫瘍
C.その他

Ⅲ．非上皮性腫瘍
A.間質肉腫
B.軟部腫瘍
C.リンパ腫および造血器腫瘍
D.その他

Ⅳ．その他
A.いわゆる乳腺症
B.過誤腫
C.炎症性病変
D.乳腺線維症
E.女性化乳房症
F.副乳
G.転移性腫瘍
H.その他

『臨床・病理　乳癌取扱い規約．第18版』を改変

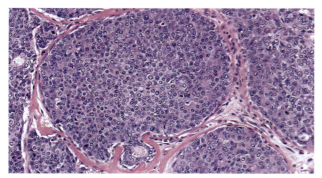

図1　DCIS・充実型の組織像（HE染色）
癌細胞が乳管内で充実性に増殖している。増殖する癌細胞はmonotonousであり，細胞境界は明瞭である。

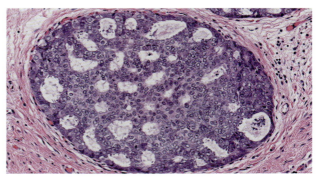

図2　DCIS・篩状型の組織像（HE染色）
癌細胞が乳管内で増殖し，篩状の構造を形成している。個々の腺腔は内腔に向かう極性を有しており，内腔には分泌物と微小石灰化がみられる。

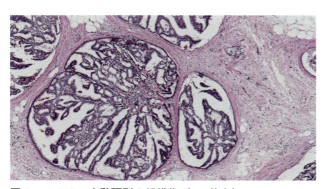

図3　DCIS・高乳頭型の組織像（HE染色）
癌細胞が間質組織を伴って丈の高い乳頭状構造を形成して乳管内で増殖している。乳頭状の部分には筋上皮細胞は認められない。

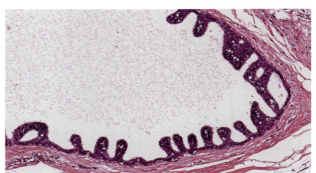

図4　DCIS・低乳頭型の組織像（HE染色）
癌細胞がほとんど間質組織を伴なわずに丈の低い乳頭状構造を形成して乳管内で増殖している。乳頭状の部分には筋上皮細胞は認められない。

1. 上皮性悪性腫瘍（癌腫）

　　乳腺の上皮細胞から発生する悪性の腫瘍（癌腫）は何らかの上皮細胞の特徴を有しており，細胞学的および組織学的特徴によって多数の組織型に分類されている。

1-1. 非浸潤癌 noninvasive carcinoma

　　非浸潤癌は癌細胞が既存の乳管の中に留まっている段階の癌であり，間質組織への癌細胞の浸潤は認められない。癌細胞がリンパ管や血管の中に侵入しないため，リンパ節や遠隔臓器に転移することはない。乳癌取扱い規約では上皮性悪性腫瘍に分類されており，細胞形態によって乳管癌と小葉癌に区別されている。一方，WHO分類ではいずれも前駆病変 precursor lesions として扱われている。

1-1-1. 非浸潤性乳管癌 ductal carcinoma in situ（DCIS）

　　乳管内で増殖する癌細胞が多彩な構造異型を示すので，以下のように分類することができる。亜型としては，①癌細胞が充実性に増殖する充実型 solid type（**図1**），②篩状構造を示す篩状

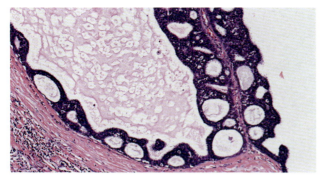

図5 DCIS・アーチ型の組織像（HE染色）
癌細胞がローマ橋に似たアーチ状構造を形成して乳管内で増殖している。核異型は非常に弱く，low grade の DCIS に分類される。

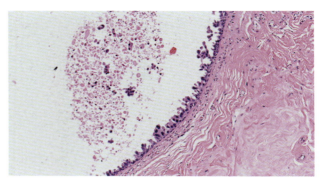

図6 DCIS・ほふく型の組織像（HE染色）
異型の強い癌細胞がはうように乳管内で増殖している。腺腔に向かって癌細胞の細胞質が突出しており，アポクリン突起を形成している。

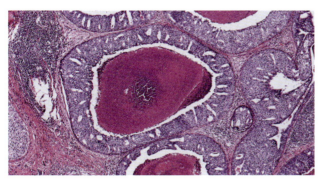

図7 DCIS・コメド型の組織像（HE染色）
癌細胞が乳管内で増殖し，ドーナツ状の構造を形成している。乳管の辺縁の癌細胞が充実性ないしは篩状を示している。乳管の中心部には癌細胞の壊死が認められ，一部に微小石灰化がみられる。

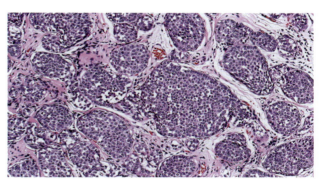

図8 LCIS の組織像（HE染色）
小円形で異型性の弱い癌細胞が乳管内で充実性に増殖している。増殖する癌細胞は monotonous であり，細胞結合性を欠如している。

型 cribriform type（図2），③丈の高い乳頭状構造を示す高乳頭型 high papillary type（図3），④丈の低い乳頭状構造を示す低乳頭型 low papillary type（図4），⑤ローマ橋状の構造を呈するアーチ型 arcuate type（図5），⑥1層の癌細胞が這うように増殖するほふく型 clinging type（図6）などが挙げられる。増殖する癌細胞が壊死に陥り，中心部に壊死物質と石灰化を認めるものをコメド型 comedo type（図7）と呼ぶこともある。最近では，DCIS を核異型とコメド壊死の有無で3段階のグレードに分類するようになり，リスク評価に用いられている。

1-1-2. 非浸潤性小葉癌 lobular carcinoma in situ（LCIS）

結合性に乏しい癌細胞が小葉内乳管の内腔を充満するように増殖するのが特徴であり（図8），E-カドヘリンの免疫染色では陰性を示す。WHO 分類では LCIS と異型小葉過形成 atypical lobular hyperplasia（ALH）は前駆病変として扱われており，両者は合わせて小葉腫瘍 lobular neoplasia（LIN）と呼ばれている。

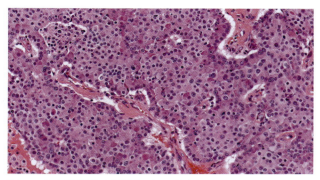
図9　充実乳頭癌の組織像（HE染色）
充実性に増殖している癌細胞が間質組織を伴って乳管内で乳頭状構造を形成している。増殖する癌細胞は大きな胞巣を形成している。癌細胞の細胞質には微細顆粒が認められ，細胞質は好酸性を示している。

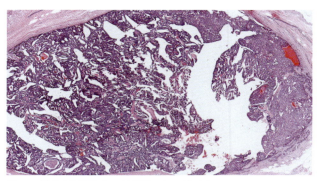
図10　被包型乳頭癌の組織像（HE染色）
癌細胞が乳管内で間質組織を伴って乳頭状構造を形成して増殖している。著しく拡張した乳管壁は厚い線維性組織から形成されている。乳頭状腫瘍を被っているようにみえる。

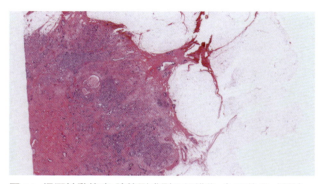
図11　浸潤性乳管癌・腺管形成型の組織像（HE染色，低倍）
癌細胞が浸潤性に増殖し，不整形の腫瘤を形成している。腫瘤の境界は比較的明瞭である。

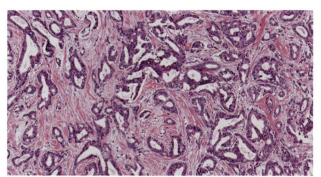
図12　浸潤性乳管癌・腺管形成型の組織像（HE染色，高倍）
癌細胞が不整形の腺管を形成して浸潤しており，高分化型腺癌の像を呈している。

1-1-3．その他

1）充実乳頭癌 solid papillary carcinoma

癌細胞が乳管内で乳頭状かつ充実性に増殖するのが特徴であり，胞体内に神経内分泌顆粒を有する場合が多い（図9）。ときに明らかな浸潤巣を伴う。

2）被包型乳頭癌 encapsulated papillary carcinoma

厚い線維性被膜を有する乳頭癌であり，浸潤の有無の判断が非常に難しい病態である（図10）。免疫染色を行っても筋上皮細胞を確認することができない場合が多い。稀に明らかな浸潤巣を伴うことがある。

1-2．浸潤癌 invasive carcinoma

癌細胞が乳管を包む基底膜を破り，間質に浸潤している状態の癌であり，非特殊型（一般型）である浸潤性乳管癌と特異な組織像もしくは細胞像を示す特殊型に分けられている。

1-2-1．浸潤性乳管癌 invasive ductal carcinoma

最も頻度の高い乳癌の組織型であり，様々な組織構造を示すが，基本的な形態は類似している。WHO分類では invasive carcinoma, NST（no special type）と一括して記載されているが，乳癌取扱い規約第18版では，組織構造によって腺管形成型 tubule forming type，充実型 solid type，硬性型 scirrhous type の3つの表現型に分けられている。

1）腺管形成型 tubule forming type

境界が比較的明瞭な腫瘤を形成する（図11）。癌細胞が不整形の腺管構造や乳頭腺管構造を形成して浸潤するのが特徴であり，高分化型腺癌の像を示す（図12）。

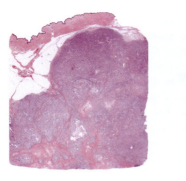

図13 浸潤性乳管癌・充実型の組織像（HE染色，低倍）
癌細胞が浸潤性に増殖し，充実性の腫瘤を形成している。腫瘍の境界は明瞭で，周囲組織を圧排している。

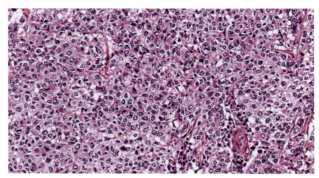

図14 浸潤性乳管癌・充実型の組織像（HE染色，高倍）
多数の癌細胞が充実性に増殖して大きな胞巣を形成している。癌細胞の核は大小不同で中等度以上の異型性を示している。

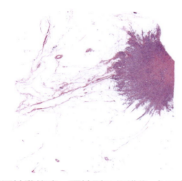

図15 浸潤性乳管癌・硬性型の組織像（HE染色，低倍）
癌細胞が浸潤性に増殖し，不整形の腫瘤を形成している。腫瘍の境界は不明瞭で周囲組織に浸み込むように浸潤している。

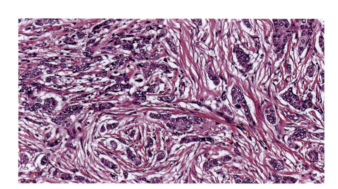

図16 浸潤性乳管癌・硬性型の組織像（HE染色，高倍）
癌細胞が不整形の小胞巣を形成して浸潤，増殖している。癌細胞の周囲には膠原線維の増生がみられる。

2）充実型 solid type

周囲組織を圧排して増殖し，境界明瞭な腫瘤を形成する（図13）。癌細胞が大小の充実性胞巣を形成し，浸潤，増殖するのが特徴である（図14）。

3）硬性型 scirrhous type

境界が不明瞭な浸潤性の強い腫瘤を形成する（図15）。癌細胞がびまん性ないしは小胞巣を形成して，浸潤，増殖するのが特徴である。周囲組織に対する浸潤傾向が強く，膠原線維の増生を伴う（図16）。

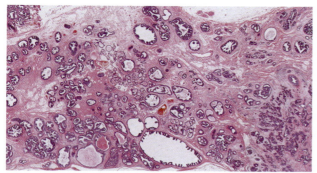

＊乳管内成分優位 predominant intraductal component

浸潤巣は小さく，その周囲に広範な乳管内進展を伴う場合には乳管内成分優位な浸潤癌と診断する。浸潤巣の部分についてはそれぞれの組織型を記載する（図17）。

図17　乳管内成分優位な浸潤性乳管癌の組織像（HE染色，低倍）
広範囲に癌の乳管内成分が広がっており，右下の部分に浸潤癌の小病巣がみられる。乳管内成分優位な浸潤性乳管癌の像を示している。

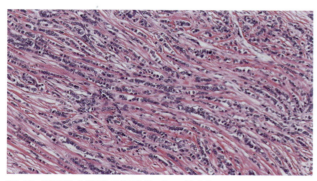 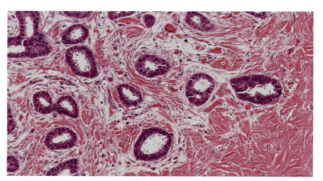

図18　浸潤性小葉癌の組織像（HE染色）
結合性に欠く癌細胞がびまん性に浸潤，増殖している。浸潤している癌細胞は膠原線維を割くように一列縦隊を示している。浸潤性小葉癌・古典型の像を示している。

図19　管状癌の組織像（HE染色）
異型性の弱い癌細胞が1層の腺管を形成して浸潤，増殖している。腺管には筋上皮細胞や基底膜が認められない。癌細胞には内腔に向かう細胞突起の形成がみられる。

1-3．特殊型 special type

細胞学的もしくは組織学的に特異な像を示す稀な乳癌である。特殊型の占める割合が90％以上の場合は純型 pure type，50～90％の場合は混合型 mixed type と記載する。

1-3-1．浸潤性小葉癌 invasive lobular carcinoma

比較的小型で結合性に乏しい癌細胞がびまん性に浸潤，増殖するのが特徴である。癌細胞はしばしば一列縦隊を示しながら浸潤するが，このような特徴のあるものは古典型 classic type と呼ばれている（図18）。E-カドヘリンの免疫染色では陰性を示す。

1-3-2．管状癌 tubular carcinoma

1層の異型性の弱い癌細胞がカンマ状ないしは楕円形の明瞭な管腔を形成して浸潤するのが特徴である。筋上皮細胞と基底膜は欠如している（図19）。予後は良好である。

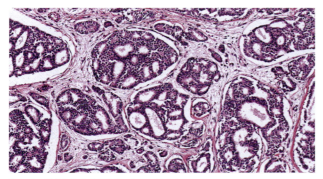

図20 篩状癌の組織像（HE染色）
異型性の弱い癌細胞が非浸潤性乳管癌の篩状型に類似した構造を呈して浸潤，増殖している。篩状構造には筋上皮細胞や基底膜が認められない。

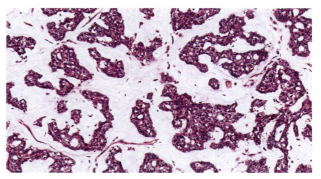

図21 粘液癌の組織像（HE染色）
豊富な粘液の中に癌細胞塊が浮遊しているのが認められる。異型性の弱い癌細胞が粘液側に向う極性を示している。

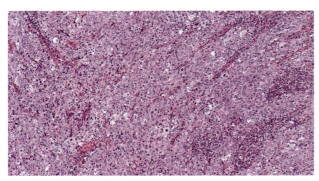

図22 髄様癌の組織像（HE染色）
癌細胞は集合して不整形の大きな胞巣を形成している。胞巣間には無数のリンパ球が集簇している。癌細胞の異型性は極めて強く，核分裂像が頻繁に認められる。

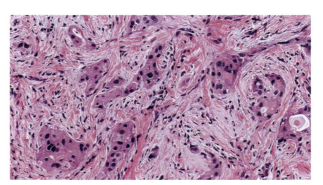

図23 アポクリン癌の組織像（HE染色）
胞体が好酸性を示す癌細胞が小胞巣を形成して浸潤，増殖している。癌細胞は細胞質内に多数の好酸性の微小顆粒を有している。

1-3-3. 篩状癌 invasive cribriform carcinoma

癌細胞が非浸潤癌の篩状型に類似した形態を示して，浸潤するのが特徴である。筋上皮細胞と基底膜を欠如している（図20）。

1-3-4. 粘液癌 mucinous carcinoma

粘液を産生する癌である。組織学的には粘液のプールの中に癌細胞塊が浮遊する像を呈する。極性が逆転した腺管様構造やシート状構造を示す（図21）。

1-3-5. 髄様癌 medullary carcinoma

境界が明瞭な腫瘍を形成する。組織学的には，地図状の胞巣を形成し，周囲の組織を圧排するように増殖する。管状構造は見られず，癌細胞は合胞体様の像を示す。しばしば高度のリンパ球浸潤を伴う（図22）。核異型は非常に強いが，予後は良好である。

1-3-6. アポクリン癌 apocrine carcinoma

アポクリン化生を示す癌細胞の増殖からなり，癌細胞は好酸性の細胞質と細胞内顆粒を有する（図23）。

2 乳腺疾患の病理像

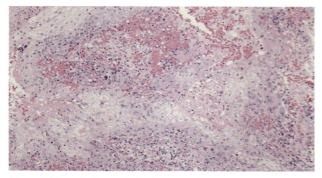

図24 扁平上皮癌の組織像（HE染色）
癌細胞が敷石状に増殖して，大きな胞巣を形成して浸潤，増殖している。癌細胞間には細胞間橋が認められ，癌細胞の境界は明瞭である。所々に角化像がみられる。

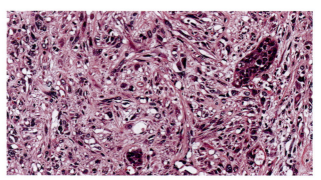

図25 紡錘細胞癌の組織像（HE染色）
いくつかの上皮性の癌細胞が集合した小胞巣が認められる。その周囲には異型性の強い紡錘形を呈する腫瘍細胞がびまん性に浸潤，増殖している。

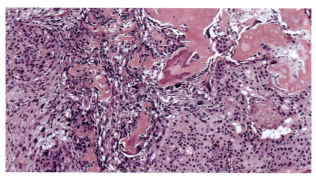

図26 骨・軟骨化生を伴う癌の組織像（HE染色）
癌細胞が集合して大きな胞巣を形成して浸潤，増殖している。その周囲には紡錘形細胞を伴って骨の形成像が認められる。

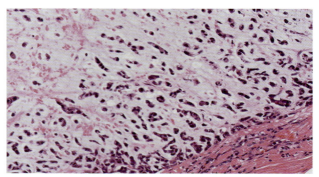

図27 基質産生癌の組織像（HE染色）
腫瘍の辺縁部に癌細胞が集簇している。その周囲には軟骨基質に似た基質の産生像が認められる。

1-3-7. 化生癌 metaplastic carcinoma

1）扁平上皮癌 squamous cell carcinoma
扁平上皮細胞の特徴を有する癌細胞が大小の胞巣を形成して，浸潤，増殖する（図24）。角化像が見られることがある。

2）間葉系分化を伴う癌

①紡錘細胞癌 spindle cell carcinoma
紡錘形の腫瘍細胞が増殖する部分と明らかな上皮性の癌細胞が増殖する部分がみられる。紡錘形細胞は間葉系悪性腫瘍である肉腫の性質を持っていることが多い（図25）。

②骨・軟骨化生を伴う癌 carcinoma with cartilaginous and/or osseous metaplasia
癌巣の中に骨あるいは軟骨化生を示す部分を認める癌である（図26）。

③基質分泌癌 matrix-producing carcinoma
軟骨基質ないしは骨基質の産生を伴う癌であり，癌細胞と基質成分との間には紡錘形細胞の介在がないとされている（図27）。

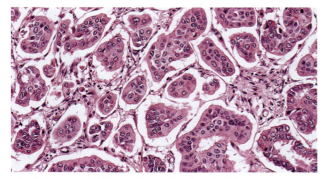
図28 浸潤性微小乳頭癌の組織像（HE染色）
癌細胞が集合して小さな胞巣を形成している。胞巣は小空隙に囲まれており，リンパ管侵襲に似た像を示している。癌細胞は空隙に向かう極性を示している。

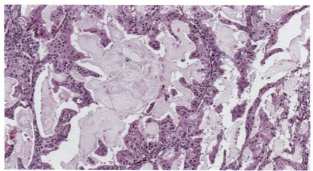
図29 分泌癌の組織像（HE染色）
癌細胞が拡張した腺腔を形成して増殖している。腺腔内には大量の分泌物がみられる。分泌能の高い癌で甲状腺濾胞に似た像を示している。

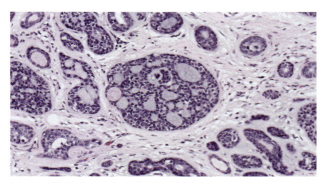
図30 腺様囊胞癌の組織像（HE染色）
癌細胞が集合して胞巣を形成している。胞巣内には極性の逆転した大きな偽腺腔と小腺腔の形成がみられる。

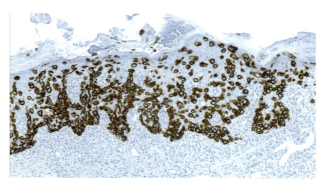
図31 Paget病の免疫染色像（HE染色）
乳頭表皮の扁平上皮層に異型性のあるCK7陽性の腺癌細胞が浸潤，増殖している。腺癌細胞は表皮内に留まっている。

1-3-8. 浸潤性微小乳頭癌 invasive micropapillary carcinoma

リンパ管様の空隙の中に極性の逆転した小乳頭状構造を示す癌細胞塊を認める（図28）。

1-3-9. 分泌癌　secretory carcinoma

著明な分泌能を有する腫瘍細胞からなる癌であり，拡張した腺腔内には分泌物が貯留している（図29）。

1-3-10. 腺様囊胞癌 adenoid cystic carcinoma

大きな癌胞巣の中に偽囊胞と呼ばれる極性の逆転した腺腔様構造と小さな真の腺腔が認められる（図30）。

1-4. パジェット病 Paget's disease

乳癌細胞が乳頭や乳輪の表皮組織内に侵入したもので，乳頭や乳輪のびらんを形成するのが特徴である。表皮内で増殖するパジェット細胞は明るい胞体を有している。腺上皮に特異的なcytokeratinの免疫染色で陽性を呈する（図31）。ほとんどの場合に乳房内に乳癌の病巣を認める。

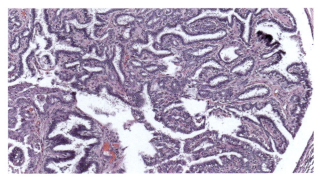

図32 乳管内乳頭腫の組織像（HE染色）
乳管上皮細胞が間質組織を伴って乳管内で乳頭状腫瘍を形成している。上皮細胞の外側には胞体が明るい筋上皮細胞が認められ、2相性を示している。

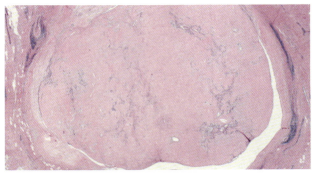

図33 乳管腺腫の組織像（HE染色）
乳管内に間質組織の硬化性変化がみられ、瘢痕組織状になっている。瘢痕組織には不整形の腺管の浸潤様の増殖を認め、硬化性乳頭腫の像を示している。

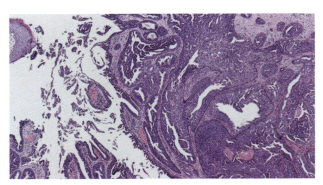

図34 乳頭部腺腫の組織像（HE染色）
乳頭内に上皮細胞の著しい増殖を認める。乳管過形成に類似した病変は乳頭の間質内に浸潤性に広がっている。それぞれの腺管は筋上皮細胞を伴っており、2相性を示している。

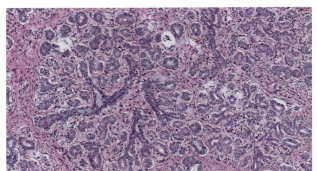

図35 管状腺腫の組織像（HE染色）
異型性のない細胞から構成されている円形ないしは楕円形の腺管が増殖している。それぞれの腺管には筋上皮細胞が認められ、2相性を示している。

2. 上皮性良性腫瘍

2-1. 乳管内乳頭腫　intraductal papilloma

乳管内に間質組織を伴って上皮細胞が乳頭状に増殖する良性腫瘍である。乳頭状構造の上皮成分は乳管上皮細胞と筋上皮細胞から構成されており、いわゆる2相性を示す（図32）。

2-2. 乳管腺腫　ductal adenoma

乳管上皮細胞の増殖と線維成分の増生から形成される良性の乳管内腫瘍であり、乳頭状や樹枝状構造を示さないのが特徴である。瘢痕組織様の強い硬化像を伴い、浸潤癌に似た像を呈することがある（図33）。

2-3. 乳頭部腺腫　adenoma of the nipple

乳頭部に発生する良性の腫瘍である。間質成分の増生が強く、硬化性腺症や浸潤性乳管癌の硬性型に似た像を呈する（図34）。

2-4. 管状腺腫　tubular adenoma

乳管上皮細胞と筋上皮細胞からなる腺管が増殖する良性の腫瘍である。間質成分は少量であり、周囲組織との境界は明瞭である（図35）。

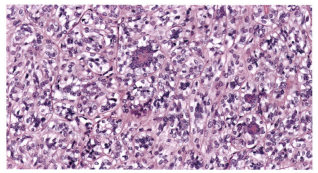

図 36 腺筋上皮腫の組織像（HE 染色）
円形ないしは楕円形の腺管が増殖しているが，腺腔の周囲には胞体が明るい細胞が著しく増生している。明るい細胞は楕円形ないしは紡錘形を示しており，異型に乏しい筋上皮細胞由来の細胞である。

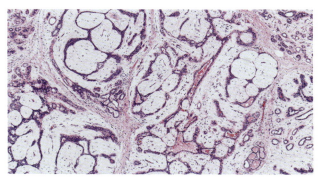

図 37 線維腺腫の組織像（HE 染色）
上皮細胞がスリット状の管腔を形成しており，その周囲を増生した浮腫状の間質組織が取り囲んでいる。間質細胞にはほとんど異型はない。

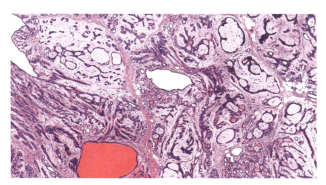

図 38 複合型の線維腺腫の組織像（HE 染色）
上皮細胞がスリット状の管腔を形成しており，その周囲を増生した浮腫状の間質組織が取り囲み線維腺腫の像を示している。腫瘍の一部には硬化性腺症に類似した像を呈する部分がみられる。

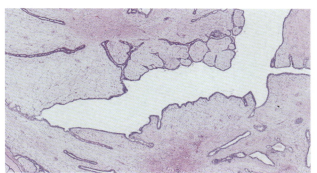

図 39 良性葉状腫瘍の組織像（HE 染色）
上皮細胞が運河様のスリット状管腔を形成しており，その周囲に著しい線維性の間質組織の増殖が認められる。間質細胞にはほとんど異型性はみられない。

2-5. 腺筋上皮腫 adenomyoepithelioma

腫瘍性の腺腔とそれを取り囲む筋上皮細胞に類似した紡錘形腫瘍細胞の増殖からなる腫瘍である（図 36）。紡錘形の腫瘍細胞は筋上皮細胞マーカーの免疫染色で陽性を呈する。

3. 結合組織性および上皮性混合腫瘍

3-1. 線維腺腫 fibroadenoma

腺管と線維成分の両方の増生からなる良性の腫瘍性病変である（図 37）。腺管成分の増殖が強く，乳腺症に似た像を呈する場合は複合型と呼ばれている（図 38）。

3-2. 葉状腫瘍 phyllodes tumor

葉状腫瘍は腺上皮細胞の増殖と間質細胞の著しい増殖を示す線維上皮性腫瘍である。間質細胞の異型度によって良性（図 39），境界病変，悪性（図 40）に分類されている。悪性部分は肉腫の特徴を有している。

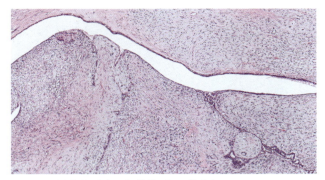

図40 悪性葉状腫瘍の組織像（HE染色）
上皮細胞が運河様のスリット状管腔を形成しており，葉状腫瘍のパターンを示しているが，その周囲に異型性の強い肉腫様の紡錘形細胞の著しい浸潤，増殖が認められる。

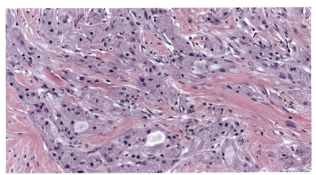

図41 顆粒細胞腫の組織像（HE染色）
ほとんど異型性のない腫瘍細胞が胞巣を形成して浸潤，増殖している。腫瘍細胞の胞体内には無数の顆粒が認められる。

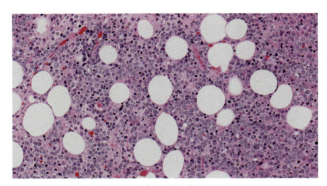

図42 リンパ腫の組織像（HE染色）
結合性のないリンパ球に類似した異型細胞が浸潤，増殖している。腫瘍細胞は大小不同で核異型が目立つ。

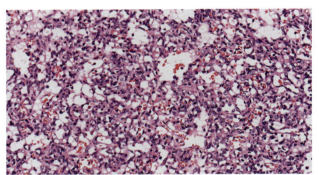

図43 血管肉腫の組織像（HE染色）
紡錘形の核を有する異型細胞が浸潤，増殖している。腫瘍内には不整形の血管の増生がみられ，腫瘍細胞は異常血管を形成している。

4. 非上皮性腫瘍

乳腺以外の皮膚や軟部組織に発生する軟部腫瘍と同じものが発生することがある。

4-1. 顆粒細胞腫 granular cell tumor

細胞質内に豊富な好酸性の顆粒を有する細胞が大小の胞巣を形成して，増殖する腫瘍であり，浸潤癌との鑑別が難しい（図41）。細胞質はS-100タンパクの免疫染色で陽性を示す。

4-2. 軟部肉腫 sarcoma

乳腺の軟部組織が悪性化したものを総称的に肉腫と呼んでいる。線維肉腫，脂肪肉腫，骨肉腫など様々な軟部組織の肉腫が発生しうる。悪性葉状腫瘍との鑑別が重要である。

4-3. 悪性リンパ腫 lymphoma

乳腺内に発生する悪性リンパ腫であり，ほとんどがB細胞性である。リンパ球マーカーの免疫染色が診断に有用である（図42）。

4-4. 血管肉腫 hemangiosarcoma

極めて悪性度の高い悪性腫瘍であり，血管腔を形成する部分と充実性増殖を示す部分からなり，充実性部分の多いものの予後は不良である（図43）。

5. その他

5-1. いわゆる乳腺症（so-called mastopathy）

乳腺に硬結や嚢胞を形成する非炎症性，非腫瘍性の増殖性および退行性変化である。乳腺症は生理的な変化であり，真の疾病ではないという考え方もある。

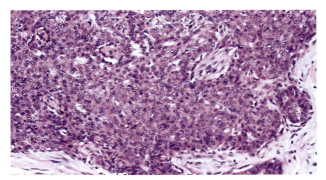
図44 乳管過形成の組織像（HE染色）
乳管の中に紡錘形の核を有する細胞が増殖している。核は不揃いで，核同士の重なりが認められる。細胞境界は不明瞭であり，流れるように増殖している。

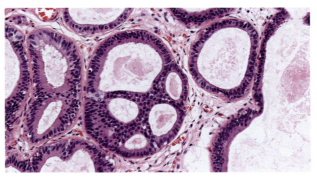
図45 異型乳管過形成の組織像（HE染色）
多数の腺管が増生しているが，中心部の腺管は篩状構造を示している。DCISの篩状構造に似ているが，量および質的に乏しく，ADHと判断した。

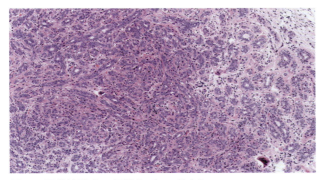
図46 硬化性腺症の組織像（HE染色）
内腔のつぶれた小さな腺管が流れるように増生している。それぞれの腺管は胞体が明るい筋上皮細胞を伴っている。

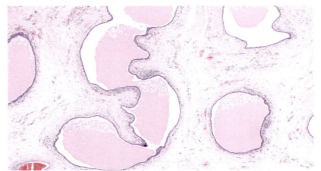
図47 乳管拡張症の組織像（HE染色）
内腔が著しく拡張した腺管が集合している。腺腔の中には分泌物が充満しており，周囲には炎症細胞が集合している。

5-2. 過誤腫 hamartoma

乳腺内に乳腺組織からなる境界明瞭な腫瘤を形成する。豊富な脂肪組織と少量の腺組織から形成されるものは腺脂肪腫 adenolipoma と呼ばれている。

5-3. 乳管過形成 ductal hyperplasia

組織学的には，乳管の腺上皮細胞が乳管内で偽乳頭状ないしは充実性の増殖をきたすものであり，良性病変である（図44）。

5-4. 異型乳管過形成 atypical ductal hyperplasia（ADH）

DCISと同じような篩状構造を示す異型乳管内増殖性病変が少量しかない（1個もしくは2mm未満）か，DCISとするのには所見が弱い異型乳管内増殖性病変（図45）をADHと呼んでいる。WHO分類では前駆病変として扱われている。

5-5. 硬化性腺症 sclerosing adenosis

非常に強い上皮成分の増生と間質の線維成分の増生を生じるものを硬化性腺症と呼んでいる（図46）。浸潤性乳管癌の硬性型に似た像を呈する。

5-6. 乳管拡張症 duct ectasia

乳管が著しく拡張しており，しばしば乳管周囲に慢性の乳腺炎の所見を認める（図47）。乳管内に foamy cell の浸潤をみることが多い

● 参考文献

1）日本乳癌研究会編．臨床・病理　乳癌取扱い規約．第 18 版．金原出版；2018.

2）WHO. WHO Classification of Tumours of the Breast. 4th ed. ISRC press; Lyon: 2012.

3）Rosen PP. Rosen's Breast Pathology. 4th ed. Wolters Kluwer. 2014.

4）黒住昌史．乳腺．器官病理学第 14 版．南山堂；2013 年.

5）黒住昌史，青笹克之．乳癌．癌診療指針のための病理診断プラクティス．中山書店；2011.

（**黒住　昌史**　　亀田メディカルセンター乳腺科・病理　乳腺病理部長）

第3章　乳癌の臨床

乳腺疾患の診断と初期治療まで

　乳癌の臨床は多岐に及ぶ。本章では特に診療放射線技師の方々が知っておいたほうがよいと思われる乳腺疾患の診断から初期治療までについて解説する。

　実際の乳腺外来を想定し，日頃行っている診察の手順に沿って，その時々に関連する事項を補足しながら記載した。各種ガイドライン，マニュアル，手引きや乳癌関連特集誌などを参考，引用し，それらの文献を載せるとともに，元となる文献も合わせて参考文献としたので参照されたい。

1.　問　　診

　乳腺外来の大まかな流れを**図1**に示す。問診は受診者との最初の接点であり，今後の診察，治療を円滑に進めるためにも重要である。

　問診は質問表をあらかじめ用意した方が効率的で，主訴・症状，現病歴，既往歴，家族歴は一般的な質問事項と同様である。

　乳腺外来に特徴的な質問事項を以下に記載する。

1) 身体について

　身長，体重，BMI

2) 生理について

　初潮年齢，閉経状況，閉経年齢（閉経は，最終生理から一年以上生理がない状態で，血液検査では血中エストロゲン，卵胞刺激ホルモンのレベルを指標とする），ホルモン療法の有無や低用量エストロゲン・プロゲスチン配合薬（月経困難症や子宮内膜症の疼痛などに保険適応がある製剤）の服用，ホルモン補充療法など

3) 出産について

　出産の有無，第一子出産年齢，妊娠回数，出産回数，授乳の有無と期間

4) 既往歴

　乳癌の有無，乳腺良性疾患の手術歴

5) 家族歴

　乳癌，卵巣癌，膵臓癌，前立腺癌など

　乳癌，卵巣癌（他：膵臓癌，前立腺癌）の家族歴聴取は重要性が増している。

　遺伝性乳癌卵巣癌症候群（HBOC: Hereditary Breast and Ovarian Cancer）とは *BRCA1*（17番染色体）もしくは *BRCA2*（13番染色体）の異常・変異で発症する乳癌・卵巣癌の総称で，全乳癌の5%ほどと言われている[1]。70歳までに乳癌・卵巣癌を発症する割合が，*BRCA1* の変異では，乳癌57%，卵巣癌40%，*BRCA2* の変異では，乳癌49%，卵巣癌18%と言われているが報告により差がある[1,2]。

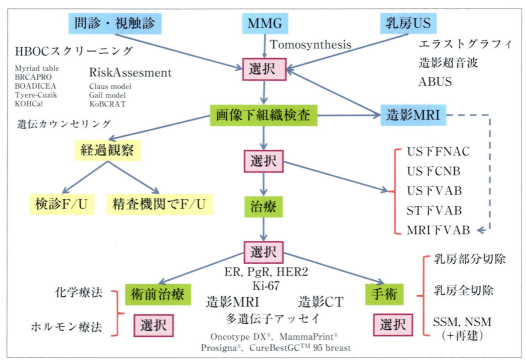

図1 乳腺外来の流れ

6) 検査について

　マンモグラフィ撮影前には，妊娠の有無，豊胸術の既往，造影検査を行う場合に問題と
なる喘息の有無や糖尿病薬の確認，組織検査を前提とした抗凝固薬の確認なども問診事項に
挙げられる。

　質問の大部分は，乳癌のリスクファクターと関連しており，遺伝因子と環境因子（アルコール摂取，運動など）がある。生活習慣に関わる因子は改善の余地があるため，予防に役立つ可能性がある。海外と本邦の研究では若干の違いがあり，日本人における生活習慣因子と乳癌のリスクおよび予防について**表1**[3]に示す。

　身体や生活習慣に関する質問事項は乳癌の診断に直接役立つわけではないが，今後の検診や診察の時期に関して助言を行う場合などに有用なことがある。

　問診では受診者の年齢も非常に重要で，高齢で腫瘤の訴えがあれば，それだけでも悪性を疑える。日本人の乳癌の罹患率は**図2**[3,4]に示すように，40歳代後半から50歳代前半にピークがあり，また60歳代に再度の上昇がみられ，この傾向は以前よりあまり変化がない。アジア人の特徴ともいわれ，**図3**に示す米国人の年齢に従い増加する特徴と比較しても大きく異なることが分かる[5,6]。この違いが日米の40歳代の乳癌検診への推奨度にも影響しており，米国では40歳代における乳癌罹患率の低さからマンモグラフィ検診の推奨度を引き下げたが，本邦においては40歳代に罹患のピークを向かえることから，現行法が推奨されている。ただし40歳代は高濃度乳房の問題があり，今後の課題とされている。

　罹患率とともに死亡率も上昇傾向とされてきたが，最近は歯止めがかかってきており，40歳代の死亡率低下が影響している（**図4a, b**）[4]。しかし欧米諸国の死亡率が減少に転じていることから，日本ではまだ改善の余地があると考えられる。

表1 日本人における生活習慣因子と乳癌の関連（乳癌診療ガイドライン　疫学・診断編．2018年より）

	リスク要因	予防要因
確実	肥満（閉経後）	
ほぼ確実		
可能性あり	喫煙，受動喫煙，肥満（閉経前，BMI 30以上）	運動，授乳，大豆，イソフラボン
データ不十分	飲酒，野菜，果物，肉，魚，穀類，牛乳，乳製品，食パターン，緑茶，葉酸，ビタミン，カロテノイド，脂質	

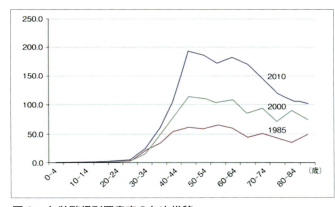

図2　年齢階級別罹患率の年次推移
国立がん研究センターがん情報サービス「がん登録・情報」
高精度地域がん登録（山形・福井・長崎）の癌罹患データ

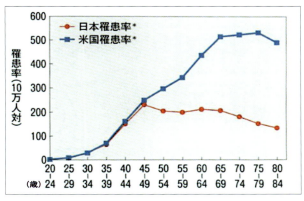

図3　日本と米国における年代別乳癌罹患率
（総合判定マニュアル：乳癌の疫学より）

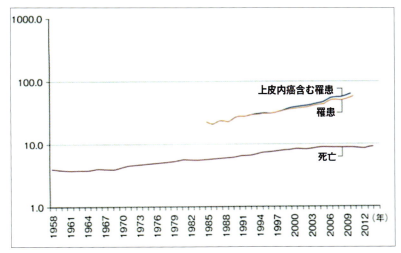

図4a　乳癌罹患率・死亡率の年次推移
国立がん研究センターがん情報サービス「がん登録・情報」
高精度地域がん登録（山形・福井・長崎）の癌罹患データ（1985～2010年）
人口動態統計（厚生労働省大臣官房統計情報部編）（1958～2014年）

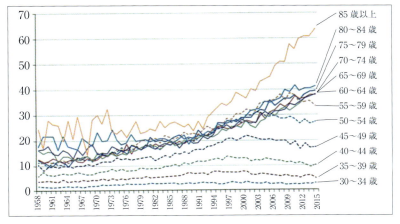

図4b　年齢階級別乳癌死亡率の年次推移
国立がん研究センターがん情報サービス「がん登録・情報」
人口動態統計（厚生労働省大臣官房統計情報部編）（1958～2015年）

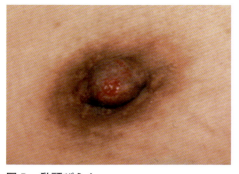 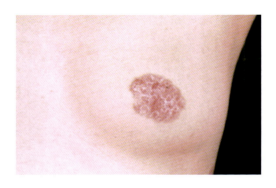

図5　乳頭びらん
　　a　乳房パージェット病
　　b　進行例
パージェット病（Paget's disease）は乳頭表皮内に腺癌成分がみられる乳癌で，しばしば乳輪や周囲皮膚への進展を伴い，乳腺内病変がみられることが多い。

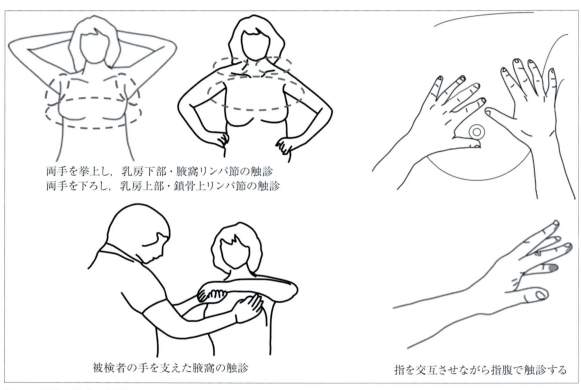

図6　乳房・腋窩の触診

2. 視触診

　　乳腺外来の診察で問診が終わると，次に視触診を行う。検診では視触診の有効性は示されなかったが，有症状や検診で要精査の場合，視触診は重要である。

2-1. 視触診

　　対面で行う。視診で乳頭びらんの有無を確認する。特に乳頭分泌がある場合は確認が必要である（乳頭分泌の項参照）。乳房パージェット病（Paget's disease）（乳頭表皮内にできる乳癌）を疑う所見があるか診察する（図5）。触診方法には指腹法，交互法などがあるが，乳房上部の診察では手を下げた状態，乳房下部は手を上げた状態で触診すると分かりやすい（図6）。硬く触れる部位があれば硬さや境界の性状から，腫瘤か硬結かを判断する。明確な区別はない

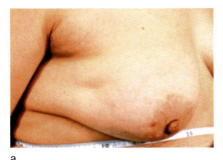
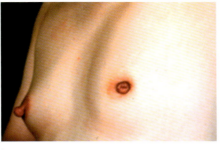
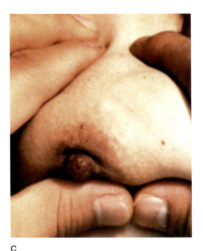

図7　乳癌の浸潤を疑う皮膚所見
　a　皮膚陥凹
　b　乳頭陥凹
　c　えくぼ症状（dimpling sign）

が，境界が比較的認識できる場合は腫瘤，境界が不明瞭な場合は硬結と呼ぶことが多い。
　癌が脂肪組織へ浸潤し，全体的にやや柔らかいが中央に芯があるような硬さの場合は，弾性硬とも呼ばれ，Elastically firm, Pseudo lipomatous とも表現される。
　腫瘤，硬結などを触れる場合は仰臥位でも診察し，肩枕などを使用して乳頭が一番高い位置になるように調整し，正確な部位・大きさを確認する。
　腫瘍や硬結を触れた場合は，その直上に皮膚陥凹と呼ばれるひきつれや凹みがあるか確認する（図7a）。癌の可能性が高い所見で，皮膚近くまで癌が浸潤しているために起きる所見である。乳頭近くの場合は，乳頭の向きに左右差が生じたり，乳頭が癌に引き寄せられ乳頭陥凹となることがある（図7b）。また腫瘍の両側から皮膚を寄せ，腫瘍上にえくぼ症状（dimpling sign）（図7c）と言われる疑似的な皮膚陥凹が現れる場合も癌を疑う所見である。
　皮膚陥凹やえくぼ症状がない硬結は，明瞭な病変がない場合や硬化性腺症などの良性病変，非浸潤癌，浸潤性小葉癌などの悪性病変である場合など様々であり，画像検査がより重要となる。
　腋窩の触診も重要で，リンパ節の腫大を確認する。いくつかの方法があるが，比較的大きく硬いリンパ節を見つけることに主眼を置き，小さく柔らかいリンパ節は有意な所見としてとらない。

2-2．乳頭分泌

　本当に乳頭分泌であるか確認する。乳頭は下着で擦れることも多く，乾燥しやすいためか掻痒の訴えや，実際に掻いて湿疹様になっていることもあり，湿疹からの浸出液を乳頭分泌と間違えていることがある。ただし，パージェット病が疑われる場合は皮膚生検が必要である（前頁「2-1．視触診」参照）。次に分泌物が両側性か確認する。乳頭には多数の乳管が開口するが，両側性で白色乳汁様の場合は乳腺疾患の可能性は低く，内服薬の確認（向精神薬等）や血中プロラクチンなどの測定で診断がつくことがある。片側でも多孔性分泌で，白色～透明であれば疾患の可能性は低い。単孔性で赤黒い分泌物では病変の疑いが強い。しかし，単孔性で黄色透明でも病変の可能性があり，画像検査，特に超音波検査で拡張した乳管の所見があれば，それを末梢に追うことで病変が明らかになることがある（図8）。乳頭分泌液の擦過細胞診や，分泌液中のCEA測定もあるが，確定診断とは言えず，画像検査とそれに続く組織検査が確実な診断に繋がる。
　症状や視触診で所見がある場合は，その所見に応じた画像検査手技が必須であるが，視触診所見がない場合も含めて画像検査の重要性は増している。

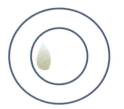
あまり病的意義はない

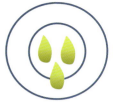
病変の可能性

単孔性

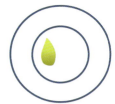
病変の可能性

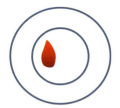
病変の可能性が高い
良悪性は分からない

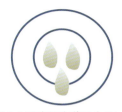
片側ならば病的意義は少ない
両側ならプロラクチン高値の可能性

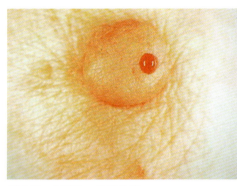
単孔性・赤褐色の乳頭分泌

図8　乳頭分泌の診断

3. 画像診断

　画像検査が重要と前述したが，乳腺に関してはマンモグラフィと超音波検査で大体の診断はつけられる。マンモグラフィ，乳房超音波の読影と画像診断については他項を参照いただきたいが，触診で所見がある場合，マンモグラフィで相当する箇所に所見があるか，濃度の上昇や腫瘤の有無，石灰化や構築の乱れがあるかを確認する。

　超音波検査も同様で，腫瘤，硬結がある場合にはその部位を中心に観察し，腫瘤性病変の場合は，腫瘤の形状やhalo，前方境界線断裂の有無，縦横比などを確認する。腫瘤を認めない場合は，非腫瘤性病変を見逃さないように，周囲組織との比較や石灰化を疑う所見である点状高輝度等を確認する。観察部位の血流や硬さなども疾患の検出に役立つことがある。

　マンモグラフィと超音波で病変の存在，質的診断はほぼ可能だが，絞込みに関しては，総合判定の知識が重要で，マンモグラフィから病変の位置を推定し，マンモグラフィと超音波のそれぞれの所見の優位性などから判断する（**表2**）[5]。

4. 組織診断

　画像診断で悪性が疑われれば，画像ガイド下の組織学的検査へと進むが，先に述べたようにマンモグラフィと超音波所見で，どちらがより確実な組織採取が可能かを考慮する。超音波検査で悪性が疑われれば，超音波下での組織検査（細胞診，針生検：CNB，吸引式組織生検：VAB）となり，マンモグラフィで悪性を疑う石灰化や構築の乱れを認め，超音波で確認できない場合はマンモグラフィ下で組織生検を行う。組織生検に関しては別項に述べる。浸潤癌の

表2 MMGと乳房US所見の優先性（総合判定マニュアルより）

マンモグラフィ所見		超音波検査の位置づけ	
1. カテゴリー1, 2	乳腺実質部分	超音波優先	感度上昇
	脂肪濃度部分	超音波で拾いすぎない	
2. 腫瘤	境界明瞭平滑（評価困難）	超音波優先	特異度上昇
	浸潤を示唆	マンモグラフィ優先	
3. 局所的非対称性陰影		超音波優先だが部位が特定できなければマンモグラフィ優先※	特異度上昇
4. 石灰化		マンモグラフィ優先※※（超音波で良性と判断）	
5. 構築の乱れ		マンモグラフィ優先	

※超音波検査優先であるが，検出困難な病変が想定され超音波検査の信頼性が低い場合にはマンモグラフィ
※※マンモグラフィ優先であるが超音波検査での丹念な評価が必要であり，ときに超音波検査が優先される。

診断が得られれば，次項で解説する乳癌のサブタイプ（臨床的分類）決定のために，ホルモン療法感受性因子であるエストロゲンレセプター（ER），プロゲステロンレセプター（PgR），HER2，Ki-67（細胞増殖能を示す）の免疫染色を行うことが多い。これらは術前治療が考慮される場合は特に必要だが，手術を先行する場合は必ずしも必要ではない。

5. 初期治療

5-1. 概論

組織学的確定診断が得られれば治療に入ることとなるが，乳癌（浸潤癌）は全身病と考えられており，手術・放射線療法などの局所療法と微小転移に対する全身療法が行われる。各治療の選択には乳癌のサブタイプと進行程度・病期が影響する。

乳癌は局所の疾患とするHalsted理論から，癌が顕在化した時にはすでに微小転移が存在するとした全身病Fisher理論を経て，現在はどちらの場合も存在するとしたSpectrum理論が主となっている。

5-2. 乳癌のサブタイプ

組織診断でサブタイプ決定のために免疫染色を施行すると前述したが，サブタイプは本来腫瘍の遺伝子プロファイルで判断され，内因性サブタイプ（intrinsic subtype）とも呼ばれる。2000年初頭に報告され[7, 8]，luminal A, luminal B, HER2 enrich, basal like, normal breast likeの5つに分類され，追試ではサブタイプ毎の薬剤感受性，予後の違いが示された[7, 9, 10]。その後，免疫染色で簡易代替的に分類することが提案され[7, 11]，ザンクトガレン（St Gallen）国際会議（2年毎に開催される，乳癌術後補助療法に関する国際会議）でも提唱された。ER,

乳腺疾患の診断から初期治療まで

表 3　乳癌の intrinsic subtype と代替定義および推奨療法 St. Gallen 2013

intrinsic subtype	臨床病理学的代替定義		推奨療法	特記事項
luminal A	luminal A -like	以下を全て満たす ER 陽性かつ PgR 陽性 HER2 陰性 Ki67 低値 MGEA にて再発リスク低	大部分で内分泌療法単独	以下は化学療法を考慮，組織学的異型度 3 リンパ節転移 4 個以上 など
luminal B	luminal B-like （HER2 陰性）	ER 陽性かつ HER2 陰性かつ以下のいずれかが該当 Ki67 高値 PgR 陰性か低値 MGEA にて再発リスク高	全例内分泌療法 大部分で化学療法追加	
	luminal B-like （HER2 陽性）	ER 陽性かつ HER2 陽性	化学療法＋抗 HER2 療法＋内分泌療法	
erb-B2 過剰発現	HER2 陽性 （非 luminal）	HER2 陽性 ER 陰性かつ PgR 陰性	化学療法＋抗 HER2 療法	抗 HER2 療法は pT1b 以上またはリンパ節転移陽性症例に適応
basal-like	Triple negative (ductal)	ER 陰性かつ PgR 陰性 HER2 陰性	化学療法	
		特殊型 A. ホルモン応答性＊ B. ホルモン非応答性＊＊	内分泌療法 化学療法	腺様嚢胞癌はリンパ節転移陰性なら化学療法不要

・Ki67 のカットオフ値は，20%，14% など施設によりまちまちである。PgR については 20% での報告がある。いずれのカットオフ値も各施設での設定が推奨される。
・MGEA: multi-gene-expression assay
・HER2 状況：免疫組織化学的方法あるいは in situ hybridization 法による。
＊浸潤性篩状癌 (invasive cribriform carcinoma)，管状癌，粘液癌
＊＊アポクリン癌，髄様癌，腺様嚢胞癌，化生癌

　HER2 の有無の他，PgR の発現多寡，Ki-67 などの因子が考慮され，改変を経て 2013 年は**表 3**のように分類された[12, 13]。ER は内分泌療法（ホルモン療法），HER2 は分子標的治療（抗 HER2 療法）のターゲット（薬剤感受性因子）になっており，サブタイプと推奨治療には 1 対 1 の対応があったため，サブタイプの概念は浸透し，現在でもよく用いられている。

　以下は 2013 年の St. Gallen の推奨によるサブタイプ分類と全身療法で，詳しくは**表 3**を参照されたい。

2013 年 St. Gallen サブタイプと治療

内因性サブタイプ　・臨床病理学的代替定義

Luminal A	・Luminal A-like: ER（＋），PgR（＋），HER2（−），Ki-67 低 　　→ホルモン療法（＋抗癌剤（リンパ節転移多数など））
Luminal B	・Luminal B-like（HER2 negative）：ER（＋），PgR（＋/-），HER2（−），Ki-67 高 　　→ホルモン療法＋抗癌剤 ・Luminal B-like（HER2 positive）：ER（＋），HER2（＋） 　　→ホルモン療法＋抗癌剤＋抗 HER2 療法
Erb-B2 overexpression （HER2 enrich）	・HER2 positive（non-luminal）：ER（−），PgR（−），HER2（＋） 　　→抗癌剤＋抗 HER2 療法
Basal-like	・Triple Negative（ductal）：ER（−），PgR（−），HER2（−） 　　→抗癌剤

表 4　乳癌の臨床的分類 St. Gallen 2017（乳癌診療ガイドライン 2018 より）

臨床的分類	注釈※
トリプルネガティブ	ER 陰性 /PgR 陰性 /HER2 陰性
ホルモン受容体陰性 /HER2 陽性	ER 陰性 /PgR 陰性 /HER2 陽性
ホルモン受容体陽性 /HER2 陽性	ER 陽性かつ / または PgR 陽性 /HER2 陽性
ホルモン受容体陽性 /HER2 陰性 -ER 陽性 /HER2 陰性スペクトラム	ER 陽性かつ / または PgR 陽性 /HER2 陰性
ホルモン受容体高発現，低増殖能，低グレード 　　（luminal A-like）	多遺伝子アッセイ※※で予後良好と評価 高 ER/PgR かつ明らかに低い Ki-67
中間群	多遺伝子アッセイで中間と評価※※※ リスクや補助療法への応答性の程度は不明
ホルモン受容体低発現，高増殖能，高グレード 　　（luminal B-like）	多遺伝子アッセイでの予後不良と評価 低 ER/PgR，明らかに高い Ki-67，グレード 3

※ HER2-enriched, basal-like サブタイプは遺伝子解析でのみ定義される。ホルモン受容体と HER2 の評価はガイドラインに準拠する
※※臨床病理学的に低リスクの症例（pT1a，pT1b，G1，ER 高発現，pN0) では定義なし。
※※中間の設定のないアッセイ法もある。

Curigliano G, et al. Ann Oncol 2017; 28(8):1700-12 抜粋改変

　　2015-17 年の St Gallen では，それまでの分類とは若干異なるが（**表 4**）[3, 14, 15]，本質的には同じで，ホルモン受容体と HER2 を組み合わせた臨床的分類となっている 。ホルモン受容体陽性 HR（＋）は ER（＋）かつ / または PgR（＋），HR（－）は ER（－）かつ PgR（－）として扱う。内因性サブタイプと免疫染色による代替分類は成立のコンセプトが異なることから，完全には一致しないことが以前からも指摘されており[7, 16]，2015-17 年の分類は，内因性サブタイプはあくまでも遺伝子プロファイリングに基づくものとされ，定義にはなく，luminal A-like や luminal B-like に名残が見られるのみである。luminal A-like と luminal B-like の分類に多遺伝子アッセイ（複数の癌関連遺伝子の発現解析：Oncotype DX[R]，MammaPrint[R]，PAM50 ROR score[R] など ）を重視する傾向は，最近の方向性と解釈できる。

2017 年 St. Gallen サブタイプと治療

臨床病理学的分類（内因性サブタイプの表記なし）

・Triple negative（TN） 　（トリプルネガティブ）	: HR（－），HER2（－） →抗癌剤
・hormone receptor negative and HER2-positive 　（ホルモン受容体陰性・HER2 陽性）	: HR（－），HER2（＋） →抗癌剤＋抗 HER2 療法
・hormone receptor positive and HER2-positive 　（ホルモン受容体陽性・HER2 陽性）	: HR（＋），HER2（＋） →ホルモン療法＋抗癌剤＋抗 HER2 療法
・hormone receptor positive and HER2-negative 　（ホルモン受容体陽性・HER2 陰性） 　　ホルモン受容体高発現，低増殖能，低グレード（luminal A-like） 　　　　　　　　　　　　　　　　　　　　　 　　中間群 　　ホルモン受容体低発現，高増殖能，高グレード（luminal B-like） 	: HR（＋），HER2（－） →ホルモン療法 →ホルモン療法＋／－抗癌剤 →ホルモン療法＋抗癌剤

乳腺疾患の診断から初期治療まで

表5 乳癌の臨床病期分類表（TNM 分類）

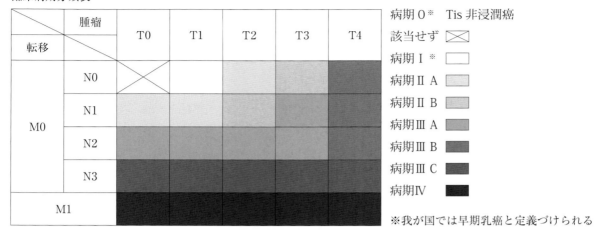

5-3. 病期分類

　　癌の進行程度は病期分類で定義され，一般にはステージ（stage）として知られている。腫瘍の大きさ（T），リンパ節転移（N），遠隔転移（M）の有無で，TNM 分類として表5[17]のように分類される。乳癌取り扱い規約によるものと WHO の UICC 分類があるが，ほぼ変わりはない。

5-4. 治療方針の決定

　　全身検索で腫瘍のステージが決定されれば，乳癌のサブタイプと合わせて治療法を組み立てていくことになる。以前はステージによって手術か術前治療（主に化学療法）かを判断することが多く，stage III 以上は術前治療の対象となっていたが，乳癌のサブタイプ導入後は，手術可能であっても HER2 陽性（HER2（＋））や TN（HR（－）HER2（－））で，術前に化学療法を行うことが増えた。これらのタイプは化学療法に対する感受性が高く，腫瘍の縮小により乳房温存可能症例が増えることと，病理学的に浸潤癌の消失が得られると予後が良いことも分かってきており，治療効果を実感できるメリットがあり適応が増えている。逆に，ホルモン受容体陽性・HER2 陰性（HR（＋）HER2（－））は手術を先行することが多く，ステージが進んでいる T4（腫瘍の皮膚や胸筋浸潤）や N3（リンパ節転移が高度）症例では術前治療を行う場合もある。

　　術前治療は一般的には化学療法を指すが，ホルモン受容体陽性・HER2 陰性（HR（＋）HER2（－））では内分泌療法が有効であり，閉経後症例に術前ホルモン療法を行うこともある（図9）。腫瘍の縮小による乳房温存割合が高まる報告[18,19]や病理学的に奏功した場合の予後が良いなどの報告もあるが[20,21]，術前化学療法ほど豊富なデータはない。いずれにしても，術前治療を行う理由は，術後に化学療法が見込まれ，腫瘍の縮小で乳房温存術が期待される場合であり，治療者と患者の合意のもとに行われるべきものである。術前治療は奏功することが多いが，進行してしまう場合もあるため注意深い経過観察が必要である。なお，化学療法，内分泌療法とも使用する薬剤，治療法は，臨床試験でない限り，術後補助療法に使用するものと同じである。

表6 乳癌の臨床病期分類表（UICC分類）

Stage 0	Tis	N0	M0
Stage ⅠA	T1 ※	N0	M0
Stage ⅠB	T0, T1	N1mi	M0
Stage ⅡA	T0, T1	N1	M0
	T2	N0	M0
Stage ⅡB	T2	N1	M0
	T3	N0	M0
Stage ⅢA	T0, T1, T2	N2	M0
	T3	N1, N2	M0
Stage ⅢB	T4	N0, N1, N2	M0
Stage ⅢC	Any T	N3	M0
Stage Ⅳ	Any T	Any N	M1

※ T1はT1miを含む

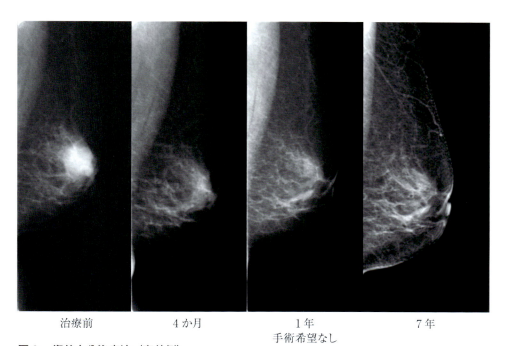

治療前　　　4か月　　　1年　　　7年
　　　　　　　　　　手術希望なし

図9　術前内分泌療法（奏効例）

6. 手術

　手術は術前治療の有無に関わらず，腫瘍の範囲を検討した上で，乳腺を全て切除するか部分的に切除するかに分かれ，腋窩リンパ節は別に考える。乳腺を全て切除した場合には乳房再建を伴うものと伴わないものに分かれる。術式の分類と模式図を**図10**，**図11**に示す。

　術式の記載方法に関しては，①乳房（皮膚・乳頭）の術式，②リンパ節の切除範囲，③再建の有無，を組み合わせて手術全体を表記する。第18版乳癌取扱い規約を**表7**に示す。

乳腺疾患の診断から初期治療まで

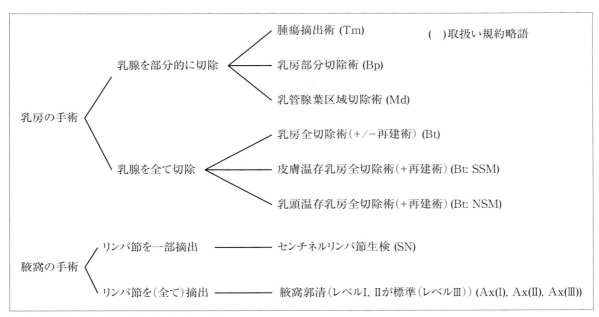

図 10 乳房・腋窩の手術

表 7 乳房術式の分類と記載方法（乳癌取扱い規約第 18 版より）

① 乳房（皮膚・乳頭）の術式

乳房（皮膚・乳頭）の術式	英語表記	略号
腫瘍摘出術 注1)	tumorectomy	Tm
乳房部分切除術 注2)	partial mastectomy/ lumpectomy	Bp
乳房全切除術 注3)	total mastectomy	Bt
乳管腺葉区域切除術 注4)	microdochectomy	Md
皮膚温存乳房全切除術 注5)	skin sparing mastectomy	Bt（SSM）
乳頭温存乳房全切除術 注6)	nipple sparing mastectomy	Bt（NSM）

注1：診断のために摘出生検を行なった結果，乳癌で，何らかの理由で追加切除がされていないケースや，高齢者が合併症により局所麻酔で腫瘤のみ摘出したようなケースが該当する。
注2：癌の進展範囲と考えられる部位から一定の正常組織をつけて切除した場合。
注3：大胸筋（Mj），小胸筋（Mn）を合併切除した際には，Bt+Mn+Mj のように記載する。
注4：乳頭分泌を認める場合に，乳管と腺葉を含めて切除する術式。
注5：乳頭・乳輪は切除するが皮膚は温存する術式で，同時再建が原則の手術である。腫瘍直上の皮膚を含めて紡錘状に切除する Bt とは異なる。
注6：皮下乳腺全切除術と同じ。

② リンパ節の切除範囲

切除範囲	略号
腋窩郭清（レベルIまで），（レベルIIまで），（レベルIIIまで）	Ax（I），Ax（II），Ax（III）
センチネルリンパ節（腋窩）	SN
センチネルリンパ節（内胸リンパ節）	SN（Im）

③ 再建の有無

再建方法	略号
組織拡張器（tissue expander）	TE
インプラント	IMP
広背筋皮弁	LD
腹直筋皮弁	TRAM
その他	OTH（　）

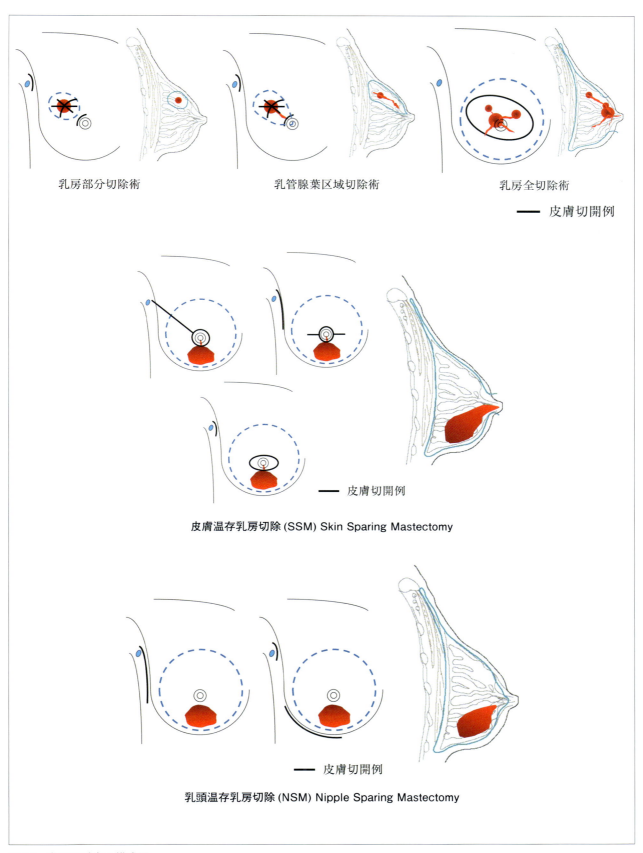

図11 乳房の手術：模式図

6-1. 乳房（皮膚・乳頭）の術式

6-1-1. 乳房部分切除術（乳房温存術）

乳房部分切除（乳房温存術）は根治性（悪性腫瘍の確実な切除）と整容性が求められ，広い切除範囲や，乳房下部の腫瘍などあらかじめ変形が強くなりそうな場合は，形成外科的な手段（oncoplastic surgery）も用いた工夫が必要となる。乳房部分切除術には，円状部分切除，wide excision，腺葉区域切除，扇状部分切除などの分類がある。いずれにしても，根治性と整容性が担保できない場合には，無理をせず全切除を勧め，逆にその条件がクリアできるならば，大きさや部位によらず可能と言うこととなる。ただ局所再発に関しては部分切除の方が全切除に比べて高く，部分切除の場合には原則的に術後放射線治療が必要となる。そのため放射線治療が元々できない皮膚筋炎や活動性の膠原病，乳房に及ぶ放射線照射の既往などには原則禁忌となる。また遺伝性乳癌の場合も放射線が二次性乳癌発症の原因となる可能性もあり全切除の方が良いと考えられる[1,22]。

Li Fraumeni 症候群は*TP53* 遺伝子変異による遺伝性疾患で，肉腫，副腎皮質癌，乳癌など多岐にわたる悪性腫瘍を高率に発症し，乳癌発症の場合，放射線治療による二次発がんのリスクがあることから乳房全切除が勧められている。HBOC 症候群もその可能性があり，*BRCA1*，または *BRCA2* の変異が明らかな場合には乳房温存術は基本的には推奨されない。ただ，家族歴から遺伝性乳癌が濃厚と考えられても遺伝カウンセリングを受け，遺伝学的検査を受けなければ，本当に遺伝性かどうかは不明であり，個々に慎重に対応する必要がある。

6-1-2. 乳房全切除術

乳房全切除には，以下に示す1）乳房全切除術，2）皮膚温存乳房全切除術，3）乳頭温存乳房全切除術がある。

1）乳房全切除術

腫瘍直上の皮膚・乳頭乳輪を含めた比較的大きな紡錘形の皮膚切除を行い，皮下脂肪組織をつけた乳腺を全切除する方法で，古くは胸筋を合併切除した定型的乳房切除が行われていたが，現在はほぼ行われていない。乳房全切除術は，定型的に対応する呼び名で非定型乳房切除術とも呼ばれていたが，胸筋温存乳房切除術を経て，現在は「乳房全切除術」が一般的な呼称である。

2）皮膚温存乳房全切除術（SSM; skin sparing mastectomy）

乳頭・乳輪は切除するが，乳房全切除術よりも皮膚切除を少なくした乳腺全切除術である。

3）乳頭温存乳房全切除術（NSM: nipple sparing mastectomy）

前項に加え，さらに乳頭・乳輪を残した場合をいう。

SSM，NSM は原則乳房再建を行うが，乳房再建に保険が適応されたことも影響し，近年施行症例が増えている。

6-2. 腋窩リンパ節の切除

腋窩に対する手術は腋窩リンパ節郭清と，センチネルリンパ節生検に分類される。以前は腋窩リンパ節郭清が標準的に施行されていたが，術後リンパ浮腫の問題があり，不必要な腋窩郭清を避けるため，現在は明らかな転移がない場合はセンチネルリンパ節生検を行うことが一般的となっている。センチネルリンパ節への転移がない場合，腋窩郭清は省略される。

センチネルリンパ節とは，癌（癌細胞）が最初に転移（到達）するリンパ節と言われており，悪性黒色腫から臨床応用が始まり，乳癌も臨床試験を経て適応となった[23,24]。色素法（インジ

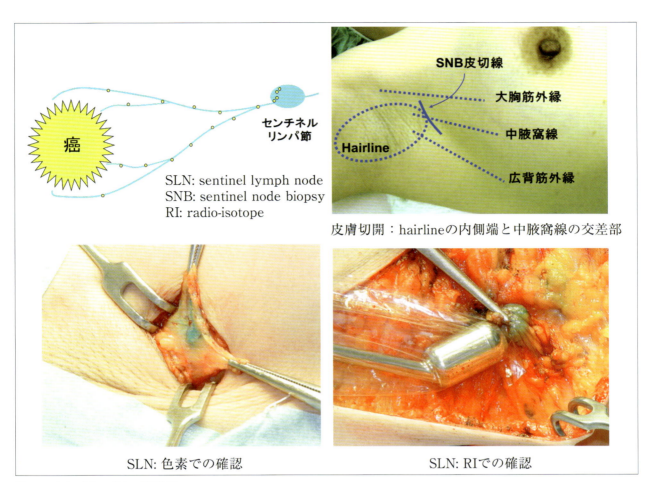

図12 センチネルリンパ節生検

ゴカルミン・メチレンブルー・インドシアニングリーン）とRI法（放射性同位元素としてフチン酸、スズコロイドなど）があり、腫瘍直上や乳輪部皮下・皮内に投与したものが、乳房内のリンパ管を通ってセンチネルリンパ節に到達し、色素の場合は目視や蛍光カメラで確認し、RI法の場合は放射線測定機器で確認する（**図12**）。それぞれ単独でも同定は可能だが、同時併用することで同定率は上昇する。センチネルリンパ節は術中の迅速病理診断で転移の有無が検索され、凍結切片による顕微鏡的病理診断が一般的だが、分子生物学的手法を用いたサイトケラチン（CK19）の遺伝子増幅を見るOSNA（One-step Nucleic Acid Amplification）法などもあり、病理医不在の施設などにも有用である。

センチネルリンパ節に転移があれば、腋窩リンパ節郭清を追加することが標準的であるが、乳房温存療法でセンチネルリンパ節への転移が2個までならば、術後の全乳房照射で対応できるとする臨床試験結果が報告され、転移陽性であっても腋窩郭清を省略する可能性が示唆された[25]。現在のところ、センチネルリンパ節への転移が微小転移（転移の大きさが0.2 mm～2 mmまで）の場合は、乳房の術式を問わず腋窩郭清の省略が推奨されている[22]。

また、マクロ転移（2 mm以上）で乳房部分切除を施行し、腋窩郭清を省略する際の条件は、①T1, 2, cN0、センチネルリンパ節転移が2個まで、②術後に全身的な治療が行われること、③腋窩を含む領域リンパ節への照射を考慮することとされているが、至適照射野は定まっていない[22]。

乳房全切除術の場合も、腋窩への照射が可能な場合は上記同様と考えるが、皮膚拡張器（ティシュエクスパンダー）とインプラントでの再建予定の場合は、被膜拘縮や感染のリスクがあり、

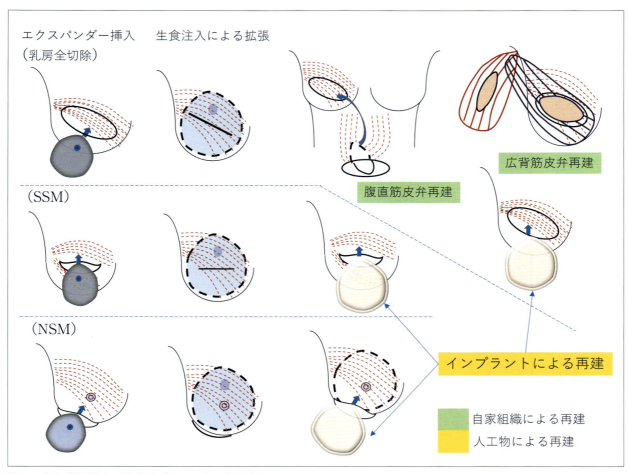

図13 主な乳房再建の模式図（主に一次二期再建）

慎重な対応が必要となる。

　術前に明らかなリンパ節転移を認める場合は，腋窩郭清が施行される。なお，術前化学療法後のセンチネルリンパ節生検に関し，化学療法前の腋窩リンパ節に転移がないと判断される場合は適応があるが，化学療法前に腋窩リンパ節転移があり，化学療法で転移が消失した場合には，センチネルリンパ節生検は，①同定率が低く偽陰性率が高いこと，②術後の追加化学療法は通常行われないこと，から腋窩郭清が勧められている[22]。

　センチネルリンパ節は迅速診断と前述したが，施設内での標本作成や病理医の問題などで術中迅速診断ができない施設や，凍結標本の診断の難しさからあえて永久標本で判断する施設もあり，腫瘍切除前にセンチネルリンパ節生検だけ先に行うこともある。

6-3. 乳房再建

　乳房全切除が必要な場合，乳房再建が治療選択の一つとなるが，最初から乳房再建の希望がある場合には，前述した乳房の術式としてSSMやNSMが選択されるケースもある。

　乳房再建には乳房の手術と同時（一次）か異時（二次）か，再建手術にかかる手術回数（一回の場合は一期，二回は二期），再建に使用する素材（自家組織・人工物）による分類がある。自家組織による乳房再建には保険の適応があったが，2013年7月より皮膚拡張器（ティシュエクスパンダー，tissue expander: TE）とラウンド型のインプラント（implant: IMP）に保険が適応され，2014年1月からアナトミカル型のインプラントにも保険が認められたことから，乳房再建の需要が増えている。術式の模式図と再建の流れを示す（図13）。

自家組織による再建とインプラントによる再建にはそれぞれ，メリット・デメリットがあり，自家組織の場合は軟らかい乳房ができるが，組織採取による手術創が増え，人工物の場合はやや硬い乳房となるが，手術創が増えないなどがある。乳房再建と術後補助療法（主に化学療法・放射線治療）の関係で，組み合わせの絶対的な禁忌はないが，人工物（TE, IMP）と放射線治療の組み合わせの場合には，術後合併症のリスクは上がる。

実際の適応に関しては，体格や内科的合併症の有無，心理社会面なども考慮され，乳癌の術後補助療法の見通しも含め，形成外科医とよく協議することが重要である。

7. 術後補助療法

手術で摘出した標本は病理診断に供され，改めて腫瘍の悪性度や広がりを判断し，乳房温存術で切除断端陽性の場合，追加切除や追加放射線治療を検討する。断端陽性部分が，側方断端で露出の場合は追加切除（場合によっては乳房全切除も考慮），近傍の場合は追加照射で対応することが多いと思われるが，浸潤癌か非浸潤か，予想される癌の遺残量などで個別に判断される。SSO（Society of Surgical Oncology）とASTRO（American Society for Radiation Oncology）では断端陽性の定義として，浸潤癌の場合は「切除断端の癌露出」，非浸潤癌では「切除断端から2mm未満」としている[26, 27]。

なお，摘出物で最終的に非浸潤癌の場合は，微小転移がないことから全身的治療は不要と考えるが，乳房内再発や対側乳癌の抑制でホルモン受容体陽性の非浸潤癌に対し，ホルモン療法を行うことがある。

7-1. 薬物療法

浸潤癌に対しては，微小転移抑制目的に術後補助療法が行われ，前述したサブタイプで大筋が決められるが，その他，ホルモン受容体の発現多寡，腫瘍径，リンパ節転移，腫瘍増殖能（Ki-67），組織学的グレード（histological grade），核グレード（nuclear grade）・腫瘍関連遺伝子発現多寡（多遺伝子アッセイ）により，サブタイプ毎に重みづけがされる。

以下，2017年のSt. Gallenの分類に基づいた，術後薬物療法の推奨を示す。詳細は文献を参照されたい。

臨床病理学的分類
① Triple negative（TN）：HR（−），HER2（−）
（トリプルネガティブ）

pT1a, pN0　　→定型的な抗癌剤は不要

上記以上　　→抗癌剤（アンスラサイクリン，タキサンを含む）

　　　　　　（Stage II, III では術前化学療法も勧められる）

② hormone receptor negative and HER2-positive: HR（−），HER2（＋）
（ホルモン受容体陰性・HER2陽性）

pT1a, pN0　　　　　→全身的治療不要

pT1b, c, pN0　　　　→抗癌剤＋抗HER2療法

上記以上　　　　　　→抗癌剤＋抗HER2療法（2剤：特にリンパ節転移陽性）

　　　　　　　　　　（トラスツズマブ＋ペルツズマブ）

　　　　　　　　　　（stage II, III では術前化学療法も勧められる）

乳腺疾患の診断から初期治療まで

③ hormone receptor positive and HER2-positive: HR（＋），HER2（＋）

（ホルモン受容体陽性・HER2 陽性）

HR（－）HER2（＋）の各項目に加え，閉経状態に応じたホルモン療法

④ hormone receptor positive and HER2-negative: HR（＋），HER2（－）

（ホルモン受容体陽性・HER2 陰性）

a)　ホルモン受容体高発現，

pT1a, T1b, pN0（低腫瘍量），低増殖能，低グレード，低リスク

→ホルモン療法（閉経前：タモキシフェン 5 年）

（閉経後：タモキシフェンまたはアロマターゼ阻害剤 5 年）

b)　ホルモン受容体高／中発現

pT1c, pT2, pN0（中腫瘍量），中間リスク

→ホルモン療法　（閉経前：卵巣機能抑制＋タモキシフェン＋／－抗癌剤）

（閉経後：アロマターゼ阻害剤＋／－抗癌剤）

pN（1-3）（中腫瘍量），中間／高リスク

→ホルモン療法＋抗癌剤

（閉経前：卵巣機能抑制＋エキセメスタン＋抗癌剤）

（閉経後：アロマターゼ阻害剤＋抗癌剤）

c) ホルモン受容体低発現，（cT3 and/or cN2-3）高腫瘍量，高増殖能，中間／高リスク

→抗癌剤＋ホルモン剤

（閉経前：抗癌剤→卵巣機能抑制＋アロマターゼ阻害剤）

（閉経後：抗癌剤→アロマターゼ阻害剤）

　　ホルモン療法は閉経前・後で使用薬剤が異なり，それぞれにホルモン（エストロゲン）受容体阻害剤か，ホルモン（エストロゲン）供給阻害剤がある。薬剤の作用点を図 14 に示すが，ホルモン療法は大体 5 年〜 10 年とされている。基本的に静注化学療法との併用は行わず，術後補助療法で両療法を行う場合，静注化学療法後にホルモン療法を行うこととなる。

　　抗癌剤は多剤併用療法が多く，アンスラサイクリンとタキサンの使用が勧められており，主な療法を表 8 に示す。

　　分子標的治療は HER2 陽性の場合，Trastuzumab を使用することが標準であり，抗癌剤と組み合わせての使用が勧められている。アンスラサイクリンとの併用は心毒性の問題があり避けた方がよい。Trastuzumab は 1 年間の投与が標準であるが，再発リスクの高い症例に対し，Pertuzumab との併用療法（2018 年 10 月，術後補助療法として承認）[28] が勧められ，Neratinib の追加療法も検討されている[29]。また術前化学療法後の病理検査で浸潤癌の残存を認めた場合，術後の T-DM1（トラスツズマブ エムタンシン）の有効性も報告されている[30]。

7-2. 術後放射線療法

　　乳房温存手術後には放射線治療（RT: radiation therapy）を行うが，抗癌剤治療が必要な場合には抗癌剤治療が優先される。

　　放射線治療は手術を行った残存乳房（下部腋窩は含まれる）のみが照射範囲に含まれるように計画され，対向 2 門照射が行われる。X 線による 1 回 2Gy で 25 回（5 週間），計 50Gy が標準であるが，切除断端陽性の場合など残存が疑われる場合には電子線による追加照射（boost

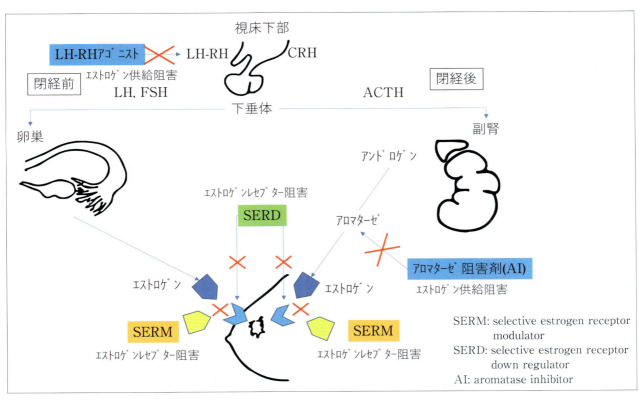

図 14 ホルモン療法の作用点

表 8 代表的な化学療法

治療法（併用名）		薬剤	投与量	投与法	投与日	治療間隔	施行回数
アンスラサイクリン系	AC	ADM（ドキソルビシン）	60 mg/m²	静注	day 1	3 週毎	4
		CPA（シクロフォスファミド）	600 mg/m²	静注	day 1		
	EC	EPI（ファルモルビシン）	90 mg/m²	静注	day 1	3 週毎	4
		CPA（シクロフォスファミド）	600 mg/m²	静注	day 1		
	FEC	5-FU（フルオロウラシル）	500 mg/m²	静注	day 1	3 週毎	6
		EPI（ファルモルビシン）	60-100 mg/m²	静注	day 1		
		CPA（シクロフォスファミド）	500 mg/m²	静注	day 1		
タキサン系	Docetaxel	DTX（ドセタキセル）	60-100 mg/m²	静注	day 1	3 週毎	4
	Paclitaxel	PTX（パクリタキセル）	175 mg/m²	静注	day 1	3 週毎	4
	weekly Paclitaxel	PTX（パクリタキセル）	80(-100)	静注	day 1	毎週	12
	TC	DTX（ドセタキセル）	75 mg/m²	静注	day 1	3 週毎	4
		CPA（シクロフォスファミド）	600 mg/m²	静注	day 1		
dose-dense	dose-dense AC	ADM（ドキソルビシン）	60 mg/m²	静注	day1	2 週毎	4
		CPA（シクロフォスファミド）	600 mg/m²	静注	day1		
		pegfilgrastim（ペグフィルグラスチム）	3.6 mg	皮下注	day2		
	dose-dense Paclitaxel	PTX（パクリタキセル）	175 mg/m²	静注	day1	2 週毎	4
		pegfilgrastim（ペグフィルグラスチム）	3.6 mg	皮下注	day2		
抗 HER2	Trastuzumab	Trastuzumab（トラスツズマブ）	初回 4mg/kg 2 回目以降 2mg/kg	静注	day1	毎週	52
	Trastuzumab	Trastuzumab（トラスツズマブ）	初回 8mg/kg 2 回目以降 6mg/kg	静注	day1	3 週毎	18
	Pertuzumab （2018 年 10 月より）	Pertuzumab（ペルツズマブ）	初回 840mg/body 2 回目 420mg/body	静注	day1	3 週毎	18

表 9　各種照射法の代表的処方線量（乳癌診療ガイドライン 2018：治療編より改変）

治療	線質・エネルギー	総線量／回数／期間
乳房部分切除後		
全乳房照射（通常分割法）	4MV 〜 6MV　X 線	50Gy/25 回 /5 週
寡分割法		42.56Gy/16 回 /22 日
ブーストを加える場合	電子線，X 線（接線照射）	10Gy/5 回 /1 週〜 16Gy/8 回 /1.6 週
乳房全切除術後照射	4MV 〜 6MV X 線±電子線	50Gy/25 回 /5 週
ブーストを加える場合	電子線	10Gy/5 回 /1 週

照射）2Gy，5 回（計 10Gy）を行う。最近では 1 回線量を多くして治療期間を短縮する寡分割照射と呼ばれる方法もあり，1 回 2.66Gy で 16 回，計 42.56Gy を行う（**表 9**）。寡分割照射は通常の照射と比べ局所制御率，合併症とも従来のものと差がないとされ，副作用はむしろ少ないとされている[22, 31]。その他，治療期間をさらに縮める加速乳房部分照射（APBI: Accelerated Partial Breast Irradiation）という方法もあるが，試験成績にはばらつきがあり，臨床試験として行われることが勧められている[22, 31]。

　乳房全切除をしてもリンパ節転移陽性の場合，照射を行うことがあり，特に 4 個以上の腋窩リンパ節転移が認められた場合には，手術側の胸壁と鎖骨上リンパ節領域への照射が勧められる。

8.　妊娠期の治療と妊孕性 [22, 32]

　妊娠・出産年齢の高齢化から，妊娠期の治療や，その後の妊娠・出産について考える必要性が増えた。妊娠期乳癌に対して，検査，治療の選択肢は非妊娠期と同様であるが，胎児への影響から制約がある。検査に関して施行可能なものは，マンモグラフィ，超音波（乳房，腹部），胸部 XP，組織生検がある。造影剤を用いた検査（MRI，CT 等）は勧められない。妊娠期の治療内容を以下に示す。

1）手術
　手術が第一選択であり，妊娠初期は避けるべきであるが 12 週以降 31 週までは可能とされる。乳房全切除術が勧められ，乳房部分切除も可能だが，放射線治療は胎児への被曝を避けるため出産後となる。一次乳房再建のデータは少なく推奨されない。センチネルリンパ節生検では RI のみ使用が可能である。色素法は原則禁忌。

2）薬物療法
　化学療法では，妊娠中期（5 か月）以降のアンスラサイクリンのみ 34 週まで使用が可能でありタキサンの安全性は確立されておらず，Trastuzmab も胎児発育への悪影響が懸念され禁忌，ホルモン療法は催奇性の問題があり禁忌とされている。

3）放射線治療
　放射線治療は，妊娠期には禁忌である。妊娠期の治療に関する表を示す（**表 10**）。

　なお，授乳に関しては再発のリスクはないとされているが，薬物治療中は薬剤の乳汁移行性があり避けるべきである。

　妊娠期以外で，若年女性の乳癌治療に当たっては妊孕性（妊娠のしやすさ）を考慮する必要がある。背景として抗癌剤による閉経（化学療法誘発性閉経）や，ホルモン療法が長期に及ぶ

表 10　胎児発育と治療の影響（乳がん患者の妊娠・出産と生殖医療に関する診療の手引き 2017 年版より）

妊娠週	0w0d ～ 3w6d	4w0d ～ 13w6d	14w0d ～ 27w6d	28w0d ～ 31w6d	32w0d ～ 41w6d
妊娠期	前期（1st Trimester）		中期（2nd Trimester）	後期（3rd Trimester）	
薬剤による影響	All or none の法則	奇形形成に関与	育児毒性に関与		
手術	原則行わない		実施可能		原則行わない
薬物療法	原則行わない		実施可能		原則行わない
			アンスラサイクリン含有レジメン（AC/CAF）		
			タキサン系薬剤は必要に応じて考慮		
放射線治療	原則行わない				

　妊娠期前に化学療法剤を投与すると奇形形成の問題が出てくる。また，妊娠中期，後期に投与すると胎児毒性に問題が出てくる。化学療法剤にて起こる胎児毒性には子宮内胎児発育不全がある。

間の妊娠の回避などがあり，挙児希望がある場合には受精卵凍結が勧められている。パートナーがいない場合は，卵子凍結や卵巣組織凍結などがあるが，いずれにしても生殖医療専門施設との連携が必要とされる。化学療法誘発性閉経の予防目的で LH-RH アゴニストは有用であるが，妊娠を担保するものではない。

9.　今後の診断・治療

　近年の医学における進歩は著しく，特に遺伝子関連に関しては目覚ましいものがある。今や医療における遺伝子関連事項は必須となっており，厚生労働省第 3 次がん対策推進基本計画[33] でも「がんゲノム医療」が組み込まれており，我々医療者は再度，遺伝子関連事項に対する理解を深めなければならない。「がん」は遺伝子の変異に起因するものであるが，遺伝子関連の議論をする上で，少なくとも体細胞変異（腫瘍内で起きている遺伝子の変化：多因子疾患で次世代へ引き継がれない）か，生殖細胞系列変異（生まれつきの遺伝子変異：単一遺伝子疾患で次世代へ引き継がれる）での議論なのかは区別する必要がある。

　乳癌の遺伝子関連事項の発展には上記の体細胞系列と生殖細胞系列の 2 系統があり，概念図を図 15 に示す。体細胞系列に関しては，乳癌の内因性サブタイプ分類がその端緒といえ，その流れとしての多遺伝子アッセイ（Oncotype DX®, MammaPrint®, Prosigna®, CureBestTM 95GC など）は，既に臨床に組み込まれており，St. Gallen 国際会議においても，免疫染色の結果を精錬する手段として推奨されている。また Oncotype DX® を用いた Tailor X，Mammaprint® を用いた MINDACT などの臨床試験[22, 34] もすでに行われており，Tailor X では低リスクと判断されたホルモン陽性の乳癌患者は，ホルモン療法のみで良好な予後が得られている[22, 35]。中間リスクにおいても同様の傾向で，化学療法が期待できる患者群は 50 歳以下，RS（recurrence score）16-25 であることが報告されている[36]。

　生殖細胞系列は以前より遺伝子の研究が盛んであったが，HBOC に代表される遺伝性腫瘍の原因遺伝子が解明される中，次世代シークエンサー（NGS: Next Generation Sequencer）の登場で，パネル診断など新たな局面を迎えており，遺伝カウンセリング体制の確立が急務とされ，また VUS（variant of uncertain significance：疾患との関連性が明らかでない変異）が多く見つかり，これらの意義を見守る必要が出てきている。

　次世代シークエンサーの登場は生殖細胞系列変異・体細胞系列変異を問わず遺伝子解析を容易にし，リキッドバイオプシー（liquid biopsy：血液や唾液などのサンプルから，遺伝子変異

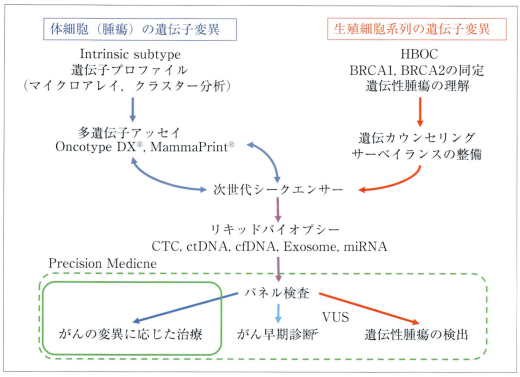

図15 乳癌遺伝子関連事項の変遷－概念図

などを調べる方法で、遠隔転移の診断、治療による癌の消滅、より早期の再発診断、組織生検不可な再発部位に対するサブタイプの同定等に可能性があると言われている）技術の向上も相まって、腫瘍以外の血液サンプルなどからCTC（circulated tumor cell）やcell free DNA, micro RNAの遺伝子変異なども調べられるようになり、領域横断的ながん治療への応用が行われている。これらはPrecision Medicineと呼ばれ、Personalized Medicine「個別化医療」とは異なり、遺伝子変異に基づいた治療を指す。本邦でも国立がんセンター東病院が中心となって全国展開されたScrum Japanが、治療抵抗性の癌に遺伝子解析を行い、変異に対応する分子標的剤を投与する臨床試験を行っている。

次世代シークエンサーによる癌の診断や予防（癌のできる以前に検出される因子の同定）も期待されているが、前述したようにVUSが多く、遺伝性腫瘍と異なり、癌の多くは多因子疾患（環境因子による多数の遺伝子変異）であることから、さらなる研究が必要と考えられる。

遺伝子変異の結果解釈には人工知能も用いられており、近未来的な医療が展開されつつある。

最後に、本章で使用した図は、日本医科大学乳腺科、武井寛幸教授より提供いただきました。この場を借りて感謝申し上げます。

● 参考文献

1）厚生労働科学研究がん対策推進総合研究事業「わが国における遺伝性乳癌卵巣癌の臨床遺伝学的特徴の解明と遺伝子情報を用いた生命予後の改善に関する研究」班．遺伝性乳癌・卵巣癌症候群（HBOC）診療の手引き 2017 年版．金原出版；2017.

2）Chen S, Parmigiani G. Meta-analysis of BRCA1 and BRCA2 penetrance. J Clin Oncol. 25(11): 1329-33, 2007.

3）日本乳癌学会編．乳癌診療ガイドライン：疫学・診断編 2018 年版．金原出版；2018.

4）国立がん研究センターがん情報サービス「がん登録・統計」http://ganjyoho.jp/professional/statistics/statistics.html

5）日本乳癌検診学会総合判定委員会編．マンモグラフィと超音波検査の総合判定マニュアル．第 1 版．篠原出版新社；2015.

6）National Cancer Institute: Surveilance, Epidemiology and End Results(SEER) Programm. SEER Cancer Statistics Review. http://seer.cancer.gov/

7）津田 均，木下貴之，田村研二編．乳癌診療のための分子病理エッセンシャル．第 1 版．南山堂；2016.

8）Perou CM, et al. Molecular portraits of human breast tumors. Nature. 2000; 406: 747-52.

9）Sorlie T, et al. Gene expression patterns of breast carcinomas distinguish tumor subclasses with clinical implications. Proc Natl Acad Sci U S A. 2001; 98: 10869-74.

10）Sorlie T, et al. Repeated Observation of breast tumor subtypes in independent gene expression data sets. Proc Natl Acad Sci USA. 2003; 100: 8418-23.

11）Cheang MC, et al. Ki67 index, HER2 status, and prognosis of patients with luminal B breast cancer. J Natl Cancer Inst. 2009; 101: 736-50.

12）日本乳癌学会編．乳癌診療ガイドライン：疫学・診断編 2015 年版．金原出版；2015.

13）Goldhirsh A, et al. Personalizing the treatment of women with early breast cancer: highlights of the St Gallen International Experts Consencus on the Primary Therapy of Early Breast Cancer Ann Oncol. 2013; 24(9): 2206-23.

14）Coates A, et al. Tailoring therapies—improving the management of early breast cancer: St Gallen International Expert Consensus on the Primary Therapy of Early Breast Cancer. Ann Oncol. 2015; 26: 1533-46.

15）Curigliano G, et al. De-escalating and escalating treatments for early-stage breast cancer: the St. Gallen International Expert Consensus Conference on the Primary Ther apy of Early Breast Cancer 2017. Ann Oncol. 2017; 28(8): 1700-12.

16）Prat A, et al. Clinical implications of the intrinsic molecular subtypes of the breast cancer. Breast. 2015; 24 Suppl 2: S26-35.

17）日本乳癌学会編．乳癌取り扱い規約．第 18 版．金原出版；2018.

18）Eiermann W, et al. Preoperative treatment of postmenopausal breast cancer patients with letrozole: A randomized double-blind multicenter study. Ann Oncol. 2001; 12(11): 1527-32.

19）Takei H, et al. Multicenter phase II trial of neoadjuvant exemestane for postmenopausal patients with hormone receptor-positive, operable breast cancer: Saitama Breast Cancer Clinical Study Group (SBCCSG-03): Breast Cancer Res Treat. 2008; 107: 87-94.

20）Akashi-Tanaka S, et al. Favorable outcome in patients with breast cancer in the presence of pathological response after neoadjuvant endocrine therapy. Breast. 2007; 16: 482-8.

21）Ellis MJ, et al. Outcome prediction for estrogen receptor-positive breast cancer based on postneoadjuvant endocrine therapy tumor characteristics. J Natl Cancer Inst. 2008; 100(19): 1380-8.

22）日本乳癌学会編．乳癌診療ガイドライン：治療編 2018 年版．金原出版；2018.

23）Veronesi U, et al. Sentinel-lymph-node biopsy as a staging procedure in breast cancer: update of a randomized controlled study. Lancet Oncol. 2006; 7(12): 983-90.

24）Krag DN, et al. Sentinel-lymph-node resection compared with conventional axillary-lymph node dissection in clinically node-negative patients with breast cancer: overall survival findings from the NSABP B-32 randomized phase 3 trial. Lancet Oncol. 2010; 11(10): 927-33.

25）Giuliano AE, et al. Effect of axillary dissection vs no axillary dissection on 10-yeat overall survival among women with invasive breast cancer and sentinel node metastasis: The ACOSOG Z0011(Alliance) Randomized Clinical Trial. JAMA. 2017; 318(10): 918-26.

26）Moran MS, et al. Society of Surgical Oncology; American Society for Radiation Oncology. Society of Surgical Oncolgy-American Society for Radiation Oncology consensus guideline on margin for breast-conserving surgery with whole-breast irradiation in stages I and II invasive breast cancer, J Clin Oncol. 2014; 32(14): 1507-15.

27）Morrow M, et al. Society of Surgical Oncology-American Society for Radiation Oncology-American Society of Clinical Oncology Consensus Guideline on Margins for Breast-Conserving Surgery With Whole-Breast Irradiation in Ductal Carcinoma In Situ, J Clin Oncol. 2016; 34(33): 4040-6.

28）von Minckwitz G, et al. Adjuvant pertuzumab and trastuzumab in early HER2-positive breast cancer. N Engl J Med. 2017; 377: 122-31.

29）Martin M, et al. Neratinib after trastuzumab-based adjuvant therapy in HER2-positive breast cancer (ExteNET): 5-year analysis of a randomized, double blind, placebo-controlled, phase 3 trial. Lancet Oncol. 2017; 18(12): 1688-700.

30）von Minckwitz G, et al. Trastuzumab emtansine for residual invasive HER2-positive breast cancer. N Engl J Med. 2019；380（7）：617-28.

31）岩崎　基．乳癌に対する放射線治療—最近の話題—．医学のあゆみ．2017；vol 261(5)：537-41.

32）日本がん・生殖医療学会編．乳がん患者の妊娠・出産と生殖医療に関する診療の手引き 2017 年版．金原出版；2017.

33）厚生省第 3 次がん対策推進基本計画 https://www.mhlw.go.jp/file/04-Houdouhappyou-10901000-Kenkoukyoku-Soumuka/0000196967.pdf

34）Cardoso F, et al；MINDACT Investigators.70-gene signature as an aid to treatment decisions in early-stage breast cancer. N Engl J Med. 2016；375（8）：717-29.

35）Sparano JA, et al. Prospective validation of a 21-gene expression assay in breast cancer. N Engl J Med. 2015；373（21）：2005-14.

36）Sparano JA, et al. Adjuvant chemotherapy guided by a 21-gene expression assay in breast cancer. N Engl J Med. 2018；379：111-21.

（二宮　淳　二宮病院理事長）

第4章 乳房用X線装置

① マンモグラフィの基礎

1. X線の発生

　通常の診断用X線は40～150 keV程度のエネルギーを持つ電子をタングステン（W）ターゲットに衝突させて発生する連続X線（continuous X rays）を利用しており，撮影対象に応じて電子のエネルギーを変えている。ただし，衝突する電子のエネルギーがターゲット原子のK殻から1個の電子をたたき出すのに十分なエネルギー（K-X線の励起電圧よりも高い管電圧）を持つ場合は特性X線（characteristic X rays）が発生し連続X線に重なりあって現れる。この特性X線は全線束強度の10～20％でX線の画像形成にはほとんど寄与していない。

　一方，マンモグラフィではモリブデン（Mo）ターゲットから発生する特性X線は全線束強度の19～35％を占めており（**表1**）[1]，特にMo X線管と20 keVに吸収端があるMoフィルタを組み合わせることによって高エネルギー成分が取り除かれ，単色化されたX線を発生させてコントラストの良い画像を得ることに成功している。近年では直接変換方式平面検出器（Direct-Flat Panel Detector）を用いたマンモグラフィシステムの普及に伴い，連続X線を主に用いたタングステン（W）ターゲットの使用が増加している。

1-1. 連続X線

　運動エネルギーを持った電子は，金属に衝突したとき制動されて，そのエネルギーの一部または全部を失う。この失ったエネルギーの大部分は熱になるが，残りのエネルギーはX線に変換される。このX線が連続X線である。

　X線管内で加速された熱電子（thermoelectron）がターゲットに衝突したとき，ターゲット物質を構成する原子核との相互作用によりその進行方向を曲げられエネルギーを失う。すなわち，加速電圧（管電圧）Vで加速された電子の運動エネルギー（E_0）は，

　この電子がターゲット内の原子核の電場を通過するとき運動を阻止されて，その運動エネルギー（E）が

$$E_0 = \frac{1}{2}m_0 v_0{}^2 = eV$$

$$m_0 = 9.109 \times 10^{-28} g$$

① マンモグラフィの基礎

表1 特性X線と連続X線の相対強度

ターゲット/フィルタ	管電圧(kV)	放出されたX線光子の相対値 特性X線(%)	連続X線(%)
W/Al	80	10	90
	100	19	81
	120	24	76
	150	28	72
Mo/Mo	25	19	81
	30	29	71
	35	35	65

文献1) より引用

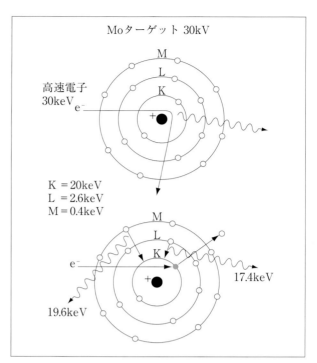

図1 原子と原子核の相互作用による連続X線と特性X線の発生

文献2) より引用

となったとすると，

$$E_0 - E = \frac{1}{2}m_0(v_0^2 - v^2) = h\nu$$

h：プランク定数
ν：振動数

$$E = \frac{1}{2}m_0 v^2$$

に相当するX線が発生する。ここでEは0からE_0までの任意の値をとりうるから，発生するX線は連続的な値を持つ連続X線となる（図1）[2]。

1-2. 特性X線

特性X線は加速された熱電子がターゲット物質の原子の軌道電子と衝突した際に発生するX線である。たとえば，加速電子がターゲット原子のK殻電子と衝突し，その電子を原子外にたたき出したとすると，K殻に空位ができる。この空位をL殻の電子が埋めることにより，両者の結合エネルギーの差，すなわち

$$Ek - EL = h\nu$$

Ek：K殻の結合エネルギー
EL：L殻の結合エネルギー

のX線が発生する。これを$K\alpha$線と呼ぶ。ただし，このK殻の空位を埋めるのはL殻の電子に限らずM殻またはN殻の電子の場合もある。この場合も両者の結合エネルギーの差（$Ek - EL = h\nu$）に等しいエネルギーのX線が発生する。これが$K\beta$線である。

表2　各種ターゲットによるX線の吸収エネルギー（keV）

ターゲット材	K	L$_{\text{III}}$	L$_{\text{II}}$	L$_{\text{I}}$	M
Mo	20.0	2.5	2.6	2.8	0.5 ～ 0.4
Rh	23.2	3.0	3.1	3.4	0.6 ～ 0.2
W	69.5	10.2	11.5	12.1	2.8 ～ 1.9

表3　各種ターゲット材の物理特性

ターゲット材	原子番号 (Z)	密度 (g/cm³)	K-吸収端 (keV)	K- 特性 X 線 (keV)				融点 (℃)
				Kα_2	Kα_1	Kβ_1	Kβ_2	
Mo	42	10.22	20.002	17.373	17.478	19.607	19.964	2617
Rh	45	12.41	23.224	20.072	20.214	22.721	23.169	1966
W	74	19.30	69.508	57.973	59.310	67.233	69.090	3410

Radiological Health H and book（1970）

One Point！

X 線スペクトルは発生した光子数の分布と X 線エネルギー（keV）の関係を表したもので，その最大のエネルギーが管電圧に相当する。本来 X 線管から放出される Mo の特性 X 線は Kα_1，Kα_2，Kβ_1，Kβ_2 の 4 本の線スペクトルであるが，発生するエネルギーが低くなるほど各々の特性 X 線のエネルギー間隔が狭められるため，X 線スペクトル分布上では重畳された Kα，Kβ の 2 本の特性 X 線として表示される。

　　各殻はさらにいくつかのエネルギーレベルに分かれており，L 殻には L$_{\text{I}}$．L$_{\text{II}}$．L$_{\text{III}}$．M 殻には M$_{\text{I}}$ ～ M$_{\text{iv}}$ のレベル（**表2**）が存在する。これらの間で電子の遷移が起これば**表3**に示すエネルギーの X 線が放出される。同様にして，L 殻の電子が殻外に放出された場合には M，N……の軌道より遷移が起こる。Ek，EL……は各元素の原子に固有の値であるから，各元素に固有のエネルギーを持つ特性 X 線が放出される（**図2**）[2～5]。

1-3. X 線スペクトル

　　臨床 X 線検査において X 線発生から診断に至る経路のなかで X 線エネルギースペクトルの果たす重要性に着目している例は少なくないが，画質改善または被ばく線量の低減についての技術的な課題に対して X 線スペクトルの面から研究テーマとしてとりあげられていることが多い。特に，マンモグラフィへの Mo ターゲットと Mo フィルタの適応は X 線スペクトルの理論によって生まれたといっても過言ではない。1970 年代に入ってから半導体検出器の急速な進歩と，波高分析器を含む周辺機器の性能向上によって正確な X 線スペクトルが測定できるようになり，その後 1977 年に A. G. Haus[6] による X 線スペクトルと画質との関係を論じた『Image quality in mammography』は，これらの課題に対して X 線スペクトルに着目することの重要性を再認識するうえで大きなインパクトを与えた。

　　その X 線スペクトルを求める手段としては，理論的に計算によって求める方法と，半導体検出器を用いて直接測定して求める方法がある。

　　X 線スペクトルを理論的に求めるには，導出理論式から求める方法と，モンテカルロ（Monte Carlo）法によって求める方法がある。モンテカルロ法は一様乱数を発生させて，光子の振る

---

[1]　マンモグラフィの基礎

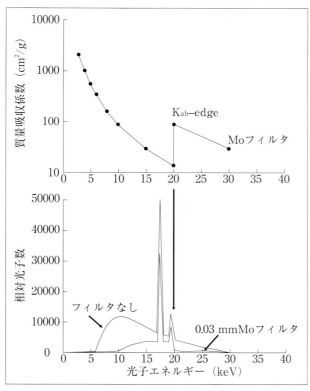

図2 Moフィルタ付加によるX線スペクトルの変化[4]
上：Moフィルタの質量吸収係数
下：管電圧30 kV，Moターゲット
フィルタなし，0.03 mmMoフィルタ付加によるX線スペクトルの変化

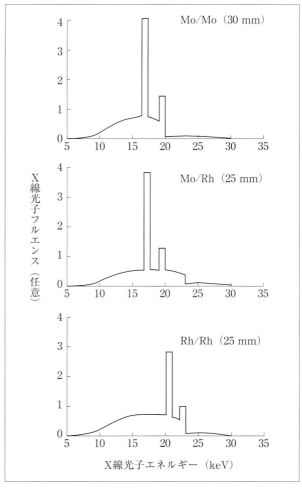

図3 30 kVにおける入射スペクトル
Barns GT（RSNA 1999 シラバス）より引用

舞いを1個ずつ追跡し集計して求める方法で，マンモグラフィの領域では土井，Wu-Xizeng[7,8]などの報告がある。その一例として，図3にモンテカルロ法で求められたMo/Mo, Mo/Rh（ロジウム），Rh/Rhのスペクトルを示す。手軽に求められる理論式はターゲット内での電子エネルギーの吸収と光子の吸収を考慮したBirchらによる理論式が実測とよく一致していることが報告されている[7~11]。

実測によるX線スペクトルの測定法はゲルマニウム（Ge）またはシリコン（Si）半導体検出器を用いてパルスの波高分布を分析する方法である。すなわち，X線の入射によって次々に到来する検出器からのパルスをパルスの波高にしたがって分類し，その頻度分布をとる方法である。実際に正確なX線スペクトルを求めるには，求められた曲線から補正を加える必要がある。ただし，GeやSi半導体検出器は常温では漏れ電流が大きく分解能が低下するため液体窒素（−196℃）で冷却して測定する必要があるが，最近では小型で液体窒素による冷却が不要（ペルチェ電子冷却方式）なCdTe/CdZnTe半導体検出器が開発され，臨床の場で容易に測定が可能になってきている。

表4 ターゲットとフィルタの組み合わせと半価層（HVL）値

	ターゲット	フィルタ (mmRh)	半価層 (HVL)*2 mmAl 25kV	28kV
単軌道 (single track)	Mo	0.030	0.28	0.32
		0.025	0.36	0.40
二重軌道 (dual track)	Rh (Mo*1/Rh)	0.025	0.34	0.39
	W (Mo*1/W)	0.050	0.48	0.51

＊1：Mo ターゲットは単軌道と同じ
＊2：圧迫板なし（EUR Protocol on dosimetry in mammography, 1996）

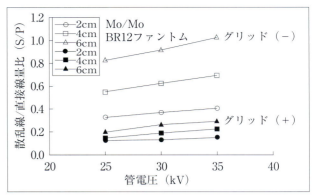

図4 管電圧と乳房厚の変化に伴うグリッドの有無による散乱線／直接線量比（S/P）の変化

2. 画質に影響を及ぼす因子

2-1. ターゲット／付加フィルタの組み合わせ

　マンモグラフィの画質にかかわる因子のなかでも X 線スペクトルの効果は大きい。前述のように X 線管から発生する X 線は Mo フィルタで単色化されているとはいえ，管電圧に相当する最高エネルギーから低いエネルギーまでスペクトルは分布している。その X 線スペクトル分布の形状は，①ターゲットと付加フィルタの組み合わせ，②設定管電圧，によって決まる。現在，臨床には表4に示すターゲットと付加フィルタの組み合わせが実用されており，乳房厚または密度の変化に応じて組み合わせを選択している。特に，ターゲットと付加フィルタの組み合わせの選択にあたってはその特性を十分熟知しておく必要がある。

2-2. 散乱線（scattered radiation）の影響

　乳房透過後の X 線は直接線（primary radiation）と乳房組織内で発生した散乱線とが混在する。この散乱線量は①入射 X 線のエネルギー（管電圧），②乳房厚，③照射野の面積に依存する。したがって，高密度で，厚い乳房のほうが脂肪化した薄い乳房より散乱線量は多くなる。また，この散乱線は写真コントラストや S／N 比の低下をもたらす要因となることは一般的な X 線検査では周知の事実である。
　マンモグラフィにおける散乱線の画質に及ぼす影響については，Friedrich（1978）[12]，Barnes（1978）[13,14]，Muntz（1977）[15]，Dick（1978）[16]，Haus（1984）[17] らによって報告されているが，諸家の測定結果を総括すると，乳房ファントム（BR12）において 2〜6 cm のファントム厚に対する散乱線／直接線量比（S/P）は約 0.3〜1.0（図4）まで変化する。臨床的には乳房厚の増加に伴って S/P は 0.3〜1.5 くらいまで増加するが，当然散乱線の存在は微細石灰化などの描出能を低下させるためより適切な圧迫が必要である。

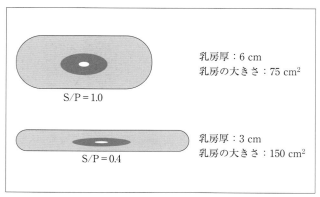

図5 乳房の圧迫効果

2-3. 散乱線を減少させる撮影法

散乱線の発生を少なくする有効な方法として，通常の一般撮影における手段と同様に①散乱線除去グリッドを使用する方法，②照射野の面積を小さくする，③被写体とフィルムを離すエアギャップ（air gap）法などが考えられるが，それ以上にマンモグラフィでは圧迫による散乱線除去効果は大きい。

2-3-1. 乳房の圧迫効果

散乱線量を減少させるためには，まず的確な乳房の圧迫が必要である。図5に示すように圧迫により乳房厚を6 cmから3 cmにまで薄くすることができれば，照射野面積が75 cm² から150 cm² と大きくなったとしても，散乱線量はS/P = 1.0からS/P = 0.4まで減らすことができ，コントラストを大幅に改善できる。圧迫撮影はこのように散乱線量を減少させるだけではなく，次に挙げるようないくつかの点で画質の改善をもたらしている。

①乳房内の組織がフィルムに近づくため「幾何学的ボケ」が小さくなる。
②乳房が固定されるため「動きによるボケ」が小さくなる。
③乳腺吸収線量が少なくなる。
④乳房厚が均一になるため，画像濃度が均一化され観察域が大きくなる。

このように，圧迫撮影は画質と被ばく線量の両面で大きな効果があり，通常のマンモグラフィでは必要不可欠な技術である。

2-3-2. スポット撮影法

スポット撮影は関心領域を含む最小の照射野で部分圧迫して撮影する方法で，全体圧迫に比べて圧迫強度が強いためにスポット内の乳房厚を極端に薄くすることができる。これによって散乱線が減少しコントラストも向上するため，特に高濃度乳房には効果がある。また，その変法としてHixonによって考案された上下から病巣部分を部分圧迫（double focus compression）する方法はいっそう均一化され，高コントラストシステムとの併用により，線量低減，コントラストの向上が期待できる。

2-3-3. 拡大撮影法

拡大撮影はマンモグラフィで判然としない微細石灰化の識別能を高めることが目的である。特に，拡大撮影では乳房とフィルム間のエアギャップによって散乱線が減少することによりコントラストが改善される利点がある。

微細石灰化の検出は診断上きわめて重要であり，石灰化陰影のみで診断可能な症例も多い。しかし，その大部分は $100 \sim 500\ \mu m$ で潜在的にはそれ以下の微細なものまで存在するといわれており，高密度な乳腺実質内に散在する場合はその描出は容易ではない。

技術的には，密着撮影の総合解像力は，①幾何学的ボケ，②スクリーン／フィルムシステムによるボケ，③動きによるボケ，によって影響される。仮に，フィルムおよび被写体の動きによるボケを無視できると仮定すると，焦点の大きさによる幾何学的不鮮鋭度 Ug，スクリーンによる不鮮鋭度 Us から，全体の不鮮鋭度の幅 Ut は次式で与えられる。

$$Ur = \frac{(f^2 + Us^2)}{f^2} \quad \cdots\cdots\cdots\cdots ①$$

また，撮像面における乳房の拡大率 M と，実効焦点の大きさ f および Ug の間には

$$Ug = f\,(M-1)$$

が成り立つことから，被写体面における不鮮鋭度の幅 Ur は

$$Ur = \frac{\sqrt{f^2(M-1)^2 + Us^2}}{M} \quad \cdots\cdots\cdots\cdots ②$$

①，②式から

$$Ur = \frac{Ut}{M} \quad \cdots\cdots\cdots\cdots ③$$

②式から Ur を最小にする拡大率 Mmin は

$$Ut = \sqrt{Ug^2 + Us^2}$$

となる。

したがって，拡大撮影の拡大率は焦点サイズとスクリーン／フィルムシステムの解像力によって決定される。また，焦点サイズを一定に保って拡大率を上げると幾何学的ボケが増大するが，半影が真影を越えたときが拡大率の限界である。拡大撮影によって診断に十分な成果を挙げるためには，0.1 mm の焦点が必要である。マンモグラフィで使用されるスクリーンのボケの幅は約 0.1 mm（$Ne - 1$，ただし Ne は equivalent path band）であることから，0.1 mm 焦点では，Mmin ≒ 2.0 で，ほぼ 2 倍の拡大率が限界となる。通常は X 線管負荷，被ばくを考慮して 1.5 〜 1.8 倍の撮影台が付属されている。実際の拡大撮影にあたっては，可能なかぎり高感度スクリーン／フィルムシステムを使用し，原則的にはグリッドは取り外し，標準条件より管電圧を 2 kV 程度上げて撮影すると，体動による不鋭の少ない撮影が可能となる。

2-4. 画像濃度

これまでマンモグラフィの画質を評価する系統だった評価基準がなかったが，2001 年度からマンモグラフィ検診精度管理中央委員会（現：日本乳がん検診精度管理中央機構）のマンモグラフィ検診施設画像評価委員会による施設画像評価が開始されるのを受けて，画像の評価基準について検討され，試行後の結果を経て施設画像評価がスタートした。一般的に画質を構成する因子は，コントラスト，鮮鋭度，粒状性があり相互に影響しあっているが，特にマンモグラフィの場合はアナログ，デジタルを問わず乳腺濃度，最高濃度（ベースの濃度）も画質の良否を見きわめる重要な因子である。なお，評価基準は必要に応じて改定されており，2004 年 4 月からデジタル画像も評価対象になったことから新評価基準に改定された。

1 マンモグラフィの基礎

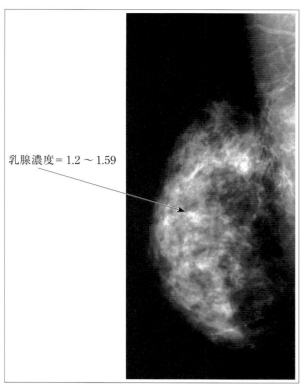

図6 乳腺濃度の測定部位

2-4-1. 乳腺濃度

　　乳腺濃度の適正濃度は 1.2 〜 1.59 である[18, 19]。乳腺実質は加齢とともに萎縮し，脂肪に置換され濃度は低下するが，乳腺濃度は乳腺実質の最も濃度の高い（乳腺密度の高い）部分の写真（光学）濃度で，臨床画像上では図6に示す乳腺実質内の最も低い濃度（白い）部分を光学濃度計で測定することにより評価できる。

　　この乳腺濃度の適正濃度域はフィルム特性曲線の露光量に対する濃度変化量（コントラスト）の大きい直線部に一致しているため，乳腺濃度をその適正濃度に設定することで高いコントラストが得られることになる。

　　乳腺濃度の過不足は画質の低下に直接的にかかわってくる。その乳腺濃度の過不足の原因としては，①現像処理条件の不適切，特に現像温度が低すぎるか，現像処理時間が短すぎる場合，② AEC の乳房厚に対する濃度の設定不良，③乳房圧迫が不適切，④画像処理が不適切（デジタル）などが挙げられる。特に乳腺濃度が適正濃度より過不足の場合，図7に示した臨床画像に見られるようにコントラストが著しく低下するだけでなく，微細な病変を見逃す原因にもなる。

2-4-2. ベースの濃度

　　ベースの濃度の適正濃度は 4.0 以上あることが望ましい。ベースの濃度はフィルムの種類によってある程度決まるが，現像処理系条件が不適切の場合，処理系に欠陥がある場合には濃度に高，低が生じるため，処理系の問題解決の糸口にもなる。ただ，ベースの濃度は 4.0 以上が適正濃度とされているが，濃度が過剰に高い場合には逆にコントラストが低下し，粒状性も悪化する。ベースの濃度の評価基準として上限を規定することも再考すべき点である。

　　デジタル系ではドライイメージャの機種によってさまざまであるが，最近は濃度 4.0 以上の出力が可能なフィルムとそれに対応したプリンタが一般化している。

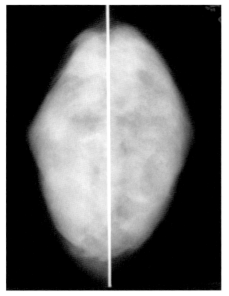
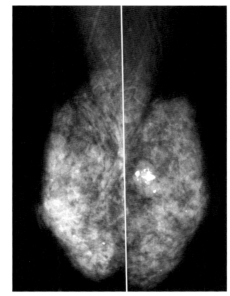

乳腺濃度（過不足）：0.5　　　　　　　乳腺濃度（適正）：1.4

図7　乳腺濃度の違いによる画質の比較

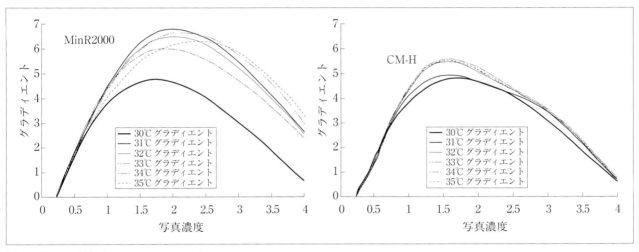

図8　ガンマ曲線（MinR2000, CM-H）

2-4-3. コントラスト

　　画像のコントラストは2つの因子，すなわち被写体コントラストとフィルムコントラストの影響を受ける。被写体コントラストは入射X線の線質（管電圧，ターゲット／付加フィルタなど），乳房の乳腺密度，乳房厚などの影響を受けるが，フィルムコントラストは選択したフィルムに固有の特性と現像処理条件に影響される。

　　図8にマンモグラフィ用フィルムのガンマ曲線を示す。フィルムの種類によって若干の差異があるが，画像濃度が1.2～2.5の間でコントラストが最高となる。この画像濃度の範囲内に乳腺濃度を設定することで最高のコントラストが得られる。

　　マンモグラムのコントラストとは，主に乳腺実質内部の乳腺濃度と脂肪濃度差のことで，十分なコントラストがなければ乳腺組織はほとんど均一になり乳腺内部の構造の複雑さが識別できなくなる。特にアナログ画像の場合，皮膚ラインが明瞭に見えるときはコントラストが不十分なことが多い。過去に乳腺濃度と脂肪濃度差が1.0以上の画像がコントラストの評価が高かったことが報告されている。

　　また，新評価基準では乳腺内コントラストを乳腺外コントラストに分けて評価することに

なっている。

施設画像評価に提出される臨床画像のうち画像不良の原因として挙げられるのが，乳腺濃度の過不足（特に濃度が低い）で最も多く，次いでコントラストが低いことである。

コントラスト低下の主な原因を以下に示す。

1）自動現像機の現像処理過程での不良

撮影条件やポジショニングでは補えない現像処理液の疲労，不適切な処理条件（処理液の温度，処理時間の設定）

2）乳腺濃度の不適切な設定

フィルム特性曲線の低コントラスト濃度域での撮像

3）誤った感光材料の選択

低感度，低コントラストのスクリーン／フィルムの選択，マンモグラフィ専用フィルム以外のフィルムの使用

それ以外に，当然ながら不適当なターゲット／付加フィルタの組み合わせ，グリッドの不適切な使用，乳房厚や乳腺密度に対して過度に高い（低い）管電圧の設定などもコントラスト低下の原因となる。

2-4-4. 鮮　鋭　度

鮮鋭度とはコントラストとボケの相互作用である。ボケのない鮮鋭な画像は，診断に必要な詳細な情報を読影医に提供できるが，鮮鋭度が悪い写真は，微細線状構造，組織の境界線，石灰化の辺縁などが不鮮明になり，読影精度の低下につながる。

特にマンモグラフィ用のフィルムは圧倒的に解像力（鮮鋭度）が高いので，画像システム全体の解像力はスクリーンの解像力に支配される。感度が同じであれば解像力も同等であるため，システムの解像力に差が現れるのは，異なったスクリーンを組み合わせたことによる。

鮮鋭度が悪い場合の最も多い原因は，受診者の体動によるボケで乳房の圧迫不足が考えられる。動きによるボケは，それが意識的か無意識的かにかかわらず，適切な圧迫と短時間撮影によって抑えることができるが，圧迫の効果は大きい。局所的なボケはフィルムとスクリーンの密着不良などが考えられる。

2-4-5. 粒　状　性

X線写真では拡大倍率を高めると，画像がザラザラした感じを受けることがある。このような目で見て感ずるザラッキの度合いを粒状性という。スクリーン／フィルム系では通常の写真濃度域でX線量子モトルが粒状性の主要な因子であると考えられているが，デジタル系でも同様で粒状性が悪いと微細石灰化のような小さな構造物を識別する能力を低下させる。

One Point！

画質に影響を与える粒状性，鮮鋭度，コントラストなどの物理的因子はそれぞれに相関関係がある。アナログ，デジタルを問わず，一般的に，①コントラストが高くなれば粒状性は悪くなる，②コントラストが高くなれば鮮鋭度は良くなる，③粒状性が良くなれば鮮鋭度も良くなる，などの傾向がある。

表6　乳腺組織の密度と線吸収係数

乳腺組織	密度 （g /cm³）	20 keV における 線吸収係数 (cm⁻¹)
乳腺組織	1.020※	0.703※
脂肪組織	0.950※	0.540※
平均的な乳房 （50%脂肪 50%乳腺）	0.984※	0.618※
乳癌腫瘍	1.044※※※	0.844※※※
石灰化	3.060※※※	19.431※※※

※ ICRU 44（1989），※※ PC Johns and MJ Yaffe（1987），
※※※ ICRU 46（1992）

3. 画質と評価ファントム

マンモグラフィのみならず他の画像診断法においても的確に良悪性の鑑別ができる高品質の画像を得ることが重要である。質の悪い画像のために多くの診断情報が失われ，その結果誤診や不必要な生検を増加させるばかりか，もし再撮影が必要となればその受診者は必要以上に被ばくを受ける原因にもなりかねない。特にマンモグラフィでは撮影対象となる乳腺が加齢とともに退縮し脂肪組織に置換される複雑な組織形態学的な移行変化が伴うこと，表6に示すように他の診断部位に比べて病巣と周辺組織との X 線吸収差がきわめて小さく，しかも微細レベルでの診断が要求されるといった難しさが挙げられる[20～22]。そのためにマンモグラフィ専用装置は不可欠であり，装置の性能を最大限に生かし，高品質の画像を維持していくための日常，定期的な品質管理が重要である。その目的のためにはシステムの性能を評価できる適切なファントムは欠かせない。

3-1. ファントムの備えるべき必要条件

乳房の評価ファントムは乳腺線量や画像評価の分野における初期からさまざまな材質，形状のファントムが考案され用いられてきたが，良いファントムの条件としては，①臨床画像と相関性を有していること，②主観的分析よりもむしろ客観的分析が可能であること，③マンモグラフィ技術面でのわずかな変化に対しても敏感であること，④評価方法が簡便であること，⑤経年変化が少ないこと，⑥廉価であること，などが挙げられる。

また，乳房ファントムを製作するか，ファントムを用いて画像評価を行うにあたっては，乳房の基本的な組織解剖学の知識を熟知しておくことが必要である。

3-2. 各種ファントムとその諸特性

ファントムには評価の目的によって，線量評価と画質評価のためのファントムがある。画質評価ファントムとしてはマンモグラフィの初期の時代から Egan をはじめとする多くの放射線専門医，医学物理士らによって乳房の切除標本，スチール，鉛，ガラス片（石英ガラス），ガットなどさまざまな材料をプラスチックに封入したファントムが製作されてきた[23,24]。なかでも，切除標本の血管，乳腺組織，石灰化などは視覚的には最適であっても，主観的であり取扱いが難しい欠点がある。

1 マンモグラフィの基礎

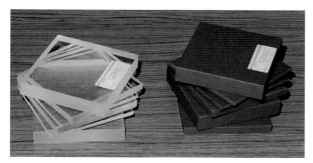

図9 乳房組織等価ファントム
（左 PMMA，右 BR12）

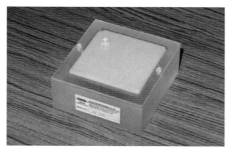

図10 ACR 推奨ファントム（ディスクつき）
（GAMMEX - RMI）

表7 乳房組織と乳房等価ファントムの線吸収係数

X線エネルギー (keV)	線吸収係数 (cm^{-1})		
	50%脂肪 50%乳腺※	BR12※	PMMA※※
10	3.720	3.725	3.995
15	1.211	1.232	1.310
20	0.618	0.630	0.680
30	0.318	0.318	0.361
40	0.242	0.239	0.280

※ ICRU 44 (1989), ※※ NIST (1993)

　線量評価ファントムは特に均一性が要求されるため，過去に乳腺組織に減弱係数が近い水，アルコールなどが使用されていたが，取り扱いの難しさから最近では固形のPMMA（polymetyl methacrylate）または乳腺組織に最も近いとされるBR12が用いられる。また，これらの材質をベースに画質評価のための模擬病巣物質を封入した線量と画質評価の兼用ファントムも市販されている。以下に代表的なファントムを挙げる。

3-2-1. PMMAとBR12

　ともに一辺100 mm角で厚さ5 mm，10 mm，20 mmのブロックが市販されており（GAMMEX-RMI），線量評価およびAECの濃度調整と性能評価に用いられる（図9）。デジタル装置に対してはイメージングディテクタをすべて覆う面積（ex. 240 mm × 300 mm）を持ったPMMAが使用されている。

　PMMAはポリメタクリル酸メチルの略称で，乳房圧迫板の材質としてルーサイト（Lucite）の商品名で広く知られていたが，現在は使われていない。BR12はエポキシ（epoxy）樹脂系の混合物で減弱係数が乳腺組織に最も近いとされている。含有物の混合比によって50％乳腺50％脂肪（normal），70％乳腺30％脂肪（dense），20％乳腺80％脂肪（fatty）の製品がある。各線吸収係数の比較を表7に示す。最近ではPMMAにポリエチレン樹脂を組み合わせて50％乳腺50％脂肪と同等の線減弱係数を模擬する手法などもある。

3-2-2. ACR推奨ファントム（RMI-156など）

　ACR推奨ファントム（図10）はACR（American College of Radiorogy）の品質管理プログラムにおける画像評価の基準ファントムとして広く使用されている。このファントムはベースが102 mm × 108 mm × 45 mmのPMMAブロックで，上部の82 mm × 82 mm × 8 mm深さの空洞部に入れられたワックスブロックで構成されている。乳房厚42 mmと等価の線減弱係数を有するファントムである。ファントムのワックス内には図11に示すように線維構造：

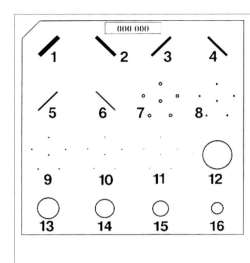

線維組織の模擬試料
1) 直径 1.56mm ナイロン繊維
2) 直径 1.12mm ナイロン繊維
3) 直径 0.89mm ナイロン繊維
4) 直径 0.75mm ナイロン繊維
5) 直径 0.54mm ナイロン繊維
6) 直径 0.40mm ナイロン繊維
石灰化の模擬試料
7) 直径 0.54mm 酸化アルミニウム
8) 直径 0.40mm 酸化アルミニウム
9) 直径 0.32mm 酸化アルミニウム
10) 直径 0.24mm 酸化アルミニウム
11) 直径 0.16mm 酸化アルミニウム
腫瘤の模擬試料
12) 厚さ 2.00mm フェノール樹脂
13) 厚さ 1.00mm フェノール樹脂
14) 厚さ 0.75mm フェノール樹脂
15) 厚さ 0.50mm フェノール樹脂
16) 厚さ 0.20mm フェノール樹脂

図 11　ACR 推奨ファントムの模擬試料の構成

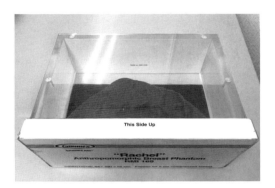

図 12　乳房擬似ファントム RMI 169

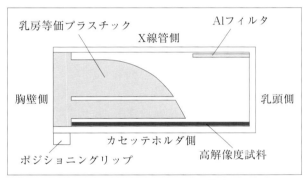

図 13　乳房擬似ファントム RMI 169 の構成

　ナイロン 1〜6 (fishing line)，微細石灰化：酸化アルミニウム (aluminum oxide) 7〜11，腫瘤：フェノール樹脂 12〜16 (phenolic rod) の模擬テスト材が封入されている。また，システムのコントラストをチェックするための PMMA 円盤（直径 1 cm，厚み 4 mm）が付属されている。また近年ではデジタルマンモグラフィに対応した ACR 推奨ファントム（ACR Digital Mammography Phantom）が開発製品化されている。ACR DM Phantom による新評価法と ACR 推奨ファントムによる画像評価の方法については品質管理の項で述べる。

3-2-3. RMI 169 ファントム

　RMI 169 ファントム（図 12）はマンモグラムをシミュレートしてつくられた 50% 脂肪 50% 乳腺（BR12 と等価）で圧迫乳房厚 50 mm に相当する疑似組織等価ファントム（anthropomophic breast phantom）である。

　ファントムは PMMA（上部：55 mm，底部：44 mm 厚）ケースに封入され，ファントム内部に微細石灰化，線維，腫瘤の模擬テスト材が含まれており，ケースの前面に水銀・銀合金フィルムのステップウエッジ（9 グレーレベル）と 5〜20 lp/mm の解像力チャートが貼付されている（図 13）。

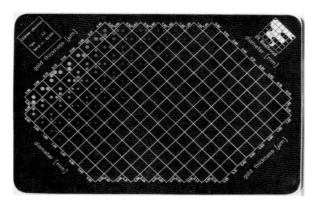

図14 CDMAMアナログ・デジタル画像評価ファントム
Nuclear Association Diagnostic Imaging and Radiation Therapy Catalog より転載

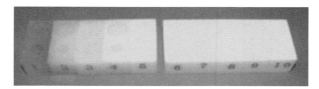

図15 ステップファントム
ファントムの構成と組成
サイズ：15 × 30 × 15 mm，10ステップ
ベース材：SZ-50（ウレタン樹脂），
　　　　　密度 1.061 g/cm³
添加物：リン酸カルシウム，密度 0.0243 g/cm³(N-1)
各段に 0.2 mm φ模擬石灰化と，直径 7 mm（厚さ 0.5 mm）模擬腫瘍を貼付

3-2-4. フルフィールド・デジタルマンモグラフィ（FFDM）用ファントム

最近ではステレオガイド下マンモトーム生検が普及していることから，その精度管理のためのファントムとしてデジタル・ミニファントム（digital mini phantom）が市販されている。ファントムはACR推奨ファントムを小型化したもので，組成，模擬テスト材はACR推奨ファントムと同じである。ただし，ACR-SBBAP（stereotactic breast biopsy accredition program）による評価のスコアはスクリーン／フィルムより一段精度の高い群が解像することが要求されている。

また，最近フルフィールド・デジタルマンモグラフィの実用化により，デジタル画像の評価ファントムとしてCDMAM（contrast detail mammography）ファントムが開発されている。このファントムはフィルムのアナログシステムにも適用できるもので，ステレオガイド下針生検での画質改善や画像処理をはじめディスプレイによる画質評価（DQE, ROC）が可能である。ファントムの構造はアルミニウムの基板状に金製（純度99.9％）の厚み，大きさの異なるディスクがバーガーファントムのように碁盤状マス目に貼付されており，5 mm厚のPMMA板でカバーされている（図14）。

3-2-5. デジタル評価ステップファントム

ステップファントムはデジタル画像評価用のファントムとして開発されたもので，X線の吸収が連続して変化する10段のステップでできており，上部表面に模擬石灰化と腫瘍が添付されている（図15）。このファントムは単独で使用するのではなく，ACR推奨ファントムと並列に配置し，撮影された画像を評価する。評価法については「第8章品質管理」で述べる。

3-2-6. 1ショットファントムM（1 Shot Phantom M）

1ショットファントムM（図16）はマンモグラフィにおける高い精度の品質管理がより簡便に行え，CRだけではなく，X線装置を含めた総合的な品質管理データの一元管理が可能な品質管理ツールとして開発（富士フイルムメディカル製）[25, 26]された。本ツールは国際標準化機関等の品質管理規格，ガイドラインに準拠した品質管理項目の10項目を1ショットで撮影，読み取り，短時間で煩雑な計測や評価を専用ソフトウエアで自動で行えることを可能にした画期的なシステムである。このファントムはNPO法人マンモグラフィ検診精度管理中央委員会の推奨を受けている。

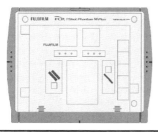
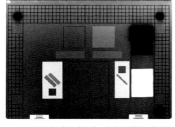
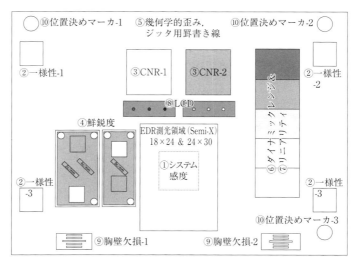

ファントム概観（上）と投影像（下）　　　　　　　投影像の模式図

図16　FCR 1 Shot Phantom M Plus

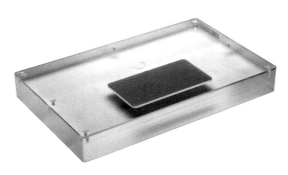

図17　ACR Digital Mammography Phantom（DMファントム）の外観

3-2-7. ACR Digital Mammography Phantom（DMファントム）

X線画像のデジタル化が急速に進む中，マンモグラフィもデジタル化が検討されてきた．デジタルマンモグラフィ装置は2000年以降に急速に普及しはじめ，2011年には約9割の割合で日本乳癌検診精度管理中央機構の施設画像評価に使用されていた．特にマンモグラフィでは精度管理が重要となっており，アナログ時代からACR推奨ファントムが日常精度管理に用いられていたが，デジタルマンモグラフィの評価では不適切であると報告もされていた．そこで2016年にデジタルマンモグラフィ装置の日常精度管理に対応したACR Digital Mammography Phantom（以下DMファントム）が発表された（図17）。

従来のACR推奨ファントムとステップファントムとは，マンモグラフィの画質評価や品質管理の基礎として従来から使用されているファントムである。推奨ファントムは模擬繊維試料が6段階，模擬石灰化試料と模擬腫瘤試料が5段階評価となっている。また10段階の濃度ステップを持つステップファントムと組み合わせて，日常的な画像評価を行う。ステップファントムでは10段階の濃度が識別でき，模擬石灰化試料が連続で4段以上，模擬腫瘤試料が連続で5段以上見えなければならないとされてきた。

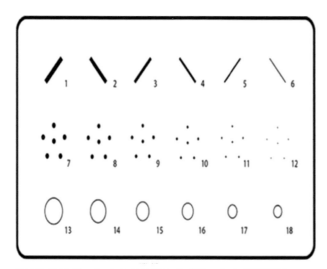

図18 DMファントムのテストオブジェクトの配置図

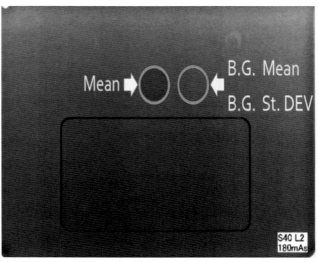

図19 DMファントムの画像例
中央円形部分がMean，その横の同一ROIがB.G.

　DMファントムとは，デジタルマンモグラフィ用に開発された新たなファントムである。ACR推奨ファントムと比較し，テストオブジェクトのサイズが変更されている。また，図18に示すように乳管内線維構造，微小石灰化，腫瘍状腫瘤などを模擬したサイズが異なるテストオブジェクトがそれぞれ6つずつとなった。また，DMファントムの中央付近に位置する厚さが0.5 cm削られた直径2 cmの円形部分が新たに導入され，X線の吸収差を利用することでCNRの算出が可能となった。図19に示すように円形部分の横に同じ大きさのバックグラウンドを設置し，円形部分の平均値とバックグラウンドの平均値と標準偏差を求め，CNRを求めることが出来る。CNRの算出式を以下に示す。

$$CNR = Mean - B.G._{Mean} / B.G._{St.dev}$$

　DMファントムは表8のように評価基準が設けられており，模擬繊維試料・模擬石灰化試料・模擬腫瘤試料それぞれにおいて以下のように評価を行う。DMファントムではACR推奨ファントムで用いられていた大きなテストオブジェクトサイズが廃止され，新たに小さいサイズが用いられている。

1) 模擬繊維試料
　全長が識別でき位置・方向が正しいと1点，半分以上が識別でき位置・方向が正しいと0.5点とする。ACR推奨ファントムでは5点以上，DMファントムでは2点以上が合格となっている。

2) 模擬石灰化試料
　4個以上が正しい位置で識別できると1点，2～3個が正しい位置で識別できると0.5点とする。ACR推奨ファントムでは4点以上，DMファントムでは3点以上が合格となっている。

3) 模擬腫瘤試料
　濃度差が識別でき，正しい位置であり境界線が明瞭であると1点，濃度差が識別できて正しい位置で境界線が不明瞭であると0.5点とする。ACR推奨ファントムでは4点以上，DMファントムでは2点以上が合格となっている。

表8　テストオブジェクトサイズ

模擬繊維試料（mm）		模擬石灰化試料（mm）		模擬腫瘤試料（mm）	
ACR推奨ファントム	DMファントム	ACR推奨ファントム	DMファントム	ACR推奨ファントム	DMファントム
1.56	0.89	0.54	0.33	2.00	1.00
1.12	0.75	0.40	0.28	1.00	0.75
0.89	0.61	0.32	0.23	0.75	0.50
0.75	0.54	0.24	0.20	0.50	0.38
0.54	0.40	0.16	0.17	0.25	0.25
0.40	0.30		0.14		0.20

これらのテストオブジェクションの再配置により，より細かな評価が可能となっている。

さらに，2018年11月にACRより出された[2018 Digital Mammography Quality Control Manual]ではより詳細な精度管理方法が記されており，2DだけでなくDigital Breast Tomosynthsisに対応した評価方法や，半価層測定用アルミ箔をDMファントム上下に配置することで，DBT時の全体積撮像範囲確認項目など多岐に利用している。

3-2-8. Digital Breast Tomosynthsis Phantom

近年，受像系もアナログからデジタルに進歩した。デジタルの特徴を生かした新たな技術がマンモグラフィに応用されてきている。この技術の代表的なひとつがデジタル乳房トモシンセシス（Digital Breast Tomosynthesis：DBT）である。トモシンセシスとはtomography（断層）とsynthesis（合成）という単語の造語である。従来，断層画像というと断層中心に支点を配置してX線源と画像受像部とを稼働させて撮影を行い，断層画像を取得してきた。これには専用装置が必要であり，マンモグラフィ領域では用いられていなかった。しかし画像受像部のデジタル化に伴い，一度の照射で任意の断面断層画像を得ることが可能となった技術である。トモシンセシス撮影の際には，乳房支持台は固定で，X線管のみが左右扇状に動く。得られた画像を再構成し，診断を行う。乳腺の重なりが少ない断層画像で診断することにより，従来のマンモグラフィでは描出困難な高濃度乳腺での腫瘤や構築の乱れ，局所的非対称陰影の診断精度が改善すると報告されている。詳細はトモシンセシス（5章④ 149ページ）を参照。

このDBTに対して様々な精度管理項目が検討されている。現在比較的早くに公表している精度管理マニュアルとして有名なのが「EUREF European breast tomosynthesis QC protocol」であると思われる。さらに，2018年11月にACRより出された「2018 Digital Mammography Quality Control Manual」，現在IECで検討中のDBTに対応した受入試験，不変性試験項目である。これらの試験項目は多岐にわたり複数の試験項目があるため，ACR推奨ファントムのように一つのツールですべてを行うことは困難である。そこで各社よりいくつかの測定項目を組み入れたDBT精度管理ファントムが発表されている。その一例を**図20**に示す。

このファントムではZ軸方向分解能やSDNR（signal difference to noise ratio）などをはじめとした10項目以上の試験項目を測定可能でDBTの精度管理に有用なファントムのひとつであると思われる。今後，IECが制定され，JIS化されてくるとともに同様のファントムの開発が進んでくることが予想される。今後これらのファントムを有効に活用することによってDBTの精度管理も簡便に行えるようになるものと思われる。

① マンモグラフィの基礎

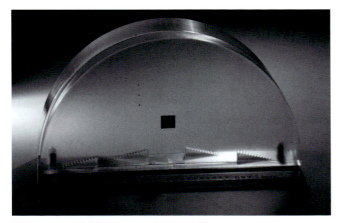

図 20 DBT 精度管理ファントムの外観

4. 線量評価

4-1. 放射線計測量[27]

　　　被ばく線量などの放射線量を測るときに用いられる量を放射線量計測量といい，放射線が物質にいくらかのエネルギーを伝達した結果の効果量である。従来より，放射線量計測量としてよく用いられるカーマ，吸収線量，照射線量などは ICRP Report 60 により定義されている。本章では，マンモグラフィの被ばく線量評価に頻繁に用いられる吸収線量や FPD を画像受像部とした乳房用 X 線装置に表示される線量指標の平均乳腺線量（Average glandular dose：AGD）を中心に述べる。

4-1-1. カーマ

　　　カーマ K は $dEtr$ を dm で除した量である。ここで $dEtr$ は，質量 dm なる物質中で非荷電粒子により生じたすべての荷電粒子の初期運動エネルギーの総和である。

$$K = \frac{dE_{tr}}{dm}$$

カーマの単位は［J・kg-1］である。また特別呼称はグレイ［Gy］であるが，これは吸収線量と同じであるため，カーマグレイと俗称されることがある。

　　　カーマは X 線と γ 線または中性子線などの非荷電粒子に適用される。定義物質は任意であるため，空気の場合は空気カーマと物質名を明記する必要がある。図 21 より，光子から電子に譲り渡されるエネルギーが E_{tr} であるが，この dE_{tr} が制動放射によってエネルギーを損失しなかったとすれば，E_{tr} は P_{end} で停止するまでに生成したイオン対の生成数と W_{air} を乗じたものに等しい。

4-1-2. 吸収線量

　　　吸収線量（D）は $d\varepsilon$ を dm で除した量である。ここで $d\varepsilon$ は，質量 dm の物質中で電離性放射線により付与される平均エネルギーである。

$$D = \frac{d\varepsilon}{dm}$$

吸収線量の単位は［J・kg-1］である。また特別呼称単位はグレイ［Gy］である。旧単位の

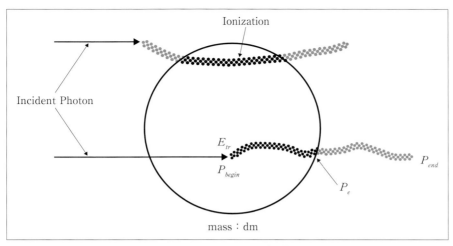

図 21 質量 dm の空気中で生じた 2 次電子による照射線量と空気カーマ [27]

ラド［rad］とは（カーマも含める）

$$1[Gy] = 100[rad]\ 1[Gy] = 100[rad]$$

の関係がある。このため空気の吸収線量は旧単位レントゲン［R］と，

$$1[R] = 2.58 \times 10^{-4}[C \cdot kg^{-1}] \times 33.97[J \cdot C^{-1}] = 8.76 \times 10^{-3}[Gy]$$

の関係がある。すなわち，$1[rad] = 1 \times 10^{-2}[Gy]$ である。

吸収線量はすべての放射線に適用される。任意の物質中のある点で電子平衡が成立し，かつ放射損失が無視できるとき，その点におけるカーマ K に等しい。

4-1-3. 照射線量

照射線量 X は dQ を dm で除した量である。ここで dQ は，質量 dm の空気中で光子により生じたすべての電子と陽電子が，空気中で完全に停止するまでに空気中で生じる一方の符号のイオンの全電荷の絶対値である。

$$X = \frac{dQ}{dm}$$

照射線量の単位は［C·kg-1］であり，旧単位のレントゲン［R］とは，

$$1[R] = 2.58 \times 10^{-4}[C \cdot kg]$$
$$1[C \cdot kg] = 3876[R]\ 1[C \cdot kg^{-1}] = 3876[R]$$

の関係がある。この照射線量の定義を，**図 26** に示す。質量 dm なる空気の球形領域で光電吸収が起こり点 P_{begin} で光電子すなわち 2 次電子が発生したとする。2 次電子はその飛跡に沿って電離と励起を繰り返し，多量のイオンを生成しながら，最終的にエネルギーを使い果たして dm の領域を超えた点 P_{end} で停止する。もし光電子のエネルギーが 34［keV］ならば，電子が空気中で 1 イオン対を作るのに要する平均エネルギー，すなわち空気の W 値：W_{air} は 33.97［eV］であるから，停止するまでに約 1,000 イオン対を生成することになる。イオン対のうちの電子を集めるとすると，電気素量×イオン対の生成数分の電荷が収集できることになる。これが「空気中で生じる一方の符号のイオンの全電荷の絶対値」である。

本来，照射線量とは，X 線と γ 線の量を空気の電離能力によって表したものである。したがっ

**表 9 平均的な成人患者の乳房撮影にお
ける線量ガイダンスレベル**

頭尾方向撮影による平均乳腺線量*
1 mGy（グリッドなし）
3 mGy（グリッドあり）

＊1．50%脂肪 50%乳腺組織よりなる
　　4.5 cm に圧迫された乳房
2．Mo ターゲット／Mo フィルタ
3．スクリーン／フィルム・システム

て照射線量は光子（X 線とγ線）だけに適用でき，また定義物質は空気である。照射線量は，「質量 *dm* なる空気」の領域さえ確保できれば，空気以外の物質の任意の場で用いることも許される。例えば水中のある深さでの照射線量とは，そこに質量 *dm* なる空気が存在すると想定したとき，その点における X 線あるいはγ線の電離能力である。

4-2. 平均乳腺線量

　　近年，医療の高度化と医療技術の著しい進歩によって新しい放射線機器が次々と開発され，それに伴って国民一人ひとりの放射線診療を受ける機会が年々増加してきている。一方，放射線の影響に対する社会全般の関心の高まりとともに，放射線診療に伴う医療被ばくについても関心が高まっている。特にマンモグラフィにおいて，乳腺は ICRP Pub.103（2007 年）により組織荷重係数の変更に伴い，生殖腺，骨髄，肺，結腸および胃とともに放射線に対する感受性の高い臓器でもあり，その利益と損失について，またその適応についていっそうの関心がもたれている [28, 29]。

4-2-1. 線量ガイダンスレベル

　　放射線防護の基本となる線量の概念，線量限度の数値などについては国際放射線防護委員会（ICRP: The International Commission on Radiological Protection）がその時代の新しい知識，考え方に基づいて改訂し，それらが国内法にとり入れられている。ただし，医療被ばくについては放射線防護の体系（正当化，最適化，線量限度）が守られていることを前提として明確な数値を示していないが，これに対して 1994 年に刊行された国際原子力機関（IAEA）の『電離放射線の防護および放射線源の安全の国際安全基準』（略して BSS）[30, 31] では放射線診断における放射線の量を最適化するためのガイダンスレベル（指針レベル）が提示されている。マンモグラフィでは Mo/Mo による平均乳腺線量のガイダンスレベルとして**表 9**の値が示されており，1999 年版 ACR（米国放射線専門医会）のマンモグラフィ精度管理マニュアルの基準値にもなっている。これは平均的な乳房（50%乳腺 50%脂肪）に対して，Mo/Mo，スクリーン／フィルムシステム，頭尾方向（CC）で 4.5 cm に圧迫された乳房に対して示されている。この BSS の基準は IAEA の加盟国がそれに準拠して規制をすべき義務は課せられていないが，それぞれの国が自国のデータ，状況を考慮に入れてプロトコールの指針としている。

　　特に，最近の各国，各専門委員会のプロトコールに取り上げられている線量限度（dose limits），対策レベル（action levels），参考レベル（reference levels）としての線量拘束値（dose constraint）は 1 方向あたり 3 mGy（グリッド使用）から 2 mGy または 1.5 mGy と厳しくなってきている [32]。ただし被ばく低減にあたっては，術者が最適化に努力することで，検査を受ける女性が可能なかぎり少ないリスクで最高質の検査を受けられることを保証しなければならない。

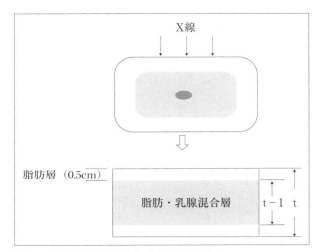

図22　吸収線量計算のための乳房モデル

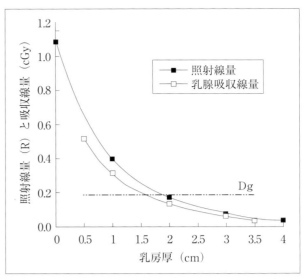

図23　乳房厚の各深さにおける照射線量と吸収線量

1）平均乳腺線量とは

これまでマンモグラフィの線量評価は乳房の表面線量（skin dose）または中央線量（midline dose）で評価されていたが，現在では照射線量によって生ずる均一に圧迫された乳腺の平均吸収線量いわゆる平均乳腺線量（Average Glandular Dose: AGD）が最も妥当な評価方法とされている。その根拠は，乳房は脂肪組織と腺組織の複合体であり，特に腺組織は皮膚，脂肪組織あるいは乳輪よりも発癌の放射線感受性が高いからである。

また，ICRPではマンモグラフィにおける放射線の推定線量評価のための条件として，50％脂肪および50％乳腺組織からなる，均一に圧迫された乳房中の腺組織（皮膚を除く）内の平均吸収線量とすべきことを勧告しており，吸収線量に影響する平均乳房厚が示されるべきであるとしている。

2）乳房計算モデルによる乳腺吸収線量の推定

乳腺吸収線量を推定する計算モデルとして図22に示すような圧迫乳房厚 t cm の乳房に対して前面と後面に 0.5 cm 厚の皮膚脂肪層があり，中間層に乳腺/脂肪組織の均一な（t − 1）cm 厚の混合層からなるモデルを仮定する。入射X線の管電圧を 28 kV（半価層 0.31 mmAl）とすると，乳房を取り除いた表面位置での空中線量 1.0 R（空気カーマに換算すると 8.76 mGy）は，乳房が存在することによる後方散乱が付加されるため表面線量は 1.09R（2.81 × 10 − 4 C/kg：9.55 mGy）[33〜36]となる。

図23に圧迫乳房厚 4 cm における照射線量（R）と乳腺吸収線量（rad）を示す。入射線量は 1.09 R から透過後の反対表面での線量は実測から 0.04 R となる。

乳房表面から深さ x cm における照射線量を R（x）とすると吸収線量 D_gN は，

$$D_gN = R(x) f_m$$

で与えられる。ここで，f_m は照射線量から吸収線量への変換係数で，乳腺 f_g = 0.79（rad/R），脂肪 f_{ad} = 0.54（rad/R），50％乳腺50％脂肪に相当する BR12 では f_{BR12} = 0.87（rad/R）である。

中間混合層での乳腺，脂肪組織はお互いに隣接して分布しており，空中線量 1 R を受けたとき，2 cm 深さでの照射線量は 0.17 R であるのに対して乳腺吸収線量は 0.13 rad，脂肪組織で

は 0.09 rad と異なる。

　一方，放射線リスクの算定となる平均乳腺線量は，乳房厚 t cm，乳房表面からの深さ x cm において

$$D_g = \frac{0.79(rad/R)}{t-1} \int_{0.5}^{t-0.5} R(x)\,dx$$

で与えられる。

　したがって，$t = 4$ cm における前面と後面の 0.5 cm の脂肪層を除いた乳腺層の吸収線量の平均値，いわゆる平均乳腺線量 Dg は 0.175 rad（1.75 mGy）となる。

　ただし，実際には平均乳腺線量 Dg は全乳腺吸収線量の平均値であって，より表面に近い深さにおける乳腺吸収線量は平均乳腺線量より大きいことを知っておくべきである。

4-2-2. 平均乳腺線量（AGD）

　一般撮影では，被検者の入射表面線量（Entrance Surface Dose：ESD）を測定し被ばくを評価する。しかし，マンモグラフィでは，以下に示す理由から，ESD ではなく皮下脂肪による吸収を除外したすべての乳腺に吸収された平均線量である平均乳腺線量（Average Glandular Dose：AGD）で被ばくを評価する[37〜39]。

　①乳房皮膚面よりも乳房内の乳腺組織が放射線誘発がんの中で感受性が非常に高い。

　②乳房内の乳腺と脂肪の分布は一様でなく年齢とともに変化する。

　③マンモグラフィのポジショニングでは皮下脂肪に囲まれて乳腺組織が分布する。

　④マンモグラフィで使用する X 線は低エネルギーであり，被写体内での深部線量は深さの増加に伴い急激に減少する。さらに，撮影部位が極めて限局されているため，乳房（乳腺）のみの確率的影響（発がん）を考慮する。

　⑤個々の被検者の被ばく線量評価は非常に煩雑で経費もかかる。そのため標準ファントムを使用し品質保証，品質管理を行うことにより被検者全体の被ばくと画質の最適化を行う。

　日本で現在採用されているデジタルマンモグラフィの精度・品質管理は EUREF 法による測定法が主に用いられている[40]。はじめに半価層を求め，次に入射空気カーマを測定する。**図24** に AGD を求めるための入射空気カーマ測定配置図を示す。

　入射空気カーマ測定では，撮影条件を設定するために初めに PMMA を撮影する。PMMA に圧迫板が接するように配置し，自動露出機構（Automatic Exposure Control: AEC）を作動させて照射する。次に，その際の撮影条件をマニュアルで設定し，**図24** の配置で照射を行い，測定値［mGy］を記録する。設定した各 PMMA 厚の撮影条件における入射空気カーマと，その管電圧に対する装置の半価層および**表10，11** の係数を用いて，次式に従い AGD を算出する[3.2]。

82　　　　　　　　　　　　　　　　　　　　　　　　　　　　　　　　　　　第 4 章　乳房用 X 線装置

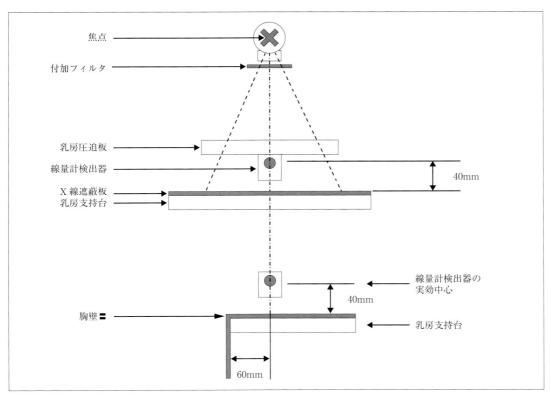

図 24 AGD を求めるための入射空気カーマ測定配置図

表 10 係数 g

PMMA厚 (mm)	等価圧迫乳房厚(mm)	半価層（mmAl）							
		0.25	0.30	0.35	0.40	0.45	0.50	0.55	0.60
20	21	0.329	0.378	0.421	0.460	0.496	0.529	0.559	0.585
30	32	0.222	0.261	0.294	0.326	0.357	0.388	0.419	0.448
40	45	0.155	0.183	0.208	0.232	0.258	0.285	0.311	0.339
45	53	0.130	0.155	0.177	0.198	0.220	0.245	0.272	0.295
50	60	0.112	0.135	0.154	0.172	0.192	0.214	0.236	0.261
60	75	0.088	0.106	0.121	0.136	0.152	0.166	0.189	0.210
70	90		0.086	0.098	0.111	0.123	0.136	0.154	0.172
80	103		0.074	0.085	0.096	0.106	0.117	0.133	0.149

表 11 係数 s

ターゲット／付加フィルタ	係数 s
Mo/Mo	1.000
Mo/Rh	1.017
Rh/Rh	1.061
Rh/Al	1.044
W/Rh	1.042
W/Al	1.050

$$AGD = K \cdot g \cdot s \cdot c$$

K：入射空気カーマ［mGy］
g：乳腺量 50 % に相当する係数［mGy/mGy］
s：ターゲットと付加フィルタの組み合わせに関する係数
c：乳腺量 50 % から異なる乳腺量を補正する係数。
ここでは係数を 1 とする。

> **ワンポイント**
> 変換係数 g は乳腺密度，乳房厚，ターゲット・フィルタの組合わせ，管電圧（半価層）に依存して変化する。乳房厚が厚くなるほど小さくなるが，管電圧高くなるほどまたは半価層が厚くなるほど大きく，また変換係数 s は Mo/Mo より Mo/Rh，Mo/Rh より Rh/Rh のほうが大きくなる。

4-2-3. 入射表面線量（ESD）

ESD は，被検者の皮膚面位置での後方散乱を含んだ空気吸収線量（入射空気カーマ）である．J-RIME の設定した DRLs 2015 において一般撮影では ESD が用いられている。一方，マンモグラフィでは AGD が被ばく線量評価で用いられており，前述のとおり入射空気カーマを測定し，係数を乗じることで AGD が算出できる。

DRL[3,4] は，AGD 2.4 mGy という値が示されている。これは仮に，脂肪 50%，乳腺 50%，乳房厚 45 mm の平均的な乳房をもつ被検者が検査を受けたとした場合，HVL 0.35 mmAl，Mo/Mo，AGD が 2.4 mGy であるならば，42.1 で示した算出式より入射空気カーマはおよそ 11.5 mGy であると計算できる。この値に後方散乱係数 1.08 を乗じると ESD は 12.4 mGy と求められる。これは，**表 12** に示すように，一般撮影の DRL を大きく上回っており，マンモグラフィにおける被ばく管理の重要性が伺える。

4-3. 診断参考レベル

医療分野における放射線の利用が急速に拡大してきている。これに伴い医療で受ける放射線被ばくによる影響への不安が広がっているのも事実である．しかしながら診断目的のための放射線被ばくを受ける被検者は，生命を脅かす病気を克服できる可能性という点で明らかな便益がある．しかし，実際には，マンモグラフィ撮影を行う側の適切な判断が必要であり，医療被ばくにより将来起こるかも知れない障害リスクを考慮した防護の最適化が重要である．そこで防護の最適化を図るために，原子放射線の影響に関する国連科学委員会（United Nations Scientific Committee on the Effects of Atomic Radiation：UNSCEAR），国際放射線防護委員会（International Commission on Radiological Protection：ICRP），国際原子力機構（International Atomic Energy Agency：IAEA），世界保健機関（World Health Organization：WHO）などの国際機関や団体が協力して，エビデンスを持った医療放射線防護の実現に向けて検討がなされている．そこで 2015 年 6 月，医療被ばく研究情報ネットワーク（Japan Network for Research and Information on Medical Exposures：J-RIME）による日本の診断参考レベル（Diagnostic Reference Level：DRL）が策定された[41]．この DRLs 2015 は線量上限値ではなく，被検者の線量を医療目的とバランスが取れるように管理するための手段である．そして DRL は患者個人の個別の被ばくに適用すべきではなく，現時点で通常の診断技術を正常に用いる場合の指針となる値である。

現在、日本の診断参考レベルで定められているマンモグラフィの値は 2.4 mGy とされている。この値は常に固定の値ではなく、何年かごとに実情に合わせて改訂が行われる予定で、2020 年春には新しい DRL 値が定められる予定である。この DRL 値はある施設の平均線量が DRL を常に超えるならば、その診断技術が正当化されない限り、ALARA（as low as reasonably achievable）の原則と一致するように、患者線量を低減するための是正行動を取らなければならないとされている。また、その施設の線量が DRL と比較して極端に低いときには、画質の再調査をすべきであるとされている。今後は画質を踏まえ下限値を加えた DRR（Diagnostic Reference Range）となっていくとおもわれる。これは医療被ばくの最適化を目的とした被ばくの目標値でもある。

表12 一般撮影における DRL

検査部位	ESD (mGy)	検査部位	ESD (mGy)
頭蓋骨（正面）	3	骨盤	3
頭蓋骨（側面）	2	大腿骨	2
頸椎	0.9	足関節	0.2
胸椎（正面）	3	前腕	0.2
胸椎（側面）	6	グースマン	6
胸部正面（PA）	0.3	マルチウス	7
腹部正面	3	胸部（幼児）	0.2
腰椎（正面）	4	胸部（子供）	0.2
腰椎（側面）	11	股関節（幼児）	0.2

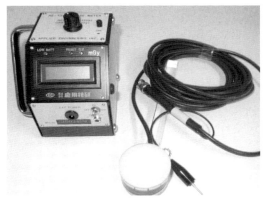
AE-1340C（応用技研）

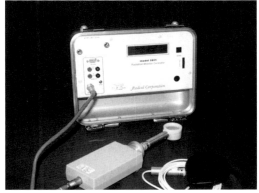
Radcal 9015 型（Radcal 社製）

図25 マンモグラフィ用電離箱線量計

4-4. 半価層（HVL）と入射空中線量の測定

　X線エネルギースペクトルに代わる線質の表示方法として一般的に半価層が用いられる。半価層は付加フィルタがないときの線量率を半分に減弱させるのに必要な付加フィルタの厚さ（mmAl）で表わされる。また，半価層は画像コントラストや線量に大きく影響するが，その半価層はターゲット／付加フィルタの組み合わせ，設定管電圧，整流方式に依存する。実際の測定に際しては，校正された線量計，半価層測定用 Al 付加フィルタ（0.1 mm 厚を7枚）および少なくとも 0.5 mm 厚の鉛コリメータが必要である。

4-5. 測定器と Al 付加フィルタの選択

　マンモグラフィの低エネルギー領域（10～40 keV または HVL 0.2～0.7 mmAl）でエネルギー依存性の少ない（±5％以内で安定している），低エネルギー用電離箱線量計で測定することが望ましい。最近ではマンモグラフィ専用のシャロー型（壁材：アルミ蒸着ポリエステル）電離箱（図25）が使用されることが多い。

　半価層測定のための減弱フィルタとしてアルミニウム板が用いられるが，純度の違いによって半価層値に誤差が生じる。Wagner（1990）らは，純度99.9％と純度99％（重量％がSi＋

Fe < 0.95，Cu0.05 ～ 0.20，Mn < 0.05，Zn < 0.10，Al > 99.0）タイプ 1100 合金のアルミ板では純度の低い 99％のほうが 0.017 mmAl 低くなると報告している。

実際の測定，評価の方法については「第 8 章　品質管理」で述べる。

また，近年では 1 回の照射で半価層を精度よく測定可能な半導体測定器も普及してきている。これらの値も日常精度管理に使用するのは非常に簡便でよいが，受入試験（機器導入時に行うメーカと使用者が協同して行う試験）時に電離箱線量計と半導体測定器を用いて半価層測定を行っておき、測定機関の偏差を求めて使用することが望ましい。

● 参考文献

1） Ter-Pogossian MM. The physical Aspects of Diagnostic Radiology. New York: Harper & Row; 1967.

2） Bushberg JT. The Essential Physics of Medical Imaging. Baltimore: Lipincott Williams & Wilkins; 1994.

3） Johns HE, Cunningham JR. The physics of Radiology. 4th edition. Springfield(Illinois): Charles C Thomas; 1983.

4） 中村仁信, 寺田　央. X線電子写真（KIP方式基礎と臨床）. 東京：蟹書房；1990.

5） 岡崎俊三. 医学放射線物理学. 東京：南山堂；1980.

6） Haus AG. Image quality in mammography. Radiology. 1977; 125: 77-85.

7） Doi K, Chan HP. Evaluation of absorbed dose in mammography. Radiology. 1980; 135: 199-208.

8） Wu X, Gingold EL, Barnes GT, et al. Normalized average glandular dose in Molybdenum target- Rhodium filter and Rhodium target-Rhodium filter mammography. Radiology. 1994; 193: 83-89.

9） 金森仁志. 診断用X線スペクトル. 日医放物理会誌. 1985；21.

10） Kramers HA. On the theory of X-ray absorption and of the continous x-ray spectrum. Phil Mag. 1923; 46: 836-871.

11） Gros Ch M. Jurnal de Radiologie. 1967; 4: 638-655.

12） Fridrich M, Weskamp P. New modalities in mammography imaging: Comparison of grid and magnification techniques. Medicamundi. 1978; 23: 29-46.

13） Barnes GT, Brezovich IA. The intensity of scattered radiation in mammography. Radiology. 1978; 126: 243-247.

14） Barnes GT. Characteristic of scatter, Reduced Dose Mammography. Year Book Medical Publ Inc; 1979.

15） Muntz EP. On the Significance of scattered Radiation in Reduced Exposure Mammography. 63rd Scientific Assembly and Annual Meeting of the Radiological Society of North America; 1977. p.105.

16） Dick CE, Motz JW. New Method for the experimental of X-ray Grid. Med Phys. 1978; 5: 133-140.

17） Haus AG. Screen-film mammography update: x-ray units, breast compression, grids, screen-film characteristics and radiation dose. Medical Imaging and Instrumentation '84 Proceedings. SPIE; 1984. p.486.

18） 大内憲明・編. マンモグラフィによる乳がん検診の手引き－精度管理マニュアル－. 第3版. 東京：日本医事新報社；2004.

19） 寺田　央：マンモグラフィの画質. INNERVISION. 2003；18（2）：62～66.

20） Hammerstein GR, Miller DW, et al. Absorbed Radiation dose in Mammography. Radiology. 1979; 130: 485-491.

21） Fitzgerald M, Dance DR, Lawinski Cp, et al. The Commissioning and Routine Testing of Mammographic X-ray Systems. The institute of physical in medicine (Report No.59); 1989. p.37-51.

22） 西澤かな枝. マンモグラフィのQA／QC. 放医物理. 1996；16（3）.

23） Leitz W. Design criteria for evaluation of phantoms employed for mammography. Radiat Prot Dosim. 1993; 49(1/3): 147-152.

24） Faulkner K, Thompson SR: Optimisation of dedicated mammographic film processor using a test phantom. Radiat Prot Dosim. 1993; 49(1/3): 213-215.

25） 富士フイルムメディカル. カタログ：イメージソリューション　サービスのご案内.

26） 寺田　央, 堀田　勝平・他. デジタルマンモQCファントムのX線透過後の線質とQL値の関係. JJRT（抄録）. 2007.

27） 根岸徹・編. 放射線技術学スキルUPシリーズ診断　X線領域における吸収線量の標準測定法. オーム社；2017. 3～9.

1　マンモグラフィの基礎

28）草間朋子・編：ICRP1990 年勧告（その要点と考え方）．日刊工業社，1991.

29）中村仁信，寺田　央．医療被曝とその対応（X 線撮影への不安に答えて）．健康教室．1990；471：75 〜 77.

30）IAEA Safety Series No.115-I: International Basic Safety Standards for Protection against Ionization Radiation and for the Safety of Radiation Sources. IAEA VIENNA, 1994.

31）古賀佑彦．法規制外の問題（IAEA のガイダンスレベルなど）．INNERVISION．1996；11（10）：30 〜 32.

32）EUROPEAN COMMISSION (EUR 16263 EN): European Protocol on Dosimetry in Mammography. 1996

33）Stanton L, Theodore V, Day JL, et al. Dosage Evaluation in Mammography. Radiology. 1984; 150(2): 577-584.

34）NCRP Report No.66: Mammography. 1980.

35）NCRP Report No.85: Mammography-A user's guide. 1986.

36）Stanton L, Day JL, Brattelli SD, et al. Comparison of ion chamber and TLD dosimetry in mammography. Med Phys. 1981; 8(6): 792-798.

37）Speiser RC, Zanrosso M, Jeromin LS, et al. Dose comparisons for mammography systems. Med Phys. 1986; 13(5): 667-673.

38）Wu X, Barnes GT, Tucker DM. Spectral Dependence of Glandular Tissue Dose in Screen-Film Mammography. Radiology. 1991; 179: 143-148.

39）Sobol WT, Wu X. Parametrization of mammography normalized average glandular dose table. Med Phys, 1997; 24(4): 547-554.

40）日本乳がん検診精度管理中央機構・編．デジタルマンモグラフィ品質管理マニュアル．医学書院；2017. 39 〜 42.

41）J-RIME．最新の国内実態調査結果に基づく診断参考レベルの設定．2015. 20 〜 22.

（寺田　央　　元・大阪警察病院付属人間ドッククリニック）

（根岸　徹　　首都大学東京健康福祉学部 放射線学科）

第4章

② 装置の構造

1. X 線管

1-1. 陽極：ターゲット

　一般撮影系ではタングステン（W）ターゲットによる連続 X 線が主として利用されているが，マンモグラフィでは対象としている乳腺の正常組織と病変（腫瘍）組織との X 線吸収差がきわめて少ないためコントラストがつきにくい。しかし，病変検出能を少しでも高めるため，15 ～ 25 keV 程度の低いエネルギーの X 線を利用して，少しでもコントラストを高めようとしている（表1）。これは管電圧にして 25 ～ 35 kV 程度に相当する。この領域の X 線を選択的に取り出すには，連続 X 線だけでなく，特性 X 線を利用したほうが効率がよい。モリブデン（Mo）やロジウム（Rh）は，タングステンに比べ原子番号が低いため連続 X 線の発生効率は低いが，それぞれのターゲットから放出される特性 X 線が前述の領域に相当するため，効率と画質向上の双方を目的として用いられている。

　X 線管から発生する X 線は，連続 X 線（連続スペクトル）と特性 X 線（線スペクトル）からなる混合 X 線である。連続 X 線は管電圧に相当するエネルギーを最大値とする連続スペクトル X 線で，特性 X 線は物質固有のエネルギーにおいてのみ発生する幅を持たない線スペクトル X 線である。Mo ターゲットの場合，主たる特性 X 線は K α から 2 つ（K α1: 17.478 keV，

表1　乳腺組織の密度と線吸収係数

乳腺組織	密度 （g /cm³）	20 keV における 線吸収係数（cm⁻¹）
乳腺組織	1.020※	0.703※
脂肪組織	0.950※	0.540※
平均的な乳房 （50%脂肪 50%乳腺）	0.984※	0.618※
乳癌腫瘍	1.044※※	0.844※※
石灰化	3.060※※※	19.431※※※

※ ICRU 44（1989），※※ PC Johns and MJ Yaffe（1987），
　※※※ ICRU 46（1992）

表2 各種ターゲット材の物理特性

ターゲット材	原子番号 (Z)	密度 (g/cm³)	K-吸収端 (keV)	Kα₂	Kα₁	Kβ₁	Kβ₂	融点 (℃)
Mo	42	10.22	20.002	17.373	17.478	19.607	19.964	2617
Rh	45	12.41	23.224	20.072	20.214	22.721	23.169	1966
W	74	19.30	69.508	57.973	59.310	67.233	69.090	3410

Radiological Health H and book (1970)

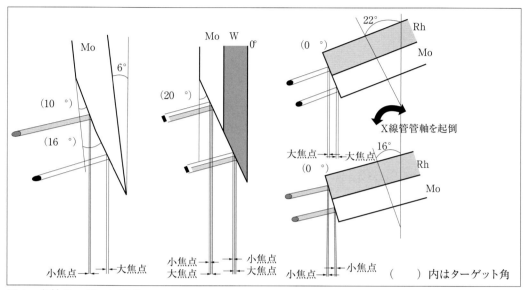

図1　各社ターゲット方式

Kα2: 17.373 keV），Kβから5つ放出される（**表2**）[1]が，Kβは放出効率の高い2つのエネルギーが主に画像生成に寄与している（Kβ1: 19.607 keV, Kβ2: 19.964 keV）。しかしタングステンのように原子番号の大きい物質から放出される特性X線と比べて特性X線のピーク間のエネルギー幅が小さいため，それぞれ重積した2本の特性X線として扱われている。

またマンモグラフィに使用されるX線は軟線であるため，X線吸収の大きい比較的乳腺密度が高い若年者乳房や大きな乳房では被ばく線量が過大となる。これらを解消するために，RhやWターゲットを搭載している機種もある（**図1**）。RhターゲットはMo陽極にRhを貼り付けた焦点軌道を設けて2重焦点軌道としている。RhはMoと同様に低エネルギー領域において特性X線を発生させる性質を持っており，**表2**のようにMoよりも約3 keV程度高い。このため透過力は強くなるがコントラストは多少低下する。

また近年FPDの利用が盛んとなり，直接変換方式のアモルファスセレンの感度レスポンスに合わせたWターゲットの使用が増えている。Wターゲットでは，L殻からL特性X線（主なエネルギーはLα: 8.4 keV, Lβ: 9.7 keV, Lβ2: 10.0 keV, Lγ: 11.3 keV）が放出されている。しかし，これらのエネルギーは被写体で吸収されてしまいイメージングディテクタへ到達できないエネルギーなので，被ばく低減の観点から付加フィルタで取り除く必要がある。

また，一般的に3倍回転陽極X線管（9,000〜10,000回転/min）が用いられており，熱容量を増加している。

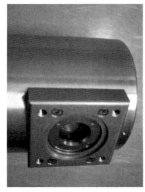

図2 ユニポーラ型X線管

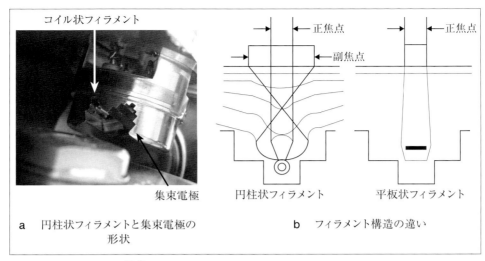

a 円柱状フィラメントと集束電極の形状

b フィラメント構造の違い

図3 フィラメントの構造

1-2. 陰極：フィラメント

　低管電圧使用によるエミッション特性によりフィラメントからの熱電子の放出が制限されるため，一般のX線管で30 kV程度の加速電圧ではフィラメント加熱を上げても管電流の増加は見込めない。そこで陽極-陰極間距離を近づける（一般X線管17〜18 mm，乳房用X線管10〜13 mm程度）ことなどによって改善している[2]。また，使用管電圧が30 kV程度と低いことから接地に対して片側の高電圧を印加する方式がとられている（片側接地）。さらに，撮影台の先端が撮影中心となるため，放射口がX線管の先端部にある（図2）。

　一般的には陰極接地が多いが，陽極接地にしている装置もある。陽極接地にすると陽極を直に冷却できるので冷却効率がよく，陽極と管壁が同電位となるので焦点外X線が減少し，コントラストも向上するといわれている。通常のX線管は図3 aのように円柱形（コイル形状）のフィラメントからターゲットに向けて電子を放出する。その場合フィラメントは円柱状であるために，フィラメント正面から発生した電子は正焦点を形成すると同時に，フィラメント側面から発生した電子が正焦点の両側に副焦点を形成する。このとき，正焦点と副焦点の形成は，集束電極の形状に大きく関係し，また集束電極の深さがある程度なければ電子を焦点に集束することができない。集束電極とアノードの間には等電位線が走るが，この等電位線は電位の等しい位置を走るために集束電極のなかに入り込んでいく。そしてフィラメントから放出された電子は等電位線に垂直に進むため，フィラメントの側面から放出された電子は図3 bのように正焦点の両側に副焦点を形成してしまう。そのため，集束電極の深さが深くなるほど副焦点は大きくなりやすい。ただし，一般撮影等に使用されるような管電圧の場合では電子吸着力が強いため副焦点が正焦点の内部に納まり，X線の広がりが焦点サイズ以上になることはない。ところが，マンモグラフィのように30 kV以下の管電圧になると，電子吸着力が弱いために副焦点が広がり，焦点サイズ以上にX線が広がってしまうブルーミング効果という現象が起こる。最近では，図3 bに示すようにフィラメントを平板状にし集束電極の深さを従来型に比べて浅くすることにより，等電位線をほぼ平行に走らせた，副焦点の広がりの比較的少ない焦点を有するX線管装置もある。

表3 固有ろ過

	固有濾過	X線透過率(%)			
		10 keV	15 keV	20 keV	30 keV
Be 窓	1 mmBe	89.8	94.7	96	96.8
ガラス窓	1 mmAl	0.08	11.7	39.8	73.9

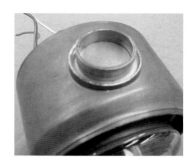

図4　Be 照射窓

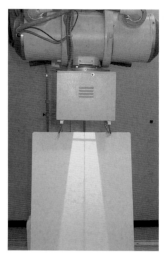

図5　一般撮影用X線管

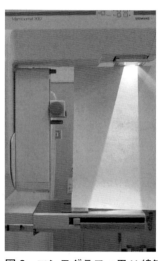

図6　マンモグラフィ用X線管

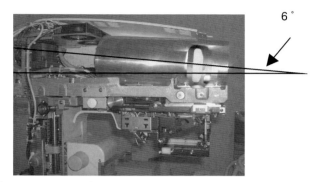

図7　設置方法

1-3. 放射窓

　診断用X線管とマンモグラフィ用X線管の固有ろ過の比較表を**表3**に示す。診断用X線装置で使用されているX線管に管電圧30 kV程度の低管電圧撮影を行うと，放射されるX線はガラス管壁による吸収（固有ろ過）が大きいため線量が減少するだけでなく，線質も硬化してしまう。また，加速電圧が低いため，エミッション低下が生じてしまい大電流を流すことができない。そこで専用のX線管が開発されてきた。当初，放射窓にはリンデマンガラス（B 82 %，Li 15%，Be 3%）と呼ばれるものが使用されたが，経年変化が生じ変質しやすいために，マイカ板が用いられるようになった。しかし，これも厚さをきわめて薄くしなくてはならないため（0.02 mm程度），機械的な強度が足りず壊れやすかった[1]。そのためベリリウム（Be: z =4　0.8〜1.0 mm程度）が用いられるようになり，現在に至っている（**図4**）。

1-4. マンモグラフィ用X線管の配置と特性

　一般撮影系ではフィルム中心線上に焦点を配置し，イメージングディテクタに対して放射状にX線を照射するが，その構造ではマンモグラフィで胸壁側にブラインドエリアが生じてしまう（**図5**）。そこで胸壁側イメージングディテクタ端の真上に焦点を配置し，イメージングディテクタ端にX線を垂直に入射させることで胸壁のブラインドエリアを少なくし，乳房全体が描出されるように設計されている（**図6**）。また，ターゲット角によっては照射野を確保すると同時にヒール効果を有効に利用するため，マンモグラフィ用X線管を6°ほど傾けて設置されている装置もある（**図7**）。ヒール効果は，乳頭と胸壁を結ぶ線に対して，X線管を平行に設置すれば乳房の前後方向に影響するようになる。そのため胸壁側に陰極を配置することにより比較的被写体の厚い側に線量を多くすることができ，左右方向の濃度も対称にすることが可能となる。そのためマンモグラフィ装置ではX線管が縦方向に置かれている。

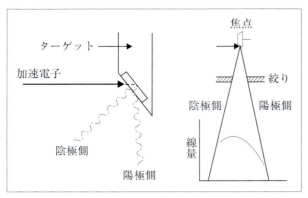

図8 ヒール効果

　X線はフィラメントから放出された電子が陽極側にあるターゲットに衝突し発生する。このときのX線発生効率は1％以下であり，その他のエネルギーはすべて熱となる。ターゲット表面で発生したX線は確率的に均一となるはずであるが，ターゲット表面より少し内部に入り込んだ電子によって発生したX線は，ターゲットから放出されてくるまでの間にターゲット内部で低エネルギー成分が吸収されてしまう。この場合，発生する確率は等しくとも陽極側のほうがターゲット内部を長い距離通過するため，陰極側と陽極側で線量，線質が異なることになる。この現象をヒール効果といい，陰極側は比較的線量が多く，線質は軟らかい。陽極側は比較的線量が少なく，線質は硬くなる。マンモグラフィ用X線管は軟X線であるため自己吸収が大きく，ヒール効果の影響が大きくなる（図8）[3]。

2. 付加フィルタ

　X線管から放出されるX線は広いエネルギー範囲のスペクトルを持っている。その最大エネルギーは管電圧に相当し，最低エネルギーはX線装置の総ろ過によって決まる。臨床的には付加フィルタによりX線のエネルギー幅を調節して利用している。この付加フィルタが用いられる主な目的は人体表面にほとんど吸収される低エネルギー成分を取り除くことにより，被ばく線量を低減させ，そしてX線スペクトル分布（線質）を変化させて写真コントラストを向上させることにある。

2-1. 付加フィルタのK吸収端とスペクトル変化

　一般撮影系における付加フィルタには主にアルミニウム（Al）や銅（Cu）が使われる。これは，ある程度の強度があり，純度が高く比較的廉価で，診断用X線の主たるエネルギー領域で吸収端が存在しないためである。しかし，乳房用X線装置では，このK吸収端を利用するためにMoフィルタが用いられる。Moフィルタは，不要な被ばくとなる低エネルギー成分をフィルタの吸収により低減させるとともに，K吸収端によりコントラストを低下させる高エネルギー成分を大幅に低減させ，単色X線に近づけたエネルギースペクトルを実現している。
　この吸収端とは通常の光電吸収においてはエネルギーが高くなるほど質量減弱係数が小さくなるが，物質ごとに有する電離に必要なエネルギーが吸収端となる。よって，Moの場合，K吸収端においてK電子を電離させるためのエネルギーが20 keVであるといえる。ところが乳房圧が50 mmを超える場合，いくらMoターゲット/Moフィルタであろうとも被ばく線量が増加するだけでコントラストが向上しない。この場合にRhフィルタが使用される。RhはK

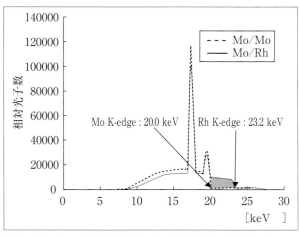

図9 MoフィルタとRhフィルタの比較（28 kV）[4]

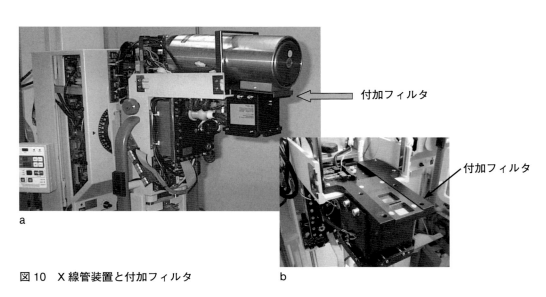

図10 X線管装置と付加フィルタ

吸収端が23.2 keVとMoより約3 keV高いところにある。この約3 keV高い線質を利用し透過線量を増加させ，被ばく減少を実現している（図9）。また，近年ではWターゲットの利用により，Ag（K吸収端：25.5 keV）が使用され，さらにDigital Breast Tomosynthesisの利用が盛んとなりAlも利用されるようになった。

2-2. 付加フィルタの構成

X線管と付加フィルタを図10に示す。bがX線管を外したものである。このタイプの装置はフィルタ材質がMoとRhの2種類であるため，2種類の付加フィルタが並べて配置されており，スライドすることによりフィルタ材質を選択できるようになっている。これ以外に，ターゲットとの組み合わせにより，Ag，Al，Cuなどが用いられる装置もある。

装置によっては円盤状に付加フィルタが配置されており，回転することにより付加フィルタ材質を選択する装置もある。また，ヒール効果の影響を低減させるため，付加フィルタに角度をつけて配置されている装置もある。

付加フィルタ材質の選択は，被写体厚や圧迫圧，プレ照射による被写体透過線量などから計算して自動選択を行う場合と，セミオート撮影で手動で選択する場合がある。

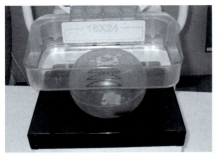
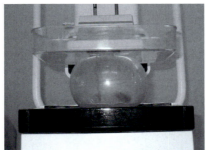

図11　圧迫板

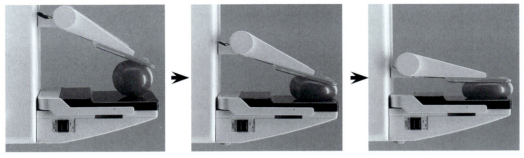

図12　各社の圧迫方式　二重圧迫機構（ツインコンプ）

3. 光照射野ミラー

　付加フィルタを通過したX線は次に照射野ミラーに到達する。ミラーはX線照射時に退避するものと退避しないものとがある。退避しないミラーはできるだけ吸収の少ない物質で構成しなければならない。ミラーが退避しないタイプのものは半価層にして0.01～0.02 mmAlほど増加するといわれている。現在使用されている装置はミラーが退避するものが多い。

4. 圧迫板

　付加フィルタを透過したX線が次に透過するものが圧迫板である（図11）。圧迫板は各社材質が微妙に異なり，硬度も軟質のものから硬質のものまでありX線の吸収もさまざまである。材質は主にポリカーボネイト（polycarbonate）が使用されている。これは熱可塑性プラスチックの一種で，衝撃強さと引張り強さのバランスがとれた材質である。特に破損時に尖鋭的な破損が起こらないため，万一圧迫時に破損が生じても，受診者にけがをさせる可能性が少ないという特徴も有している。透明性，耐候性，電気的性質も優れており，しかも温度，湿度などによる変化も少なく，吸水率が小さいため自然環境の影響を受けないなどの特徴を有している。近年ではK-レジンといった新しい材質も使用されてきている。

　圧迫方式も各社いろいろな工夫をこらしている時期があった。各社の特色のなかで代表的なものを示す。図12がA装置の二重圧迫機構（ツインコンプ）である。圧迫板の胸壁側が先に下がり，乳腺後方脂肪組織から圧迫を開始する。乳腺後方脂肪組織を先に圧迫することで，乳房の伸展性を何とか図ろうとする機構である。

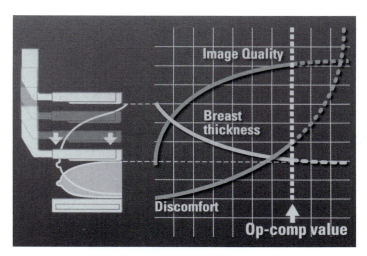

図13　各社の圧迫方式2　最適圧迫機構（Op-comp）

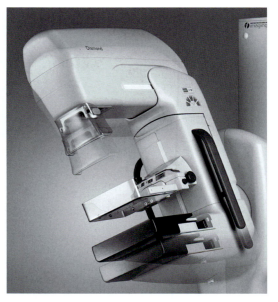

図14　各社の圧迫方式3　EPS（easy positioning system）

　図13に示すのがB装置に搭載されている最適圧迫機構（Op-comp）である。これは自動的に個々の乳房に合った最適な圧力を設定してくれる機能で，グラフのDiscomfortの線は不快感，Image Qualityの線は乳房が薄くなることによる画質の向上を表している。Breast thicknessの線は乳房の厚みである。圧迫圧を上げてもある程度のところで乳房の厚さは薄くならない限界があり，厚さが薄くならなければ画質の向上は望めないので，必要以上の圧迫をかける必要はなく，それを自動で制御する機構である。

　図14に示すのがC装置のEPS（easy positioning system）である。圧迫時にカセットホルダ側を動かすことができ，これにより可動組織を無理なく移動させることができる。CC方向撮影のときに特に有効である。さらに，ヒステリシス現象を利用し乳房厚を変化させずに圧迫圧を減圧する機構を有した装置もある。

　これ以外に，小乳房に対応したものや圧迫板自身に角度が付くものなど，各社工夫されている。

5. 自動露出機構（AEC）

　自動露出機構（AEC: automatic exposure control）は，被写体厚・乳腺密度を考慮し，常に一定の画像濃度を得るために線量を自動的に制御する（AEC検出器内に一定のX線量が入射したときにX線が遮断される）機構である（図15）。

　線量を自動制御することで常に適正な濃度・コントラストを得ることができる。マンモグラフィ装置ではAEC検出器はカセットの後面に位置し，現在では半導体検出器が主流になっており，受光部の大きさも各メーカーによりさまざまな工夫がなされている。受光部の個数は1～48個と装置により差があるが，受光部を乳腺密度の高い部位を自動認識する機構を備えた装置もある。近年はFPD装置が増加してきたことからプレ照射を行い画像情報と乳房厚から

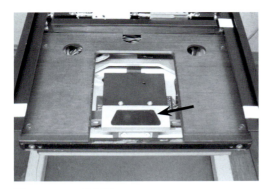

図 15　AEC 受光部

表 4　マンモグラフィ用のグリッドの性能の一例

グリッド比	5:1	一次 X 線透過率	0.72
グリッド密度（strips/cm）	32	散乱 X 線透過率	0.15
鉛容積（mg/cm^2）	55	コントラスト改善係数	1.55
グリッド厚（mm）	2.5	グリッド露出係数	2.15

線質と線量を制御する方式が主流となっている。

6. 患者支持器（乳房支持台）

　患者指示器は主に，X 線吸収が少なく強度もあるカーボンファイバーを用いた炭素繊維強化プラスチック（carbon fiber reinforced plastic, CFRP）が用いられている。これを形成して撮影台として使用するとともに内部に運動グリッド（移動グリッド：ブッキー）や自動露出機構，イメージングデバイスなどを装填できるような構造になっている。最近では Digital Breast Tomosynthesis に対応した FPD を内蔵した少し大きめの患者支持台が増えてきている。

6-1. 散乱線除去グリッド

　圧迫板と被写体を通過した X 線は乳房支持台（カセッテホルダ）上面を通過し，散乱線除去グリッド（以下，グリッド）に到達する。現在の専用装置には移動形のグリッドが装備されている。

　マンモグラフィ用のグリッドは軟 X 線領域で使用するため，中間物質には直接線の透過性のよい Fiber（紙）が多く使用されている（表 4）。このグリッドの使用によってコントラストが向上するが，グリッドを使用しない場合と比較し少なくとも 2 倍以上の線量増加となる。一般的には直線グリッド（集束形）が使用されているが，クロスグリッドを搭載している装置もある。この装置に利用されるグリッドの材質は銅で，箔のクロスする部分が移動の際に重ならないよう，格子にやや傾斜をつけている。中間物質はクロスする箔同士が支え合うという構造上の利点から，箔を支えるための特別な補強剤が不要で空気となっている。そのためコントラスト改善度に優れる。

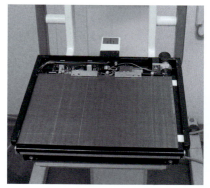
カセッテホルダ内部

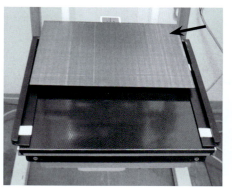
グリッド部

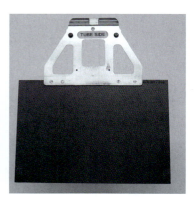
グリッド

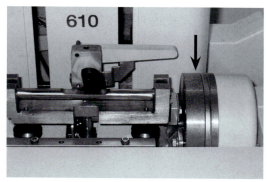
グリッド駆動モータ

図16　運動グリッド（ブッキー）装置

6-2. 運動グリッド（ブッキー）装置

　　　　運動グリッドの駆動方法（ブッキー装置）も各社いろいろな特色を持っている。
　　　　マンモグラフィ撮影では比較的長時間撮影となるため，長時間補正のために照射時間を計算してそれに応じてグリットをゆっくりと動かす機構を有した装置や，グリッドの折り返し地点でX線の照射を止める機構を有した装置，グリッドの動きによる装置の微妙なゆれをなくすため，リニアモータで駆動する機構を有した装置などもある（図16）。

7. Cアーム

　　　　マンモグラフィにの標準撮影では，頭尾方向と内外斜位方向を両側乳房について行うため，操作性について特に以下のことが要求される。
　　　　　①受検者を動かさずに迅速かつ正確に位置決めができるように患者支持台の移動範
　　　　　　囲が大きいこと。
　　　　　②受検者を立位のままで多方向撮影ができること。
　　　　　③乳房の圧迫が迅速かつ適切に行えること。
　　　　このため，乳房用X線装置はX線管と撮影台が一体になったユニットタイプになっており，X線管支持アームが－180°〜＋180°（一部装置は＋135°ないし＋150°）回転して立位，座位，横臥位での多方向撮影が容易に行える機構になっている。また，左右で同一ポジショニングが行えるようにアイソセンタリング機構を有する装置が増加している。

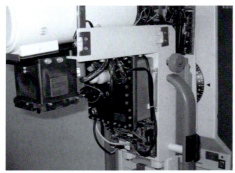

図17 一体型高電圧発生装置

8. 高電圧発生装置

8-1. インバータ式装置の特徴

　従来，乳房用X線装置は単相2ピークX線装置や三相6ピークX線装置が主流であったが，最近ではインバータ式装置が主流となっている。このインバータ式装置によって得られる恩恵は大きい。インバータ式装置の特徴としては次のような項目が挙げられる。

　1）小型，軽量
　高電圧変圧器の誘起起電力は一般に次式で表される。

$$e = K \cdot f \cdot B \cdot A \cdot n$$

　　　e：誘起起電力（V）
　　　K：定数
　　　f：周波数（Hz）
　　　B：磁束密度（Wb/m^2）
　　　A：鉄心の断面積（m^2）
　　　n：巻線の巻数

　この式より，周波数fを高くすることにより鉄心Aの断面積や巻線の巻数nを減らすことが可能となる。よって変圧器を小型軽量にすることが可能になる。現在使用されているインバータ周波数は数十kHzのものが主流であるため高電圧変圧器は大幅に小形化され，乳房用X線装置本体に組み込まれている装置もある（図17）。

　2）精度，再現性
　インバータ式装置は高周波化された高圧電源の一次側（変圧器入力側），あるいは二次側（X線管側）に分圧器を有し，そこから得られた値をフィードバック制御に用いている。そのため，もとの商用電源の変動などに対して影響を受けにくく，精度が良好で再現性に優れた装置である。また，単相電源や三相電源にかかわらず一度直流に整流してから高周波化するために電源の位相に関係なく遮断することが可能である。

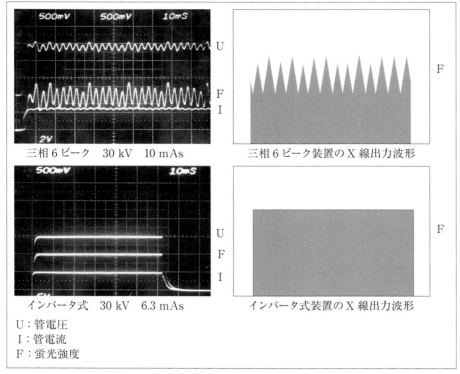

図18　高電圧波形とX線出力の関係

3) 管電圧脈動率が小さい

インバータ周波数が高周波になれば管電圧の脈動は小さくなる。単相2ピーク装置が三相6ピーク装置へと移り変わったのも同様の理由からである。高周波にすることでリプルを小さくし，高効率にてX線を使用でき，管電圧波高値の変化を最小限にすることで安定した線質の出力を得ることが可能となる[5]。

これらの他にX線出力波形の変動が少ないため三相6ピーク装置などに比べて有利である。図18に三相6ピーク形乳房用X線発生装置の出力波形とインバータ式乳房用X線発生装置の出力波形の比較を示す。出力波形に大きな差が生じているのが確認できる。図中右波形下のグレー部分がスクリーン/フィルム系でいう蛍光量にあたる。この部分の面積を積分し，同一管電流時間積あたりの量を比較すると，インバータ式装置は三相6ピーク装置に対しておよそ1.3〜1.4倍もの蛍光量を有している。また，三相6ピーク装置は管電圧リプルが大きいため低エネルギー成分も増加してしまう。このことより，三相6ピーク装置は同一写真濃度を得るために余分な被ばくが余儀なくされる。前述した3つの特徴とこのような利点があるため乳房用X線装置のインバータ化が進んでいる。

8-2. インバータ式装置の分類（定格，制御方式）

ここでJISZ 4702に定義されるインバータ式装置の定格による分類を図19に示す。主に変圧器形とエネルギー蓄積形に分類される。このなかで変圧器形は常に商用電源を用いてX線を発生させる形式である。これに対しエネルギー蓄積形とは電池あるいはコンデンサに蓄積されたエネルギーのみを使用するものである。現在乳房用X線装置では変圧器形が主流となっている。

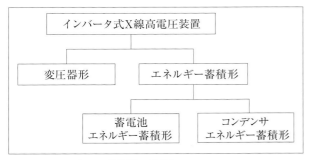

図19 インバータ式装置の分類

図20 インバータ式装置の基本原理図

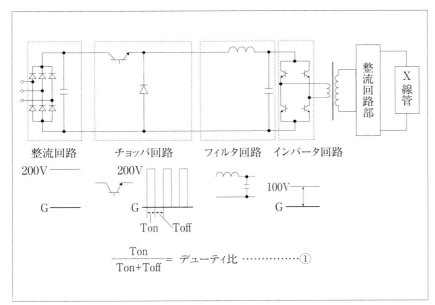

図21 方形波形インバータ式装置の基本原理図

チョッパ回路がonのときをTon, offのときをToffとした場合, 式①が成り立ち, この比率をデューティ比と呼ぶ。
このデューティ比により管電圧を制御している。例えば, 入力電圧が200Vのとき, Tonが50％, Toffが50％なら出力電圧は100Vとなり, Tonが30％, Toffが70％なら出力電圧は60Vとなる。この電圧を高電圧変圧器により昇圧させて管電圧を発生させている。またX線管側にて管電圧をチェックし, チョッパ回路でデューティ比を調整することにより（フィードバック制御）, 常に安定した管電圧を供給している。

$$\frac{Ton}{Ton+Toff} = デューティ比 \quad \cdots\cdots\cdots ①$$

　この高電圧発生装置は, 図20に示すように単相あるいは三相電源から得られる交流電源を直流に変換する整流回路と, 設定された管電圧に変更する電圧制御と直流を交流に変換するインバータ回路, そして高電圧発生回路にある変圧器で昇圧された後, 整流されてX線管へと送り出される構成となっている。そしてインバータ周波数は商用電源周波数と比較し高周波であるため, リプルの小さい管電圧を作り出すことが可能となる。特に乳房用X線装置は整流器からX線管までの距離が一般撮影用X線装置と比較し短いため, この間を接続する高電圧ケーブルによるコンデンサ容量が小さくなり, それによる管電圧リプルの低減が見込めないため, 高電圧発生装置本体での管電圧リプル抑制が重要である。
　インバータ方式は方形波形インバータ制御と共振形インバータ制御に大別される。
　方形波形インバータ制御は図21に示すように商用電源を整流回路で直流に変換した後にチョッパ回路のon/off時間の関係で管電圧を制御している。このチョッパ回路制御をインバータ回路出力部やX線管側から分圧して取り出した値と比較して制御（フィードバック制御）することで, 安定した管電圧制御が可能となる。管電流制御方式は半導体交流加熱方式が用いられており, こちらもフィードバック制御を行うことにより安定した出力が得られるようになっている。

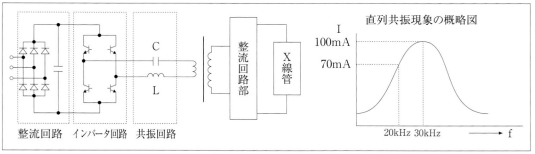

図22 共振形インバータ式装置の基本原理図
基本的に交流電源を整流する原理は方形波形インバータ装置と同じで，チョッパ回路，フィルタ回路を持たないため，装置を小型・軽量化できる。共振回路（LとC）により共振現象を利用して，周波数を変化させることで管電流を調整している。

　共振形インバータ制御は図22に示されるように高電圧変圧器のL成分とコンデンサのCを用いた共振現象を利用している。共振周波数は

$$f = 2\pi \frac{1}{\sqrt{LC}}$$

で表される。この共振周波数値近傍で駆動させることにより最大出力が得られ，出力波形は見かけ上，正弦波に近くなる。このため，インバータ回路上では方形波状の電流波形を遮断するよりも正弦波状の波形のほうが遮断電流を小さくすることが可能となり，スイッチング素子の損失が少なくなるので高周波化と出力上で有利となる。また，共振形では通常インバータの周波数を変化させて管電圧の制御を行うものが多く，チョッパ回路がない分コスト的にも優位である。特に乳房用X線装置は小型軽量化が進んでいるためチョッパ回路をなくし高周波化し，使用管電圧幅も狭いことから，インバータ周波数の変動による管電圧リプルへの影響は少なくなっている[6]。

　ただし，小焦点にした場合も同一制御系を用いると管電流の減少とともにインバータ周波数も低減されるため管電圧リプルが大きくなる傾向がある。そのため，大焦点，小焦点など負荷の切り替えによりインバータ周波数への影響を最小限にとどめるよう位相差制御等で管電圧リプルが変化しないように工夫している装置もある[5]。

　これらの理由から，現在市場に出ている多くの乳房用X線装置で共振形インバータ制御方式が用いられており，出力系が比較的軽負荷なためインバータ周波数は数十kHzと高周波で使用されているものが多い。

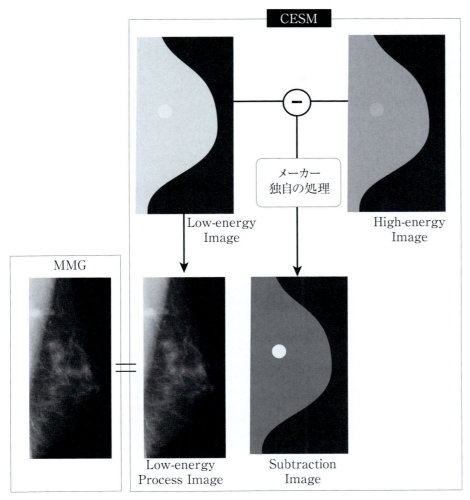

図23 造影マンモグラフィ技術の概要

9. デュアルエネルギーサブトラクション技術（造影マンモグラフィ）

　　ヨウ素のK吸収端（33.2 keV）より高いエネルギーを用いて撮影するとともに通常の撮影条件でのマンモグラフィとサブトラクション処理を行うことで、より造影剤で濃染された腫瘍とそれに伴う癌の広がり診断が可能とした技術である。

　　この技術の流れを図23に示す。まず造影剤を注入するためのルートを確保したのち低エネルギー（28～32 kV）の画像を取得した後、造影剤を注入後約1分間隔で経時的に高エネルギー（45～49 kV）の画像を取得する。得られた画像から低エネルギー成分の画像と高エネルギー成分の乳腺画像の濃度値が同じになるように調整した画像で差分画像（サブトラクション処理）を得ることによって造影剤によって濃染された範囲を画像上に強調して描出する。この時経時的に撮像することによってMRIのTime Intensity Curveのようにウオッシュアウトまでのパターン分析も可能である。

　　ただし、圧迫時間が長くなるので被検者の痛みが継続する検査でもある。

　　この画像を得る時に使用される低エネルギーは従来使用されてきたW/RhやRh/Rhなどで

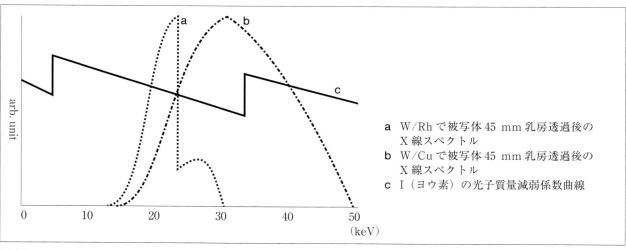

図24
a W/Rhで被写体45 mm乳房透過後のX線スペクトル
b W/Cuで被写体45 mm乳房透過後のX線スペクトル
c I（ヨウ素）の光子質量減弱係数曲線

撮像が行われているが，高エネルギーでは管電圧を高くするだけではなく付加フィルタをCu（銅：K吸収端8.98 keV）やTi（チタニウム：K吸収端4.97 keV）を用いていることが特徴である。これらの金属はK吸収端が9 keVよりも低いため，主にK吸収端以降の減弱係数を用いて，WやRhターゲットから照射される連続X線成分を吸収している（図24）。現在臨床で使用されている付加フィルタ厚はCuが0.3 mm，Tiが1.0 mmとなっている。共に低エネルギー成分を吸収し，連続X線成分の多くをIのK吸収端より高いエネルギー成分を作成していると思われる。

臨床的には高濃度乳房で腫瘍の判別がつきにくい場合やMRI検査をすぐに行えないときなどに有効であると考えられるが，造影剤の副作用や現状では保険点数が認められていないため，被検者あるいは施設への経済的負担も考慮する必要がある。また，高エネルギーとはいえ複数回撮影を行うことへの被ばく線量の増加などについても今後検討していく必要があると考えられる。

● 参考文献

1) Browne E, Richard Firestone B. Table of radioactive isotopes. NewYork: Wiley-Interscience; 1986.
2) 青柳泰司. 改訂診断用X線装置. コロナ社；1985.
3) Barnes GT, Frey GD. Screen Film Mammography. Madison(Wisconsin): Medical Physics Publishing; 1990.
4) Cranley K, Gilmore BJ, et al. Report 78. The Institute of Physics and Engineering in Medicine; 1997.
5) 安部真治, 根岸　徹・他. 放射線医療技術学叢書（10）インバータ式X線装置の臨床への適応と応用. 日本放射線技術学会；1994.
6) 青柳泰司, 安部真治・他. 新版放射線機器学（特）診断画像機器. コロナ社；2004.

（根岸　徹　首都大学東京健康福祉学部 放射線学科）

第5章　デジタルマンモグラフィの基礎

① 装置全般（CRおよびFPD）

1．画像のデジタル化

アナログ信号は変数値が連続に変化したときの関数値である。デジタル信号は変数値が一定の間隔で離散的に変化したときの関数値である。マンモグラフィに限ったことではないが，画像のデジタル化とはアナログ情報を標本化と量子化とによってデジタル情報に変換することをいう[8]。

1-1．標本化（sampling）

標本化とは画像におけるアナログ情報を適当な間隔ごとに読み取る操作である。この間隔があまり短いとハードウエア構成が困難となり，長いと元の信号の復元が難しくなる。標本化は，空間分解能という画質特性を決定する因子である。空間分解能は，X線の変換方式が同じであれば，del（detector element，検出素子）のサイズが画質に大きく影響を及ぼす。画素数は「横方向の列数×縦方向の列数」で表現され，マトリクスサイズという。解像度はマトリクスサイズが大きく，画素数（ピクセル数）が多くなるほど向上する（図1）。

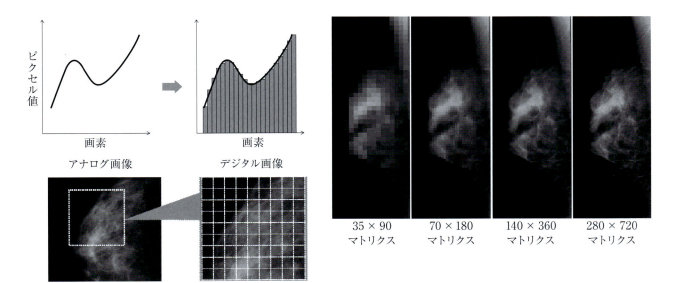

図1　標本化の概念図

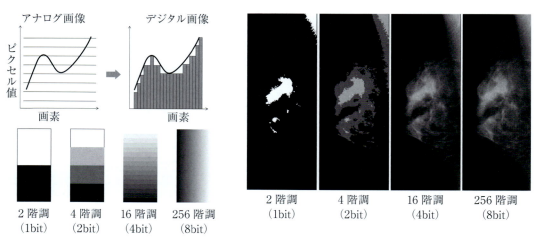

図2 量子化の概念図

表1 アナログマンモグラフィの画質に影響を及ぼす因子

コントラスト		
	X線管因子（線質）	管電圧・陽極材質・フィルタ
	構造的因子	圧迫
	写真的因子	フィルム・スクリーン
	除去因子	グリッド
鮮鋭度		
	幾何学的因子	焦点サイズ・焦点フィルム間距離
	時間的因子	被写体の動き・撮影時間
	写真的因子	フィルム乳剤因子・増感紙結晶粒子
		密着性
粒状性		
	発生因子	散乱腺・現像・カブリ・X線強度の不均一性
		フィルム粒子の不均一性
		増感紙結晶粒子の不均一性
		アーチファクト

表2 デジタルマンモグラフィの画質に影響を及ぼす因子

コントラスト		
	X線管因子（線質）	管電圧・陽極材質・フィルタ
	構造的因子	圧迫
		階調処理
	除去因子	グリッド
鮮鋭度		
	幾何学的因子	焦点サイズ・焦点フィルム間距離
	時間的因子	被写体の動き・撮影時間
		del（detector element：検出器素子）
		検出器での信号の拡散・画像処理
粒状性		
	発生因子	散乱腺・X線強度の不均一性
		線量
		画像処理
		アーチファクト

1-2. 量子化（quantization）

アナログ濃度（輝度）情報を適当な整数値で読みとり，デジタル量に変換することである。量子化は，濃度分解能という画質特性を決定する因子である（**図2**）。濃度分解能は階調数（bit）で表され，コンピュータ上で扱われるため2進数が用いられている。すなわち1bitが2階調，2bitが4階調，3bitが8階調となり，8bitで256階調で表現することが可能となる。マンモグラフィでは一般的に10～16bitでデータを収集している装置が多い。また画像のデータ量を表す単位はbyteで，8bit＝1byteと計算で扱うため，1画素あたり9～16bitの場合は2byteのデータ量となる。

2. デジタルマンモグラフィの特徴

マンモグラフィの分野において，最近のデジタル化の傾向は目覚しいものがある。マンモグラフィでは微細石灰化を描出する高解像力と，X線吸収差の少ない構造物を描出する能力が要求される。アナログおよびデジタルマンモグラフィの画質に影響を及ぼす因子を**表1, 2**に示す。

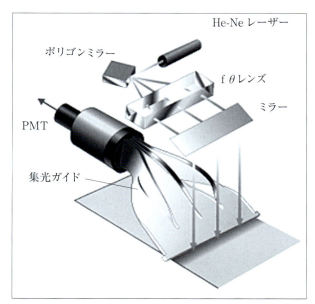
図3　CRシステムの一例

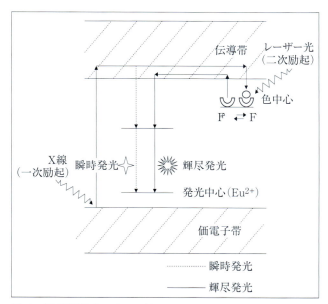
図4　輝尽発光のメカニズム

　アナログシステムと比較し、問題とされるデジタルマンモグラフィの解像力は最近の画像処理技術の進歩によって臨床評価でも有用性が認められるなど徐々に解決されつつある。

　デジタルマンモグラフィにおいては、ダイナミックレンジの広さもその特長のひとつとされ、乳房のような吸収の大きく異なる組織では、皮膚面から脂肪、そして乳腺組織までのデータを取得することができ、処理を最適化することによって画像上に描出することができる。他の利点としては、画像データの保管が容易であること、遠隔画像診断が可能であること、CAD（computer-aided diagnosis）の利用の優位性があることなどが挙げられる[1]。

　受光系は検出方式の違いにより、大きく分けてCR（computed radiography）とFPDに分けられるが、FPDはさらに変換方式の違いにより直接変換方式FPD、間接変換方式FPDに分けられる[2]。

3．CR（computed radiography）

3-1．CRの原理

　X線情報は輝尽性蛍光体に潜像として記録され、これはレーザースキャナ内の励起レーザー光（633 nm，赤色）の照射によって輝尽発光光（400〜450 nm，青色）として読み出される。この光は高効率の集光ガイドで集積され光電子増倍管（photomultiplier tube: PMT）に導かれ、電気信号に変換される。この信号は、輝尽発光量に比例したアナログ信号であるので、これを増幅し対数変換したのちA/D変換によってデジタル信号とする（図3）。

3-2．輝尽性蛍光体

　物質に種々の外的な刺激を与えたとき、その物質から光が放出されるという現象は、紀元前1500年以前の中国において記述されている。19世紀後半になると紫外線などの刺激によって発光した物質が、その後赤外線などを照射すると再び光り出す現象が発見された。この現象を輝尽発光（photo stimulated luminescence: PSL）と呼ぶ。輝尽発光を示す物質は輝尽性蛍光体と呼ばれ、硫化亜鉛、アルカリハライド、酸化物化合物などがある。輝尽発光現象によって、最初の刺激（一次励起）の情報がその物質中に蓄積され、その後の光（二次励起）によって最初の情報を読み出すことができる（図4）。CRで用いられるプレートの構成物質はメーカーに

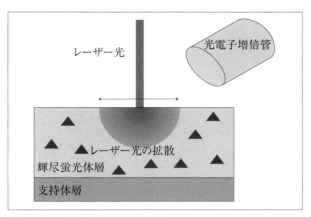

図5　レーザー光散乱の概念図

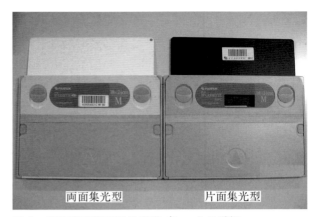

図6　両面集光型輝尽性蛍光プレートの外観

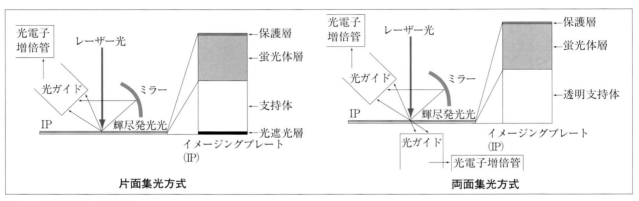

図7　集光方式の概念図

より若干異なるものの，代表的なものはバリウムフロロハイド化合物（BaFX: Eu2＋, X = Cl, Br, I）の結晶が用いられている[4]。

画像の読み取りにはレーザー光が用いられるため，蛍光体層内におけるレーザー光散乱および残光の抑制が鮮鋭性向上のための重要な技術ポイントとなっている（図5）。特にマンモグラフィにおいて着目される微細石灰化の病変観察においては，さらなるシステムの鮮鋭性向上が求められている。そこで，最近では鮮鋭性に優れた柱状結晶タイプの臭化ルビジウム（CsBr）を用いた蛍光体プレートも開発され臨床に使用しているメーカーもある。

3-3. 両面集光方式CRシステム

CRシステムでは，集光する光信号が感度に影響するため，輝尽性蛍光体から発する光を効率よく集光することが重要である。もし十分な光の量が測定できなければ量子ノイズを超えるノイズの加算によって，S/N比やDQE（detective quantum efficiency：量子検出効率）を小さくしてしまうおそれがある。そこで図6のようにプレートの支持体を透明にするとともに，支持体側から発光する蛍光を集光するため支持体側にも検出器を設け，プレートの両面から読みとることによって集光効率を向上させているメーカーもある（図7）。

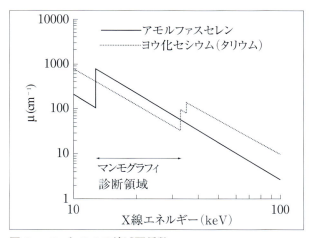
図8　aSeとCsIの線減弱係数

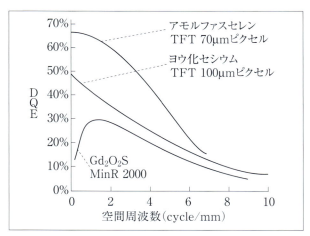
図9　量子検出効率（DQE）の比較

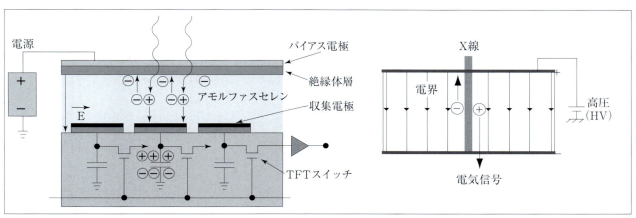
図10　直接変換方式FPDの概念図

4．FPD（flat panel detector）

　　FPD（flat panel detector）[5]の利点は，ほぼリアルタイムに画像を確認でき，検査のスループットが良くなることが挙げられる。図8にaSe（アモルファスセレン）とCsI（ヨウ化セシウム）の線減弱係数を示す。マンモグラフィで使用する15〜20keVのエネルギーではアモルファスセレンのほうが線減弱係数が大きく，X線量子変換効率に優れ，感度的に優れていることがわかる[3]（図9）。

4-1．直接変換方式FPD

　　X線情報をX線変換膜（X-ray photoconductor）によって直接電気信号に変換する。X線変換膜としては，アモルファスセレンが用いられる。X線発生器から放射されたX線は，被写体を透過した後，アモルファスセレンに入射する。アモルファスセレン層では，入射されたX線量に応じた電荷（正孔−電子対）が励起され，発生した電荷は，アモルファスセレン層の表面に電極を設置しこの電極間に電界が生じていれば，電子正孔対をX線の強弱に応じた電気信号として取り出すことができる（図10）。CRシステムや間接変換方式FPDのように光変換をしないため，光の拡散がなく解像度の劣化が少ない（図11）。

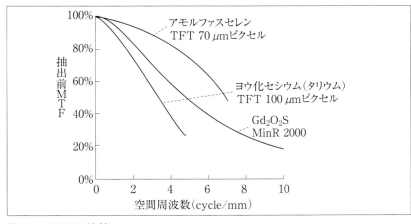

図11　MTFの比較

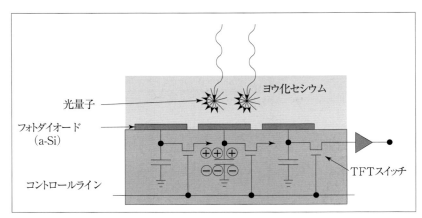

図12　間接変換方式の概念図

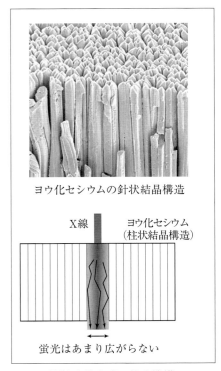

図13　間接変換方式の検出機構

4-2. 間接変換方式FPD

　　X線情報を蛍光体（Scintillator）によって一旦光に変換した後，フォトダイオードで光を電気信号に変換する方式である。この蛍光体はヨウ化セシウム結晶が用いられ，フォトダイオードとしてはaSi（アモルファスシリコン）が用いられる（図12）。フォトダイオードの優れた光検出機能を利用できるといったメリットを有する反面，光拡散による空間分解能の低下が課題とされているが，ヨウ化セシウムは針状または柱状結晶構造を有しているため，側方への蛍光の広がりを減少させ，空間分解能の低下をできるだけ少なく抑えている（図13）。

4-3. 検出パネル

　　薄膜トランジスタ（TFT）と電荷収集電極（蓄積容量）がマトリクス状に二次元配列されたTFTアレイと，その上に積層されたX線変換膜，および上層電極によって検出パネルが構成される。またTFTアレイの周辺部には，TFTを駆動するための駆動回路，および信号読み出しLSI（large-scale integrated circuit：大規模集積回路）が接続される。X線発生装置から放射されたX線は，受診者などの被検体を透過した後，X線変換膜に入射し，そこで電荷（正孔–電子対）に変換される。X線変換膜で発生した電荷は，上層電極によって印加された電界に沿ってX線変換膜内を移動し，TFTアレイの電荷収集電極（蓄積容量）に収集される。その後，TFTを順次ON/OFFし，この電荷をTFTアレイの周辺部に接続された信号読み出しLSIで読み出すことでX線画像を得ることができる[6]（図14）。

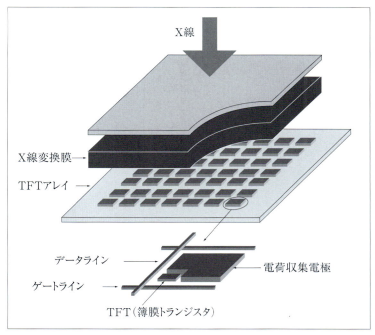

図14 フラットパネルディテクタの構造

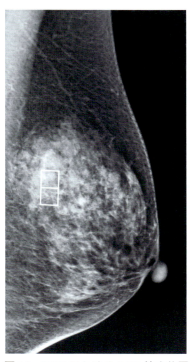

図15 FPDにおけるAEC検出位置

4-4. AEC（automatic exposure control）

　　フラットパネルディテクタを搭載しているデジタルマンモグラフィ装置のAECシステムは，各メーカー独自のアルゴリズムによって線量を制御している。アナログシステムのようにAECの位置をマニュアルで設定するものやセンサの位置を自動で選択するものなどさまざまである。自動で選択する装置は，操作者が乳腺の密度の高い位置を確認しAECを合わせる手順が省略される。乳房の大きさにかかわらず，ディテクタの一つひとつのピクセルが，X線照射の最初の短時間で乳房全体の撮影条件を認識する。また，あるシステムにおいては，図13のようにX線照射野内の最も密度の高い1cm×1cmの領域2箇所を選択しAECの計算に使用しているものもある。

5. PCMシステム（phase contrast mammography）

　　X線が物体を透過するとき，光電効果やコンプトン散乱によってX線強度が減弱し（吸収コントラスト），同時に位相変化が生じる。この位相変化は一般に屈折あるいは干渉として観測され，この位相変化を画像化することで位相コントラストが得られる7)。この効果によりエッジが強調され鮮明な画像を得ることができる（図16）。医療用X線管においてはこの効果を得るためには，物体とX線検出器との距離を離す必要があり，拡大撮影においては幾何学的不鋭によりボケが生じるが焦点と物体，物体と検出器との距離を最適化することにより位相コントラスト効果がボケに打ち勝つことができるようになる（図17）。この原理をCRシステムと組み合わせることにより，最も微細な表現を要求されるマンモグラフィへの適用が可能となる。

1 装置全般（CRおよびFPD）

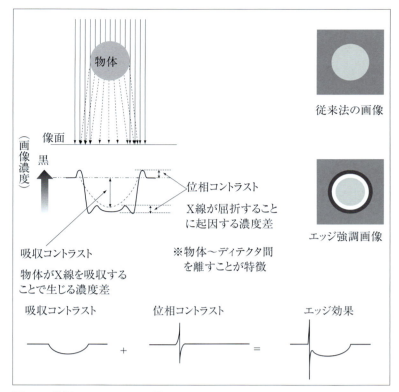

図16 位相コントラストの原理

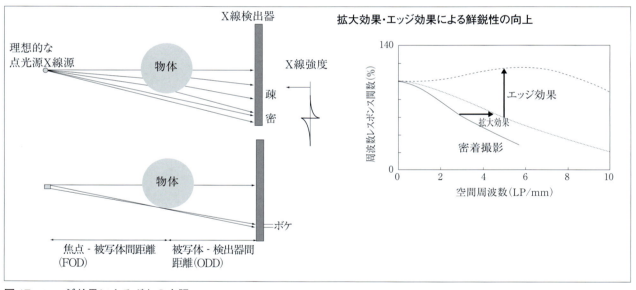

図17 エッジ効果によるボケの克服

6. フォトンカウンティング (Photon counting)

　フォトンカウンティングは，フォトンが入射すると発生するパルス信号をカウントして画像化する技術である。この技術を利用すると，原理的に利用するX線量を少なくすることができ，

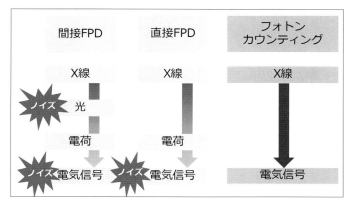

図18　画像信号取得（画像提供：フィリップス・ジャパン）

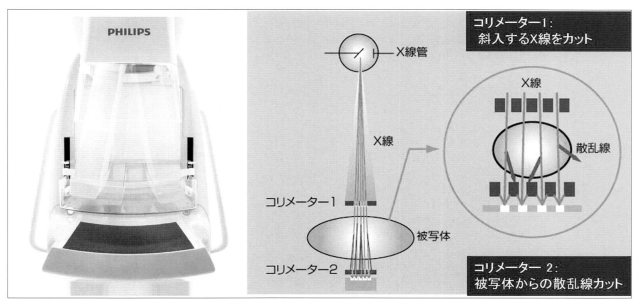

図19　マルチスリットスキャン（画像提供：フィリップス・ジャパン）

さらにA/D変換がないため画像形成までの過程で生ずるノイズを抑制することができる（図18）。また，このフォトンカウンティングを搭載したマンモグラフィシステムは新しい散乱線除去技術としてマルチスリットスキャニング機構を採用している。図19のごとく，乳房を挟んだ2つのコリメータと検出器が直線に並んだ構造で，X線照射口とコリメータ，検出器が連動して，CC撮影であれば左右方向に，OBL撮影であれば上下方向にスキャンして画像を作成する。コリメータは被写体前後に配置され，被写体前のもので斜入するX線をカットし，被写体後方のもので被写体からの散乱線を取り除く。そのためグリッドとは異なり入射線量を大幅に増加することなく散乱線を除去することができる。検出器は21列にわたって並んでおり，1回のスキャンで各列あたり1イメージの計21イメージを収集することができ，これらをすべて合わせたフルイメージで画像を生成する。

　また、このフォトンカウンティング技術を利用してSpectral Imagingを得ることが可能であり，1回の照射にて画像と同時収集できるスペクトラル情報からツールを用いることにより乳腺密度を定量的に算出することができる。

● 参考文献

1）大内憲明・編. 実践 デジタルマンモグラフィ（基礎から診断まで）. 中山書店. 2006.

2）Pisano ED，Yaffe MJ. デジタルマンモグラフィ. 笠井俊文，本田育子，寺田 央・訳. オーム社. 2004.

3）日立メディコ. MEDIX. 2007；46.

4）富士フイルムメディカル. FCR 画像処理解説書. 2003.

5）Pisano ED，Yaffe MJ. Digital Mammography. Radiology. 2005; 234: 353-62.

6）和泉良弘，寺沼 修・他. フラットパネル X 線イメージセンサの開発. シャープ技報. 2001；80（12）：25-30.

7）長束澄也. 位相コントラスト技術を用いた乳房 X 線撮影デジタルシステム. Rad Fan. 2005；3（5）：52-55.

8）岡部哲夫，瓜谷富三・編. 医用画像工学. 医歯薬出版株式会社. 1999.

（**斎 政博** 東北大学病院診療技術部放射線部門）

第5章

② FPD

マンモグラフィに限らず放射線画像では粒状性（ノイズパワースペクトル）と鮮鋭度（Modulation Transfer Function: MTF））で画質性能が測られている。これらは放射線画像検出装置の信号出力特性とノイズ特性に関係し，装置の方式によって異なっている。装置の画質特性の理解と最適な撮影条件を決める上で，どのように信号，つまり画像が形成され，ノイズが発生するのかを理解することは重要である。それには機器の構造も把握し，信号がどのように変換され，ノイズがどこで発生するのかを理解する必要がある。とりわけトモシンセシス撮影においては，角度を変えて複数の画像の読み取り（投影画像とよばれる）が行われるため，撮影に要する時間，被ばく線量と再構成された断層画像の画質にトレードオフの関係が発生する。最適なバランスとなるように走査角度，走査速度，投影画像枚数が設計されているが，それを理解するために，より機器の画像形成についての理解が必要となってくる。

1. FPD の信号対ノイズ比（S／N比）

装置のS／N比は信号の検出効率と信号のぼけ，ノイズの大きさによって決まる。以下に信号とノイズに分けて解説する。

1-1. 信号（S）

X線は以下の様に変換方式により異なる過程を経て電荷信号に変換される。

直接変換方式FPDではX線変換層によりX線から直接電荷に変換される。発生する電荷量は，X線変換層のX線吸収率と吸収されたX線量子1個当たりに発生する電荷数によって求められる。画素サイズ面積に対する電荷収集電極面積はフィルファクターと呼ばれる（**図1**）。直接変換方式FPDでは，X線変換層での電界が電荷収集電極に集束するように曲がるため，電荷収集電極面積より広い面積で生じた電荷を収集することができる。つまりフィルファクターより大きな割合で電荷が集められ，画像信号として利用されている。そして，この電荷を収集する過程において電荷は電界に沿って移動するため拡がったりせずぼけが発生しない。

間接方式FPDではまず蛍光体でX線が可視光に変換される。発光量は蛍光体のX線吸収率と吸収されたX線量子1個当たりに発生する光子数によって求められる。次いで蛍光体中の発光した場所からTFTパネル面に光が到達する効率と，さらに到達した光のうち，フィルファクターの比率，最後にフォトダイオードで光から電荷に変換される光電荷変換効率がかかる。また，蛍光体中では光が拡散するため，ぼけが発生する。

以上の要因のそれぞれの効率を乗算した値が信号検出効率となる。画質向上には，それぞれの効率を上げることとぼけを小さくする必要がある。

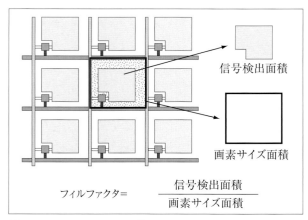

図1 フィルファクタの説明図

フィルファクタ＝ 信号検出面積 / 画素サイズ面積

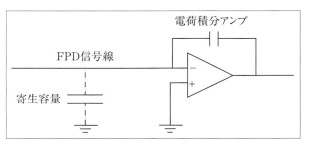

図3 検出回路
電荷積分アンプは，入力に接続された容量に比例して大きくなるノイズ成分と，入力容量に無関係な一定のノイズ成分を持つ。FPDの検出回路において，入力容量とはFPDパネルの容量であり，パネルの電極配置などパターンによって変わり寄生容量と呼ばれることがある。入力容量を小さくすることが低ノイズ化では重要となる。

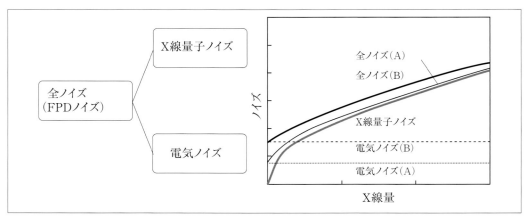

図2 FPDのノイズ構成
FPDの全ノイズはX線量子ノイズと電気ノイズの2乗和の平方根で与えられる。X線吸収が同じで電気ノイズが異なるシステム（電気ノイズA＜B）では，特に低線量で全ノイズの差が顕著になる。

1-2．ノイズ（N）

　FPDの主なノイズ成分はX線量子ノイズと電気ノイズである（図2）。X線量子ノイズはX線量子の統計的なゆらぎに起因し，画像を作るのに利用された1画素当たりの平均X線量子数の平方根で与えられる。従ってS／Nは（平均X線量子数）／（平均X線量子数の平方根）となり，最終的に平均X線量子数の平方根で与えられることになる。よって線量が大きくなるほど，また検出器で利用されるX線量子数が多くなる程，X線量子ノイズに関するS／Nは良くなる。なお，直接変換方式FPD，間接変換方式FPDともに画素面積全体で吸収されたX線量子数にほぼ等しいX線量子ノイズが発生している。直接変換方式FPDは発生した電荷が電界に沿って移動し電荷収集電極に収集されるためこのことは容易に理解できる。一方，間接変換方式FPDでは蛍光体中で発生した光が拡がるために，フォトダイオードの真上ではない蛍光体で発生した光もフォトダイオードに入射するため，X線量子ノイズはほぼ画素面積に入射したX線の吸収量子数を利用した場合と等しくなっている。仮に，全く蛍光体中で光が拡散しない場合には，フォトダイオード真上の蛍光体中で吸収されたX線しか利用されないことになりX線量子ノイズによるS/Nは悪くなることになる。

　一方，電気ノイズはデジタルデータに変換されるまでの回路で発生し，X線量子ノイズとは

異なり照射されたX線に関係無く，ほぼ一定のノイズが発生する。電気ノイズの中では検出器からの電荷を電圧信号に変換する検出回路で発生する量が大きい。検出回路としては電荷積分アンプが用いられるが（**図3**），アンプの入力容量（パネルの電極配置などパターンによって変わり寄生容量と呼ばれることがある）に比例して大きくなるノイズ成分と，入力容量に関係の無い一定のノイズ成分を持つという特徴がある。一般に入力容量に比例する成分の方が大きく，従ってアンプの入力容量，即ちパネルの容量を小さくすることが低ノイズ化で重要となる。また電荷積分アンプの感度を上げることで一定のノイズ成分の相対的な比率が下がりトータルの電気ノイズを下げることができる。感度を高くすると検出できるX線の最大線量は小さくなるため，2D撮影とトモシンセシス撮影など撮影によって感度を切り替えることが行われることがある。

　装置としての全ノイズはX線量子ノイズと電気ノイズの平方和の平方根で与えられる。よって低線量域では電気ノイズが主成分となり，高線量ではX線量子ノイズが主成分となる。以上を式で表すと，信号Sは，X線吸収係数をA，X線量をR，1吸収X線量子当たり信号として利用される電荷数をBとすると，

$$S = A \times R \times B$$

で表される。X線量子ノイズN x は，吸収されたX線量子の平方根で与えられるため，

$$N x = \sqrt{(A \times R)} \times B$$

で表される。電気ノイズN e はX線量によらず一定である。全ノイズNは

$$N = \sqrt{(Nx^2 + Ne^2)}$$

となる。**図2**はこれらの式を使ってX線吸収を同一として，電気ノイズが大きい（A）装置と小さい装置（B）の全ノイズがX線量に対してどのように変わるかを計算したものである。これより電気ノイズの大きな検出器（B）では低線量でノイズが増大し，S／Nが急激に悪くなることが分かる。

2．デジタルマンモグラフィ検出器の構造

2-1．直接変換＋TFT方式FPD

　直接変換方式FPDはマトリックス状に2次元配置されたＴＦＴアレイの上に，X線変換層であるアモルファスセレンを蒸着して作成される。検出部以外はX線変換層（アモルファスセレン）に高電圧を印加するための高圧電源，ＴＦＴをスイッチングするためのゲート制御回路，ＴＦＴからの信号を検出する検出回路と，電気信号をデジタルデータに変換するA／D変換器により構成される（**図4**）。

　X線変換層（アモルファスセレン）はマンモグラフィで使用されるエネルギー範囲のX線をほぼ吸収できるよう厚さ 200 μm 程度以上のものが用いられている。これにX線を入射すると電荷（電子・正孔）が発生するが，発生した電荷を収集するためには電圧を印加する必要があり，厚さ 200 μm のX線変換層（アモルファスセレン）では通常 2kV が印加されている。発生した電荷は電荷収集電極に集められるが，印加された電界に沿って移動するため，ぼけが発生せず鮮鋭度が高いという特徴を持っている（**図5**）。こうして集められた電荷は電荷収集電極下のコンデンサーに保持される。コンデンサーはＴＦＴを介してデータラインに接続されている。ＴＦＴは電界効果型トランジスターでスイッチの役割を果たし，ゲートに電圧が印加されるとＯＦＦからＯＮに切り換わりデータラインに電荷が流れ出す。各データラインには電荷積分型アンプが検出回路として接続されており，電荷が電圧信号に変換される。最終的にA／D変換器でデジタル信号に変換され，デジタル画像データが得られる。

[2] FPD

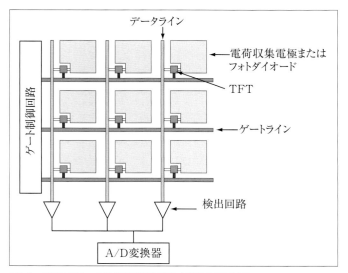

図4 TFTアレイの信号読み出し回路の概念図
各画素に保持された信号電荷は，TFTがONされるとデータラインに流れ出し，検出回路で電圧信号に変換され，最終的にA/D変換器によりデジタルデータに変換される。

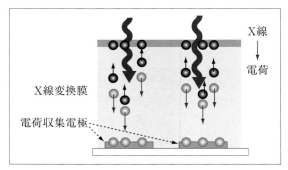

図5 直接変換方式FPDのX線→電荷変換
X線変換膜（アモルファスセレン）にX線が入射すると電荷（電子・正孔）が発生し，電荷は電荷収集電極に集められる。発生した電荷は，印加された電界に沿って移動するため，ボケが発生せず鮮鋭度が高い。

X線画像の読取り手順は以下のようになる。
①X線が照射されると，高電圧を印加したX線変換層（アモルファスセレン）で電荷に変換される。発生した電荷は電界に沿って移動し，各画素に対応するコンデンサーに保持される。
②1本のゲートラインに電圧を印加して，このラインに接続されたTFTをONにする。コンデンサーからデータラインを通って電荷が移動し，検出回路で電圧信号として出力される。
③各検出回路の電圧信号をA／D変換器によってデジタル信号に変換し，ゲートライン1ライン分のデジタル信号を取得する。
④ ②，③を全てのゲートラインに渡って繰り返すことによって1枚の画像データを収集する。

2-2. 間接変換+TFT方式FPD

　直接変換方式FPDと異なる点は，X線変換層（アモルファスセレン）で直接電荷に変換する代わりに，X線を蛍光体によって光に変換した後，フォトダイオードによって電荷に変換していることである。蛍光体を用いるためX線変換層が不要で，それにともない直接変換方式FPDに要する高圧電源が不要となる。その他，電荷収集電極がフォトダイオードに置き換えられている以外は直接変換方式FPDと同様の構成となっている。

　マンモグラフィでは微小石灰化や細かな間質組織の変化を検出するために高鮮鋭度が求められる。そのため，蛍光体には柱状結晶構造を持ったヨウ化セシウムが用いられている。X線がヨウ化セシウムに入射すると光が等方的に発生する。柱状結晶は光ファイバーと同じ働きをし，等方的に発生した光のうち，ある角度範囲内の光は柱状結晶中を伝播し，ぼけずにフォトダイオードに入射するため，通常の蛍光体粒子よりなる蛍光体よりもぼけは少なくなる。しかし，ある角度範囲外の光は柱状結晶に閉じ込められることなく蛍光体内に広がるため，直接変換方式に比べると鮮鋭度が悪化する（図6）。フォトダイオードに入射した光は電荷に変換され保持される。電荷変換後は直接変換方式FPDと同様に読み出され，デジタル画像データを収集する。

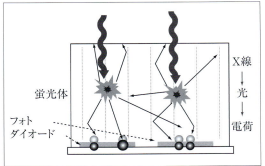

図6 間接変換方式FPDのX線→光→電荷変換
蛍光体によってX線を光に変換した後，フォトダイオードによって電荷に変換される。等方的に発生した光のうち，ある角度範囲内の光は柱状結晶中を伝播し，ボケずにフォトダイオードに入射する。しかし，ある角度範囲外の光は柱状結晶に閉じ込められることなく蛍光体内に広がるため，直接変換方式に比べ鮮鋭度が悪化する。

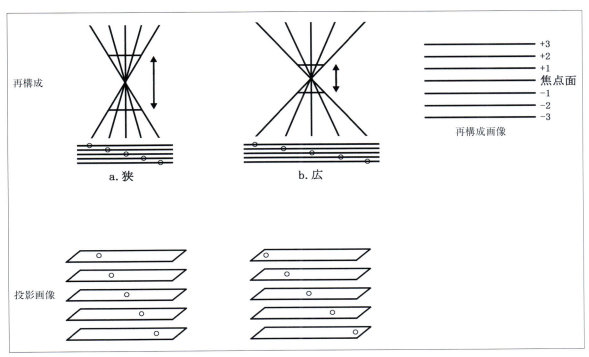

図7 トモシンセシス撮影における再構成

3. トモシンセシス撮影での装置の最適化

トモシンセシス撮影ではある走査角度の範囲で複数枚の投影画像を撮影し，再構成することで断層像を作成している。以下に詳述するように撮影条件によって画質，撮影時間が変わるため，どの性能を大切にするかという考えに基づきトモシンセシス撮影条件の最適化が行われている。

3-1. 走査角度と深さ分解能

再構成は各投影画像をそれぞれが撮影されたときのX線の方向に投影することで行われる（図7）。ある被写体を撮影すると角度によって位置がずれた投影画像が得られる。その投影画像を撮影された方向に投影するため，被写体の存在する高さの断層面で全ての投影画像からの被写体が一致し，それより高さが異なる断層面では拡がった被写体として再構成されることになる。拡がりにより濃度は下がることになり，図から分かるように被写体の焦点面からの高さが変わることによる拡がりかたは，走査角度が広くなるほど早い，すなわち深さ分解能が高くなることが分かる。

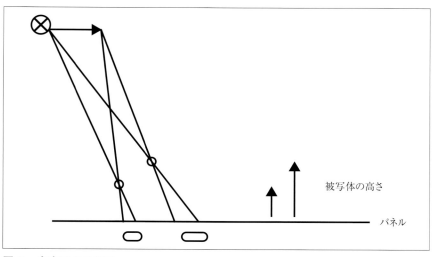

図8　走査によるぼけ

3-2. 撮影枚数と画質

図7は投影画像が5枚の例であるが，投影画像の撮影枚数と焦点面から高さがずれた再構成面での被写体の数は同じである。したがって撮影枚数が多いほど滑らかに拡がった像となることが分かり，この観点からは撮影枚数が多い方が良いことが分かる。一方で同じ被ばく線量の条件で撮影枚数を多くすると，枚数分だけ電気ノイズが加わることになるため，ノイズの点では不利となってしまう。また撮影枚数が多くなる程再構成に要する時間が長くなる。

3-3. 走査によるぼけ

トモシンセシスの撮影方法にはX線管球を連続的に動かしながらX線をパルス照射するコンティニュアス撮影と，X線管球を撮影角度毎に止めて行うステップアンドシュート撮影がある。コンティニュアス撮影ではX線管球の走査を止めないため，撮影時間が短くできるという長所があるが，一方で走査しながらX線を照射して読み取るため，走査方向に画像がぼけるという短所がある。当然のことながら走査に直交する方向にぼけは発生しない。それに対してステップアンドシュート撮影時間が長くなるという短所があるものの走査方向にぼけないという長所がある。

コンティニュアス撮影でのぼけはX線照射中にどれだけX線が動いたかと，被写体の高さによって変わる。X線照射時間が短く，走査速度が遅く，被写体の高さが低い方がぼけは小さくなる（図8）。X線照射時間を短くするためにはX線出力を大きくし，付加フィルターのX線透過率は高い方が良い。走査速度は走査角度と撮影時間によって決まり，走査角度が小さく，撮影時間が長い方がよくなる。走査角度は広い方が深さ分解能が良くなり，被検者にとっては撮影時間は短い方がよいため，相反するものとなる。

まとめ

　以上のようにトモシンセシス撮影条件においては,

①走査角度が広い方が深さ分解能が高くなるが,走査する時間がかかり撮影時間が長くなる。

②投影画像の撮影枚数を多くするほど断層画像の再構成によるアーチファクトは減るが,撮影枚数だけ電気ノイズが加わるためノイズが悪くなり,撮影時間や再構成処理にかかる時間が長くなる。

③コンティニュアス撮影では走査角度と撮影時間により,ぼけが変わり,ステップアンドシュート撮影では撮影時間が長くなる。

といった課題が発生する。そのため,どの性能を大切にするか,何を優先するかの考えに基づき最適な設計がされている。

　　（桑原　孝夫　　富士フイルム株式会社 R&D 総括本部メディカルシステム開発センター）

第5章

③ デジタルマンモグラフィで用いられる画像処理技術

　一般撮影領域のデジタル化がほぼ達成され，多くの施設でフィルムレスシステムを使用する時代となった。それに伴いデジタルマンモグラフィも急速に普及した。しかし，デジタルマンモグラフィには2つの重要課題がある。第1は，アナログシステム（フィルム / スクリーン）で描出され診断可能であった被写体は，デジタルシステムでも描出されなければならないということ。第2は，デジタル画像の特徴である二次的な付加価値を有効利用するということである。二次的な付加価値には，画像処理を用いてアナログシステムでは描出困難だった情報や小さな石灰化を観察しやすくする処理，および画像診断をサポートするCAD（Computer Aided Diagnosis）などがある。これらの課題は高鮮鋭度のFPD（Flat Panel Detector）の出現によって解決されつつあり，デジタルマンモグラフィは人工知能（AI：Artificial Intelligence）を用いたより高度な画像処理へと発展しつつある。これらの課題を解決するためには，被写体である乳房そのものの解剖やその疾患のX線画像上の特徴を見極めるとともにデジタル画像の能力と処理についての理解が必要である。

　現在使用されているデジタルマンモグラフィにはCR（Computed Radiography）とFPDの2系統のシステムがあるが，これらは信号検出方式が異なるだけで信号として得られた後は同様のデジタル画像として扱うことができる。そのため，本章では富士フイルム（株）のCRとFPDシステムの画像処理を主に用いて基本的な画像処理の特徴と使用上のポイントについて解説する。

　デジタルマンモグラフィの画像処理として理解すべき重要な処理には，階調処理，周波数処理，ダイナミックレンジ（DR）圧縮処理，線質補正技術（ISC:Image-based Spectrum Conversion），微細構造鮮明化処理（FSC：Fine Stracture Control）などがある。

1. 階調処理 （Gradation Processing）

　乳房画像で描出しなければいけないものは，乳腺および乳腺内の疾患（腫瘍・微細石灰化等），クーパー靱帯・脂肪組織等の間質組織，および大胸筋とされている。最も重要なものは，乳腺と腫瘍等のコントラストであり，微細石灰化の存在とその詳細である。このため，乳房全体をバランスよく読影できるよう低濃度領域に存在する乳腺組織をコントラスト特性の良い中間濃度に描出し，皮下組織や乳腺外脂肪組織も同時に描出できるようにしなければならない。本来のデジタルシステムの特徴は，特別な観察系を用いることなくバランスのよい画像を提供できることであり，フィルムレスシステムではこれはより重要になる。

1) 階調処理の概要

　受光システムに到達したX線量（X線強度）をデジタル化（量子化，標本化）して画素値に変換後，濃度特性を付加して出力画像を得ることを一般的に階調処理という。

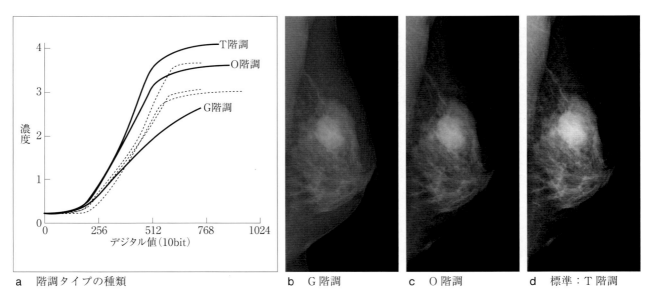

a 階調タイプの種類　　b　G階調　　c　O階調　　d　標準：T階調

図1　GT（階調タイプ）による画像の違い

アナログシステムとデジタルシステムの相違は，デジタル画像では被写体や診断目的に応じて階調の特性を変化させることができるということにある。

基本的な濃度シフト，コントラスト強調などのパラメータとその効果について解説する。

2）階調処理の特性と効果

デジタル画像の入力データを適切な濃度やコントラストの出力データに変化させるには，通常以下の4種のパラメータ（GT，GA，GC，GS）が用いられている。各パラメータの動作と画像の例を項目別に示す。

(1) GT（階調タイプ，Gradation Curve）

デジタルマンモグラフィに用いられる非線形な階調パターンを表す（図1a）。

階調タイプには，広いラチチュードを重視し乳腺内のコントラストが低いG階調，ラチチュードよりもコントラストと最大描出濃度に重点を置いたT階調，その中間に位置するO階調，そして後述するW階調とU階調がある。乳房画像をハードコピーで観察する場合は，ダイナミックレンジ圧縮などと関係する高濃度部分の階調特性が重要となる（b～d）。

(2) GA（回転量，Rotation Amount）

S字状の階調パターンを回転させ，コントラストを変えるパラメータ（図2a）。

コントラストは画像の3要素の一つであり，視覚的な効果が最も期待できるパラメータである。乳腺および微細石灰化のコントラストを重視しすぎると皮膚や脂肪組織などの軟部組織は高濃度化し，その領域の読影が困難になる（図2b～d）。

(3) GC（回転中心，Rotation Center）

回転させるときの濃度中心。

通常は安定させたい被写体組織の濃度を回転中心とする場合が多いが，乳房画像では高濃度側に設定されることが多い。階調処理を使いこなすポイントでもある（図2a）。

(4) GS（濃度シフト，Gradation Shift）

濃度のみをシフトさせるパラメータ（図3a）。

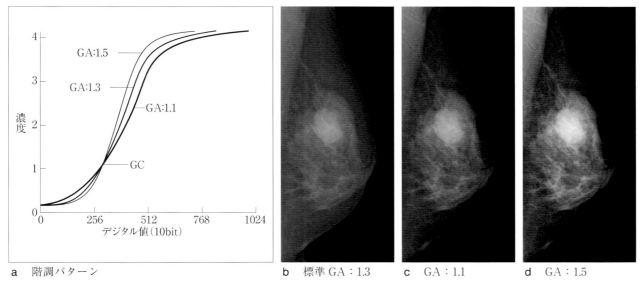

図2 GAによる画像の変化（GT：T）
a 階調パターン
b 標準 GA：1.3
c GA：1.1
d GA：1.5

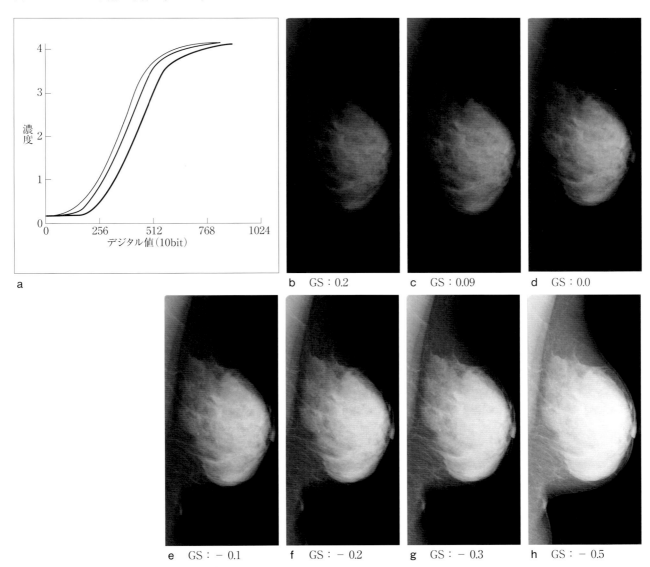

a
b GS：0.2
c GS：0.09
d GS：0.0
e GS：−0.1
f GS：−0.2
g GS：−0.3
h GS：−0.5

図3 GS（濃度シフト）による画像の変化

最もわかりやすく，使用頻度も高いパラメータである．コントラストを変化させることなく可視領域を変化させることができ，有用性は高い（図3b〜d）．

[3] デジタルマンモグラフィで用いられる画像処理技術

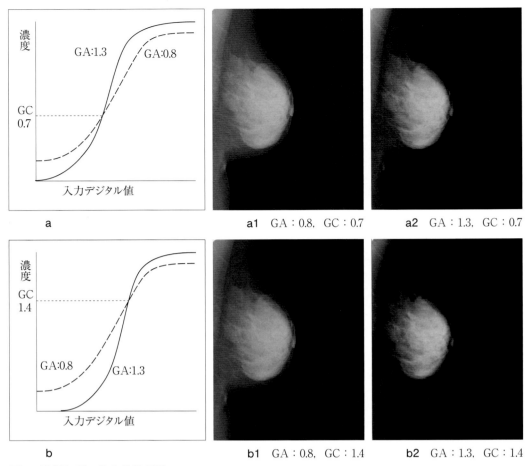

図4　階調処理の複合的使用例

3) 階調処理の複合的パターン

　　回転中心の概念図（図4）を用いてGCとGAの組み合わせで行う階調処理の複合的使用法を解説する。

　　図4aは回転中心（GC）を低濃度側の0.7に設定し、回転量を変化させた場合の階調特性である。中心が低濃度であるため高濃度側の濃度とコントラストが大きく変化している。a1に見られるようにGA:0.8、GC:0.7では低濃度領域に分布する乳腺の濃度やコントラストはあまり上昇することなく軟部組織が広いダイナミックレンジで描出されるが、全体のコントラストは低くなる。一方、a2ではGAが1.3となるため乳腺領域が高濃度／高コントラストになるが、脂肪組織の観察は困難になる。

　　逆にb1のようにGA:0.8、GC:1.4では乳腺領域が中間濃度になりコントラストは低くなっている。b2のようにGA:1.3、GC:1.4では高濃度側の変化量は少なく高コントラストになりながら乳腺組織を描出できているが、脂肪組織は描出困難なままである。

　　GCの位置によって、わずかなGAの変化でもコントラストや濃度はダイナミックに変化する。このことから低濃度領域全体の濃度を上げながら描出したい場合は、GCを高濃度側にシフトさせながらわずかにGAを低くすればよい。乳腺内のコントラストを重視する場合はGAを上げて対応するが、階調特性の足部の形状に注意が必要である。

4) ダイナミックレンジとシステム感度

　　デジタルシステムの感度表示にはいくつかの方法があるが、間接型FPDやCRの場合は受

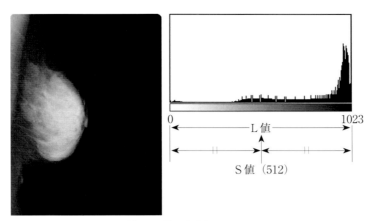

図5　EDRにおけるL値とS値の概要

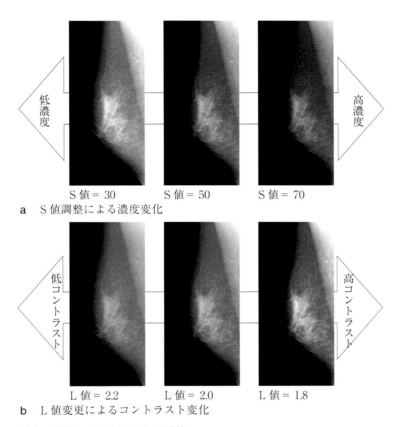

a　S値調整による濃度変化

b　L値変更によるコントラスト変化

図6　濃度とコントラストの調整

光系に到達したX線量を蛍光量（アナログ量）に変換し，その後さらにデジタル値に変換してシステム感度値を算出する。一方，直接型FPDでは蛍光量への変換は行われず，X線量は直接電離量として計測後デジタル化される。システム感度はデジタル値に変換後の画像内の関心領域（ROI）の感度値を換算して表示するシステムや，画像全体のデジタル値のヒストグラムから画像のダイナミックレンジを算出し，そのダイナミックレンジの中点を感度値として表示するものがある。デジタルシステムでは画像データの収集時にEDR（Exposure Data Recognizer）機構が画像をヒストグラム解析し，ダイナミックレンジが決定される（図5）。EDR機構で決定された画像のダイナミックレンジをL値，そのL値の中心となる線量値を感度値として換算したものをS値という。データ収集後にS値を大きくすると感度が高いということになり，濃度は高くなる（図6a）。L値が小さな値になると，X線強度差の小さなものを大きな濃度差に拡張してしまうため，コントラストは高くなる（図6b）。

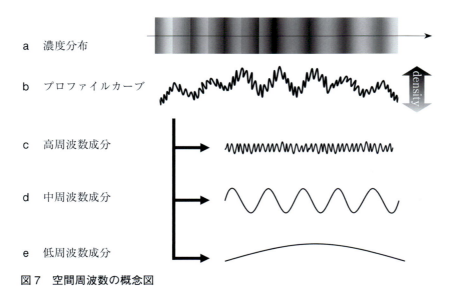

図7 空間周波数の概念図

2. 空間周波数の概念と周波数処理

　X線画像は，被写体透過後のX線の2次元分布を表したものであり，その分布内には被写体内の多彩な構造物が信号として含まれ，写真濃度の変動として表現されている。この様子を解析するために，2次元分布から1次元的に濃度の変動を抜き出し，空間上の波動として扱う場合に空間周波数という概念が用いられる。

　通信等における電気信号では，周波数は単位時間内に波がどれだけ含まれているかを表しているが，画像では単位距離内に濃淡の縞模様が何周期含まれるかと考えればよい。図7aのような縞模様の濃度分布を呈するプロファイルカーブがbのようになったとする。このカーブを周波数ごとに分類すると，高周波数成分はcに示すように単位長さあたりに，たくさんの小さな波が含まれるパターンであり，また，この縞模様の濃度周期を形成しているのがdの中周波数領域ということになる。そして，その縞模様全体の濃度傾斜を形成しているのがeの低周波数領域である。逆に，これらの成分（c～e）を合成するとbになる。このように画像は多くの周波数成分によって構成されているものであり，数学的にこれらを周波数ごとに分離して，データとして扱うためにフーリエ変換などが用いられている。デジタル画像では後述するボケマスク処理を用いて周波数ごとのデータを扱っている場合が多い。

1) ボケマスクを用いた周波数処理

　画像の鮮鋭度をコントロールする手法として周波数処理が用いられている。デジタル画像が登場した当時から周波数処理には多くのモダリティでボケマスクと呼ばれる空間フィルタが用いられてきた。この処理は画像のエッジ部分の検出と強調に適した処理で，処理時間が短いことが利点である。ここではボケマスクを用いた周波数処理について簡単に解説する。

　ボケマスク処理は，入力画像の任意の点の近傍のデータを用いる方法で，平滑化するデータ数とその範囲をn×nというようなマトリクス様の画素列で表している。このn×n内の画素値の平均をマトリクスの中央の値として出力することで平滑化が行われる。このn×nの画素列を空間フィルタと呼ぶ。このフィルタを画像内のデータ配列に沿って順次移動しながら積和計算し，出力画像の画素値が求められる。

　単純な平滑化処理の一例として，画素列の縦横3×3と5×5の空間フィルタを考える（図

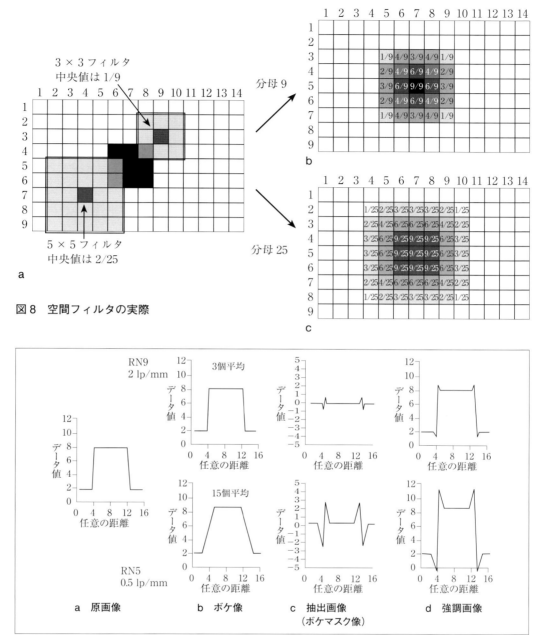

図8 空間フィルタの実際

図9 周波数処理の概念図

8)。ある原画像内に画素値「1」で3×3の範囲の信号があったとき（a），この信号を3×3のフィルタで移動平均処理を行うとbのように原画像よりも大きい範囲の像となる。この図では画素値は便宜上分数で表示している。この場合は中心の値だけが「1」であり，他の値は1よりも小さくなりながら範囲が大きくなるため画像はボケたことになる。5×5のフィルタでは，影響を受けるデータ範囲はより広がり，分母25で除すため画素値も小さくなりコントラストを失いながらボケたことになる（c）。

このフィルタ（マスク）サイズが大きくなるにしたがって画像は大きくボケていく。高周波数成分のみをボカすには小さなフィルタサイズが用いられ，低周波数成分までボカすには大きなフィルタサイズが用いられる。

これらの処理によって作成された画像を用いて周波数処理を行った実空間での例を図9示す。原画像（a）を移動平均フィルタ（ボケマスク）によって平滑化させる（b）。次に画像を原画像より減算した抽出画像を作成する（c）。抽出した画像を原画像に加算する（d）。すると，

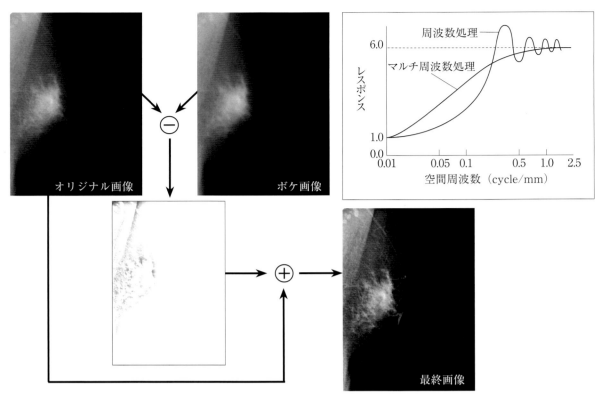

図10 周波数処理の過程

このように原画像のエッジ部分のコントラストを局所的に強調することができる。またフィルタが大きいほど原画像とボケ像の差が大きくなるため抽出されるボケマスク像のコントラストやその範囲が大きくなることがわかる。同じ強調係数を設定しても低周波数強調のほうがその効果が大きく出てしまうことがあるが，この図でわかるように，もともとの原画像との差分量が大きいからである。また，エッジ強調の度合いとともにアンダーシュート／オーバーシュートなどのアーチファクトも低周波数強調でより強く発生することも理解できる。

この過程を乳房の画像とレスポンス関数で示す（図10）と画像がボケるという意味と，抽出された差分画像のコントラストがなくなりエッジだけのコントラストとなっていることがわかる。この差分画像に重みづけ処理し，オリジナル画像に加算した画像が最終画像となる。

2）マルチ周波数処理（Multiple Frequency Processing: MFP）

前述のボケマスク処理では，使用するマスクサイズに依存した特定の周波数領域しか強調できず，また低周波数強調において強いオーバーシュート／アンダーシュート等のアーチファクトを発生させるという問題点があった。それらの問題点を解消する進化形としてマルチ周波数処理が考案され乳房画像にも使用されている。

マルチ周波数処理（以下 MFP）は画像の周波数成分を強調する処理と不可視領域を減少し可視領域を広げるダイナミックレンジ圧縮処理より構成されている。

MFP の特徴は，原画像に対して複数の大きさの異なるマスクサイズの平滑化処理を行うことにある（図11）。MFP ではこのフィルタのサイズを変えながら平滑化画像を順次作成し，フィルタサイズの小さな順番に各々の平滑化画像間の減算を行い，その差分データに対して非線形

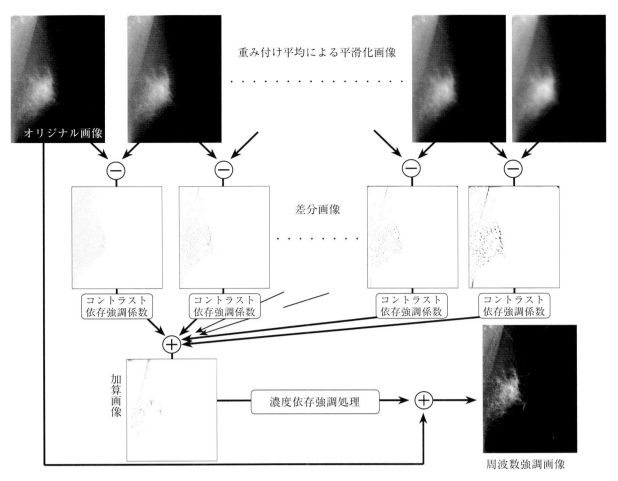

図11 マルチ周波数処理の過程

変換処理を行っている。非線形変換後の差分画像の総和を最終的な加算画像とし，従来の濃度依存係数処理を経て原画像に加算される。差分画像はレスポンス関数におけるバンドパス（帯域通過）画像であり，個々のバンドパスデータに重みを付加して強調の大きさを変更できるため，小さな領域のバンドパスデータを組み合わせて，自由にレスポンスを設計することが可能となる（図11）。

MFPは以下の式で計算される。

Sproc = Sorg + β（Sorg）×Σ fm（SBm）+ D（Sorg − Σ gm（SBm））

Sorg：原画像
Sproc：処理画像
β（　）：濃度依存強調関数
D（　）：DR圧縮フィルタ関数
fm（　）：周波数強調用非線型関数
gm（　）：DR圧縮用非線型関数
SBm：差分画像（SBm = Susm − Susm + 1：バンドパス信号）
Susm：空間周波数特性の異なる平滑化画像（ただし Sus0 = Sorg）
M：利用する平滑化画像の数

[3] デジタルマンモグラフィで用いられる画像処理技術

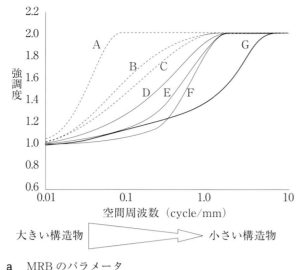

a　MRBのパラメータ　　　　　　　　　　　　　　b　MRTのパラメータ（一部抜粋）

図12　MFPの画像処理パラメータ

3) マルチ周波数処理の効果

MFPの3種類の画像処理パラメータについて解説する。

1) MRB (Multi-Frequency Balance Type, マルチ周波数バランスタイプ)

MFPの強調特性のレスポンスパターン（図12a）。

若い英文字ほど（A, B, C……の順番）低周波数領域から強調することができるため大きな構造物（腫瘤など）が強調されやすく，強調される度合いも強くなる。石灰化やスピキュラなどを強調したい場合はE〜Fの高周波数領域を強調するパターンを用いる。微細石灰化の検出ではより高周波数側を強調したGが用いられている。

2) MRT (multi-frequency enhance type, マルチ周波数強調タイプ)

濃度領域に応じて周波数強調の度合いを調整できるパラメータ（図12b）。

低濃度領域はX線量が少なくノイズの多い領域である。逆に高濃度領域はX線量が多い領域でノイズが少ない。これらの領域に等しく周波数処理を行うと，低濃度領域のノイズが目立ってしまうため，濃度に応じて強調の度合いを調節する必要がある。実際には，低濃度の粒状性の悪い乳腺領域には強い強調を掛けず，脂肪領域等の粒状性の良い高濃度領域にのみ強調を掛けるといった処理を行う。MRTのパラメータは濃度に合わせていくつかのパターンがあり，容易に調整することができる。

3) MRE (degree of multi-frequency enhancement, マルチ周波数強調度)

設定されたパラメータの強調度合いを決定するパラメータ。

乳房画像におけるMFPの効果を示す（図13a1〜3）。多くのパラメータのなかから，低周波数領域強調としてMRB：A（a1），中周波数領域強調としてMRB：D（a2），高周波数領域強調としてMRB：G（a3）を選んだ。ここでは，高濃度領域に周波数強調が掛かるMRT：Rを，強調される強さ（MRE）は1.5とした処理画像と原画像との差分像を提示する。低周波数強調では乳腺の存在や胸筋が強く強調され，周波数が高くなるにしたがい乳腺外の脂肪領域の血管影などが鮮明に描出されてくることがわかる。

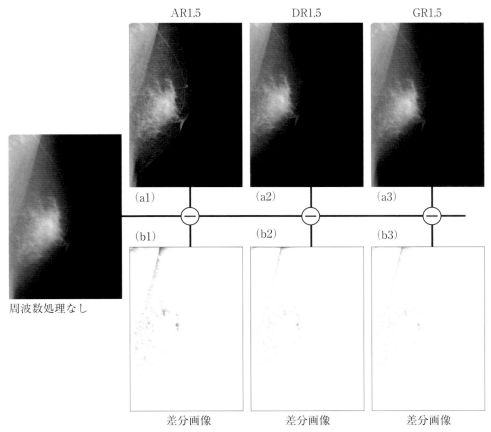

図13 MFPの効果

　次に，実際に画像内のどのような成分が強調されているのかを調べるため，原画像（処理なし）と処理後の画像を減算し差分画像を求めた（図13b1〜3）。前述したように低周波数領域強調によって乳腺そのものが全体に浮き上がるように強調されていることがわかる（b1）。中周波数領域から高周波数領域の強調では乳腺外の脂肪領域の小さな点や線状の構造物が強調されている（b2, 3）。これらのことから低周波数成分が画像コントラストに強い影響を与えていることや，高周波数成分の強調がコントラストへの影響は少なく，エッジを中心とした画像の鮮鋭度の向上に寄与していることが確認できる。また，乳腺の領域に差分が現れていないことから，現在使用されている周波数処理が乳腺内には影響していないこともわかる。

　次に強調される度合いと画像の関係について示す（図14）。強調が強くなるにしたがって，乳腺外のエッジや線状の構造物が強調されており（a1〜3），差分画像でも同様となっている（b1〜3）。またMRTがRであるため，この場合においても乳腺内の構造物にはほとんど影響を与えていないことがわかる。

　これらの結果から単純平均の周波数処理と異なり，MFPではエッジ部の強調だけではなく，周波数成分の強調がある程度可能となることがわかる。

　MFPと同系統の画像処理としては，ハイブリッド処理，MUSICA処理，UNIQUE処理などがある。

3　デジタルマンモグラフィで用いられる画像処理技術

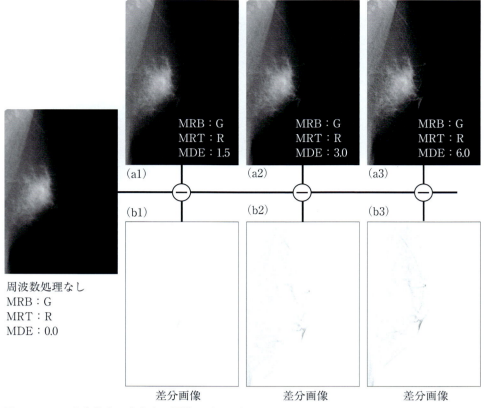

図14　MREを変化させたときの画像の違い

3. DR 圧縮処理 (Dynamic Range Control Processing: DRC)

1) ダイナミックレンジ圧縮処理

　　　　乳房画像の特徴として，乳腺と皮下組織や脂肪組織のX線吸収差が大きく，ダイナミックレンジの広いことが挙げられるが，医用ディスプレイ装置（ハードコピー，ソフトコピーともに）のダイナミックレンジは狭く，乳房画像の持つダイナミックレンジの広さを有効利用できていないといえる。その意味では，画像の可視領域を広げるダイナミックレンジ圧縮処理（以下 DR 圧縮）は乳房の分野において有効な画像処理と考えられる。

　　　　DR 圧縮の概念を図15に示す。通常の画像は広い濃度の領域に高周波数成分と低周波数成分の信号が混在して分布している。これを簡単なモデルで考えると，階段状に分布した濃度傾斜（低周波数成分）と細かな濃度変動を持つ高周波数成分の両者の複合画像として理解することができる（a，b）。高濃度側を描出するために階調処理のみによって全体のダイナミックレンジを圧縮（c）する方法を用いた場合は，高濃度側の低周波数成分とともに高周波数成分である微細構造のコントラストも低下してしまい診断に支障をきたすことが考えられる（d）。MFP を応用した DR 圧縮では，低周波数成分のみを圧縮処理し（e），高周波数成分は通常コントラストのまま合成されるので，微細構造のコントラストを失うことなく可視領域を広げることが可能である。

　　　　DR 圧縮は多数の平滑化処理後の差分画像を得て加算するところまでは，MFP とまったく同じ過程である。異なるのはエッジや高周波数成分を抽出した差分画像を加算し原画像から減算することである。減算後の画像は低周波数成分のみの画像となる。この低周波数成分の画像に DR 圧縮用の濃度変換処理を行うことで，低周波数領域の画像にのみ DR 圧縮処理がかかり，

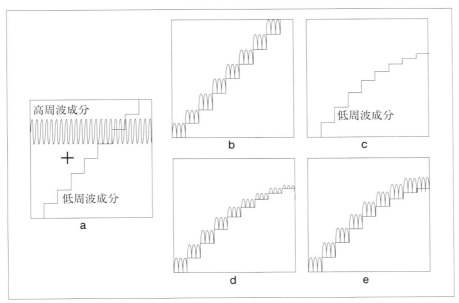

図 15　DR 圧縮の概念図

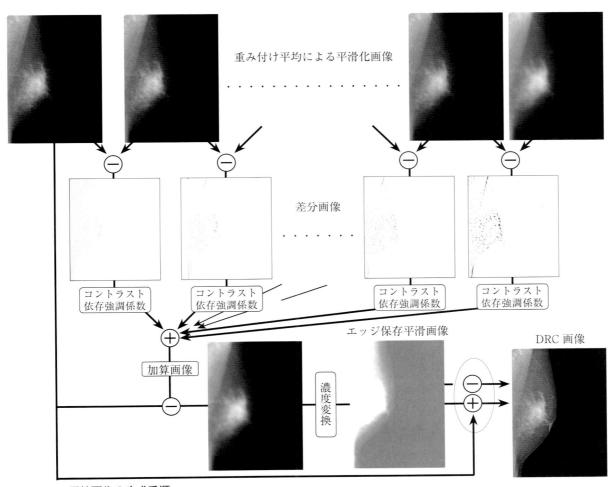

図 16　DR 圧縮画像の生成手順
低濃度側圧縮の場合の最終過程は⊕になるが，高濃度側圧縮の場合の最終過程は⊖になる。

同じ濃度領域に存在する高周波数成分のコントラストには圧縮が掛からず良好なコントラストが保持される（**図 16**）。

③　デジタルマンモグラフィで用いられる画像処理技術

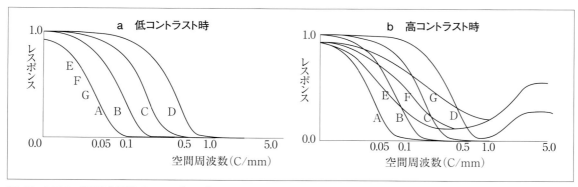

図17　MDB（平滑化画像のレスポンス）

　　DR圧縮には，マルチ周波数処理と同様に周波数成分を操作することができるバランスタイプMDB（Multi-DRC Balance Type）がある（図17）。平滑化画像の周波数特性はタイプAからDまで高周波数領域側へ段階的に移動する。また，タイプEからGはタイプAを基本にエッジ保存レベルを段階的に強くしている。このMDBはコントラスト依存型非線形関数変換の影響を受けるため，実際の特性は低コントラスト領域（図17a）と高コントラスト領域（図17b）で異なっている。

　　DR圧縮には他にいくつかの特性に関するテーブルがあるが，濃度領域を圧縮する特性としてMDT（Multi-DRC Enhancing Type）がある（図18，19）。図18はMDTの中でも高濃度側の圧縮パターンを例示したものである。E～Hは高濃度に描出される領域の濃度を低下させるためのパラメータである。Eは乳腺などが描出されている領域から徐々に濃度を低下させていく（図18a1，b1）。Hは直接X線や皮膚面のように高濃度で描出される領域のみの濃度を低下させ乳腺内には影響を与えない（図18a3，b3）。EからHへと変化するにしたがって影響を受けるデジタル値の範囲は高濃度側にシフトしながら小さくなっていく。一方，図19は低濃度側の圧縮パターンである。AからDは低濃度に描出される領域の濃度をあげるためのパラメータである。Aは乳腺内の最も低濃度な領域のみの濃度を上げている（図19a1,b1）。Cではもう少し濃度の高い範囲まで濃度を上げているため，乳腺全体の濃度が上昇している（図19a3,b3）。

2）ダイナミックレンジ圧縮処理の効果

　　ダイナミックレンジ圧縮処理の効果を調べるため，高濃度側の圧縮パターンのMDTを変化させた例を示す（図18 a1～3）。MDT：Eでは脂肪組織や胸筋が描出されているが，MDT：Hへと変化するにしたがい脂肪組織の描出は困難になっていく。MDTの影響範囲を明確にするため，処理後画像から原画像を減算し差分をとった（図18 b1～3）。E（b1）では乳腺以外の領域がすべて圧縮処理の対象となっているが，H（b3）では直接X線の範囲のみが圧縮されている。

　　逆に低濃度側を圧縮した場合（図19），MDT：Aでは乳腺内の高密度部分のみがかすかに圧縮されている。Bでは乳腺全体が圧縮対象となり，Cまで範囲を広げると脂肪組織まで影響を受けることがわかる。現在多くの施設では高濃度側の圧縮のみが使用されている。

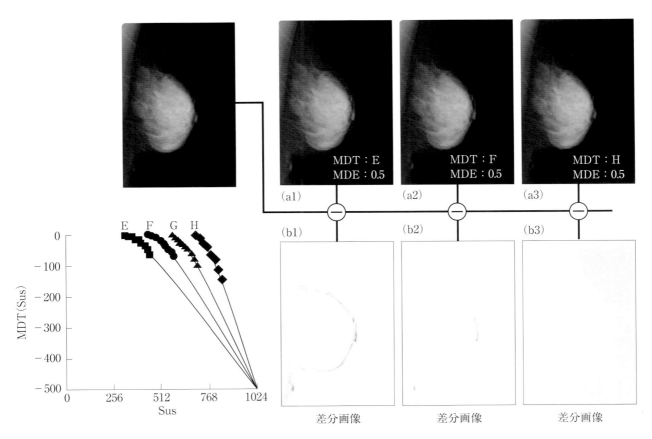

図18 MDTの高濃度側の圧縮パターン

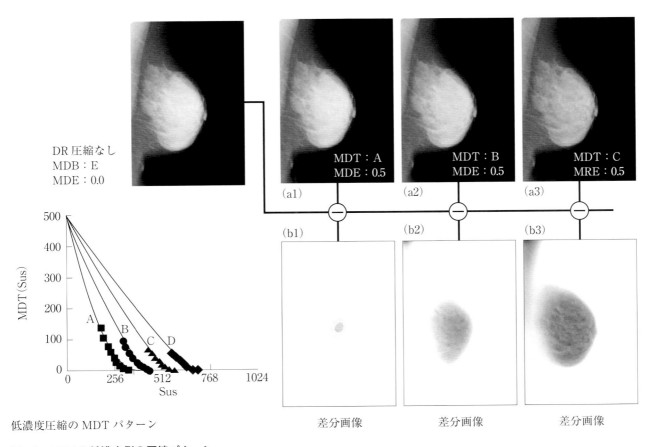

図19 MDTの低濃度側の圧縮パターン

3 デジタルマンモグラフィで用いられる画像処理技術

137

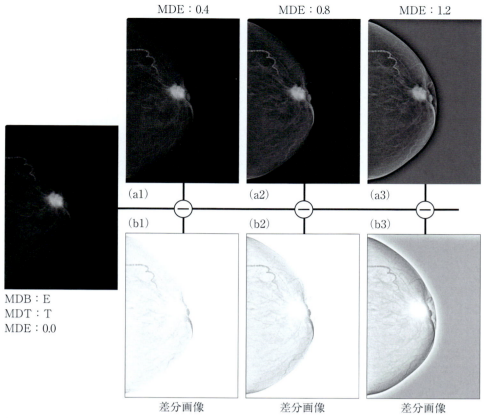

図20　MDEによる画像の変化

　　DR圧縮の強調度MDEを変化させた場合，MDBが同じであれば強調度が増すにしたがって皮膚面まで描出されていく（図20）。また，濃度は上昇するがMDTが同一なため影響を受ける範囲は限定されMDE（Degree of Multi-DRC Enhancement）：1.2になっても乳腺には影響を与えていない。この強調を掛けすぎた場合は処理後画像の中に逆関数の濃度がそのまま現れ，アーチファクト様の不自然な画像となる（図20 a3）。差分画像においても皮膚組織と直接X線の濃度が逆転していることがわかる。

4. 最新の画像解析技術により開発された画像処理

1）EDR Advance 処理

　　EDR処理はヒストグラム解析によって画素ごとに感度とラチチュードを調整してダイナミックレンジをコントロールする技術であるが，ダイナミックレンジの圧縮量はパラメータとして固定されており，乳房の厚さや乳腺の量などの違いに対応できない場合があった。

　　マンモグラフィのために開発されたEDR Advance処理では，長い期間使用されてきたヒストグラム解析技術が廃止され，画像の濃淡情報や位置情報などを同時に解析できる画像解析技術が採用された。これによりEDR Advance処理は，乳房内の乳腺が多い領域とスキンライン（黒側）付近の領域を高い精度で把握できるようになり，乳腺領域の画素値とスキンライン領域の画素値が正確に算出できるようになった。算出された乳腺領域の画素値に基づき乳腺濃度を設定し，スキンラインの画素値が所定濃度になるようにダイナミックレンジ圧縮処理のパラメータ（圧縮量）を自動調整することで，どのような乳房においても乳腺の濃度とコントラストを最適化しながらスキンラインまで全体を描出することが可能になった（図21）。

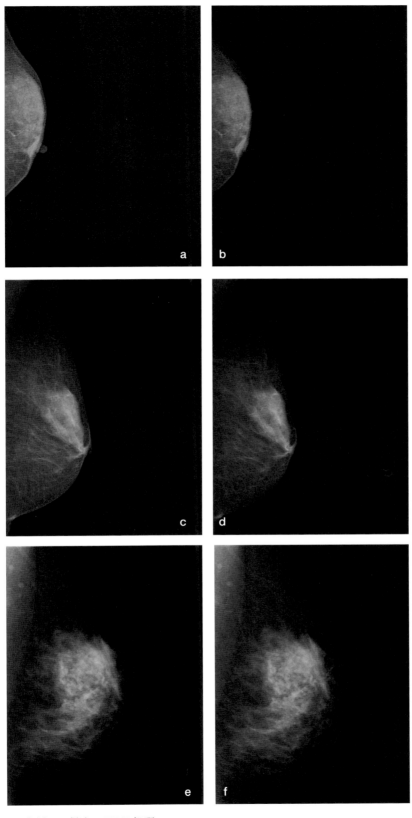

a 症例1　従来の EDR 処理
b 症例1　EDR アドバンス処理
c 症例2　従来の EDR 処理
d 症例2　EDR アドバンス処理
e 症例3　従来の EDR 処理
f 症例3　EDR アドバンス処理

図 21　様々な乳房に対する EDR アドバンス処理の効果

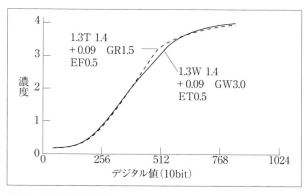

図22 W階調の特性

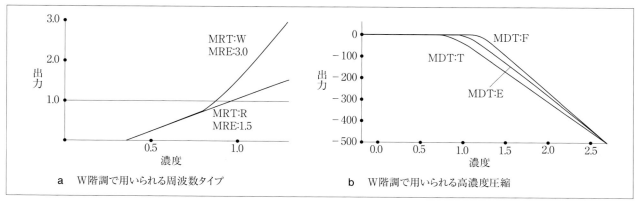

a　W階調で用いられる周波数タイプ　　　　　b　W階調で用いられる高濃度圧縮

図23 W階調で用いられる特別なパラメータ

　EDR Advance処理の登場により，これに組み合わされる階調処理もW階調から，より硬調なu階調と変化した。以下，W階調とu階調の違いを解説する。

　W階調は，T階調の乳腺内コントラストの良い点は維持し，乳腺外組織が良好に描出されるよう高濃度領域のコントラストを調整したものである。W階調の特性を図22に示す。この特性では濃度2.0から3.5までのガンマを若干落としながら，最高濃度を上昇させている。一見その領域のコントラストが低下した階調に見えるが，他のパラメータ（MDT，MDE，MRT，MRE）との複合的な調整により高濃度領域の構造物（高周波数成分）のコントラストは維持しながら全体のバランスをとっている。このようにW階調は階調処理単独のものではないため，マルチ周波数処理やDR圧縮においても特別なパラメータを使用している（図23）。

　MRT：Wを用いたマルチ周波数処理では，濃度0.8前後までの低濃度領域は通常のMRT：Rと同様の処理で，それ以上最高3.0まで極端に強調され（a），従来の高濃度圧縮パターンよりも低い値から圧縮が掛かるように設定されている。

　W階調では，高濃度領域と低濃度領域のガンマが小さくなるため，特に輝度が低いモニタで観察する場合，スキンライン付近から乳腺外領域にかけてのコントラスト低下と，石灰化のコントラスト低下が問題であった。

　それを改善したのがu階調である（図24）。EDR Advance処理により乳腺領域とスキンライン付近の濃度計測の精度が高められたことで，u階調のように低濃度領域と高濃度領域のガンマを大きく設計しても，乳房毎に自動最適化されバランスが良い乳房画像が得られるようになった。そのため表示ダイナミックレンジが狭く，輝度が低いモニタでも乳腺内，乳腺外コントラストを高く調整でき，微小石灰化や高濃度乳腺画像なども高コントラストで観察できるようになった（図25）。

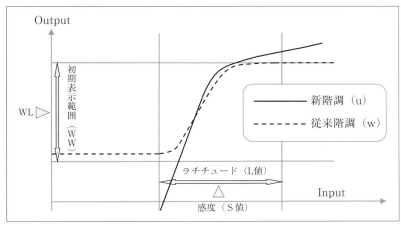

図 24 新階調（GT=u）

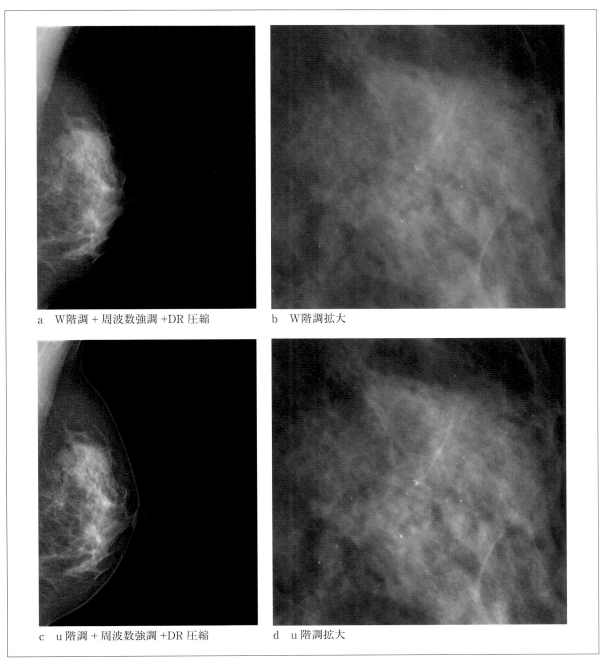

a　W階調＋周波数強調＋DR圧縮　　b　W階調拡大

c　u階調＋周波数強調＋DR圧縮　　d　u階調拡大

図 25　u階調の効果

3　デジタルマンモグラフィで用いられる画像処理技術

141

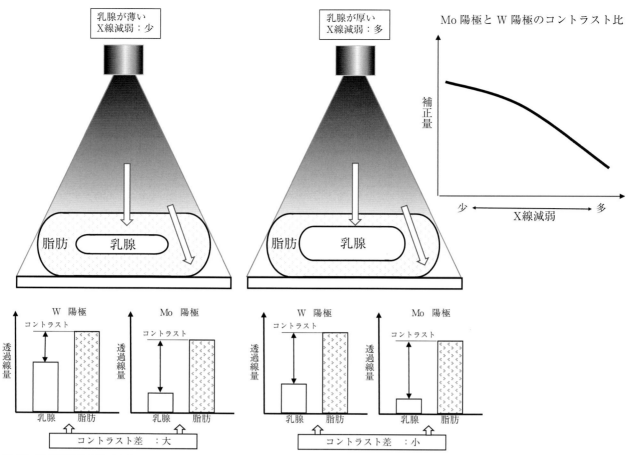

図26 線質補正技術（ISC：Image-Based Spectrum Conversion）

2）線質補正技術 (Image-based Spectrum Conversion) ※1

　一般に乳房厚さと乳腺量およびX線管球の陽極の種類（Mo陽極とW陽極）により乳腺と脂肪のコントラストが変化することが知られている。線質補正技術は，画像解析された被写体情報と撮影条件等からW陽極とMo陽極で撮影した時の乳腺と脂肪のコントラスト比に基づいた補正量を算出し，被写体を透過しやすいW陽極で撮影した乳房画像を，乳腺／脂肪のコントラストが良いMo陽極で撮影した乳房画像に近づくように改善することができる（図26a，b）。そのため，これは被ばく線量低減を可能にする重要な技術といえる（図27～29）。

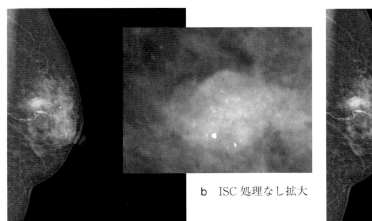

a　ISC 処理なし　　　b　ISC 処理なし拡大

a　ISC 処理あり　　　b　ISC 処理あり拡大

図27　線質補正技術 ISC の効果

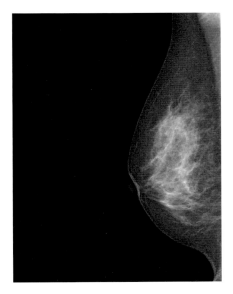
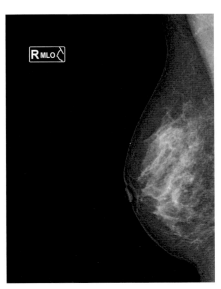

Mo 陽極使用　　　　　　　　　W 陽極使用

図28　線質補正技術の効果（同一患者の場合）

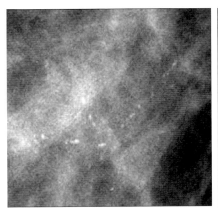
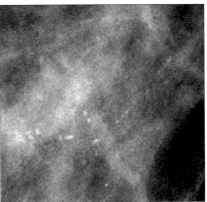

図29　線質補正技術の効果（線量軽減）

3　デジタルマンモグラフィで用いられる画像処理技術

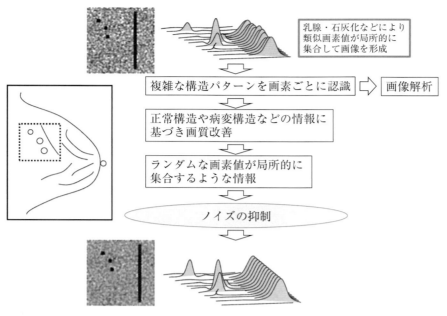

図30 微細構造鮮明化処理（Fine Structure Control）

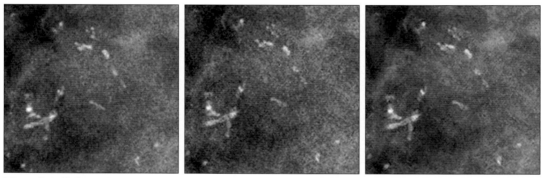

図31 微細構造鮮明化処理（Fine Structure Control）

3）微細構造鮮明化処理（Fine Structure Control）※1

　　撮影画像に対して，高精度な画像解析技術を用いることで，乳腺内の構造パターンを正確に把握することができるようになった。微細構造鮮明化処理は，画像に含まれる乳腺や石灰化などの情報から，直線や曲線，交叉する線など複雑な構造パターンを画素ごとに認識し，被写体が持つ正常構造や病変構造などのコントラストや鮮鋭度を改善することができる。対して，ランダムな情報を検出した場合はノイズと判断して，それを抑制する。構造パターン認識においては，人体構造物により近い構造物を認識する技術が用いられている（図30）。様々な技術を駆使する微細構造鮮明化処理は，マンモグラフィ読影で重要な石灰化像の高鮮鋭化とノイズ抑制を両立できるため，被ばく線量低減に大きく貢献する画像処理技術である。（図31a，b）。

　※1：富士フイルム（株）のDRマンモグラフィ装置「AMULET Innovality」のみの機能

● 参考文献

1）岩崎信之. FCR 画像処理解説書. 富士写真フィルム株式会社. 2004.

2）船橋正夫. ディジタル画像に求められる画像処理技術　前編. 日本放射線技術学会誌. 2007；10：1189 〜 1199.

3）船橋正夫. ディジタル画像に求められる画像処理技術　後編. 日本放射線技術学会誌. 2007；11：1293 〜 1302.

4）高橋正治, 川上壽昭. 図解診療放射線技術実践ガイド. 文光堂. 2002. p102 〜 123.

5）山田雅彦, 志村一男. 夢の画像処理, マルチ周波数処理（MFP）による FCR の診断画質の向上. 富士メディカルレビュー. 1999；8：57 〜 65.

6）金　華栄, 小畑秀文. 多重構造要素を用いたモフォロジーフィルタによる微小石灰化像の抽出. 電子情報通信学会論文誌. 1992；J75-D2（7）：1170 〜 1176.

（船橋　正夫　　大阪急性期・総合医療センター医療技術部）

【参考資料】 キヤノンマンモグラフィ PeruruDigital の画像処理

　キヤノンメディカルシステムズが製造・販売するマンモグラフィ装置 Peruru はアナログ，CR 時代から販売され，近年のデジタル化の波に合わせて FPD を搭載した装置 PeruruDigital が販売された。本頁では，キヤノンメディカルシステムズ PeruruDigital の画像処理の概略を説明する。

1）デジタル補償フィルタ（DCF）

　高線量域の黒つぶれや低線量域の白つぶれを軽減するための圧縮強度調整処理である。

　0 から 3 までの範囲があり，0 が処理無し。数字が大きくなるほど範囲・効果ともに大きく効果が出てくる。

2）周波数強調処理（f-proc）

　周波数帯に応じた適切な画像処理を行う処理である。周波帯域は A〜C の 3 段階で A が高周波帯（エッジや微細石灰等の細かな構造），C が低周波帯（腫瘤等の大きな構造）を強調することができる（ただし，ソフトバージョンによって，割り当てられている周波数帯が異なる）。上記に加え強調度は 0〜10 の 10 段階で 0 は強調無し，数字が大きくなるほど強調が強くなる。強調度は，画像のシャープネスとノイズ特性に影響を与える。

3）オートウィンドウ

　乳腺，皮膚の明るさとコントラストを自動調整する機能である。

　画像のヒストグラムを解析し，画像観察に適した乳腺値（乳腺の適切な画素値）・皮膚値（皮膚の適切な画素値）を自動計算して WW／WL を決定する。マニュアルで変更することも可能で，乳腺を明るさは変更せずにコントラストを強めたい場合は乳腺値を固定し，皮膚値を暗め（数値を大きく）に設定するとコントラスが高い画像となる。WW／WL での設定も可能だが，乳腺値と皮膚値という 2 種類の値を用いることで直感的な画像調整が可能となる。

4）ガンマ

　関心領域の情報をさらに強調するため，画素値をガンマカーブで変換する処理である。

　種類は 3 つあり，G0 がガンマ無し（リニア），G1 が標準，G2 が G1 よりもコントラストが強いカーブとなる。

5）Amulet と PeruruDigital の画像処理パラメータの名称対比

　各社の画像処理パラメータは独自の名称を付けているため分かりにくい部分がある。表1に Amulet（富士フィルム）と PeruruDigital（キヤノン）の画像処理パラメータ名称対比表を示す。

●参考文献

岩田　哲也. REGIUS MODEL 190 技術解説書／画像調整マニュアル. コニカミノルタエムジー株式会社. 2006.

表1　Amulet と PeruruDigital の画像処理パラメータの名称対比

		富士フイルム固有名称	キヤノンの呼称	一般的な呼称・名称
階調処理（gradation processing）	階調処理の特性と効果	GT（階調タイプ，gradation curve）	ガンマ	ガンマカーブタイプ
		GA（回転量，rotation amount）	ガンマの全体回転機能はないが，全体圧縮はある	ガンマカーブ回転
		GC（回転中心，rotation center）		ガンマカーブ回転中心（CR用語）
		GS（濃度シフト，gradation shift）	WL/WW で調整可能	WL/WW
	ダイナミックレンジとシステム感度	EDR	オートウィンドウ	オートウィンドウ
		S値	基準点1，2に対応	
		L値	基準点1，2に対応	
空間周波数の概念と周波数処理	マルチ周波数処理の効果	MRB（multi-frequency balance type, マルチ周波数バランスタイプ）	f-proc 帯域 A,B,C	周波数強調処理
		MRT（multi-frequency enhance type, マルチ周波数強調タイプ）		
		MRE（degree of multi-frequency enhancement，マルチ周波数強調度）	f-proc 強調度 0～10	
DR 圧縮処理		MDT（multi-DRC enhancingtype, マルチ DR 圧縮強調タイプ）	DCF 高線量部，低線量部，圧縮度 0~3	デジタル圧縮（黒つぶれ，白トビ防止）処理
u 階調			なし*	なし*
線質補正技術（Image-based Spectrum Conversion）			なし（W焦点システムとして画質を担保）	なし*
微細構造鮮明化処理（Fine Stracture Control）			f-proc	なし*

＊富士フイルム固有パラメータのため名称なし

（篠原　範充　岐阜医療科学大学保健科学部放射線技術学科）

第5章

④ トモシンセシス装置

　近年，マンモグラフィの新たな技術であるディジタルブレストトモシンセシス（DBT：Digital Breast Tomosynthesis）が急速に普及してきた。トモシンセシスとは，Tomography（断層）とsynthesis（統合，合成）からの造語であり，1回の断層撮影で任意の高さの裁断面を再構成する撮影技術である。トモシンセシスの原理は，1930年代にZiedses des Planes1）が発表し，臨床医学へは1971年にMillerらにより報告された。近年，FPDの普及が急速に進みデータの取得が容易になったため[1]，トモシンセシスは低線量で高分解能，高精細な断層像を提供できる技術として注目されるようになった。

1. 現　状

　従来の断層撮影では，1回の撮影で1断層画像しか得られず，診断に必要な複数断層画像を得るとなると，その分X線被ばくが増加し，検査時間も数倍かかった。そのため圧迫を要するマンモグラフィでそれを行うことは機器の構成のみならず被検者の容認性を考慮しても不可能であった。それに対してDBTは，1回の撮影で乳房に異なる角度からX線を連続，またはパルス照射し，撮影後に得られたプロジェクション像から画像を再構成するため，任意の複数断層画像を得ることができる（図1）。そのため，これまで2次元画像のマンモグラフィで問題となってきた乳腺と腫瘍性病変のような組織の重なりを減少，または排除して観察することが可能となった（図2）。

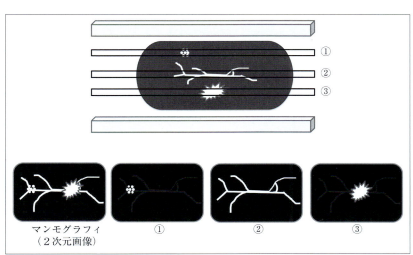

図1　トモシンセシスの概念図

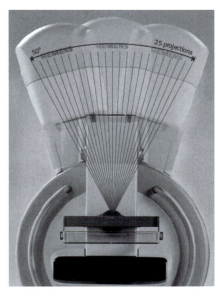

図2　トモシンセシスの原理
提供：シーメンスヘルスケア

表1　主なデジタルブレストトモシンセシスの一覧

	富士フイルム		Hologic	SIEMENS	GE	キヤノン
変換方式	直接変換		直接変換	直接変換	間接変換	直接変換
	a-Se/TFT		a-Se/TFT	a-Se/TFT	CsI/TFT	a-Se/TFT
ターゲット／フィルタ	W/Al		W/Ag	W/Rh	Rh/Rh（W/Rh）	W/Ag, Al, Rh
モード	ST	HR	―	―	―	―
画素サイズ	100/150μm	50/100μm	88μm（18×24）/108μm（24×30）	85μm	100μm	85μm
振角	15°（±7.5°）	40°（±20°）	15°（±7.5°）	50°（±25°）	25°（±12.5°）	15°（±7.5°）
撮影時間	約4秒	約9秒	約4秒	約25秒	約9秒	―
再構成方法	FBP（逐次近似）		FBP	FBP	逐次近似	逐次近似
X-Ray Tube Motion	Continuous		Continuous	Continuous	Step & Shoot	Continuous
トモシンセシス撮影数	15 ショット		15 ショット	25 ショット	9 ショット	17 ショット

※ターゲット／フィルタ，撮影時間，枚数など一部変更があるメーカーもある

表2　デジタルブレストトモシンセシスの Randomized Trial

Study	Design
Oslo trial	2D Vs 2D+DBT（12531 exam）
Itarian trial	2D Vs 2D+DBT　（7292 exam）
Yale trial	2D Vs 2D+DBT　（13158 exam）
Tmist	2D Vs 2D+DBT（165000 exam）

　2018 年 5 月現在，**表1** に示すように，各社で方式，振角，再構成法などが異なっており，さらに取得できる画像の形式（Projection データ，画像処理済みデータ）も異なるため，品質管理に関しては乗り越えるべき問題が多い。しかし，DBT の有効性に関する大規模な Randomized Trial [2～4]（**表2**）では，すでに有効性が認められており，さらに 2017 年 9 月には米国テキサス州で保険適用になるなど臨床現場での広がりもはじまっている。そのため，国際的には次のステップである，被ばく線量の低減へとシフトしてきている。

　被ばく線量の低減方法として DBT 単独撮影，2D 合成画像，画像処理がある。

　Malmo Breast Tomosynthesis Screening Trial [5] では，DBT 単独と 2D+DBT の診断能の比較により，DBT 単独での診断についての有効性が認められた。DBT 単独検診が実施可能となれば 2D+DBT と比較して 2D 撮影分の線量低減が期待できることになる。

　2D 合成画像とは，再構成画像より擬似的な 2D 合成画像を作成する方法である。DBT を図鑑の全ページと考えると，擬似的な 2D 合成画像は，図鑑の目次の役割となる。図鑑で目的のページを探す場合には，目次で参照する分類などを特定しておき，その特定したページより

目的とするもの探す。つまり，2D 合成画像は，多くのスライスで構成される DBT から病変がありそうな場所やスライスを特定しておき，DBT の観察効率，診断性能を向上させることが期待されている。 2D 合成画像を作成する技術として，各社開発段階にあるが，擬似的な2D 合成画像が，2D マンモグラフィ画像に置き換えることができれば，DBT 単独撮影と同様の理由で線量の低減が可能となる。そのため，2D 合成画像に対しては，さらなる画質や精度の向上に関する研究が期待される。

マンモグラフィおよび DBT を低線量で撮影するとノイズ特性の悪化が懸念される。画像処理で期待される技術とは，パターン認識処理に基づき，乳房内の構造パターンを高鮮鋭化・高コントラスト化し，ノイズ特性を改善する方法である[6]。しかし線量低減前後での診断性能に与える影響を検証することは必須と考える。

上記 BT 単独撮影，2D 合成画像は，DBT 単独の検診を可能にするものであり，国際的な DBT 導入の機運を高める理由となっている。しかし，我が国ではマンモグラフィで高濃度乳房を呈する頻度が諸外国よりも高いと言われているため，有効性の評価についてはさらなる検討が必要と考えられる。また，どの方法においても低線量化へのアプローチは歓迎されることではあるが，画質，診断性能との関係は重要であり，被ばく線量低減だけではなく，最適化を目指す必要がある。

2. 画　　質

DBT の画質と関係する因子にスキャン角度（X 線管球の振角），投影数，画像再構成法などがある。

スキャン角度とは，X 線管球の中心軸からの左右の撮影角度を示す。スキャン角度は，深さ分解能と関係し，スキャン角度を広くするほど，高い深さ分解能が得られる。一方で，被ばく線量（平均乳腺線量）の増加や斜入射による画像の歪み，撮像時間の増加などが懸念される。そのため DBT のスキャン角は，10°〜50°に設定されている。

投影数とは，スキャン角度を X 線管球が動く間に撮影する枚数（ショット数）を示す。投影数は，少なすぎると深さ分解能の低下を起こし，多すぎると被ばく線量が増加し，被ばく線量を抑えようとするとノイズ特性が低下する。そのため，スキャン角度，投影数，被ばく線量を考慮して各パラメータが決定されている。

DBT の再構成手法には，シフト加算法（SA：Shift Addition），フィルタ逆投影法（FBP：Filtered Back Projection），逐次近似再構成法（IR：Iterative Reconstruction）などがあるが，近年，逐次近似再構成法を採用する装置が増加している。

3. その他の臨床応用

さらに期待される技術として3次元情報を利用したバイオプシー検査がある。 DBT 画像を用いて位置決めを行うため，正確性が高く迅速なバイオプシー検査が可能になる。トモバイオプシーは，スライス画像を用いてターゲッティングを行うため，位置が直感的に把握可能で，経験などに依存することなく再現性良く行えるようになった。ステレオバイオプシーと比較しても，手技時間だけでなく線量についても半分以下で実施可能である。このように DBT によって得られる3次元情報は，手術支援，他のモダリティとの Fusion など，今後益々活用されていくことが予想される。

● 参考文献

1）日本乳癌学会. 乳癌診療ガイドライン 2 疫学・診断編 2018 年版. 第 4 版. 金原出版；2018.

2）塩見 剛. トモシンセシスの原理と応用：〜 FPD が生み出した新技術〜. 医用画像情報学会雑誌. 2007；24（2）： 22 〜 27.

3）Skaane P, Bandos AI, et al. Comparison of Digital Mammography Alone and Digital Mammography Plus Tomosynthesis in a Population-based Screening Program. Radiology. 2013; 267: 47-56.

4）Ciatto S, Houssami N, et al. Integration of 3D digital mammography with tomosynthesis for population breast-cancer screening (STORM) : a prospective comparison study. Lancet Oncol. 2013 Jun; 14(7): 583-9. doi: 10.1016/S1470-2045（13）70134-7. Epub 2013 Apr 25.

5）Haas BM, Kalra V, et al. Comparison of tomosynthesis plus digital mammography and digital mammography alone for breast cancer screening. Radiology. 2013 Dec; 269(3): 694-700. doi: 10.1148/radiol.13130307. Epub 2013 Oct 28.

6）Lang K, Andersson I, et al. Performance of one-view breast tomosynthesis as a stand-alone breast cancer screening modality: results from the Malmo Breast Tomosynthesis Screening Trial, a populationbased study. European Radiology. 2016; 26(1): 184-190.

7）Endo T, Morita T, et al. Diagnostic performance of digital breast tomosynthesis and full-field digital mammography with new reconstruction and new processing for dose reduction. Breast Cancer. 2018; 25(2): 159-166.

（**篠原　範充**　岐阜医療科学大学保健学部放射線技術学科）

第5章

⑤ 医用画像表示用モニタ

近年の医療施設の電子化，PACS の普及およびそれに伴うフィルムレス化には目覚ましいものがあるが，マンモグラフィの世界でも，急速なデジタル化が進んでいる。現在広く普及したデジタル・マンモグラフィ画像はソフトコピー診断でこそ，その威力を発揮するものであり，またそれに伴う新技術である乳房 X 線断層撮影（乳房トモシンセシス）などはモニタでの画像観察を前提とした技術である。そのような背景により現在マンモグラフィの読影は，その主流をモニタ上に移行したと言える。

今日，医用画像診断用モニタは診療における読影業務において不可欠なツールとなり，その位置づけは更に重要なものとなった。モニタはその設計と構造に起因する長所と短所を有する。例えば，これまでのフィルム出力では表示条件が固定されていたマンモグラムも，モニタ診断においては随時表示条件を変えながら最適の観察条件で読影することが基本となる。そのような環境では，モニタの構造および特性を正しく理解し，その性能を最大限に引き出す必要がある。モニタは画像と観察者を直接結ぶインターフェイスであり，誤った使い方および不十分な精度管理では誤った診断結果を引き出してしまう危険性がある。

1．モニタの構造および表示原理

1-1．モニタの種類

画像表示装置は受光型デバイスと自発光型デバイスに大別される。液晶ディスプレイは光源であるバックライトの光の透過度を変化させて画像を表示する受光型デバイスである。それに対し，旧来の CRT モニタ（ブラウン管）や，テレビや携帯電話など民生品で普及しだした有機 EL ディスプレイは自らの明るさを変調し画像を表示する自発光型デバイスである。

受光型デバイスと自発光型デバイスの構造や仕組みは根本的に大きく異なる（図1）。しかし，現在の技術ではいずれの様式のディスプレイでも経時的な輝度劣化を伴うため，特に医用画像表示の用途においてはその管理が重要である。現在の医療現場では液晶ディスプレイ（LCD）の使用が主流である。

1-2．液晶ディスプレイ

テレビや携帯電話などの画像表示においては新しい技術も見られ始めているが，医用画像表示の世界では液晶ディスプレイの使用が主流である。液晶ディスプレイの画質は近年の技術革新により飛躍的に向上し，その省スペース性や経済性も医療現場で大きなメリットとして受け入れられている。液晶ディスプレイ（Liquid Crystal Display ）はその頭文字を取って LCD とも呼ばれる。

⑤　医用画像表示用モニタ

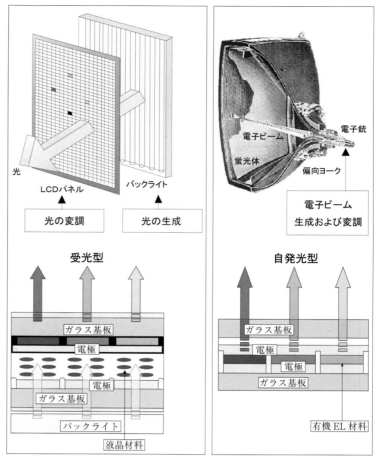

図1 受光型デバイス（液晶ディスプレイ）と自発光型デバイス（CRT・有機EL）の基本構造比較

1-2-1. 液晶ディスプレイの構造と表示原理

　　　液晶ディスプレイは，ごく薄い2枚のガラス板の間に液晶と呼ばれる液体を封入し，その液晶材料に電圧をかけることによって液晶分子の向きを変え，光の透過率を増減させることで画像を表示する構造になっている。液晶自体は発光せず，液晶を封入したガラスの背後に仕込んだバックライトと呼ばれる発光体の光を透過することで表示する（図1）。このバックライトにはLED（Light Emitting Diode）や，冷陰極管（CCFL: Cold Cathode Fluorescent Lighting）が使われている。医用画像診断には高解像度のモノクロおよびカラー液晶ディスプレイが広く用いられているが，これらのディスプレイは高精細モニタと呼ばれる（図2）。液晶ディスプレイは，透過光により画像を表示する受光型デバイスの構造を持つため，シャウカステンにフィルムを乗せた状態と似ている（図3）。ディスプレイ自体の見え方の変化や輝度劣化は，液晶層の透過度の変化よりも，この独立した光源であるバックライトの経年劣化によるものが大きい。

　　　画像を構成する等方性の最小単位を画素（ピクセル）と呼ぶが，液晶ディスプレイの一画素は一般的にサブピクセルと呼ばれる3つの長方形の格子状の窓から成立っている。カラー液晶ディスプレイは，そのそれぞれのサブピクセルにRGB（red, green, blue）の三原色のカラーフィルタが備えたものであり，これらを別々に駆動させ，三原色の輝度のバランスを変えることにより，色を表現している。モノクロ液晶ディスプレイの一画素も同様に3つのサブピクセルにより構成されているが，異なる点はカラーフィルタを持たないことである。したがってモノク

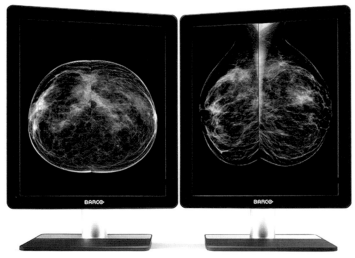

図2 医用画像表示用液晶ディスプレイの外観

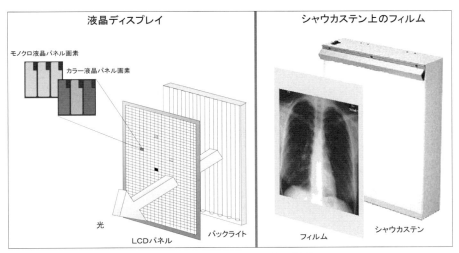

図3 液晶ディスプレイ基本構造 シャウカステンとの対比

ロ液晶ディスプレイは，カラーフィルタが存在しない分だけ透過光の減衰が少なく，同程度の輝度のバックライトを実装したカラー液晶ディスプレイと比較して理論上約3倍の最大輝度の実現が可能である。また，実際の診断用モノクロ液晶ディスプレイの画素形状は図3の模式図に示されたような単純な長方形の格子状であることは少なく，視野角などの視覚特性の向上のためその画素形状にも工夫が加えられていることが多い。一例として，画像診断用液晶ディスプレイに広く使用されている駆動方式であるIPS（In-plane Switching）モードのパネルにおける画素形状を図4に示す（□で囲まれた部分がそれぞれ1画素にあたる）。

　民生用カラーディスプレイ，医用画像表示用液晶ディスプレイのいずれも主流となる駆動方式はアクティブマトリクスのTFT（薄膜トランジスタ）方式である。現在，民生用液晶ディスプレイでも高解像度化が進み20インチSXGA（1280 × 1024）を超える解像度が一般的となっているが，医療現場で診断に使用される液晶ディスプレイでも同様に高解像度化が進んでいる。現在，一般的に医用画像表示用に使用されているモニタの解像度，階調，輝度などについては後述する。

5 医用画像表示用モニタ

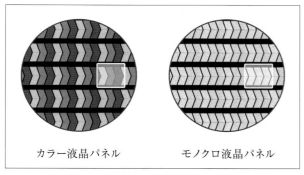

図4　IPS 駆動方式液晶パネル画素形状拡大図

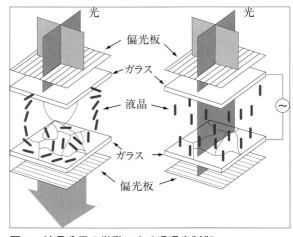

図5　液晶分子の挙動による透過光制御

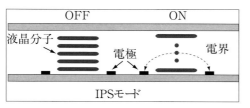

図6　IPS モード

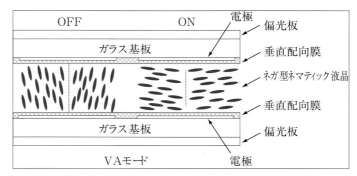

図7　VA モード

1-2-2. 液晶ディスプレイの特徴

　　液晶ディスプレイの画像表示は液晶分子の配列による光の透過性の変化を利用したものである。現在，液晶ディスプレイの液晶動作モードの代表的なものとしては TN（Twisted Nematic）モード，STN（Super Twisted Nematic）モード，IPS（In-plane Switching）モード，VA（Vertically Aligned）モードなどが挙げられる。その中でも医用画像診断用液晶ディスプレイにはその視野角特性が優れていることから，IPS モード，VA モードが採用されている。図5は TN モードの液晶の挙動を示したものである。これに対し，IPS モードの液晶は TN と異なり，ガラス基板に対して水平方向の横電界を用いて液晶分子を回転動作させる方式である（図6）。この方式では，液晶分子が斜めに立ちあがることがないため，見る角度による光学特性の変化が小さく広視野角が得られる。VA モードでは垂直配向膜と負の誘電異方性を有するネマティック液晶とを組み合わせている（図7）。電界をかけない状態でガラス面に垂直に液晶分子を配向させたものであり，無電界時に液晶分子が基板に対してほぼ垂直になるため黒レベルが低くなり，その分高いコントラスト表示が可能となる。

　　液晶ディスプレイの表示面は画素（アクティブ・マトリックス）で形成されており，画素単位で描画することから，鮮鋭度が高く，物理的に画素が形成されているために幾何学的歪みも発生しない。さらに，液晶ディスプレイの表面は薄いガラス基板と偏光フィルムで，厚いガラス層がないため，周囲光のガラス内部反射が原因の白浮き（ベーリンググレア）がほとんど発生しない。

　　その一方で，常に一定の輝度で発光しているバックライトの光を前面に透過させているため黒が完全な黒として見えず，やや明るく浮いて見える場合がある。これは受光型デバイスの構造的宿命である。従って一般的に暗室コントラスト比は自発光型デバイスである有機 ED ディ

表1　一般的評価における液晶ディスプレイの長所・短所

長　　　所	短　　　所
幾何学歪みがない	黒の再現性が悪い
フリッカーがない	視野角が狭い
明室コントラストが高い	応答速度が遅く動画表示性能に劣る
MTF 特性が良い	画素欠点が存在する
内部反射が小さい	面内輝度均一性に劣る
省スペース	粒状性が高い印象

スプレイ等よりも劣っている。また，液晶ディスプレイは，これら自発光型デバイスと比較して一般的に視野角依存性が高い。さらに，これは受光型デバイスであるか自発光型デバイスであるかの違いに依るものではないが，液晶ディスプレイはその構造上欠陥ピクセルが発生する可能性がある。

　液晶ディスプレイの画像表示面は薄いフィルム材質であるが，その反射防止のために表面に凸凹拡散をつけた AG（アンチ・グレア）処理が行われていることがある。解像度向上を目的に AG 処理を行わずにハードコート処理を施したパネルも存在するが，その場合は外光の映り込みが多くなる。また，パネル表面の偏光フィルムの保護と外光反射の低減を目的に，AR（アンチ・リフレクション）処理を施したパネルを前面に装着するケースもある。

　医用画像表示用のグレースケール液晶ディスプレイにはクリアベースのものとフィルムに近い色調のブルーベースのものが用意されている。またバックライトの高輝度化技術開発が進んだ結果，カラーの高精細液晶ディスプレイの普及も進んでいるが，高精細カラー液晶ディスプレイの中には色バランスの調整によりクリアベースやブルーベースのいずれの色調にも変えられるものが多い。

　液晶ディスプレイの一般的な長所および短所を**表1**に記す。

1-3．グラフィック・ボード

　モニタの画質は，モニタ自身の性能だけでなく，そのモニタに使用されるグラフィック・ボードの性能にも大きく左右される。

　グラフィック・ボードとは，画面表示処理を行うコンピュータ拡張ボードであり，グラフィック・カード，ビデオ・ボードなどとも呼ばれる（**図8**）。汎用コンピュータでは同機能をマザーボード上にグラフィック・チップとして搭載したものもある。基本的には，モニタの種類を問わず，画像表示にはグラフィック・ボードが必要であり，コンピュータに装着したグラフィック・ボードから出力される信号をディスプレイに入力し，画像が表示される。モニタの性能だけでなく，このグラフィック・ボードの性能によっても最大解像度や最大表示階調数が決定されるため，一般的に画像診断用モニタでは専用グラフィック・ボードが使用し，モニタとグラフィック・ボードを合わせて一つの画像表示システムと考えることが多い。また，通常，画像診断用モニタに使用されるグラフィック・ボードには LUT（Look Up Table）が実装されているが，これはコンピュータからグラフィック・ボードに入力された信号をあるルールに沿って変換する，変換表である。コンピュータから出力される信号をある階調表示特性にあわせてモニタ上で表示されるように関係づける作業をキャリブレーションと呼ぶが（後述），その際の入力信号各レベルとそれに対する出力信号のいわば変換係数が LUT として保存されている。また，ディスプレイ上での描画速度などもグラフィック・ボードの性能に大きく依存する。グラフィック・ボードは画像表示性能および画像品質において，モニタ同様に重要である。

5　医用画像表示用モニタ

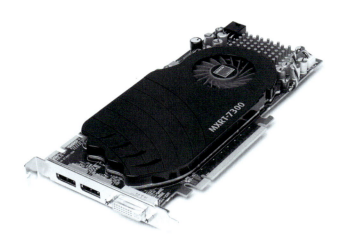

図8　グラフィック・ボード外観

特に表示画像枚数の多い乳房X線断層撮影（乳房トモシンセシス）の画像表示などにおいてはグラフィックボードの性能がより画像表示スピードに密接に反映する。

2. マンモグラフィ表示用モニタに求められる性能

モニタの性能を決定する最も基本的な要素として，解像度，グレースケール階調，輝度，コントラスト，表示特性の不変性が挙げられる。医用画像表示においてはその何れもが同等に重要であり，診断用モニタにはこれらがバランス良く満たされる必要がある。

2-1. 医用画像表示用モニタの現状

一般的に医用画像表示用モニタは画面を90°回転させることにより，表示面の縦横比を切り替えて使用することができるものが多いが，通常縦型で使うことが多い（図9）。これは従来の縦長な医用画像を画面上に効率良く表示するためである。また，縦型表示は「ポートレート表示」，横型表示は「ランドスケープ表示」と呼ばれるが，これは通常，肖像画（ポートレート）が縦長で，風景画（ランドスケープ）が横長であることに由来している。

現在，一般のPCなどに使用される液晶ディスプレイでは15インチ～17インチ程度のXGA（1,024 × 768）を主流としているが，医療現場で診断に使用される液晶ディスプレイは高精細化がすすみ，100万画素（1メガ・ピクセル =1,024 × 1,280），200万画素（2メガ・ピクセル =1,200 × 1,600），300万画素（3メガ・ピクセル =1,536 × 2,048），500万画素（5メガ・ピクセル =2,048 × 2,560）などが存在する。またこれら診断用の高精細モノクロおよびカラー・ディスプレイにおいては高輝度化も年々進んでいる。一般的に使用されている高精細モニタの代表的仕様の一覧を表2に示す。最新の12メガ・ピクセルのモニタは画素数が増えているが，画像表示面のサイズも横方向にほぼ2倍になっているため解像度としては5メガ・ピクセルのモニタと同等であることに注意されたい。いわば5メガ・ピクセル・モニタ2面を横に並べ1面にしたような形状である。

表中に記載した他にも，医用画像診断用モニタの性能を決定する要因は多岐に渡るが，最も基本的な要素は以下の通りである。

・解像度
・グレースケール階調
・輝度およびコントラスト

158　　第5章　デジタルマンモグラフィの基礎

表2 現在医療施設で使用されている医用画像表示用モノクロ／カラー・モニター般仕様例

	種類 (一般呼称)	解像度／ピクセル数		表示面積 (対角サイズ：インチ)	ピクセル サイズ	推奨校正輝度
LCD	1メガ	SXGA	1,280 × 1,024	359 × 287mm (18.1")	280 μm	400 〜 500cd/㎡
	2メガ	UXGA	1,600 × 1,200	408 × 306mm (20.1")	270 μm	400 〜 500cd/㎡
	3メガ	QXGA	2,048 × 1,536	423.9 × 318.0mm (20.8")	207 μm	400 〜 500cd/㎡
	5メガ	QSXGA	2,560 × 2,048	422.4 × 337.9mm (21.3")	165 μm	400 〜 600cd/㎡
	12メガ		4,096 × 2,160	708.1 × 472.1mm (33.6")	168 μm	600 〜 1,000cd/㎡

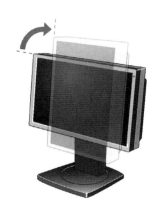

図9 医用画像表示用高精細モニタの縦横切替例

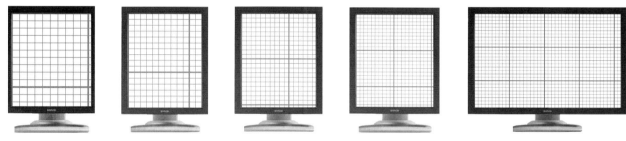

1メガ(1,280×1,024)　2メガ(1,600×1,200)　3メガ(2,048×1,536)　5メガ(2,560×2,048)　12メガ(4,096×2,160)

図10 解像度比較イメージ（1マス＝100ピクセル）

・表示特性の不変性

以下，液晶ディスプレイを例にとってそれぞれの項目について述べる。

2-2. 解像度

医療現場で診断に使用される液晶ディスプレイは高精細化が進み，いわゆる100万画素から500万画素程度のタイプでは，その外観寸法はほとんど同一である。図10は，それぞれの解像度（画素の精細度）を直観的に比較できるように，ディスプレイ上に格子を描いたものである。格子の1マスが100ピクセルにあたる。

また，画像診断に使われるディスプレイはモノクロ・ディスプレイが主流であるが，表示モダリティによってはカラー液晶ディスプレイも使用される。参考まで図11にその使用例を示す。

このように，一般的に高精細と呼ばれるディスプレイにもさまざまなものがあるが，米国FDA（Food and Drug Administration, 食品医薬品局）においてマンモグラフィ画像診断用ディスプレイとして認可されているのはいわゆる5メガ・ピクセル（2,560 × 2,048ピクセル）レ

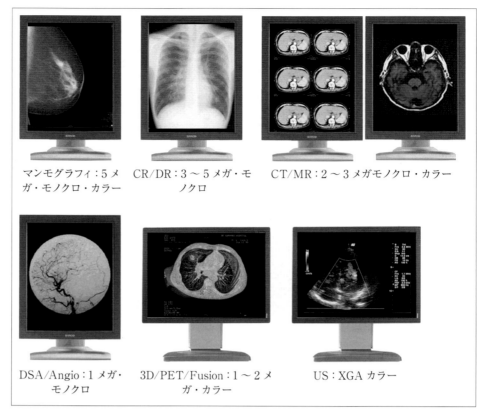

図11 モダリティ画像別ディスプレイ解像度例

ベルの解像度を持つ機種であり，また欧州におけるデジタルマンモグラフィガイドラインにおける推奨ディスプレイ解像度も同様である。日本でも2006年4月に日本医学放射線学会電子情報委員会から出されたデジタル画像の取り扱いに関するガイドライン2.0版で，乳房X線画像診断用モニタについて，「デジタル乳房X線画像診断において液晶モニタはデジタルハードコピーに代替可能である」としながら，（注）として，「5メガ・ピクセル（2048×2560）以上の液晶モニタを用い，適切な画像処理（拡大・階調処理など）を加えた場合」としており，2014年に日本医学放射線学会／（社）日本放射線技術学会から発行されたマンモグラフィガイドライン第3版増補版でも5メガ以上の液晶モニタが推奨されており，日本におけるデジタル・マンモグラフィのソフトコピー診断には5メガ・ピクセルの解像度を持つディスプレイの使用が標準となっている。その背景には近年のデジタルマンモグラムの大サイズ化がある。現在日本でデジタル・マンモグラフィ装置と呼ばれるものにはCR，FPDなどの方式があるが，歴史的にその画像サイズは1914×2294ピクセル（読取画素ピッチ：100 μm）から7080×9480ピクセル（読取画素ピッチ：25 μm）まであり，いずれも5メガ・ピクセルモニタと同等またはそれを超える解像度となっている。

マンモグラムの情報を全く欠落のない状態で観察するには，画像の1画素をディスプレイの1画素に対応させた「ピクセル等倍表示」以上の拡大率での観察が求められる。しかし，例えば1914×2294ピクセル（読取画素ピッチ：100 μm）を5メガ・ディスプレイにピクセル等倍表示するとディスプレイ上に収まるが，3メガ，2メガにピクセル等倍表示をした際には画面全体を同時に観察することができなくなる（**図12**）。その場合，画像全体を観察するには画像の移動など煩雑な作業が必要となる。

また，それ以上の解像度を持つ画像では，画像全体を観察する際には縮小表示されるのが実

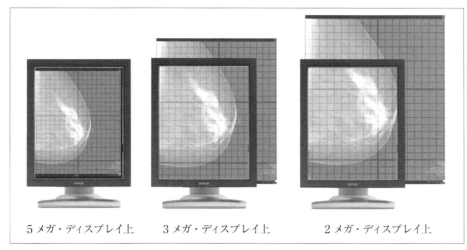

図12 1914×2294ピクセル画像（100μm）のピクセル等倍表示概念図

情である。また，マンモグラフィの読影では，頭尾方向および内外斜位方向の二方向撮影であれば4画像，また過去画像との比較まで考えると合計8画像を同時に表示することもあり，画像縮小した際にできるだけ情報欠落の少ないモニタを使用することが望ましい。

2-3. グレースケール階調

医用画像表示用モニタにおいては，多階調化が進み，いわゆるモノクロ高精細ディスプレイでは10ビット（1024階調）以上の表示性能が一般的になりつつある。通常のモノクロ液晶パネルは8ビット（256階調）表示であるが，フレーム変調技術という目の残像を利用した技術や，開口変調技術というサブピクセルの開口率を変えて個別に駆動するなどの技術を利用することにより表示階調を増やすものもある。この多階調処理を行うことで，キャリブレーション時に目標とする特性曲線により近似させることが可能となり，その結果，よりスムーズな階調表現が可能となる。ディスプレイに入力される信号の多階調化にはビデオボードやビューア・アプリケーションでの工夫が必要である。

2-4. 輝度およびコントラスト

輝度とはディスプレイの明るさを示す指標であり，単位はcd/m^2が用いられる。一般にモニタの輝度は変動するが，システム起動時や温度などによる短期的な輝度変動と，光源の劣化による輝度低下という長期的な輝度変動がある。液晶ディスプレイの長期的な輝度低下の主原因はバックライトの劣化である。この輝度劣化を補正するために医用画像表示用液晶ディスプレイには，モニタ内部や前面に配置した輝度センサの検出した輝度値をフィードバックすることにより輝度出力を安定化する機能が装備されている場合が多い。モニタは，後述のキャリブレーションで設定した最大輝度値で常に補正された状態で使用することになるが，現状の代表的な医用画像表示用液晶モニタでは10,000～30,000時間程度の安定期間が期待できる。

またコントラスト比は，そのモニタの最高輝度（白）と最低輝度（黒）の輝度値の比で求められる。例えば，最高輝度500cd/m^2，最低輝度0.5cd/m^2のモニタのコントラスト比は1000:1となる。医用画像表示用グレースケール液晶ディスプレイの暗室コントラスト比は600:1から1500:1程度が一般的である。コントラスト性能もマンモグラフィ診断でのディスプレイ選択における重要な要素のひとつである。

2-5. 表示特性の不変性

前述の輝度劣化に加えて，モニタの中間階調特性（入力信号から出力輝度への変換特性）の管理も大変重要である。中間階調特性の変化の原因は，バックライトの劣化に加えて，液晶パネルの透過光の変調特性の変化にある（図1）。これらを出荷状態に復旧する作業がキャリブレーション（輝度校正）である。通常医療用モニタに備えられるキャリブレーション機能とは，モニタ輝度をセンサーで検出しながらLUTを書き換えて，モニタの階調特性を任意のものに設定するものである。現在はDICOM 3.14（後述）で規定しているGSDF（Grayscale Standard Display Function）を基準にしたキャリブレーションが標準となっている。キャリブレーションを実施することによって複数のモニタ上での画像の見え方を一致させることができる。

3．マンモグラフィ表示モニタ精度管理

3-1．表示特性の標準化および不変性試験

フィルムレス化の進む現在の画像診断の世界では複数のモニタ上での画像の見え方を一致させる必要がある。複数モニタ間での輝度特性の違いはそのまま検出能の差に結びつく可能性があるため，輝度特性をあわせるキャリブレーション機能は不可欠である。また，以前に観察した画像を同じモニタ上で再表示するときに，モニタの輝度特性が変化していると，同じ画像データが再現できないことになる。そこで表示画像の再現性の確保のために，不変性試験が必要となる。

3-1-1．キャリブレーション

モニタはその構造上，必ず輝度劣化を伴うデバイスであるが，キャリブレーションを実施することで一定の輝度特性が維持できる。医用画像表示用モニタでは，そのモニタの持つ最大輝度性能で使用せず，能力の70％程度の任意の輝度値で定期的にキャリブレーションを実施し，製品寿命を通して同一の輝度特性で画像観察ができるように不変性を保つようにしている。モニタ輝度をセンサーで検出しながらLUTを書き換えて，モニタの輝度特性を調整する作業がキャリブレーションであるが（図13），現在はDICOM 3.14で規定しているGSDF（Grayscale Standard Display Function）を基準にしたキャリブレーションが世界的に標準となっている。

この作業は一般的にはモニタメーカが供給するキャリブレーション用ソフトウェアを用いて行うが，現在ではユーザの負担を軽減するよう設計されたものが多く，面倒な作業なしで労力なくキャリブレーションできるものも多い。キャリブレーションには接触型センサーが多く用いられる（図14）が，一部の高精細液晶ディスプレイにはキャリブレーション用の輝度センサーを内蔵したものも存在する（図15）。

3-1-2．階調特性の標準化 - DICOM PS3.14 (Part 14)

モニタの普及に伴う医用画像の整合性に関する問題点として，イメージャによるハードコピーや複数の異なるモニタに表示される画像の画質の不整合が考えられる。デジタル画像とネットワークが普及するにつれて，CRTモニタや液晶ディスプレイなどの画像表示装置を用いたソフトコピーによる画像観察が主流になり，それぞれの画像表示装置の表示特性に違いが生じると，使用される画像表示装置によって表示画像の視覚的解釈が異なる場合が懸念される。医用画像においては，与えられたデジタル画像がどのように見えるかについての視覚的一貫性

第5章　デジタルマンモグラフィの基礎

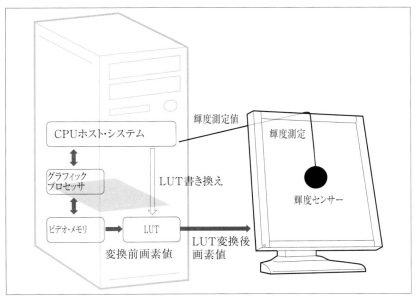

図13 キャリブレーション概念図

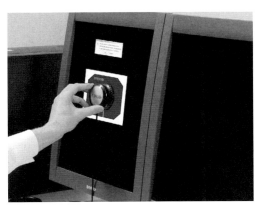

図14 接触型輝度センサー使用例

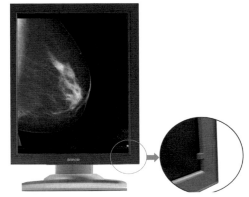

図15 輝度センサー内蔵例

の存在が重要である。この問題を解決する方法として，各表示装置の階調特性を統一することが考えられる。医用画像のグレースケール表示における標準的な特性カーブとして現在広く採用されているのがDICOM PS3.14 Grayscale Standard Display Function (GSDF) である。

　DICOM (Digital Imaging and Communications in Medicine) では画像表示の整合性をとるために，そのPart14としてGSDFを規定している。GSDFはしばしば「グレースケール標準表示関数」と訳されるが，人間の目は画像の明るい領域と暗い領域において明らかに非線形の感度を示す特性をもつため，単純な関数であらわすことができない。そこで，平均的人間の目の輝度弁別能を元にしたモデル (Bartenモデル) を利用し，最小識別可能である輝度差をJND (Just Noticeable Difference) として定義し，$0.05cd/m^2$をJND Index 1とし，JND Index 1023 ($3993.4040cd/m^2$) までの1023ステップの輝度値を定義したものがGSDFである。DICOM Part14には，Bartenモデルに基づいて規定した各JND Indexに対する輝度値が**表3**のように記述されている。

5 医用画像表示用モニタ

表3　グレースケール標準表示関数：JND インデックス対輝度（DICOM P3.14 より抜粋）

JND	L[cd/m2]	JND	L[cd/m2]	JND	L[cd/m2]	JND	L[cd/m2]
1	0.0500	2	0.0547	3	0.0594	4	0.0643
5	0.0696	6	0.0750	7	0.0807	8	0.0866
9	0.0927	10	0.0991	11	0.1056	…	…

… 中略 …

…	…	1014	3766.6350	1015	3791.1810	1016	3815.8880
1017	3840.7550	1018	3865.7850	1019	3890.9780	1020	3916.3350
1021	3941.8580	1022	3967.5470	1023	3993.4040		

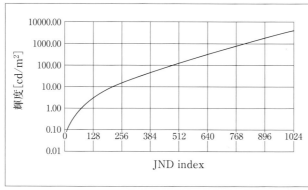

図16　JND インデックス対輝度の対数として提示された
　　　グレースケール標準表示関数

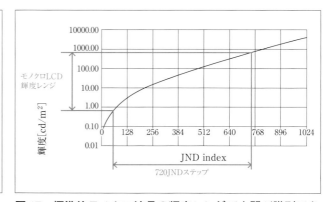

図17　標準的モノクロ液晶の輝度レンジで人間が識別でき
　　　る階調数例

　この GSDF をグラフ上にプロットしたものが図16で，しばしば DICOM カーブと呼ばれる。DICOM では，GSDF を輝度 0.05cd/m²から 4000cd/m²の間で定めているが，この 0.05cd/m²という数値は規格策定当時の「CRT モニタで実質的に表示できる最小輝度」，また 4,000cd/m²は当時の「マンモグラフィ画像観察用シャウカステン最大輝度を上回る数値」を目安として決定されたものである。GSDFによれば，この輝度範囲の中で人間は 1023 の輝度差を感じられることを意味している。例えば，一般的な診断用液晶ディスプレイの輝度範囲である，最低輝度 0.7cd/m²，最高輝度 500cd/m²を当てはめると，その輝度範囲の中で人間は 720 前後の階調を識別できることになる。医用画像表示用ディスプレイの表示階調に，それを上回る 10 ビット表示（1,024 階調）が求められる所以である。図16，17 では縦軸を対数表示しているが参考までに通常表示に戻したものも図18 として示す。

　DICOM では，この関数を実装し入力値である P 値（後述）に対応する輝度で画像を表示する装置を標準表示システム（Standardized Display System）と呼んでいる。標準表示システムでは入力値である P 値における等しい変化を，最終的に画像表示装置上の輝度変化において「知覚的に直線化」することができることになる。P 値（P-Value）とは DICOM で定義されたグレースケール変換が適用された後の画素値であり，標準表示システムへの入力値である。

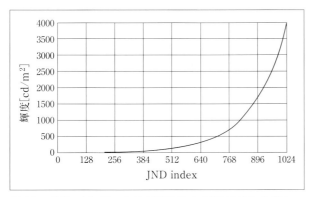

図18 JNDインデックス対輝度として提示されたグレースケール標準表示関数

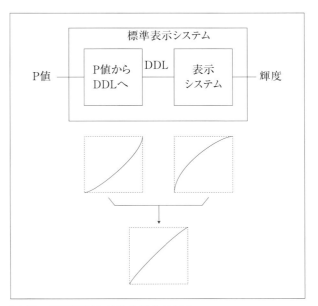

図19 標準表示システム概念モデル

標準表示システムの概念を図19に示す。標準表示システムの概念モデルにおいて，P値はDDL（デジタル駆動レベル）に変換され，最終的にディスプレイ上でGSDFに基づいた輝度に変換される。

この特性曲線をベースにすることにより，モニタやイメージャの出力特性の違いに影響されることなく，ほぼ同等の階調特性で画像の出力および表示をすることを可能にするのがGSDFの目的である。また，この特性曲線に沿って表示された階調は視覚的には直線的特性を持つことになる。従って，異なる輝度レンジを持つ画像表示装置（モニタ，イメージャなど）で表示，出力した画像も，これらの表示装置がGSDFに対応している時には，絶対的な輝度は異なるが，その見え方はほぼ同一になる。

DICOM PS3.14 Grayscale Standard Display Function（GSDF）を含むDICOM Standard（Part 1～21：2019年8月現在）は，https://www.dicomstandard.org/ で一般に公開されておりダウンロードが可能である。GSDFの詳細に関してはDICOM Part 14を参照されたい。

世界の医用画像表示管理に関係する規格，ガイドラインにおいても，このGSDFはグレースケール画像表示における標準となっている。GSDFに基づくモニタの調整を前提として規定しているものとしては，米国の医学物理士会AAPM（American Association of Physicists in Medicine）Task Group 18のAssessment of Display Performance for Medical Imaging Systemsや，EUREFによる欧州マンモグラフィ検診ガイドライン"The European Guidelines for Quality Assurance in Mammography Screening"などをはじめ，枚挙に暇がない。IHE（Integrating the Healthcare Enterprises）で提唱している画像表示の複数の装置間での一貫性を保つための仕組みである統合プロファイルCPI（Consistent Presentation of Images）のなかでも，技術的な枠組みとしてDICOM GSDFの使用が前提となっている。次の項ではこれら医用画像表示装置の管理に関する規格，ガイドラインを紹介しながら画像表示装置の経時劣化やその管理について記述する。

3-1-3. モニタの経時劣化と不変性試験 – 様々な精度管理規格とガイドライン

以前に観察した画像を同じディスプレイ上で再表示するときに，表示デバイスの輝度特性が変化していれば，同じ画像データを表示しても同じ画像は再現できないことになる。液晶ディスプレイは主にバックライトの輝度劣化により特性変化が発生する。そこで表示画像の再現性の確保のために，表示デバイスの表示性能が変化していないことを評価する不変性試験が必要になる。

この不変性試験の方法については，国際電気標準会議（IEC）において，IEC 61223-2-7：Evaluation and routine testing in Medical Imaging Departments として規定されている。IEC 61223-2-7 ではモニタの据付調整後に最適な品質の画像表示を維持するために使用者が CRT の画質の不変性を試験することを目的としている。このため設置現場にて試験ができるように簡便な評価手法となっており，目視検査の項目が多い。また試験に用いるツールは輝度計，スケール，テストパターンである。ヨーロッパおよび日本においては，この IEC 61223-2-5 に順ずる形で，それぞれ DIN，JIS として規格化している。以下に合わせて記載する。

① IEC 61223-2-5：Evaluation and routine testing in medical Imaging departments – Part 2-5: Constancy tests – Image display devices,（1994）

② DIN V6868-57：Image quality assurance in x-ray diagnostics, Acceptance testing for image display devices,（2001）

③ JIS Z4752-2-5：医用画像部門における品質維持の評価および日常試験方法　第2-5部：不変性試験 – 画像表示装置 JIS Z4752-2-5：2001（2001.6）

また，その他に広く知られている不変性試験としては，米国における米国医学物理士会 American Association of Physicists in Medicine（AAPM）Task　Group 18 によるガイドラインがあるが，現在ではこのガイドラインは，米国のみならず広く世界で採用されている。またヨーロッパにおけるマンモグラフィのガイドラインとして，EUREF による European Guidelines for Quality Assurance in Mammography Screening があるが，すでにデジタル・マンモグラフィとそのモニタ診断およびモニタ精度管理に特化したガイドラインが盛り込まれている。

④ American Association of Physicists in Medicine（AAPM），Task Group 18 Image Informatics Subcommittee：Assessment of Display Performance for Medical Imaging Systems,（2005）

⑤ EUREF：European Guidelines for Quality Assurance in Mammography Screening, Third Edition,（2003.11）

これらの規格とガイドラインを同列のものとして比較することにはやや困難が伴うが，参考までにそれぞれの特徴のみ抜粋し，その比較を**表4**に記載する。

これらの規格とガイドラインをベースに，日本では医用画像表示用モニタの運用に適した品質管理手法として，2005 年 8 月に日本画像医療システム工業会 JIRA より「医用画像表示用モニタの品質管理に関するガイドライン」が JESRA X-0093-2005 として発行され，2017 年には JESRA X-0093*-2017 に改定された。また，NPO 法人日本乳がん検診精度管理中央機構から発行された「デジタルマンモグラフィ品質管理マニュアル第2版（2017）」の中でもマンモグラフィ画像表示システムの品質管理方法が示されているが，同マニュアル上で推奨されている管理方法もこの JESRA X-0093 を基本としたものである（詳細についてはそれぞれのガイドライン・マニュアルを参照されたい）。

ここでは，モニタの特性に対する要求としてどのようなものがあるのかを示すために，「医用画像表示用モニタの品質管理に関するガイドライン」JESRA X-0093*-2017 を取り上げ概要を紹介する。

表4　IEC, DIN, JIS, AAPM, EUREF 比較

	IEC 61223-2-5	DIN V6868-57	JIS Z4752-2-5	AAPM TG-18	EUREF
内容	不変性試験	受入試験＋ 不変性試験 （QS ガイドライン）	不変性試験	受入試験＋ 不変性試験	受入試験＋ 不変性試験
制定	1994 年	2001 年 2 月	2001 年 6 月	2005 年 4 月	2003 年 11 月
受入試験実施者		ベンダー		医学物理士	医学物理士
不変性試験実施者	規定なし	病院	規定なし	医学物理士	医学物理士
間隔	3 ヶ月	1，3，6 ヶ月	3 ヶ月	1，3，12 ヶ月	6 ヶ月
備考		法制化 受入：02 年 7 月 不変性：03 年 12 月	IEC の和訳	Pre-Print Draft V10.2 2004 年 12 月	デジタルマンモ QA ガイドライン

3-1-4.　JESRA X-0093*-2017

　2005 年 8 月に，日本画像医療システム工業会 JIRA より「医用画像表示用モニタの品質管理に関するガイドライン」が JESRA X-0093-2005 として発行され，2017 年に JESRA X-0093*-2017 に改定された。従来の規格である JIS Z 4752-2-5 は 1994 年に制定された不変性試験規格 IEC 61223-2-5 がベースになっているが，その評価の対象も当時の CRT モニタが対象となっており，現在の医療現場で使用されているモニタの現状にそぐわない状況になっていた。日本国内でもモニタ診断の普及が進むなか，実用的な医用モニタの管理基準を必要とする声が高まり，日本画像医療システム工業会では各国の団体で作成された規格やガイドラインを尊重しながら，日本医学放射線学会，日本放射線技術学会からアドバイザを招き，国内の医療現場で無理なく運用できるようなガイドラインとしてまとめ，最終的には日本放射線機器工業会規格（JESRA）として発行した。現在，日本の医療現場ではこのガイドラインが広く活用されている。

　JESRA X-0093*-2017 で示されている管理項目とそれぞれの試験の判定方法，判定基準，使用テストパターン，使用機器を一覧にしたものを表5に示す。前述の通り，NPO 法人日本乳がん検診精度管理中央機構によるデジタルマンモグラフィ品質管理マニュアル第 2 版（2017）の内容はこのガイドラインをベースとしており，同マニュアルで品質管理の対象としているマンモグラフィ画像表示システムのモニタは，JESRA X-0093*-2017 ではグレード 1 のモニタに該当する。目視検査では，通常の使用環境条件で，テストパターンを用いて階調とアーチファクトの確認を行うと共に，独自の臨床画像による評価も推奨している。

　定量的試験では，暗室状態で 18 点（規定された 18 レベルの入力値に対する 18 階調）の階調輝度の測定を実施しコントラスト応答，最大輝度，輝度比を評価する。現状ではモニタ劣化に関しての環境光による要素は考慮されていない。コントラスト応答評価は，各階調間の実測コントラストと GSDF のコントラストとの比較となるが，計算表が用意されている。またに受入試験においては米国医学物理士会 AAPM ガイドラインのテストパターンを引用しており，輝度均一性，色度均一性などの評価も規定している。また本ガイドラインで提唱するメーカによる出荷試験報告書は，メーカが出荷時にガイドラインに沿った試験を実施し，結果をユーザに提出するというものである。受入試験として代用が可能になりユーザにとっては負担の軽減となるが，再現性が必要であるため，導入時には不変性試験の基準値としての測定と運用環境での目視確認が必要である。

5　医用画像表示用モニタ

この JESRA X-0093*-2017 「医用画像表示用モニタの品質管理に関するガイドライン」は2019年8月現在，http://www.jira-net.or.jp/ で一般に公開されておりダウンロードが可能である。ガイドラインの詳細に関しては同書を参照されたい。

表5 品質管理項目，判定基準および使用するテストパターンと器具（JESRA）

判定方法	分類	判定基準 グレード1 A	判定基準 グレード1 B	グレード2	受入試験	不変性試験	テストパターン 測定器
仕様	仕様	$\geq 1k \times 1k$			○	−	
目視	全体評価	16（11）段階のパッチの輝度差が明瞭に判別できること。 5%　95% パッチが見えること。			○	○	TG18-QC［SMPTE］
		基準臨床画像の判定箇所が問題なく見えること。			○	○	基準臨床画像
	グレースケール	滑らかな単調連続表示であること。			○	○	TG18-QC［8bit 以上 グレースケール］
	幾何学的歪み：CRT のみ	画面全体が確認できて直線性が保たれていること。 X/Y のアスペクト比が適切なこと。			○	○	TG18-QC［SMPTE］
	解像度：CRT のみ	$0 \leq Cx \leq 4$ ナイキストラインが見えること。			○	○	
	アーチファクト	アーチファクトが確認できないこと。　フリッカー			○	○	TG18-UNL80［全白］
		クロストーク／ビデオアーチファクト カラーアーチファクト（CRT のみ）			○	○	TG18-QC［SMPTE］
	輝度均一性	著しい非一様性がないこと。			−	○	TG18-UNL80［全白］
測定	輝度均一性	$200 \times \dfrac{L_{max} - L_{min}}{L_{max} - L_{min}} \leq 30\%$ 中央と4コーナの輝度測定 L_{max}：5 点間の最大値 L_{min}：5 点間の最小値		−	○	−	TG18-UNL80［全白］ 輝度計
	コントラスト応答	$\kappa_\delta \leq \pm 10\%$ 中央部輝度測定 18 点（1, 15, 30,・・・, 255） 各階調の 1JND あたりのコントラストと GSDF との偏差	$\leq \pm 15\%$	$\leq \pm 30\%$	○	○	
	最大輝度	$L_{max} \geq 350cd/㎡$	$\geq 170cd/㎡$	$\geq 100cd/㎡$	○	○	TG10-LN［相当パターン］ 輝度計
		輝度偏差　$100 \times \dfrac{L_{maxn} - L_{max0}}{L_{max0}} \leq 10\%$ L_{maxn}：不変性試験時の最大輝度 L_{max0}：最大輝度の基準値			−	○	
		マルチモニタ間　$100 \times \dfrac{L_{max1} - L_{max2}}{L_{max2}} \leq 10\%$ L_{max1}：最も高輝度なモニタの最大輝度 L_{max2}：最も低輝度なモニタの最大輝度			○	○	
	輝度比	$\dfrac{L_{max}}{L_{min}} \geq 250$		≥ 100	○	○	
	色度	画面内 $\sqrt{(u'_1 - u'_2)^2 + (v'_1 - v'_2)^2} \leq 0.01$ 中央と 4 コーナの色度（u'-v'）測定 5 ヵ所（10 通り）の色差の最大値		−	−	○	−	TG18-UNL80［全白］ 色度計
		マルチモニタ間 $\sqrt{(u'_{m1} - u'_{m2})^2 + (v'_{m1} - v'_{m2})^2} \leq 0.01$ 上記 5 ヵ所の色度平均値　u'_m, v'_m モニタ間の色度			−	○	−	
	（照度）	（lux）					照度計

⑤　医用画像表示用モニタ

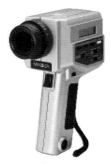

図20 望遠輝度計

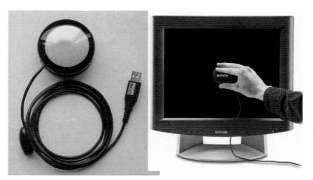

図21 液晶ディスプレイ用接触型輝度計

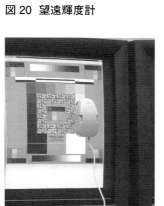
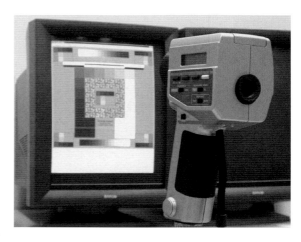

図22 接触型輝度計と望遠輝度計使用例

3-1-5. モニタの調整および精度管理に必要な周辺機器

不変性試験によりモニタの劣化が確認されたときに最大輝度および輝度階調特性の復旧のために輝度計を用いて実施する校正作業をキャリブレーションと呼ぶ。モニタのキャリブレーションを含めモニタの精度管理にあたって使用される機器の代表的なものとして輝度計，照度計，色度計を以下に紹介する。

1）輝度計

輝度は点灯時のモニタ画面上の明るさを示し，通常 cd/㎡ の単位で表される。輝度計は，非接触型の望遠輝度計（図20）と，モニタのキャリブレーションなどに使用されることの多い接触型輝度計（図21）とに大別される。接触型輝度計には，前述のようにモニタ前面に内蔵されているものも存在する（図15）。望遠輝度計を使って画面上を測定する時は輝度計を測定ポイントに狙いを定めてモニタ画面に対して垂直方向に設置して測定する。このときの測定ポイントの大きさは輝度計の開口角度と，ディスプレイと輝度計の距離で決定される。輝度の測定値は輝度計のタイプにより若干異なる，その主な原因は計器に対する迷光の影響である。しかし，一定の方法で測定を実施する限り，どちらのタイプも表示装置の評価に使用することができる（図22）。特に，繰り返し行われる品質管理のための測定では，一定の方法で測定を実施することが重要である。反射，ベーリング・グレア，放射角の定量試験には望遠輝度計が必要である。

2）照度計

モニタでの読影では運用環境の照度という環境要因を考慮すること必要がある。反射の定量

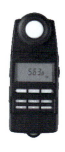 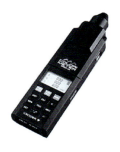

図23 照度計　　図24 色度計

評価および周囲条件のモニタリングには照度計が必要である(図23)。「照度」とは「光があたっている表面の単位面積当たりの光束の量」のことで、その場所にどれだけの光が届いているかを示している。単位としては通常 lx (ルクス) が用いられる。これに対して輝度は、ある方向から入射する光の量を表す測光量である。AAPM では照度計の必要条件として、1～1000lx の範囲の照度を 5% 以上の精度で測定できることなどを挙げている。

3) 色度計

　色度計 (図24) には色彩計や分光測色計など様々なタイプのものが存在する。一般的に色彩計に比べて分光測色計は、各波長の分光反射率が求められることから精度が高い。その反面、色彩計に比べて高価であることから、色彩計が基本的な色差測定の用途に広く使われ、分光測色計は条件等色など高度な色の解析に使用される傾向がある。色度単位の代表的なものとして CIE * 1931 色度座標 xy や CIE 1976 色度座標 u'v' などが広く使用されている (* CIE：国際照明委員会 <Commission Internationale de l'Eclairage>)。

まとめ

　現在医療現場で実際に使用されている医用画像表示用モニタ，中でもマンモグラフィの画像診断に使用するモニタを中心に，求められる性能，そして調整，精度管理について述べた。デジタルマンモグラフィのモニタ診断において医用画像表示装置の管理はこれから一層重要な課題となる。表示装置の動作原理，構造，特性についても理解した上で利用していかなければならない。今後もモニタ診断を行う施設は増加する一方であり，診断の安全性確保のためにも導入から常に一定の表示性能を維持するために医用画像表示装置の管理を行うことが肝要である。

● 参考文献

1） DICOM PS3.14: Digital Imaging and Communications in Medicine（DICOM）– Part 14: Grayscale Standard Display Function; 2000.

2） IEC 61223-2-5: Evaluation and routine testing in medical Imaging departments – Part 2-5: Constancy tests – Image display devices; 1994.

3） DIN V6868-57: Image quality assurance in x-ray diagnostics, Acceptance testing for image display devices. 2001.

4） JIS Z4752-2-5：医用画像部門における品質維持の評価および日常試験方法　第2-5部：不変性試験 – 画像表示装置 JIS Z4752-2-5．2001.

5） Samei E, et al. Assessment of Display Performance for Medical Imaging Systems, Report of the American Association of Physicists in Medicine（AAPM）Task Group 18. Medical Physics Publishing; Madison, WI, AAPM On-Line Report No. 03: April 2005.

6） Samei E, et al. Assessment of display performance for medical imaging systems: Executive summary of AAPM TG18 report. Medical Physics 2005; 32(4): 1205-1225.

7） EUREF. European Guidelines for Quality Assurance in Mammography Screening. Third Edition. 2003

8） JESRA X-0093*B-2017：医用画像表示用モニタの品質管理に関するガイドライン：（社）日本画像医療システム工業会．2017.

9） デジタル画像の取り扱いに関するガイドライン 2.0 版．日本医学放射線学会電子情報委員会．2006.

10） 日本医学放射線学会／日本放射線技術学会．マンモグラフィガイドライン．第3版増補版．2014.

11） 日本画像医療システム工業会マンモグラフィ特別 WG．マンモグラフィ表示用モニタの品質管理：デジタル・マンモグラフィ技術講習会資料．2007.

12） 照明学会・編．光の計測マニュアル．日本理工出版会；1990.

13） 小林直樹．デジタルマンモグラフィにおけるソフトコピー診断の現状とその展望．映像情報メディカル．Vol.38；No.3.

14） 日本医用画像管理学会・編．医用画像情報管理パーフェクトブック．日本放射線技師会出版会．2007.

15） 日本乳がん検診精度管理中央機構．デジタルマンモグラフィ品質管理マニュアル．第2版．2017.

（小林　直樹　　株式会社東洋テクニカ海外ビジネス推進部）

第5章

6 ドライイメージングシステム

　デジタルマンモグラフィ（CRシステム，FPDシステム）の普及により，表示系は高輝度シャウカステンを使用するハードコピー診断（フィルム診断）から，高精細モニタを使用するソフトコピー診断（5M高精細モニタ診断）へ移行してきている。しかし，他章で述べるようにソフトコピー診断での精度管理は，機器に要求される性能や読影体制の標準化が困難であり，住民検診などでは精度管理体制が整ったハードコピー診断での判定を未だに要求されることも少なくない。そこで本項では，デジタルマンモグラフィのハードコピー診断に使用されるドライイメージングシステム（レーザーイメージャ）（図1）とイメージャで使用する銀塩熱現像タイプのフィルム（以下ドライフィルム）について，その構造と取り扱い上の注意点を解説する。

1．マンモグラフィ用ドライフィルム

1-1．画像コントラスト

　マンモグラフィでは，X線吸収差の少ない乳腺組織と腫瘍のわずかな濃度差をコントラスト良く描出し，かつ辺縁の淡い微小石灰化を解像度よく描出しなければならない。現在のデジタルマンモグラフィは，画像処理技術の進歩により画質（コントラスト，解像度）の向上は著しくデジタルの有用性が認められている。

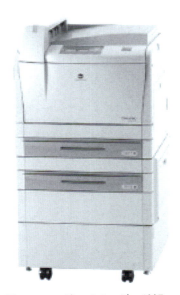

図1　レーザーイメージャ外観

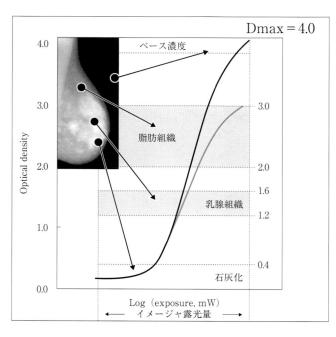

図2　ドライフィルムの特性曲線※
　　　薄い線は，一般撮影用のドライフィルムの特性曲線

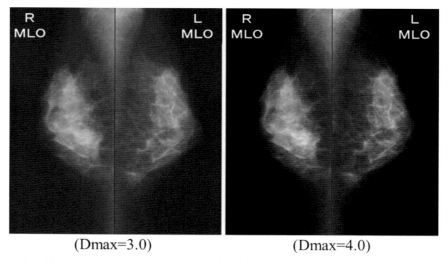

図3　ドライフィルムのベース濃度（最高濃度）違いの見え方の例

　　　ドライイメージングシステムは，デジタルマンモグラフィで撮影された乳房画像を忠実にフィルム出力し，アナログシステムと同様に高輝度シャウカステンを利用した読影環境下での使用に耐えうる性能（高コントラスト性能の維持，フィルムの保存性）を持つことが要求される。
　　　したがって，ドライフィルムにおいても，図2の中青線で示す特性曲線のように，最高濃度（ベース濃度）を4.0以上とし，低濃度領域（石灰化濃度領域）から中濃度領域（乳腺濃度領域），高濃度領域（乳房辺縁，脂肪，ベース濃度領域）間の濃度幅を広く保ち，診断領域全般でのコントラストを高める必要がある。

1-2．最高濃度（ベース濃度）

　　　ドライフィルムの最高濃度（ベース濃度）の違いを図3に示す。ドライフィルムの最高濃度（ベース濃度）を高めることにより，乳房外の黒化領域をより黒く表示させ，高輝度シャウカステンを利用する読影環境下でも乳腺内外の脂肪の黒さと相まって全体的にコントラストが伸長され締まりの良い画像にすることが可能となる。

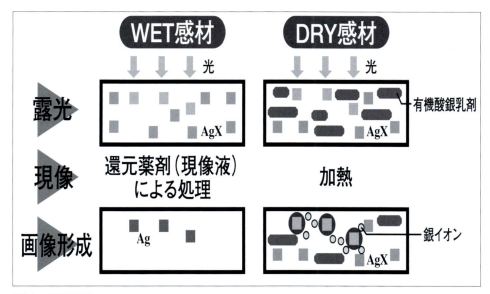

図4　現像理論

2. ドライフィルムの画像形成原理と取り扱い（保存性）

2-1. 画像形成原理

ドライフィルムとアナログフィルムの画像形成の原理を下記に示す（図4）。

①ドライ処理

レーザ光で露光されたハロゲン化銀がウエット処理と同様潜像を形成する。その後，加熱処理による熱現像（約120℃程度の加熱）によって，有機酸銀から銀イオンが解離され，露光されたハロゲン化銀の潜像付近まで運搬される。運搬された銀イオンがフィルム内に存在する還元剤（現像剤）によって還元され銀画像（黒化銀）を形成する。そして，温度低下により現像反応が停止する。

ただし，出力後のフィルム内には，有機酸銀，未使用のハロゲン化銀などが存在するため，次項に述べるような取り扱い上の注意を要する。

②ウエット処理（アナログフィルム）

光によりハロゲン化銀が潜像を形成し，現像処理により，露光された部分が黒化銀といわれる銀像に変換される。その後，定着処理により未露光部分のハロゲン化銀が定着液に溶解されて洗い流される。出力後のフィルム内には，黒化銀のみ残留するため，適切な現像処理が行われていれば，保存性に優れる。

2-2. ドライフィルムの取り扱い

ドライフィルムは，画像記録後のフィルムにも未反応物質などがフィルム内に存在するため，保管条件や取り扱いに下記のような注意をはらう必要がある。

①未使用フィルムの保管・取扱い

未使用ドライフィルムは，包装された状態で各種放射線や直射日光などの影響を受けない冷暗所に保管する。

表1 使用者による保守点検事項

項目	点検頻度	
QCパターンのプリントとQC パターン結果と確認	基準値設定時	連続3回
	通常時	1週間毎
フィルム排出トレイの清掃	3ヶ月毎	
サプライトレイの清掃	3ヶ月毎	
吸気口/排出口の清掃	6ヶ月毎	
脱臭フィルタの交換	2年毎，または1万毎プリント後	
クリーニングローラー清掃	2000プリント毎（マンモユーザー）	

・レーザーイメージャー DRYPRO MODEL 873 の添付文書から抜粋

②現像後のフィルム（画像）の保管・取扱い

　　熱現像処理を行って画像化するため，現像後の画像でも，高い温度や光の影響を受けやすい。そのため，冷暗所（強い光の当らない室内）で保管する。マンモ用ドライフィルムを高輝度シャウカステンに長時間かけておくことを目にすることがあるが，フィルムの変色やカブリを増長させる要因となるため避けた方が良い。

3. レーザーイメージャの保守管理

　　レーザーイメージャの日常的な保守は，使用している機器メーカの取り扱い説明書に記載されている（**表1**）。ここでは一例として，コニカミノルタ社製のレーザーイメージャ DRYPRO MODEL 873 の添付文書に記載されている内容を紹介するが，本記載例に限らずマンモグラフィガイドラインの品質管理項目を参考にレーザーイメージャ本体の状態を把握して，精度管理に努めていただきたい。

● 参考文献

1）中澤正行，柳澤宏幸．PCM画像出力に最適な高画質ドライイメージングシステム，画像通信，2006；29：25-30.

（松村　茂樹　　コニカミノルタ株式会社ヘルスケア事業本部）

第6章 品質管理

デジタルシステムの品質管理

　マンモグラフィを実施する施設は，安全で高品質な検査を被検者に提供しなければならない。すなわち，より低い被ばくで，腫瘤と乳腺のわずかなX線吸収差を画像化するコントラストと，石灰化のような微細病変を描出できる解像力を備えた高い画質の画像を常に得ることが求められる。そのためには，必要な性能を備えた撮影機器を装備するとともに，撮影装置，検出器の品質を高いレベルに維持し，撮影環境，読影環境も整えることが重要である。

　マンモグラフィは，X線画像診断においてデジタル化が最も遅れている領域であったが，2000年代後半から急速にデジタル化が進み，現在は，マンモグラフィ＝デジタルマンモグラフィと考えてよい状況になっている。アナログシステムからデジタルシステムに移行しても，画像診断におけるマンモグラフィの役割は大きく変わっておらず，適切な線量を用いて，その性能が安定的に提供されることが望まれる。

　そのため，本章では，デジタルマンモグラフィにおける撮影装置，検出器に関する品質管理について基本的な知識とその方法について概説する。アナログシステム固有の品質管理については巻末付録を参照頂きたい。

1. デジタル画像の基礎と品質管理

　デジタルマンモグラフィは，デジタルラジオグラフィの一部であるが，対象とする病変やポジショニングが特徴的である。そこで，ここでは，品質管理を行う上で必要となる基本的なデジタル画像の知識を記載する。第6章で示すようにアナログ画像をデジタル画像に変換するためには，A/D変換という過程が必要になる[2]。その過程は，標本化と量子化の操作をいう。標本化とは，画像における位置のアナログ情報を一定の間隔で読み取る操作であり，デジタルマンモグラフィの最小単位である画素（ピクセル，pixel）が構成される。そして，縦の画素数×横の画像数がマトリックス（matrix）数であり，それが画像の大きさを表す。例えば，180mm×240mmの検出器で，50μm（0.05mm）の画素で構成されている場合には，デジタルマンモグラフィのマトリックス数は3600×4800となる。この画像において，「検出器の左右中心，胸壁端より60mmの座標を特定したい」とする（検出器の左角，胸壁端の座標が（0,0）であると仮定）と，X座標は，胸壁端より60mm（60,000μm）であるため，1200 pixels（60,000μm÷50μm）となる。Y座標は，左右中心となるため，長径である4800の半分（中心）2400 pixels（4800pixels÷2）となる（図1）。このようにデジタルマンモグラフィの品質管理では，計測する座標（位置）を決めるために，検出器の画素サイズおよびマトリックス数をあらかじめ知っておく必要がある[3]。

　量子化は，振幅の濃度や輝度などのアナログ情報を一定の間隔で離散的な整数値で読み取る操作である。この操作により，デジタルマンモグラフィにおいて計測するべき値である画素値

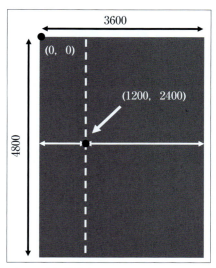

図1　座標計算例

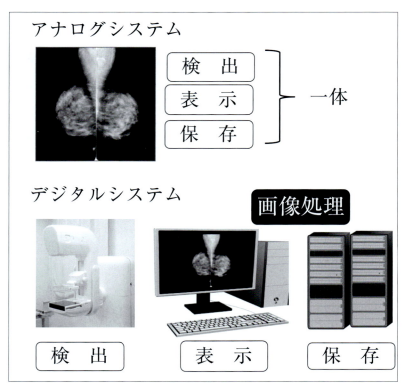

図2　システムによる役割の違い

（ピクセル値，pixel value）が生成される。この間隔は，量子化レベル数，階調，グレーレベルと呼ばれる。量子化レベル数が大きいほうが，画像の濃淡の微妙な表現が良くなる。デジタルマンモグラフィの品質管理では，計測された画素値について適切に比較，検討するために，検出器の量子化レベル数をあらかじめ知っておく必要がある。例えば，コントラストを比較する場合，アナログ画像であればフィルムが異なっていても同じ濃度差として評価できたが，デジタル画像では10bit（1024色）と12bit（4096色）を"画素値の差"として評価することができない。さらに入出力特性も線形システム，非線形システムがあり，1デジタル値（画素値）あたりの線量が異なるため，単純に画素値を用いて比較することが困難となる。ただし，入出力特性を用いて線形化したLinearized Pixel Valueを用いることで比較は可能となる。

2. システムの構成

　アナログシステムにおけるX線画像検出から診断，保存に至るまでのプロセスは，マンモグラフィ用フィルム（検出）を用いて撮影，現像を行い（記録），シャウカステンで診断し（表示），その後，保管庫にて管理される（保存）。つまり，アナログシステムは，検出，記録，表示，保存が一体化したシステムであった[1),4)]。それに対してデジタルシステムは，検出は検出器，示はモニタ，保存はサーバで行い，3つの別の機能を最適化して使用する必要がある。それらに加えて画像処理を行う必要もあり，さらに複雑になる（図2）。このようなシステム構成上，デジタルシステムにおいて品質管理を進めるためのポイントは，個々の機能を独立して管理することである。これまで，アナログシステム，ハードコピー診断では，最終的に出力されたフィルムまたはハードコピーフィルムを視覚評価や濃度測定をして品質管理を行ってきた。つまり，オーバーオール特性による評価であった（図3）。しかし，デジタルシステムでは，

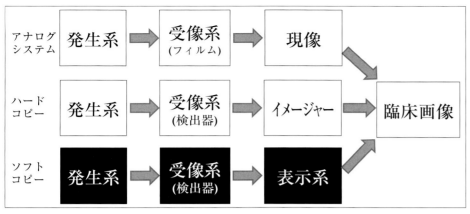

図3　臨床画像のプロセス

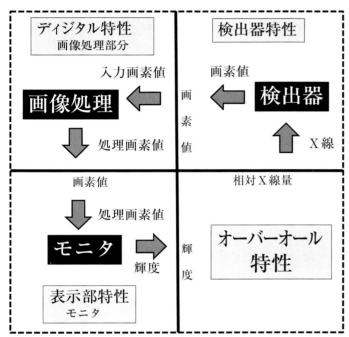

図4　画像形成プロセス

オーバーオール特性を測定することは困難であるため，発生系，受像系，表示系を分けて別々に管理することが推奨される。

次にX線入力からモニタ表示までの画像形成プロセスを図4に示す。画像形成には，複雑に様々な構成要素が関係するが，ここでは，検出器，画像処理，モニタに構成要素を絞って記載する。まず，それぞれの構成要素には"入力"と"出力"があり，それぞれが独立したシステムである。品質管理では，どの部分を管理するのか，あるいは，オーバーオール特性で管理するのか，などを明確にしておく必要がある。それにより，どのような画像を使用し，どのような評価法で実施するかが決まる。例えば，検出器の評価を行うためには，RAW画像やUnprocess画像と呼ばれる画像処理前の画像を使用することが多い。モニタの場合には，X線画像などの複雑な系ではなく，JIRA BN8-01～18などを表示し，輝度を測定すれば容易に評価ができる。このようにデジタルマンモグラフィを品質管理する場合は，各構成要素を独立して評価し，それぞれの評価を掛けあわせることでオーバーオール特性を得る。しかし，いくら

個々の評価が優れていても，そのシステムが良いシステムとは判定できない[5]。そのため，計測値（物理評価）による品質管理は，システムの安定性や再現性を評価する効果はあるが，診断の正確さを知ることはできない。システム全体（オーバーオール特性）を比較する場合には，視覚評価が有効な手段となる。

つまり，計測値による品質管理は，構成要素ごとに実施し，オーバーオール特性は，構成要素を掛け合わせるか，視覚評価で実施することになる。

3. 品質管理[6]

デジタルマンモグラフィにおける品質管理としてIEC，JISの規格であるIEC 61223-3-2-2007，JIS Z 4752-1-3-2-2011「医用画像部門における品質維持の評価及び日常試験方法　受入試験 - 乳房X線撮影装置の画像性能」が参考になる。これらの規格では，受入試験（Acceptance Test）項目について規定されているが，不変性試験（Constancy Test）について規定されているものは少ない。受入試験とは，新しい装置を設置した時などに製造業者または販売者）と使用者との間で性能を確認するための試験である。不変性試験とは，使用者が装置の性能の不変性を確認するための試験である。つまり，マンモグラフィの品質管理者が実施する定期試験，日常試験である。しかし，デジタルマンモグラフィにおける不変性試験の規格化は胸壁欠損などの一部規定を除き実施されていないため，IEC 61223-1-1993，JIS Z 4752-1-2001「医用画像部門における品質維持の評価及び日常試験方法」を参考に不変性試験を進めることが推奨される。

具体的には，まず表1に示すように日本医学放射線学会のガイドラインで定められた乳房X線撮影装置の仕様基準を満たす使用基準を満たす必要がある。また，新たに撮影装置を設置した場合は，受入試験および第1回目の不変性試験を行い，その装置の性能が仕様基準を満たしていることを確認する。受入試験の項目を表2に示す。基礎値とは，その装置の基準となる性能を決めるため，受入試験の測定値を用いることもできる。管理幅は，前述したようにデジタルシステムでは，階調数や入出力特性が異なるため，これまでのアナログシステムのように同一の値で設定することが困難である。そのため，管理幅は，線量と画質を基に施設，システム固有で決定する必要がある。また，不変性試験において最も重要なことは，変動要因をできるだけ排除して常に同じ状態のデータを解析することである。デジタルシステムでは，アナログシステムにおける配置や撮影条件に加えて，画像処理条件，DICOMデータ出力形式（光度測定解釈，Transfer Syntaxなど），DICOMデータの取得方法など[7]考慮する項目がさらに増える。

ここでは，日常試験，定期試験，デジタルマンモグラフィ品質管理マニュアルにおいて導入された受入試験に分けて概説する。受入試験項目を中心に記載するが，不変性試験としても有効な項目も多いため，日常試験，定期試験として実施されることが望まれる。

表 1　乳房 X 線撮影装置仕様基準

1. インバータ式 X 線高電圧装置を備えること

2. 自動露出制御（AEC）を備えること

3. 移動グリッドを備えること

4. 管電圧の精度・再現性

　表示精度：± 5% 以内（25 〜 32 kV），± 10%（前記以外の管電圧）
　再現性：変動係数 0.02 以下

5. 光照射野と X 線照射野のズレ

　左右・前後のズレ：SID の 2%

6. 焦点サイズ

　公称 0.3 mm のとき，0.45 × 0.65 mm 以内

7. 圧迫板透過後の線質（半価層，HVL）

　モリブデン（Mo）ターゲット / モリブデン（Mo）フィルタのとき
　（測定管電圧 /100）+ 0.03 ≦ HVL（mmAl）<（測定管電圧 /100）+ 0.12

8. 乳房圧迫の表示

　圧迫厚の表示精度：± 5 mm 以内
　圧迫圧の表示精度：± 20 N 以内

9. AEC の精度

　基準濃度：1.5，管理幅：± 0.15 以内（ファントム厚 20，40，60 mm およびこれらの厚さに対
　して 100 mAs 以下の X 線照射が行える管電圧の選択範囲とする）
　再現性：変動係数 0.05 以下

表 2 乳房 X 線撮影装置の受入試験項目

No	項　　　　目
1	X 線装置の機能確認
2	乳房圧迫器
3	公称焦点寸法（受入試験のみ）
4	X 線照射野と受像器面との整合性（胸壁端付近の画像欠損を含む）
5	管電圧の表示精度
6	X 線出力
7	半価層（HVL）
8	AEC 作動時の再現性
9	AEC 作動時の平均乳腺線量（AGD）
10	AEC 作動時の CNR
11	アーチファクトの確認
12	画像歪み
13	加算的ラグ効果
14	乗算的ラグ効果
15	ダイナミックレンジ
16	システム感度（CR システムに適用）
17	空間分解能
18	基準値および管理幅の設定

デジタルシステムの品質管理

4. アーチファクト

アナログシステムでは，ほとんどのアーチファクトがフィルムまたは現像機に起因するものであった。デジタルシステムにおいてもアーチファクトは存在するため，診断の誤りを避けるためにもアーチファクトについて十分把握しておく必要がある。デジタルシステムでは特有のアーチファクトが存在し，画像形成時やシステムの取扱いで発生するなど様々である。この項では，Hoggeらによって提案された5つのアーチファクト分類を以下に紹介する。

4-1. 被検者に関連するアーチファクト

髪の毛やデオドラントの画像映り込み，受診者の動きが含まれる。デジタルシステム固有ではない。

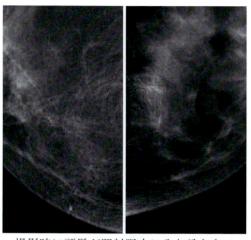

撮影時に頭髪が照射野内に入り込むとアーチファクトとなる場合がある。
撮影直前まで照射野ランプにて写り込みがないかを確認する。

4-2. 放射線技師に関するアーチファクト

放射線技師によるシステムの不適切な取扱いによって生じる。例えば，不適切な受像器の取扱い，乳房支持台上の傷，清掃不足，不適切な画像形成パラメータの設定，不適切なAECの設定が含まれる。

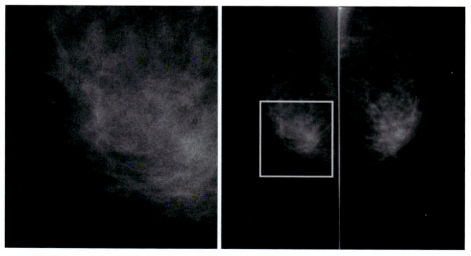

AEC設定ミスなどにより極端な撮影線量不足のため粒状性が悪化した。
撮影時は毎回撮影条件の確認が必要である。

182　　第6章　品質管理

4-3. 乳房X線撮影装置に関連するアーチファクト

　　DRシステムとCRシステムに関連するアーチファクトに分けられる。DRシステムでは，検出器または読出しの電子回路に関連する場合が多い。一方，CRに関しては輝尽性蛍光体プレート，読取り装置が主な原因となる。また，このカテゴリには，X線管によるアーチファクトが含まれる。

　　点状のアーチファクトには発生原因により白く抜けるものと，黒くなるものの2種類がある。

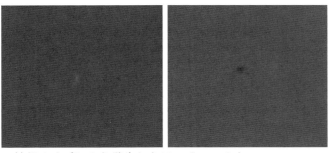

外部ノイズにより発生したアーチファクト

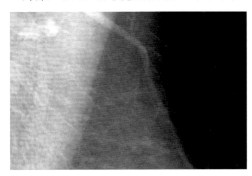

臨床画像

PMMA画像

4-4. ソフトウエアに関連するアーチファクト

　　ソフトウエアにより画像を取得する際に起こるアーチファクト，または不適切な画像処理アルゴリズムに起因した画像処理に関連するアーチファクトが含まれる。

　　画像処理エラーによる左右差

　撮影条件はほぼ同等であったが濃度の左右差が生じた。

　　ヒストグラム処理のエラーと考える。

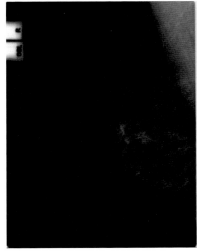
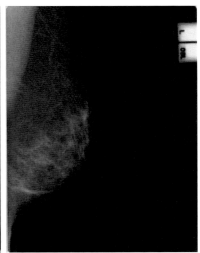

65mm 28kV 140mAs　　　　　65mm 28kV 133mAs

4-5. 観察条件に関連するアーチファクト

　　　グレースケール標準表示関数（GSDF）に対するモニタの校正に伴う不具合（ドット欠損，汚れなど），ワークステーションに存在するアーチファクト，観察ソフトウエアのバグ及び画像の読出し環境に伴う不具合が含まれる。

　　　目視は，測定できないアーチファクトを確認できる重要な試験である

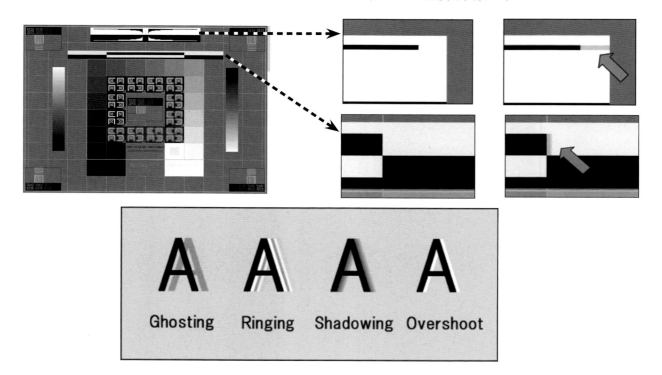

アーチファクトは，複数の要因が組み合わさっている場合が多く，必ずしもアーチファクトを1つの種類に分けることはできない。多くのシステムが存在する中でまだアーチファクトの原因が明確でないものも多い。そのため，品質管理や臨床画像において認識したアーチファクトはできる限り原因を探求し，読影医に情報提供する必要がある。

5. 日常試験

5-1. X線装置の清掃

(1) 目 的	受診者が気持ち良く安心して検査を受けることができるよう，撮影装置は清潔な状態に保つ。またアーチファクトの原因となるものを除去し，その発生を抑える。
(2) 必用な器具	不織布等
(3) 作業手順	①撮影室内を整理，清掃する。 ②湿らせた清潔なタオルでフェイスガード，圧迫板，乳房支持台，Cアームハンドルなど撮影装置表面全体を清掃する。 ③装置各部に鋭利なエッジ，部品のひび割れ，ねじの緩みがないことを確認する。
ポイント	・フェイスガード,圧迫板,乳房支持台は受診者が入れ替わるごとに拭く。ウエットティッシュやアルコールガーゼなど（ただしメーカーが推奨するもの）を準備しておくと便利である。 ・撮影室全体を明るく，清潔な状態に保つように心がける。

5-2. CR受像器の清掃（カセッテの清掃）

(1) 目 的	チリやホコリが混入し，アーチファクトの原因となることを防ぐ。
(2) 必要な器具	・CR受像器用クリーナ ・不織布等
(3) 作業手順	①メーカーの推奨する方法でCR受像器を清掃する。 ②液状のクリーナを使用した場合は完全に乾燥させてから使用する。 ③CR受像器にキズがないことを確認する。 ④カセッテ内部を清掃する。

5-3. モニタの清掃

(1) 目 的	モニタの汚れによって視認性が悪化し，観察が困難になることを防ぐ。
(2) 必要な器具	・モニタ用クリーナ・不織布等
(3) 作業手順	メーカーの推奨する方法でモニタを清掃する。

デジタルシステムの品質管理

5-4. 画像評価

(1) 目的	ファントムを撮影，表示させることにより，撮影装置，受像器，表示系（モニタ，ビューアを含む）が適切な状態にあることを確認する。
(2) 必要な器具	・ACR 推奨ファントム（RMI 156 型，NA18-220 型など）（図5） ・アクリル円板（直径1 cm，厚さ4 mm）・ステップファントム（AGH-D210F 型）（図6） ・高精細モニタ・マンモグラフィ専用ビューア・画素値の計測可能なソフトウエア。 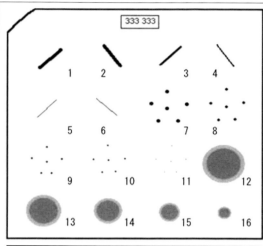 線維組織の模擬試料 　1）直径 1.56 mm ナイロン繊維 　2）直径 1.12 mm ナイロン繊維 　3）直径 0.89 mm ナイロン繊維 　4）直径 0.75 mm ナイロン繊維 　5）直径 0.54 mm ナイロン繊維 　6）直径 0.40 mm ナイロン繊維 石灰化の模擬試料 　7）直径 0.54 mm 酸化アルミニウム 　8）直径 0.40 mm 酸化アルミニウム 　9）直径 0.32 mm 酸化アルミニウム 　10）直径 0.24 mm 酸化アルミニウム 　11）直径 0.16 mm 酸化アルミニウム 腫瘤の模擬試料 　12）厚さ 2.00 mm フェノール樹脂 　13）厚さ 1.00 mm フェノール樹脂 　14）厚さ 0.75 mm フェノール樹脂 　15）厚さ 0.50 mm フェノール樹脂 　16）厚さ 0.20 mm フェノール樹脂 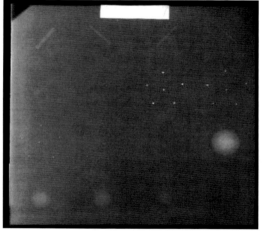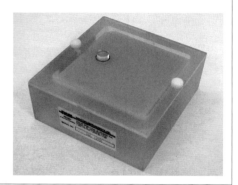 図5　ACR 推奨ファントム（RMI 156 型）と内蔵試料の配置 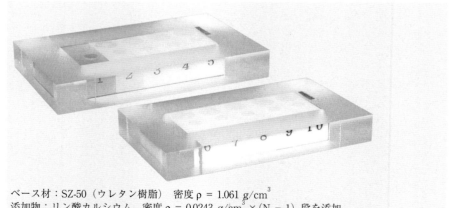 ベース材：SZ-50（ウレタン樹脂）　密度 ρ = 1.061 g/cm³ 添加物：リン酸カルシウム　密度 ρ = 0.0243 g/cm³ ×（N − 1）段を添加 各段に模擬石灰化（0.2 mm）と模擬腫瘤（0.5 mm 厚）を貼り付け 図6　ステップファントム（AGH-D210F 型）

(3) 作業手順

①検出器の準備（CRではCRカセッテを乳房支持台の所定の位置に装着する）。
②ACR推奨ファントムを製造業者推奨の位置に配置する（乳房支持台の左右中心で胸壁端から5mm程度胸壁端側にはみ出して配置する場合が多い）。
③アクリル円板をファントム内蔵試料と重ならないように配置する。
④ステップファントムを図7のように配置する。

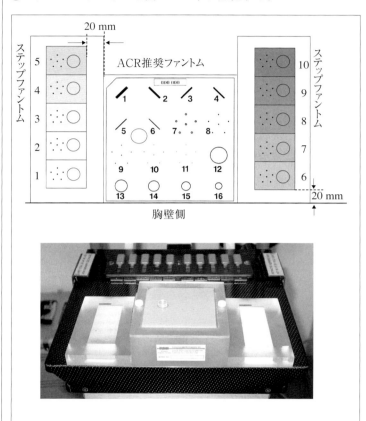

図7　画像評価ファントムの配置（RMI 156型とAGH-D210F型）

⑤圧迫板をアクリル円板に接するまで下ろす。
⑥AEC検出器が移動可能な装置では，検出器をファントム中央に配置する。
⑦乳腺50％脂肪50％の乳房に対する臨床で使用する撮影するモード（管電圧，ターゲット，フィルタ）を使用して撮影ことが望ましい。このとき表示されるmAsまたは撮影時間，画像処理条件を記録する。臨床と同じモードが望ましいが，多くの装置がACR推奨ファントム専用のモードを有していることが多い。ACR推奨ファントムモードでも一定の評価はできるが，臨床モードでないことを留意しておく。
⑧高精細モニタ（5MPが望ましい），マンモグラフィ専用ビューアを使用してファントム画像を観察，評価する（可能であれば，ACR推奨ファントム中央付近，アクリル円板とその周囲の画素値，ステップファントムの10段の画素値を測定することを推奨する）。

ファントム画像で線維組織，石灰化の模擬試料，腫瘤の模擬試料の評価は主観評価となるため，担当者間で差異がないように事前に合議が必要。ステップファントムの評価はACR推奨ファントムの評価法に準ずる。ACR推奨ファントム中央付近，アクリル円板とその周囲の画素値，ステップファントムの10段の画素値や資料の評価を記録し，施設で決定した管理幅内であることを確認する。

(4) 評　　　価
（図8）

・常に，各試料（線維，石灰化，腫瘤）の最も大きいものから順に評価し，点数が0.5点または0点になった時点でその試料の評価を止める。
・線維の全長が正しい位置と方向で見えれば1点とする。
・線維の半分以上が見え，その位置と方向が正しければ0.5点とする。
・石灰化群（6個からなる）のうち4個以上が見えれば1点とする。
・石灰化群のうち2個または3個見えれば0.5点とする。
・腫瘤は円形全体の辺縁が正しい位置で見えれば1点とする。
・腫瘤の濃度差としては正しい位置に見えるが，円形の形状が不明瞭なときは0.5点とする。

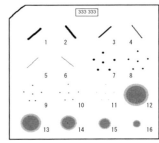

線　維：6点満点
石灰化：5点満点
腫　瘤：5点満点

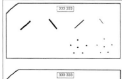
線　維：3.5点
第4の試料（○内）の全長が判別できない。

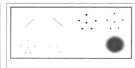
石灰化：3.5点
第4群の試料（○内）が3つしか判別できない。

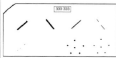
線　維：3.5点
第4の試料（○内）の全長が判別できない（第5の試料の評価は行わない）。

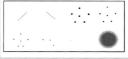
石灰化：3.5点
第4群の試料（○内）が3つしか判別できない（第5群の試料の評価は行わない）。

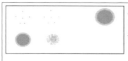
腫　瘤：3.0点
第3の試料（○内）が円形腫瘤として判別できる。

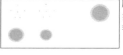
腫　瘤：3.0点
第3の試料（○内）までしか判別できない。

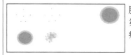
腫　瘤：2.5点
第3の試料（○内）が円形腫瘤として判別できない。

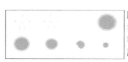
腫　瘤：3.5点
第4の試料（○内）の全周が判別できない（第5の試料の評価は行わない）。

図8　ファントム画像の評価
　　　文献5）より引用。

ポイント	・ファントム画像の評価は，観察条件（モニタの輝度，ビューアのWW・WL・拡大率，部屋の明るさなど）を毎回同一にして行う。 ・mAs（または撮影時間）がほぼ同じで，ファントム中央部の画素値が管理幅にはいらない場合は，検出器や画像処理条件について確認する。 ・mAs（または撮影時間）が大きく変動する場合は，管電圧，X線出力などを確認する。 ・アクリル円板と周囲の画素値の差の測定は，ヒール効果の影響をなくすため，アクリル円板中央と，X線管軸に直交する方向でアクリル円板に隣接する箇所の濃度を測定し濃度差を算出する（図9）。 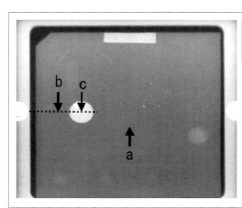 図9　濃度測定点

デジタルシステムの品質管理

6. 定期の品質管理試験

6-1. 6か月ごとに実施するもの

(1) 目　　的	乳房圧迫器が正常に作動すること，また圧迫圧および圧迫厚の表示精度を確認する。
(2) 必要な器具	・圧力計またはアナログの体重計（測定精度±5N以内） ・軟質ゴム ・タオル数枚 ・定規
(3) 作業手順	①圧迫器各部に緩みやひび割れなど危険な箇所がないことを確認する。 ②圧力計を乳房支持台の上に置く。CRではCRカセッテを乳房支持台の所定の位置に装着する。 ③圧力計に軟質ゴムもしくはタオルを置き，通常臨床で多用する圧迫圧および最大圧迫圧で加圧し，そのときの圧迫圧を測定し記録する。また撮影装置に表示される圧迫圧を記録する。（図10）。 図10　圧力計の配置（体重計とRMI 163型） ④ ③での圧迫板の高さを測定する。また撮影装置に表示される圧迫厚を記録する。 ⑤ ③での圧迫圧の持続性を測定する。1分間の加圧中における圧力計の指示値の変動分を記録する。
(4) 評価と対策	・圧迫圧の表示精度：±20N以内（最大圧迫圧は200N以下とする） ・圧迫厚の表示精度：±5mm以内（圧迫圧100〜120Nのとき） ・圧迫圧の持続性　：-10N以内（1分間で） ・各表示や動作に異常がある場合や，危険箇所が発見されたときは適切な処置をとる。

6-2. 1年ごとに実施するもの

6-2-1. 装置各部の作動確認

(1) 目　　的	X線装置が正常に作動しているかを確認する。また，受診者や操作者に危害を与える状態が発生していないかを確認する。
(2) 必要な器具	・取扱説明書
(3) 作業手順	①すべての可動部分に摩耗がなく正常に動作すること，可動範囲内に障害物がないことを確認する。 ②すべてのロックが正常に機能することを確認する。 ③ X線装置の使用上の注意事項を確認する（取扱説明書，装置外部表示，操作画面表示）。 ④ X線装置の各機能が適切に作動していることを目視で確認する。 　・X線撮影台の位置決め操作や乳房圧迫操作などにかかわる可動箇所が円滑に動く。また，異常音がない。 　・乳房圧迫板，拡大撮影用アダプタなどの着脱が円滑に行える。 　・CRカセッテの着脱が円滑にでき，すべての撮影方向でCRカセッテの位置が保持される。 　・臨床に用いるモードでX線照射ができ，X線照射条件などが適切に表示される。 　・停電のとき，手動操作で圧迫圧を解除できる機能が適切に作動する。 　・緊急停止操作スイッチが正常に作動する。 ⑤受診者や操作者が直接接触する部品の緩みや鋭利なエッジなどがないことを目視で確認する。
(4) 評価と対策	作動に異常が見られる場合や，危険な箇所を発見した場合は，適切な処置をとる。

6-2-2. X線照射野，光照射野，受像器面の整合性

(1) 目　　的	X線照射野が不必要に広がっていないこと，光照射野とX線照射野にズレがないことを確認する。
(2) 必要な器具	・大きさの異なる2種類の硬貨（小さい硬貨2枚，大きい硬貨4枚） ・18 × 24 cm より大きなCRカセッテ各1枚（CR-Lカセッテ） ・CRの場合18 × 24 cm CRカセッテ（CR-Sカセッテ）1枚，FPDの場合FPD受像器 ・定規

デジタルシステムの品質管理

①CRでは乳房支持台（ブッキー装置）の所定の位置にCR-Sカセッテを装填する。

②CR-Lカセッテを乳房支持台面上に置き，CR-Lカセッテが乳房支持台の胸壁端から20mm以上はみ出すようにする。CR-Sカセッテのカセッテ2枚を用いてもよい（図11）。

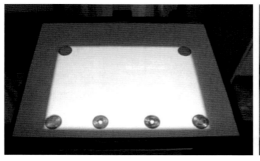 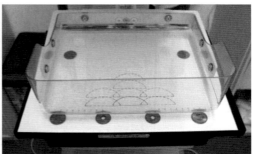

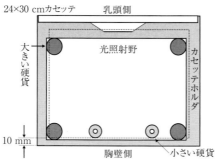 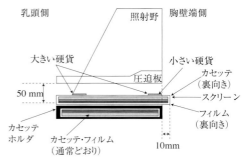

図11　照射野，受像器面の整合性試験の配置

(3) 作業手順

③光照射野を臨床使用で使用する大きさに設定する

④乳房圧迫板を外す。

⑤光照射野を点灯し，光照射野の四隅に辺縁が接するように，大きい硬貨を置く（図11）。

⑥小さい硬貨を乳房支持台の胸壁端に接するように置く（CR-Lカセッテの胸壁側から10mm）。硬貨がAEC検出器と重ならないようにする。

⑧圧迫板を取り付け，乳房支持台から40mm程度離す。乳房圧迫板上にPMMAを載せ，PMMAがX線受像器（CR-SまたはFPD受像器）全体を覆うようにPMMAを配置する。

⑨AECを用いてX線を照射し，CR-L画像とX線受像器（CR-SまたはFPD受像器）画像を出力する。

⑩臨床で使用するすべてのコリメータ，圧迫板で上記のテストを繰り返す。

(4) 評　　価 (図12)	①光照射野とX線照射野のズレ 　左右および前後のそれぞれのズレの和はSID（焦点－受像器間距離）の2%以内。 　$\|a1\| + \|a2\| \leq SID \times 0.02, \|b1\| + \|b2\| \leq SID \times 0.02$ ②X線照射野と受像器面のズレ 　・X線照射野は受像器の胸壁側と左右側の縁までの広がりがあること。 　・X線照射野の広がりは，胸壁側以外の3辺ではSIDの2%を超えないこと（1%以内が望ましい）。胸壁側は乳房支持台の胸壁端から2 mmを超えて広がってはならないと。 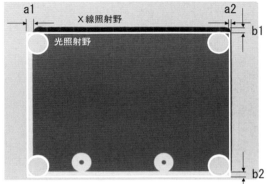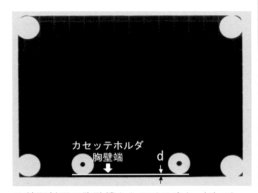 $\|a_1\|+\|a_2\| \leq SID \times 0.02, \|b_1\|+\|b_2\| \leq SID \times 0.02$　　X線照射野は胸壁端側と左右側の縁までの広がりがあること。 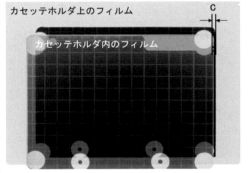 カセッテホルダ内のフィルムに記録されていないX線照射野の範囲は胸壁端以外の3辺のc＜SID × 0.02（c＜SID × 0.01が望ましい）。　　X線照射野の胸壁端からのはみ出し（d）は5 mm以内であること。 図12　照射野，受像器面の整合性の評価
ポイント	・X線照射野の広がり（胸壁側以外の3辺）は，辺ごとにX線受像器（CR-SまたはFPD受像器）の画像とCR-Lの画像に写った硬貨の外縁を一列に並べ，X線受像器（CR-SまたはFPD受像器）の画像に記録されていないX線照射野（乳房支持台の露光域）を測定する。 ・計測には長さの計測可能なソフトウエアが必要になる。

デジタルシステムの品質管理

6-2-3. 胸壁端付近の画像欠損確認

(1) 目的	被写体の胸壁側が最大限に描出されるよう，焦点，圧迫板の胸壁側，受像器の整合性を確認する。
(2) 必要な器具	・胸壁欠損試験ファントム（KP2N 型など）（厚さ 45 mm，下面より 2.5 mm と 42.5 mm の高さに直径 2mm の鉄球 5 個ずつを内蔵したもの）（図 13） 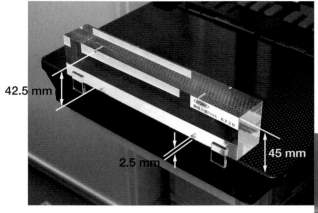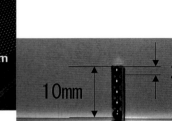 図 13 胸壁欠損試験ファントム（KP2N 型） ・高精細モニタ ・マンモグラフィ専用ビューア
(3) 作業手順	① CR では乳房支持台（ブッキー装置）の所定の位置に CR-S カセッテを装填する。 ②ファントムを乳房支持台上に胸壁端に合わせて設置する（図 14）。 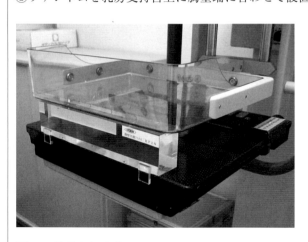 図 14 胸壁欠損試験ファントムの配置 ③圧迫板をファントムに接するように下げる。 ④ AEC を用いて撮影する。 ⑤臨床で使用するすべての受像器について，撮影を繰り返す。 ⑥画像を表示し，画像上に描出された鉄球の個数を記録する。

・乳房支持台上 42.5 mm および 2.5 mm にある乳房内組織が X 線画像に描出されない部分が CR では 6 mm 以内（画像上に鉄球が 2 個以上描出されていること），FPD では 5 mm 以内（画像上に鉄球が 2.5 個以上描出されていること）であること（図 15, 16）。
・圧迫板の立ち上がりが画像に写り込んでいないこと。

(4) 評　　　価

図 15　胸壁端付近の画像欠損の評価

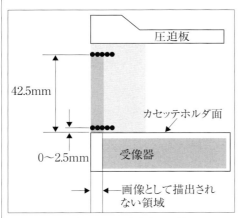

図 16　胸壁端付近の画像欠損の評価

ポイント	・胸壁端付近の画像欠損の範囲は，乳房支持台の胸壁端と焦点の位置関係と，乳房支持台の胸壁端から受像器の胸壁側の縁までの距離によって左右される。 ・CR では，カセッテおよび乳房支持台の胸壁側に合計約 4 mm の厚みがあり，構造的な欠損が生じる。 ・FPD では，製造業者が提示する値と合致することを確認する。 ・焦点の位置は，乳房支持台の胸壁端の直上にあることが望ましい。焦点の位置が胸壁端側にある場合は，圧迫板の立ち上がりが写り込み，アーチファクトとなる。乳頭側にある場合は，欠像する部分が大きくなる。（図 17） ・CR では，画像欠損をより少なくするため，胸壁側へ寄せてカセッテを装填する。 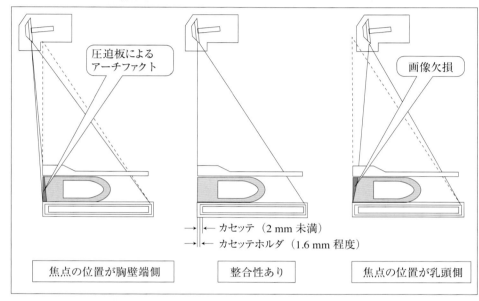 図 17　焦点位置の整合性

6-2-4. 管電圧の表示精度と再現性

(1) 目　　的	設定管電圧に対する実際の管電圧の精度と，再現性の確認。
(2) 必要な器具	・マンモグラフィ用間接型管電圧計（測定精度 ± 2% 以内）（図 18） ・X 線受像器を覆う大きさの X 線遮へい板（ステンレス板または相当品） 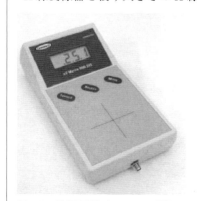 図 18　管電圧計（RMI 245 型）

(3) 作業手順	①乳房支持台の上にX線遮へい板を置く。 ②管電圧計の検出中心を乳房支持台の左右中央，胸壁端から60 mmの位置に，管電圧計と乳房支持台が平行になるように設置する（図19）。 ②管電圧計の測定精度に適したmAsを設定し，照射を3回以上繰り返す。 ③管電圧計の測定値を記録する。 ④臨床に使用する範囲の管電圧で測定を繰り返す。 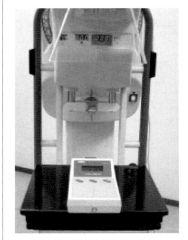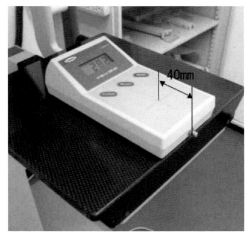 図19　管電圧計の配置
(4) 評　　価	・各管電圧での測定値の平均値を求め，設定管電圧との差を比較する。 管電圧の表示精度：±2%以内 各管電圧で変動係数を計算する。変動係数は0.05以下であること。
ポイント	管電圧計の機種によっては，ヒール効果の影響を受ける場合がある。使用する管電圧計の使用法に従うこと。

6-2-5. 線質（HVL）

(1) 目　　的	照射されるX線の線質が適切であることを確認する。
(2) 必要な器具	・低エネルギーX線用線量計（(図20) ・アルミニウム板（厚さ0.1mm，純度99.9%以上）6-7枚（図21） ・線量計の保持具。 ・X線受像器を覆う大きさのX線遮へい板（ステンレス板または相当品） ・手袋 ・定規 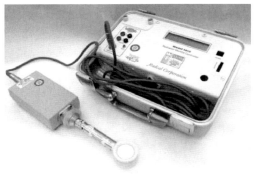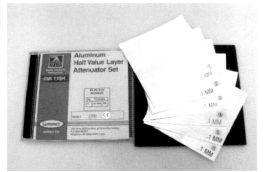 図20　線量計（Radcal 9015型）　　図21　半価層測定用アルミニウム（RMI 115H）

デジタルシステムの品質管理

(3) 作業手順	①乳房圧迫板を取り外す。ただし、AGD を算出する場合の半価層測定では圧迫板を取り付けて行う。 ②乳房支持台の上に X 線遮へい板を置く。 ③線量計を線量計検出器の入射面中心をカセッテホルダ乳房支持台の左右中心、胸壁端から 60 mm，カセッテホルダ乳房支持台から 40 mm の高さに設置する（図 22）。 ④線量計検出器の大きさまで，照射野を絞る（検出器全面が照射野に入っていること）（図 22）。 ⑤ X 線照射モードをマニュアル（手動）に設定して，大焦点を選択する。 ⑤ターゲット，フィルタを選択し，臨床で用いる最も低い管電圧に設定する。 ⑥適切な mAs を設定する。ただし，mAs 値の設定は，使用する線量計が適正に作動し，かつ X 線管装置に負荷を与えない値とする。 ⑦アルミニウム板を置かずに X 線を照射し（図 22e），その線量計の測定値を記録する。さらに 2 回照射し，合計 3 回の測定値を記録する。ただし 3 回のデータの最大値と最小値の差が 2% 以下であること。2% 以上の差がある場合は原因を究明し，再度測定を行う。 ⑧厚さ 0.2 mm のアルミニウム板を X 線照射野内に配置し，線量計の X 線検出部を完全に覆うようにする。X 線照射を 3 回行い，線量計の指示値を記録する。 ⑨さらに 0.1 mm のアルミニウム板を置き，照射，測定を繰り返す。これをアルミニウム板がないときの 1/2 以下の測定値になるまで繰り返す。 ⑩すべてのアルミニウム板を取り除き，X 線を照射して測定値を記録する。このとき，最初の測定値と 2% 以上差がある場合は，測定をやり直す。 ⑪管電圧を変えて測定を繰り返す。 ⑫ターゲット，フィルタの組み合わせを変え，測定を繰り返す。 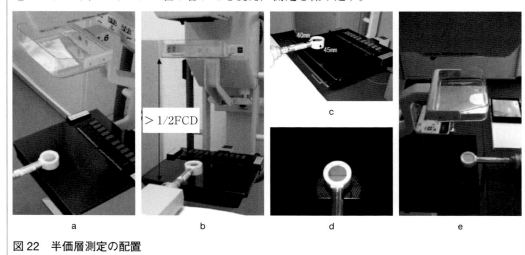 図 22　半価層測定の配置

(4) 評　価	・半価層の算出（図23）。 半価層（HVL）は以下の式7-1で算出できる。 $$\text{HVL(mmAl)} = \frac{t_b \ln(2E_a/E_0) - t_a \ln(2E_b/E_0)}{\ln(E_a/E_b)} \quad \text{式 7-1}$$ E_0：アルミニウム板がないときの線量 　E_a：$E_0/2$より少し大きい線量 　E_b：$E_0/2$より少し小さい線量 　t_a：E_aを得たときのアルミニウム板の厚さ 　t_b：E_bを得たときのアルミニウム板の厚さ ・半価層の値は次の範囲でなければならない。 （測定管電圧（kV））／100　≦HVL（mmAl） $$\frac{\text{管電圧（kV）}}{100} + 0.03 \leq \text{HVL(mmAl)} < \frac{\text{管電圧（kV）}}{100} + C$$ 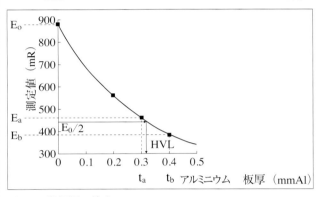 図23　半価層の算出
ポイント	・半価層測定用アルミニウム板に触れるときには，アルミニウム板の変質を防ぐため必ず手袋を着用すること。 ・各アルミニウム板に番号をつけ，毎回同じ順序，同じ方向で使用する。 ・アルミニウムの純度が低い場合，不純物にはアルミニウムよりもX線吸収が高い物質が含まれるため半価層は小さくなる。

6-2-6．AEC の作動確認

　AEC の役割は，アナログシステムではフィルム濃度を一定に保つことであったが，デジタルシステムでは，コントラストや画素値が一定に保たれるため，画質と被ばくのバランスを保つ役割に変わっている。そのため，デジタルシステムにおける AEC の作動確認は，画質評価については CNR，被ばくの評価については平均乳腺線量を用いて評価を行う。

1）AEC 作動時の CNR（Contrast to Noise Ratio）

(1) 目的	CNR はコントラストとノイズの比を示す画質指標である。CNR は，入力の信号差（コントラスト）が一定の時にノイズが少ないほど大きな値となる。デジタルマンモグラフィの品質管理において求められる CNR の役割は，被写体の厚さを変えた場合の CNR の変化を測定し，AEC の作動を確認することである[8]。

(2) 必要な器具	・PMMA 板（厚さ 10mm ± 0.1 mm，大きさ 100 mm × 150mm 以上） 6 枚 ・アルミニウム板（厚さ 0.2mm ± 0.01 mm，純度 99.9%以上，大きさ 60mm × 60 mm 以上） 1 枚
（3）作業手順	厚さ 4020 mm の PMMA 板を乳房支持台の上に配置する PMMA 板上で左右中心線の右側にアルミニウム板を配置し，乳房圧迫板を表3の高さに配置する 臨床使用する AEC の照射モードを選択して撮影し，照射時に選択されたターゲット，フィルタ，管電圧，mAs 値を記録する 照射モードをマニュアルに変更して，③と同様になるように設定する。ただし，mAs 値は上回る最も近い値とする。 X 線を照射し，収集画像より，アルミニウム板により遮蔽された ROI と遮蔽されていない ROI を設定し，平均画素値と標準偏差を計測する（図 24）。 式 7-2 より CNR を求める（分子側がコントラスト，分母側がノイズを示す）。 $$CNR = \frac{BG_{標準画素値} + Al_{標準画素値}}{\sqrt{\dfrac{BG^2_{標準偏差} + Al^2_{標準偏差}}{2}}} \quad \cdots\cdots\cdots\cdots 式7\text{-}2$$ BG：アルミニウム板により遮蔽されていない ROI（バックグラウンド） Al：アルミニウム板により遮蔽された ROI PMMA 板の厚さを変えて①から⑥を実施する。 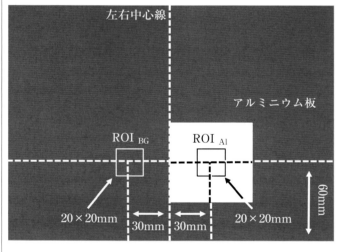 図 24　CNR の ROI 設定

〔備考〕他機種との比較や画質指標として CNR を用いることは適切ではない。

2）AEC 作動時の平均乳腺線量（AGD）

(1) 目 的	被写体の厚さを変えた場合の平均乳腺線量（AGD）を測定し，AEC の作動を確認する。
(2) 必要な器具	・線量計 ・PMMA 板（厚さ 10mm，大きさ 100 × 150mm 以上） 6 枚

(3) 作業手順	①乳房支持台の上に X 線遮へい板を置く。 ②照射モードをマニュアルに設定し, f-1 で求めた PMMA 厚 20 mm のターゲットおよびフィルタの種類ならびに管電圧および mAs の値を設定する。 ③線量計検出器の実効入力面を 20 mm に合わせる。 ④乳房圧迫板を**表3** の高さに配置して, X 線を照射する。 ⑤線量計の指示値を記録する。 ⑥ PMMA の厚さを 20 mm から 40 mm, 60mm などに変えて, 手順①～⑤を繰り返す。ただし, 線量計検出器の実効入力面は PMMA の厚さに合わせて変化させる。 ⑦測定した入射空気カーマ, e で求めた AGD 算出のための HVL 測定値を用いて, 平均乳腺線量 AGD を算出する。 **表3　様々な PMMA 厚時の圧迫板の高さ**

PMMA 厚 （mm）	圧迫板の高さ （mm）
20	21
30	32
40	45
45	53
50	60
60	75
70	90

(4) 評　　価	製造業者の規定値を満たすこと。継時的な変化を把握するため記録すること。

6-2-7. X 線出力の再現性

(1) 目　　的	適正な撮影線量が再現性よく照射されることを確認する。
(2) 必要な器具	低エネルギー X 線用線量計（**図20**）。
(3) 作業手順	①乳房圧迫板を取り外す。 ②乳房支持台の上に X 線遮へい板を置く。 ③線量計検出器の入射面中心を乳房支持台の左右中心, 胸壁端から 60mm, 乳房支持台から 40 mm の高さに設置する（半価層測定と同じ）（**図22c**）。 ④臨床で多く用いる管電圧, ターゲットと付加フィルタの組合せを選択する。 ⑤適切な mAs 値（例えば, 40mAs）を設定する。 ⑥ X 線の照射を 5 回行い, 測定値を記録する。 ⑦測定値より変動係数を求める。
(4) 評　　価	・X 線出力の再現性は変動係数 C $\leqq$ 0.05 とする。 ・⑤で設定した mAs 値の 2 倍, 1/2 倍も評価することが望ましい。

デジタルシステムの品質管理

6-2-8. ラグ効果

ラグ効果とは，残像現象のことであり，前のX線照射による画像パターンが，現在の画像に与える影響を確認する指標である。ここでは，読影の支障となるラグ効果を確認する[9]。ラグ効果には，加算的ラグ効果，乗算的ラグ効果がある。

(1) 目的	図25aは通常の検出器の入出力特性の例を示す。加算的ラグ効果は，現在の画像と関わりが無い，前のX線照射による画像パターンが現在の画像へ加算される現象である。そのため，通常の入出力特性より加算的ラグ効果が起こっている領域が，部分的に画素値が加算されて画像化される。つまり，加算的ラグ効果が起こっている領域が，部分的に入出力特性がシフトすると考えることができる（図25b）。 乗算的ラグ効果は，前のX線照射による画像パターンにより，現在の画像形成の感度に与える現象である。そのため，通常の入出力特性より乗算的ラグ効果が起こっている領域が，部分的に減感または増感を伴い画像化される。そのため，乗算的ラグ効果が起こっている領域が，部分的に入出力特性の傾きが小さくなる（減感）または大きくなる（増感）と考えることができる（図25c）。 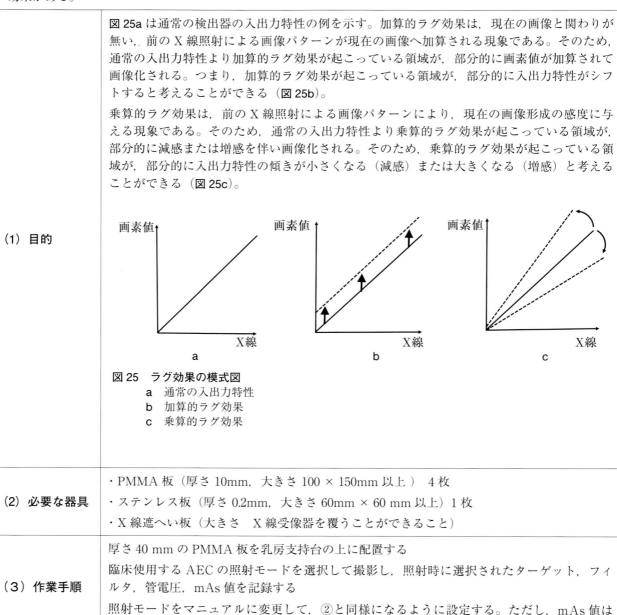 図25　ラグ効果の模式図 　a　通常の入出力特性 　b　加算的ラグ効果 　c　乗算的ラグ効果
(2) 必要な器具	・PMMA板（厚さ10mm，大きさ100×150mm以上）　4枚 ・ステンレス板（厚さ0.2mm，大きさ60mm×60mm以上）1枚 ・X線遮へい板（大きさ　X線受像器を覆うことができること）
(3) 作業手順	厚さ40mmのPMMA板を乳房支持台の上に配置する 臨床使用するAECの照射モードを選択して撮影し，照射時に選択されたターゲット，フィルタ，管電圧，mAs値を記録する 照射モードをマニュアルに変更して，②と同様になるように設定する。ただし，mAs値は上回る最も近い値とする。

1）加算的ラグ効果

左右中心線の右側にステンレス板を配置し，乳房圧迫板をPMMA板に接するように配置する

X線を照射し，画像（画像Ⅰ）を収集する（図26a）。

ステンレス板を取り除き，乳房支持台をX線遮へい板で覆う。

設定できる最低の撮影条件でX線を照射し，画像（画像Ⅱ）を収集する（図26b）。

CRの場合は，X線照射せず，再度，読み取り行う。

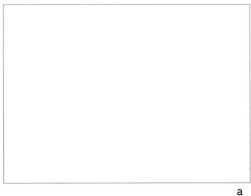 
　　　　　　　　　　　　　　a　　　　　　　　　　　　　　b

図26　加算的ラグ効果
　a　加算的ラグ効果がない画像
　b　加算的ラグ効果がある画像
　加算的ラグ効果は，ステンレス板以外の領域で起こっており，ステンレス板で遮蔽した領域では起こっていない。

画像Ⅰに設定したROI$_1$，画像Ⅱに設定したROI$_2$, ROI$_3$より平均画素値を計測する。

各ROIは20 mm×20 mmとする

式7-3より加算的ラグ効果を求める。

$$加算的ラグ効果 = \frac{PV_{平均画素値2} - PV_{平均画素値3}}{PV_{平均画素値1}} \cdots\cdots 式7\text{-}3$$

　$PV_{平均画素値1}$：ROI$_1$（画像Ⅰ）の平均値画素値
　$PV_{平均画素値2}$：ROI$_2$（画像Ⅱ）の平均値画素値
　$PV_{平均画素値3}$：ROI$_3$（画像Ⅱ）の平均値画素値

デジタルシステムの品質管理

2) 乗算的ラグ効果

X線を照射し，画像（画像Ⅰ）を収集する（**図27**）。

左右中心線の右側にステンレス板を配置し，乳房圧迫板をPMMA板に接するように配置する。

X線を照射し，画像（画像Ⅱ）を収集する（**図27b**）。

ステンレス板を取り除き，X線を照射し，画像（画像Ⅲ）を収集する（**図27c**）。

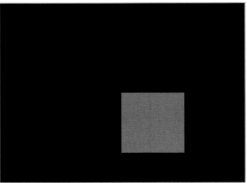
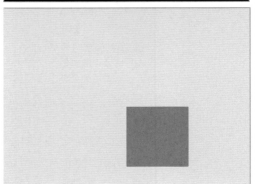

a	b
c	

図27　乗算的ラグ効果
　a　乗算的ラグ効果がない画像
　b　乗算的ラグ効果（増感）がある画像
　c　乗算的ラグ効果（減感）がある画像
　乗算的ラグ効果は，ステンレス板以外の領域で起こっており，ステンレス板で遮蔽した領域では起こっていない。

画像Ⅰに設定したROI$_1$，ROI$_2$，画像Ⅱに設定したROI$_3$，ROI$_4$より平均画素値を計測する。式7-4より乗算的ラグ効果を求める。

$$乗算的ラグ効果 = \frac{\{(PV_{平均画素値1} - PV_{平均画素値2}) - (PV_{平均画素値3} - PV_{平均画素値4})\}}{\left\{\frac{(PV_{平均画素値2} + PV_{平均画素値4})}{2}\right\}} \quad \cdots\cdots 式7\text{-}4$$

　　　PV平均画素値1：ROI$_1$（画像Ⅰ）の平均値画素値
　　　PV平均画素値2：ROI$_2$（画像Ⅰ）の平均値画素値
　　　PV平均画素値3：ROI$_3$（画像Ⅲ）の平均値画素値
　　　PV平均画素値4：ROI$_4$（画像Ⅲ）の平均値画素値

（4）評価	製造業者の規定値を満たすこと。使用している検出器の特徴と継時的な変化を把握すること。

6-2-19. SCTF (System Contrast Transfer Function)

(1) 目的	デジタルマンモグラフィではその病変の特徴より高い空間分解能が要求される。Droegeは，CT画像の解像特性を簡便に評価する方法として，周期的なバーパターン像からシステムコントラスト伝達関数（SCTF: System Contrast Transfer Function）の算出を提唱した[10]。デジタルマンモグラフィの品質管理においても空間分解能を表す指標としてSCTFを用いる。デジタルマンモグラフィのSCTFは，2 line/mm，4 line/mm，8 line/mmのバーパターンを有するチャートを使用する。この方法は，従来のMTF計測などと比較しても単純な計測のみで算出が可能となる。
(2) 必要な器具	・PMMA板（厚さ10 mm，大きさ100 × 150 mm以上）4枚 ・SCTF測定用チャート
(3) 作業手順	厚さ40 mmのPMMA板を乳房支持台の上に配置する。 臨床使用するAECの照射モードを選択して撮影し，照射時に選択されたターゲット，フィルタ，管電圧，mAs値を記録する。 照射モードをマニュアルに変更して，②と同様になるように設定する。ただし，mAs値は上回る最も近い値とする。 圧迫板を取り外し，PMMAの上に左右中央，乳房支持台の胸壁端から60 mmの位置にチャートの線群がくるようにSCTF測定用チャートを配置する（図28）。 X線を照射し，画像を収集する。 画像より3か所のROIを設定して画素値の計測を行う。ROIの大きさは，測定誤差を小さくするためにバーパターン領域を超えない範囲でできるだけ大きく設定し，3か所とも同じ大きさで計測を行う（図29）。 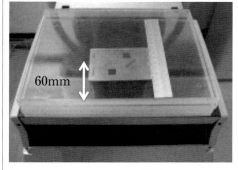 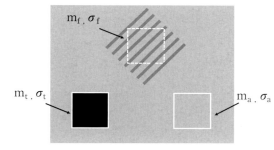 図28 SCTFチャートの配置　　図29 SCTFの測定例 式7-5より2 line/mmについてSCTF（M(f)）を求める。 $$M(f) = \frac{\sqrt{\sigma_f^2 - \sigma^2}}{M_0} \quad M_0 = \frac{\sqrt{2}}{\pi}|m_a - m_t| \quad \sigma^2 = \frac{\sigma_a^2 + \sigma_t^2}{2} \quad \cdots\cdots 式7\text{-}5$$ チャート透過領域の平均画素値 m_t，標準偏差 σ_t バーパターン上の平均画素値 m_f，標準偏差 σ_f チャートの遮蔽部の平均画素値 m_a，標準偏差 σ_a 4 line/mmのバーパターンについて①から⑦を実施。 ※密着撮影では，2 line/mmと4 line/mm，拡大撮影では4 line/mmと8 line/mmを計測
(4) 評価	製造業者の規定値を満たすこと。使用している検出器の特徴と継時的な変化を把握すること。

6-2-10. ダイナミックレンジ

(1) 目的	ダイナミックレンジとは，1回の撮影でX線受像器が識別可能なシグナルの最小値と最大値の比（範囲）を表す。デジタルマンモグラフィではその病変の特徴より高いコントラストが要求されると共に，1枚の画像でスキンライン付近から乳腺まで描写できる広いダイナミックレンジが要求される。
(2) 必要な器具	・ダイナミックレンジ測定用ファントム（図30） ・PMMA板（厚さ10mm） 2枚 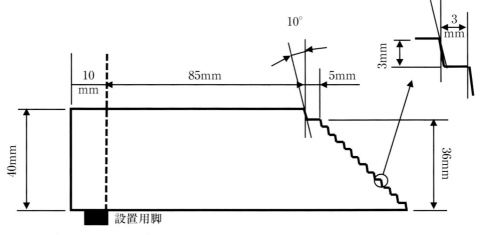 図30 ダイナミックレンジ測定用ファントム
(3) 作業手順	①ダイナミックレンジ測定用ファントムを乳房支持台上の左右中心に配置する。その上に，厚さ20mmのPMMAを配置する（図31）。 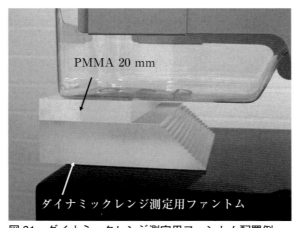 図31 ダイナミックレンジ測定用ファントム配置例 差し替え（別教科書から引用なので） ②乳房圧迫板をPMMAに接するように配置する。 ③X線を照射し，画像を収集する。 ④収集画像を視覚評価し，輝度の差が視認できるステップの段数を求める。 ⑤収集画像より各段にROIを設定し，ROIの標準偏差を計測する。標準偏差が0でない（飽和していない）段数を求める。
(4) 評　価	製造業者の規定値を満たすこと。使用している検出器の特徴と継時的な変化を把握すること。

7. アーチファクトの評価[11]

アナログシステムでは，ほとんどのアーチファクトがフィルムまたは現像機に起因するものであった。デジタルシステムにおいてもアーチファクトを検出するため，または診断の誤りを避けるためにも，アーチファクトについて十分把握しておく必要がある。デジタルシステムでは特有のアーチファクトが存在し，様々な画像形成時やシステムの取扱いで発生すると考えられる。

Hogge ら[12] によって提案された分類よりに従って，全てのアーチファクトを5つの種類に分類する。

受診者に関連するアーチファクト	髪の毛やデオドラントの画像映り込み，受診者の動きが含まれる。デジタルシステム固有ではない。
放射線技師に関するアーチファクト	放射線技師によるシステムの不適切な取扱いによって生じる。例えば，不適切な受像器の取扱い，乳房支持台上の傷，清掃不足，不適切な画像形成パラメータの設定，不適切なAEC の設定が含まれる。
乳房X線撮影装置に関連するアーチファクト	DR システムと CR システムに関連するアーチファクトに分けられる。DR システムでは検出器または読出しの電子回路に関連する場合が多い。一方，CR に関しては輝尽性蛍光体プレート，読取り装置が主な原因となる。また，このカテゴリには X 線管によるアーチファクトが含まれる。
ソフトウエアに関連するアーチファクト	ソフトウエアにより画像を取得する際に起こるアーチファクト，または不適切な画像処理アルゴリズムに起因した画像処理に関連するアーチファクトが含まれる。
観察条件に関連するアーチファクト	グレースケール標準表示関数（GSDF）に対するモニタの校正に伴う不具合（ドット欠損，汚れなど），ワークステーションに存在するアーチファクト，観察ソフトウエアのバグ及び画像の読出し環境に伴う不具合が含まれる。

アーチファクトは，複数の要因が組み合わさっている場合が多く，必ずしもアーチファクトを1つの種類に分けることはできない。多くのシステムが存在する中でまだアーチファクトの原因が明確でないものも多い。そのため，アーチファクトを含めた品質管理を行い，できる限りアーチファクトその原因を読影医に説明できるようにするる必要がある。

(1) 目　的	読影上，障害となるアーチファクトの有無を確認し，アーチファクトが発生している場合は，その原因を究明する。
(2) 必要な器具	・乳房支持台より大きい PMMA ファントム（10 ～ 20 mm） ・高精細モニタ ・マンモグラフィ専用ビューア
(3) 作業手順	① PMMA ファントム 20mm を乳房支持台の上に置く ②乳房圧迫板を PMMA ファントムに接するように配置する ③臨床で使用する撮影条件を選択して AEC を作動させてX線を照射する。 ④臨床で使用する状態にて画像を出力する。 ⑤読影環境下にて目視で観察する。
(4) 評価と対策	乳房の正常組織や病変と見間違えるようなアーチファクト（淡い白点，淡い陰影など）や，読影に支障をきたすものがないことを確認する。
ポイント	・アーチファクトはすべての過程から発生する可能性がある。 ・原因を特定して改善を試みる。

デジタルシステムの品質管理

● 参考文献

1）篠原範充. 新しい検診精度管理——ソフトコピー診断により新たに必要となる知識と精度管理方法. 日本乳癌検診学会誌. 2015；24（1）：13-17.

2）藤田広志, ほか・編. 新・医用放射線科学講座　医用画像情報工学. 医歯薬出版；2018.

3）マンモグラフィ検診精度管理中央委員会・編. デジタルマンモグラフィ品質管理マニュアル. 第2版. 医学書院；2017.

4）篠原範充. ディジタル画像研究に必要な画像評価の基礎知識, 日本放射線技術学会画像通信, 2017；40（1）：9-15.

5）白岩美咲, ほか. 乳癌の画像診断 update MG 応用編　モニタ診断導入に際して心がけること. 臨床画像. 2013；29（11）：1254-1261.

6）富士フイルムメディカル. 放射線写真学：アナログからデジタルへ. 富士フイルムメディカル；2017.

7）JIRA DICOM 委員会. PS3。3-2011 翻訳　医療におけるデジタル画像と通信(DICOM). 第3部:情報オブジェクト定義本文, 附属書 A, 附属書 B.

8）日本放射線技術学会. 叢書（14-4）乳房撮影精度管理マニュアル. 日本放射線技術学会；2012.

9）鈴木隆二. デジタルマンモグラフィシステムの品質管理. INNERVISION. 2009；24（8）：36-38.

10）Droege RT, et al. An MTF method immune to aliasing. Med Phys. 1985; Vol 12: 721-725.

11）Bick U, et al. Digital Mammography. Springer Science & Business Media; 2010.

12）Hogge PJ, et al. Quality assurance in mammography artifact analysis. Radiographics. 1999; 19: 503-522.

（篠原　範充　　岐阜医療科学大学保健科学部放射線技術学科）

（鈴木　聡長　　宮城県対がん協会）

（藤井　直子　　大阪ブレストクリニック医療技術部）

（竹川　直哉　　大阪大学キャンパスライフ健康支援センター）

第7章　臨床画像評価基準

臨床画像評価法

1. 臨床画像評価の目的

　マンモグラフィは乳房疾患の診断にいまや欠かすことのできないものであり，その画像が診断精度に及ぼす影響は大きい。そのため，できるだけ客観性，再現性のある系統立てられた評価基準で臨床画像評価を行って，精度管理に努める必要がある。

　ここで解説する評価方法は施設画像評価に用いるためのものであるが，別途診療放射線技師の講習会では，よりポジショニングを重要視した採点基準を用い，理解力の評価も行っている。そのため，本解説に限らず講習会に参加して画像評価の理解力の向上を図ってほしい。そしてこれらの評価手法は施設認定や個人の認定に限らず，機器導入時の受け入れ検査に始まり，導入後の画質改善，あるいは個人の技術力向上の参考にもなるので，ぜひマスターし，日常的な画質改善に取り組んでいただきたい。

　以下，『マンモグラフィによる乳がん検診の手引き - 精度管理マニュアル -』1) による臨床画像評価基準を用いて解説する。

2. 臨床画像評価の方法

　乳房の構成は，マンモグラムで描出される乳腺量に応じて，極めて高濃度，不均一高濃度，乳腺散在，脂肪性の4段階（種類）に分類する。アナログシステムとデジタルシステムのハードコピー，いわゆるフィルムで読影を行う場合は，脂肪性の乳房を除いた3種類の両側内外斜位方向のフィルムマンモグラムを用いて評価する。また，デジタルシステムのうちソフトコピー（モニタ）で読影を行う場合は，4種類すべての両側内外斜位方向のマンモグラムを用いて評価する。何れの画像も以下に述べる評価方法で基準に達していなければならない。

　フィルムでの評価に際しては，適切な読影環境下（高輝度シャウカステン，部屋の照度50 lx 以下）で行う。モニタでの評価に際しては，適切な表示環境を備えたビューワで行う。デジタルシステムでは画像から撮影線量を推測することが難しいことから，撮影条件の表示がより重要となる。また，モニタで画像観察する場合，画質を自由に変更できるため，フィルムでの評価と異なり画像評価が複雑になる。そのためフィルムとモニタによる評価基準を別に定める必要が生じる。表1にフィルムおよびモニタを用いた場合の評価項目と配点を示す。

臨床画像評価法

209

表1 臨床画像評価配点表

モニタ読影評価項目	配点	フィルム読影評価項目	配点
1. 指定した乳房構成の理解	—	1. 指定した乳房構成の理解	4点
2. 画質	44点	2. 画質	56点
初期表示画像での乳腺内・外の表示およびコントラスト評価	10点	乳腺濃度	12点
		ベース濃度	8点
Windowingを実施しての乳腺内・外の表示およびコントラスト評価	10点	乳腺内コントラスト	8点
		乳腺外コントラスト	8点
粒状性	10点	粒状性	8点
鮮鋭度	10点	鮮鋭度	8点
アーチファクト	4点	アーチファクト	4点
3. ポジショニング	36点	3. ポジショニング	24点
左右の対称性	6点	左右の対称性	4点
乳頭の側面性	6点	乳頭の側面性	4点
大胸筋	6点	大胸筋	4点
乳腺後隙	6点	乳腺後隙	4点
乳房下部	6点	乳房下部	4点
乳腺組織の進展性	6点	乳腺組織の進展性	4点
4. 画像情報・条件の表示	20点	4. フィルムの取り扱い	16点
撮影情報の表示	8点	照射野の範囲	4点
撮影条件の表示	6点	撮影情報・フィルムマーク	8点
画像処理・画像表示	6点	撮影条件	4点
合　計	100点	合　計	100点

3. 乳房の構成

1）脂肪性

乳房はほぼ完全に脂肪に置き換えられている。病変が撮影範囲に入っていれば，検出は容易である。

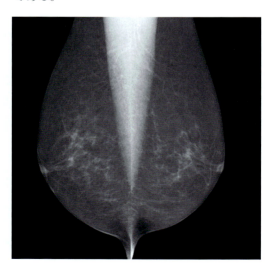

2）乳腺散在

脂肪に置き換えられた乳房内に乳腺が散在している。病変の検出は容易である。

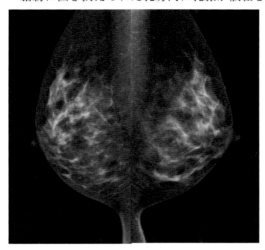

3）不均一高濃度

乳腺実質内に脂肪が混在し，不均一な濃度を呈する。病変が正常乳腺に隠されている危険性がある。

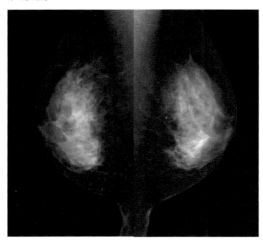

4）極めて高濃度

乳腺実質内に脂肪の混在はほとんどなく，病変検出率は低い。豊胸術の既往がある場合は，その旨，報告書に記載する。

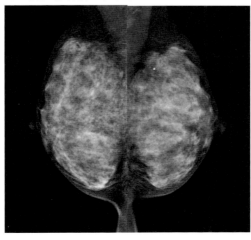

4. 臨床画像評価項目

4-1. デジタルソフトコピー（モニタ読影）の場合

モニタ読影の場合，フィルムと比べ評価項目が異なり，画像ごとに適切な読影環境を整える必要がある。

ソフトコピー診断には以下の条件を満たすことが必要となる。

5MP以上（画像ピッチ165μm）のマンモグラフィ用モニタ2面と操作用サブモニタを有するワークステーションを使用する。

使用するワークステーションにはマンモグラフィ用ビュワーソフトがインストールされており，適切な読影操作が可能なこと。

読影医師は，デジタルマンモグラフィ・ソフトコピー診断講習会を受講していること。

診療放射線技師は，デジタルマンモグラフィ品質管理講習会を受講し，品質管理を行っていること。

4-1-1. 指定した乳房の構成の理解（必須）

モニタ読影では，乳房の構成により読影のしやすさやフィルムに比べコントラスト比が大幅に低下するため画像が本来もっている情報を失いやすいため，4種類の乳房の構成（脂肪性，乳腺散在，不均一高濃度，極めて高濃度）で評価する。

4-1-2. 画質（44点）

1）初期表示での乳腺内・外の表示およびコントラストの評価（10点）

デジタルシステムでもコントラストは読影における重要な因子であり，被写体コントラストとシステムコントラストがある。被写体コントラストは乳房の構成や厚さで決まり，システムコントラストは撮影条件を含めたシステム全体のコントラストとなる。ソフトコピー診断ではLUT（Look Up Table）を変化させることで観察状態を自由に変えることができる。そこで初期表示画像での乳腺内・外の表示状態とコントラストを評価する。評価方法はアナログシステムとデジタルハードコピー（フィルム読影）の場合と同様とする。

評価基準　10点：　とても良い
　　　　　 8点：　良い
　　　　　 5点：　普通
　　　　　 2点：　やや悪い
　　　　　 0点：　悪い

2）Windowingを実施しての乳腺内・外の表示およびコントラストの評価（10点）

Windowingを行った場合の乳腺内・外の表示およびコントラストについて評価し，白とび，黒つぶれが明らかなものは不合格とする。観察条件の変更は，極端にコントラストを強調するのではなく，読影に適する範囲での評価を行う。

評価基準　10点：　とても良い
　　　　　 8点：　良い
　　　　　 5点：　普通
　　　　　 2点：　やや悪い
　　　　　 0点：　悪い

3) 粒状性（10点）

デジタルソフトコピーにおいても粒状性が悪化すると微細石灰化などのごく微細な所見の判断に悪影響を及ぼす。撮影線量の不足や過度な画像処理により粒状性が悪くなりやすい。粒状性は画像の縮小により平滑化されるため，評価は初期表示画像と拡大表示した画像で実施する。

評価基準　10点：　とても良い

8点：　良い

5点：　普通

2点：　やや悪い

0点：　悪い

4) 鮮鋭度（10点）

輪郭や細かい線状陰影が明瞭に描出されているかを評価する。微細線状構造，組織の境界などの不鋭具合を評価する。片側の不鋭は体動による影響が考えられる。評価は初期表示画像で実施する。

評価基準　10点：　とても良い

8点：　良い

5点：　普通

2点：　やや悪い

0点：　悪い

5) アーチファクト（4点）

撮影時には，グリッドライン（リス目），頭髪，肩，対側乳房あるいは手など様々な因子により障害陰影が発生する。その他に検出器に起因する障害陰影もあるが，発生頻度は低く画像評価におけるアーチファクトの影響は低い。

評価基準　4点：　ない

3点：　多少あるが読影には支障ない

2点：　読影に支障をきたす恐れがある

1点：　読影に支障をきたす

0点：　読影困難

臨床画像評価法

4-1-3. ポジショニング (36点)

ソフトコピーでは，windowingにより寛容度が広くなったように感じるが，初期表示画像だけでは寛容度が狭い状態で表示されている。そのため適切なポジショニングが必要となり，高濃度の乳腺実質の中から異常を見つけるには，適正な圧迫によって乳腺組織を分離し，コントラスト，鮮鋭度を良好にする必要がある。そのため評価の配点も大きくなりより重要度が増したと考える。

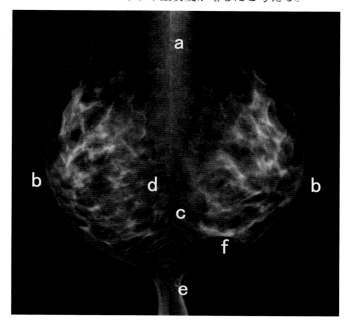

a. 左右の対称性
　乳房全体として左右対称か比較
b. 乳頭の側面性
　乳頭が真横から描出されているか
c. 大胸筋
　大胸筋が乳頭の高さまで写っているか
d. 乳腺後隙
　乳腺後方脂肪組織が途切れず写っているか
e. 乳房下部
　inframammary fold が伸びているか
f. 乳腺組織の伸展性
　乳房が十分に圧迫伸展されているか
　評価基準　6点：　良い
　　　　　　3点：　多少悪い
　　　　　　0点：　悪い

4-1-4. 画像情報・条件の表示 (20点)

これらの評価は，施設のビューワ画面をデジタルカメラなどで撮影した画像を用いて評価する。

1) 撮影情報の表示 (8点)

撮影施設，撮影年月日，個人の特定に必要なID，氏名，年齢または生年月日，撮影乳房および撮影方向の特定情報（電気的に入れるのではなく，撮影画像内に含むことが望ましい），撮影者氏名の表示が観察に支障のない位置に表示されていること。

評価基準　　8点：　すべて適切である
項目分を減点　：　一部不適切である
　　　　　　0点：　不適切である・表示なし

2) 撮影条件の表示 (6点)

撮影条件は読影や比較読影などに有効な情報である。またデジタルシステムでは画像から撮影線量を推定することが困難であり，画質にも大きな影響を及ぼす。このため陽極材質，フィルタ材質，撮影管電圧，撮影電流と時間（またはmAs），乳房厚，圧迫圧，乳腺線量（表示されることが望ましいが，機構上困難なものは減点対象としない）が観察に支障のない位置に表示されていること。

評価基準　　6点：　すべて適切である
項目分を減点　：　一部不適切である
　　　　　　0点：　不適切である・表示なし

3) 画像処理あるいは画像表示に関する項目（6点）

　画像処理条件は読影や比較読影などに有効な情報であり，デジタルシステム特有の画像形成の基本となる。しかし画像から推定することが困難であるため，撮影モード，画像処理パラメータなどの項目を表示する必要がある。また検出器の画像サイズとモニタの解像度との関係を理解しながら読影することが重要であり，原寸大からの拡大率，検出器の現画像からの縮小率を表示する。また表示画像が非可逆圧縮の場合にはそれを表示する。

　　評価基準　　　6点：　すべて適切である
　　項目分を減点　　　：　一部不適切である
　　　　　　　　　　0点：　不適切である・表示なし

4-2. アナログシステムとデジタルハードコピー（フィルム読影）の場合

4-2-1. 指定した乳房構成を理解しているか（4点）

　乳腺内は，高濃度の乳腺実質と脂肪組織が混在し，その割合も個人差があり様々である。これらの構成を理解し精度管理を行い，常に良い画像を得る必要がある。

　　採点基準　4点：　適切である
　　　　　　　2点：　やや不適切である
　　　　　　　0点：　不適切である

4-2-2. 画質（計56点）

1) 乳腺の濃度（12点）

　乳腺濃度不足は，マンモグラフィにおいて最も多い問題である。乳腺濃度が低下するとコントラストも低下し微細な所見を見逃す可能性がある。通常最大コントラストが得られる濃度は2.0近辺である。適正な乳腺・脂肪コントラストを得るためには乳腺濃度を以下の範囲に設定する必要がある。

　　評価方法：乳腺の最も高濃度部分を左右3ヵ所，計6ヵ所測定し平均する。

　　評価基準　　12点：　1.20~1.59
　　　　　　　　10点：　1.10~1.19　または　1.60~1.69
　　　　　　　　　8点：　1.00~1.09　または　1.70~1.79
　　　　　　　　　6点：　0.90~0.99　または　1.80~1.99
　　　　　　　　　4点：　0.80~0.89　または　2.00~2.19
　　　　　　　　　2点：　0.60~0.79　または　2.20~2.49
　　　　　　　　　0点：　0.59以下　または　2.50以上

2) マンモグラムのベース濃度（8点）

　現像過程の欠陥等があると，フィルム本来の性能を十分出せない状態になる。ベース濃度（最高濃度）が高くなると特性曲線の直線部分が延長し，それとともに写真コントラストが増加する。そのため十分なベース濃度が必要となる。

　　評価方法：濃度計にて，最も黒化度の高い部分を左右3ヶ所，計6ヵ所測定し平均する。

　　評価基準　　8点：　4.00以上
　　　　　　　　6点：　3.80~3.99
　　　　　　　　4点：　3.60~3.79
　　　　　　　　2点：　3.40~3.59
　　　　　　　　0点：　3.39以下

臨床画像評価法

3）乳腺内コントラスト（8点）

マンモグラム上に十分なコントラストがなければ，乳腺組織の濃度差が乏しくなり，乳腺内部の変化を認識することが困難となる。皮膚が明瞭に観察されるときは，コントラスト不足なことが多い。

評価方法：乳腺組織内部の脂肪組織から乳腺高濃度部の間における階調の差を評価する。

評価基準　8点：　とても良い

　　　　　6点：　良い

　　　　　4点：　普通

　　　　　2点：　やや悪い

　　　　　0点：　悪い

4）乳腺外コントラスト（8点）

マンモグラムでは乳腺濃度を中心とした比較的領域のコントラストとともに，脂肪濃度から皮膚面における高濃度領域のコントラストも読影には欠かせない情報である。画像全体のコントラストを評価するためには皮膚付近の黒とびがないことも必要となる。

評価方法：大胸筋近傍の脂肪組織から皮膚面に至る領域での階調の差を評価する。

評価基準　8点：　とても良い

　　　　　6点：　良い

　　　　　4点：　普通

　　　　　2点：　やや悪い

　　　　　0点：　悪い

5）粒状性（8点）

粒状性が悪いと微細石灰化のような細かい部分の描出力が低下し，読影時の識別能力を低下させる。そのためにざらつきのない粒状性の良い画像が必要となる。デジタルでは撮影線量が不足した場合に悪化がみられる。

評価方法：画像全体，特に高濃度部分の「ざらつき」を評価する。

評価基準　8点：　とても良い

　　　　　6点：　良い

　　　　　4点：　普通

　　　　　2点：　やや悪い

　　　　　0点：　悪い

6）鮮鋭度（8点）

鮮鋭度が悪いと微細線状構造，組織の境界線，石灰化の辺縁などが不明瞭となり読影精度の低下を招く。そのため鮮鋭度のよい画像が必要となる。片側だけの画像の不鋭は体動の場合が多く，局所的な不鋭は密着不良が考えられる。

評価方法：辺縁の鋭さ，特に線維，組織の境界線の鮮明さについて評価する。

評価基準　8点：　とても良い

　　　　　6点：　良い

　　　　　4点：　普通

　　　　　2点：　やや悪い

　　　　　0点：　悪い

7) アーチファクト (4点)

アーチファクト（障害陰影）は，マンモグラフィ撮影のあらゆる場面で起こりえるが，程度によっては読影に支障をきたす。特に，白い点状陰影などは微細石灰化との鑑別が必要となるためアーチファクトのない画像が必要となる。

評価方法：フィルム上のキズ，ムラなどの本来ないはずの陰影の有無を評価する。

評価基準　4点：　ない
　　　　　3点：　多少あるが読影には支障ない
　　　　　2点：　読影に支障をきたす恐れがある
　　　　　1点：　読影に支障をきたす
　　　　　0点：　読影困難

4-2-3. ポジショニング (24点)

アナログシステムとデジタルハードコピー（フィルム読影）の場合においてもポジショニングの重要性は変わらない。評価方法はデジタルソフトコピー（モニタ読影）の場合と同様で行うが配点は異なる。

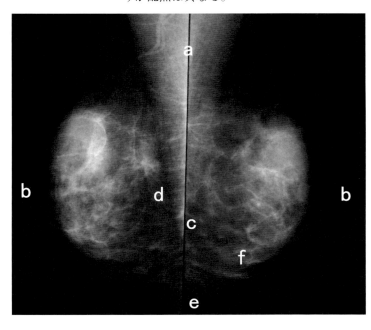

a. 左右の対称性
　乳房全体として左右対称か比較

b. 乳頭の側面性
　乳頭が真横から描出されているか

c. 大胸筋
　大胸筋が乳頭の高さまで写っているか

d. 乳腺後隙
　乳腺後方脂肪組織が途切れず写っているか

e. 乳房下部
　inframammary fold が伸びているか

f. 乳腺組織の伸展性
　乳房が十分に圧迫伸展されているか
　評価基準　　　4点：良い
　　　　　　　　2点：多少悪い
　　　　　　　　0点：悪い

4-2-4. フィルムの取り扱い（16点）

画質，ポジショニングのほかに具備すべき条件としては，フィルムの取り扱いがある。

フィルムとX線照射野の範囲が一致して読影時にシャウカステンの透過光が読影の妨げにならないこと（照射野の範囲）と，1枚のフィルムに撮影の情報を撮影後改ざんできないようにプリントされているか（撮影情報），フィルム内に撮影条件が明記されているか（撮影条件）などがあり，これらをフィルムの取り扱いとして評価する。

（1）評価方法

照射野の範囲は，胸壁側，上下に照射野の欠損がないなど読影に支障がないように適切な設定がされているかを評価する。フィルムの爪はネームプリント側にする。

撮影情報は，撮影施設，撮影年月日，氏名，ID，年齢または生年月日，撮影方向と左右の区別がフィルム上にプリントされているかを評価し，含まれていない場合は項目ごとに1点の減点となる。撮影技師名も表示されていることが望ましいが，シールでの表示は不可とする。

撮影条件は，陽極材質，フィルタ材質，撮影管電圧，撮影管電流と時間（またはmAs），乳房厚，圧迫圧がフィルム上にプリントされているかを評価する。

（2）評価基準

照射野の範囲

4点：　適切である

2点：　一部不適切である

0点：　不適切である

撮影情報

8点：　すべて適切である

項目分を減点：一部不適切である

0点：　不適切である・表示なし

撮影条件

4点：　すべて適切である

項目分を減点：一部不適切である

0点：　不適切である・表示なし

5. 臨床画像総合評価

　　アナログシステムとデジタルハードコピー（フィルム読影）の場合は,3種類の臨床画像（乳腺散在，不均一高濃度，極めて高濃度）を各々評価する。デジタルソフトコピー（モニタ読影）の場合には，4種類の臨床画像（脂肪性，乳腺散在，不均一高濃度，極めて高濃度）を各々評価する。それぞれ A~D で評価し，総合評価は画像すべての平均点で行うが，総合 B 以上の評価には画像すべてが A あるいは B であることが必要である。

　　日本乳がん検診精度管理中央機構の施設画像評価では A・B は認定されるが，C・D は改善の上，再評価が必要となる。

評価判定		
A	100～88 点	検診マンモグラムとしては申し分ない。
B	87～76 点	検診マンモグラムとしては適当であるが，多少の改善点がある。
C	75～64 点	検診マンモグラムとして適当とは言えず，かなりの改善点がある。
D	63 点以下	検診マンモグラムとして不適当である。根本的な改善が必要である。

最後に，臨床画像評価を行う上でポジショニングが最も重要である。
適切なポジショニングは，被ばくの低減，画質の安定化に繋がり，乳腺の伸展性を良好に保つことは乳腺の重なりを減少させ，乳腺内コントラスト，鮮鋭度の向上に繋がる。また，最適なポジショニングは再現性の向上にも寄与する。精度の高いマンモグラフィ検診を実施するためには撮影装置の特性を理解し適切な撮影技術を習得することが必要である。

臨床画像評価法

● **参考文献**

1）大内憲明・編．マンモグラフィによる乳がん検診の手引き─精度管理マニュアル─．第6版増補．日本医事新報社；2018.

（**鈴木　総長**　宮城県対がん協会宮城野分室）

第8章　撮影法

① 接遇

1. インフォームド・コンセント

マンモグラフィは，被検者のほとんどが女性で，上半身裸あるいはそれに近い状態となる。乳房を直接手で触れられ，さらに，圧迫による痛みを受け，放射線被ばくを伴う。そのような特殊な検査内容であるため特別な配慮が必要である。

良いマンモグラムを得るためには，被検者の協力を得ることが重要である。協力を得るためには適切なコミュニケーションをとる必要がある。適切なコミュニケーションには，節度ある態度，清潔な身だしなみが大切である。信頼関係が築くことができれば検査時にリラックスできることに繋がり，ポジショニングに好影響を与える。この一連の流れを接遇と捉えればよい。また，環境も接遇の一環として整えることが望ましい。

被検者との信頼関係を築くには，インフォームド・コンセント（説明と同意）が基本となる。インフォームド・コンセントは，被検者の不安を感じ取り臨機応変に対応することが求められる。

検査を受ける人の多くは，何らかの不安を持って検査に臨んでいると考えられる。その不安感を和らげることは接遇の第一歩となる。

1-1. 病気に対する不安の解消

医師を中心としたスタッフの意思統一がなされ，チーム医療としてのコミュニケーションと情報の共有化を図ることが大切である。各科・各部所で説明される内容に相違があってはならない。

1-2. 検査に対する不安の解消

医師の指示で検査は行われるが，診察室での説明内容が十分でない場合があり，「その検査で何がわかるのか」，「どのような手技で行われるのか」を理解していないことがある。事前説明では，①検査目的，②検査手技，③X線被ばくの3つが重要事項となる。この点の説明を省いてはならない。視覚的媒体の利用は有効であるが，あくまでも口頭説明を補助するものである。

1-3. 術者に対する不安の解消

技術に関する不安の要因のひとつとして経験不足があげられる。経験を積むことは大切であるが，経験則だけに頼った技術は安全性，応用性に乏しい。何よりも技術の伝承に役立たない。解剖や病理などの知識に裏付けされた，根拠に基づいた技術の修得が必要である。そのことが，自信につながり，自信は良い接遇につながる。

2．撮影環境・設備

部屋の広さや豪華さよりも，よく整理整頓された清潔感の感じられる環境を保つことが大切である。そのうえで，落ち着きの感じられる検査室にすることが望ましい。壁紙の色を工夫したり，絵画を掛けたり，BGM を流せるようにするとよい。

2-1．施設・受付

- 建物の新旧にかかわらず，入口は明るくきれいにする。
- 受付は目立つように表示し，対応は迅速にする。
- 花や絵画を飾り，音楽を流し，落ち着ける雰囲気作りを心がける。
- マンモグラフィや乳がんに関するポスター，パンフレット，DVD など，視覚的なものを利用すると効果的である。

2-2．更　衣　室

- 荷物や上着の収納が十分なスペースを確保する。
- マンモグラフィ専用のガウンやバスタオルなど，また，髪を束ねるためのゴム，髪留め，使い捨てのキャップなどを用意する。
- 検査後，身だしなみを直せるよう，鏡，ティッシュペーパー，ゴミ箱などを用意する。洗面台を設置できれば理想的である。

3-3．撮　影　室

- 撮影室内は常に整理整頓する。装置まわり，特に上部はホコリがたまりやすいので清掃を心がける。
- 圧迫板，乳房支持台，フェイスガードなどの被検者が直接触れる部分は，必ず被検者ごとに清拭を行う。
- 快適な環境作りを心がける。壁面は暖色系にし，間接照明を設備できれば理想的である。

3. 撮影時の対応

第一印象が大切である。第一印象が良ければ，その後の説明や撮影がスムーズに進められることが多い。最初に悪い印象を与えてしまうと，その後の検査時に良好な関係を築くことが難しくなり，検査終了時まで双方が戸惑うことになりかねない。接遇は検査技術のひとつとして重要であり，担当者の技量の差が生じるところでもある。

1) **検査前の準備**
   清潔な身だしなみを心がける。

2) **検査室への呼び込み**
   明確でありながらゆっくりとした口調で，小さな声にならないように気を付ける。自ら名乗った後に，フルネームで確認を行う。

3) **検査前の対応**
   手指および装置の清潔を保つ。

4) **検査前の説明**
   「過去の検査歴」，「撮影する方向と枚数」，「圧迫手技の必要性」，「X線被ばくを伴うこと」はもれなく説明するべきと考える。また，しこりや分泌物，気になる自覚症状について尋ねることが必要な場合がある。

5) **検査中の対応**
   ポジショニングの最中は声をかけながら，また被検者の様子を観察しながら検査を進めることが基本である。視界に入らない位置からのアプローチや声かけは被検者の不安につながる場合があるので，行わないよう心がける。

6) **検査終了後の対応**
   協力に感謝の意を伝え，再度，検査についての質問，疑問がないかを尋ねる。最初と最後は印象に残りやすいので特に注意をはらうことが大切である。

ポイント

検査衣について

乳房を挟んで撮影しなければならないが，すべての行為を上半身裸のままで行うことは望ましくない。被検者の羞恥心に配慮することが必要である。前開きの検査衣等を用意し，検側だけ開けて検査を行うことは可能である。検査衣がアーチファクトの原因となることがあるが，照射野ランプで確認することによって回避することは可能である。特に広範囲の切除術を受けている被検者の場合は，十分な配慮が必要である。マンモグラフィ用に作成された検査衣も市販されているが，通常の前開きの検査衣でも問題なく利用できる（図1）。

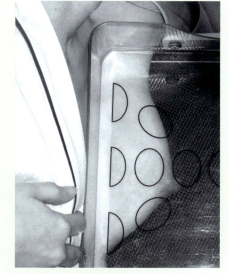

図1　着衣での撮影
前開きのガウンであれば撮影は可能である。

（小林　剛　　東京都福祉保健局）

第8章

② 標準撮影法

1. ポジショニングの基礎知識

乳房撮影の目的には，病変の存在診断，鑑別診断，病変の範囲，治療効果の判定などがある。そのため，それぞれの撮影にあたり，これらの何を目的とするかを明確にしてから撮影に臨む必要がある。標準撮影は数ある撮影法のなかで最も重要であり，最低限，病変の有無を判定する存在診断を行う必要がある。そのためポジショニングを行う際に最も注意しなければならないことは，乳腺組織全体を確実に1枚の画像に描出することである。ここではそれを正確に行うための基礎知識と実際の撮影手順について述べる。

1-1. 乳房の解剖学的位置

女性の乳房は通常第2肋骨から第6肋骨の高さ，胸骨外縁と中腋窩線の間にある。乳腺組織の大部分は大胸筋の上に横たわり，一部は上外側の腋窩方向に伸びて乳腺尾部をなす。若年期の乳腺は乳房膨隆部全体に存在し，加齢とともに退縮する。そのため一見脂肪組織しか存在しない乳腺尾部や乳房下軟部組織部，乳腺後方脂肪組織にも退縮した乳腺組織が存在することがある。そして，それらの部位からも乳がんは発生する可能性があるため，マンモグラムでこれらの部位を欠像しないよう撮影する技術を習得することが必要となる。

1-2. 乳房の可動性

乳房は鎖骨と胸骨に支持されるかたちで位置する。さらに乳房内にある乳腺組織は皮膚直下の浅胸筋膜や大胸筋上にある深胸筋膜などから伸びるクーパー靱帯によって脂肪組織内で支持される。そのため乳腺組織の大部分は手指で上下左右に動かすことが可能である。乳房と乳腺組織の広範囲を確実にフィルムに写し込むには，この可動性を上手く利用することが重要である。乳房は，その支持される部位が影響することから，内側と上部が可動性不良となり，外側と下部が可動性良好となる。そのため可動性の良好な部位を不良な部位に持ち上げるように動かしてから圧迫を行うことで，広範な部分をマンモグラム上に写し出すことが可能となる（図1）。受検者の体型はさまざまであり，可動性の良好な部位や移動可能距離にも多少の差異がある。したがって，常時良好なポジショニングを行うには，いろいろな受検者の可動性良好な部位や範囲，移動可能距離を即座に把握する能力が必要となる。

② 標準撮影法

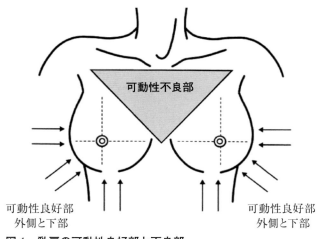 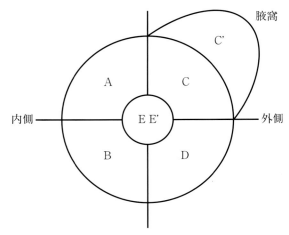

図1　乳房の可動性良好部と不良部　　　　　　図2　占居部位

1-3. 乳癌の占居部位

　　乳癌取り扱い規約では，腫瘍の占居部位は内上部をA区域，内下部をB区域，外上部をC区域，外下部をD区域，腋窩部をC'区域，乳輪部をE区域，乳頭部をE'区域と呼ぶ（図2）。

1-4. 乳房の圧迫

　　良質なマンモグラムを得るには適切な圧迫が必要である。圧迫の第一の目的は被写体厚を減少させ，均一な厚さにすることである。その結果，受像器に投影される乳房全体のX線吸収がより均一になり，胸壁近くから皮下組織まで観察可能となる。しかし圧迫圧力が強すぎると，画質が良好になり被ばくも減少するが，受検者は強い痛みを感じ苦痛のため次回の撮影を忌避しかねない。また，のう胞性疾患や一部の乳がんなどでは破裂やときにはがんの乳房内播種などをきたす危険性がある。反対に圧迫圧力が弱すぎると良好な画像が得られず，誤診の危険性が増加する。いずれにしても受検者にとって不利益なことである。

　　同じ圧力をかけた場合でも，圧迫技術が未熟であると受検者に与える苦痛も大きい。これは圧迫以前に行われるポジショニングの段階で乳房の厚さが均一になっていないことに起因する。均一になっていない場合，圧迫初期の段階で最も肥厚した乳腺部に圧力が強くかかり，その部で痛みを強く感じる。痛みをやわらげ，かつ効果的な圧迫を行うためには，内外斜位方向（MLO）撮影では，乳房を内側に最大限引き寄せ，頭尾方向と前後方向によく広げ，乳房全体の厚さを均一にするとよい。頭尾方向（CC）撮影の際は，乳房を最大限挙上し，乳房上部をなるべく多く含められるようにすると同時に乳房を前後左右によく広げるとよい。いずれの場合も，圧迫圧力を乳房全体で受け止めるようにする。

　　日本人の乳房圧迫の圧力は，100〜120N程度を最大とすることが多い。乳房の圧迫圧に影響する因子をポジショニング以外で考えた場合，痛みに関する事項として受検者の乳房痛等の愁訴，年齢や生理周期，個々の痛みに対する感受性があり，それ以外では乳房の重量，乳腺の硬化度，乳腺と脂肪の分布等が挙げられる。

　　圧力を加えるときは受検者の痛みの程度を確認しながら行うようにし，安全を確保する。そのため，圧迫の最中は圧力を常時確認できる機能を具備した装置を使用することが不可欠である。

乳房圧迫による効果を以下に記載する。

① 乳房全体の X 線吸収がより均一になり，乳房全域が観察可能になる。

② 散乱線が減少し，コントラストおよび解像度が向上する。

③ 乳腺組織が広がり，乳腺内コントラストが向上する。

④ 受像器 - 被写体間距離が短くなり，幾何学的不鋭が減少する。

⑤ 乳房が固定され，体動による不鋭が防止される。

⑥ 被ばく線量が減少する。

1-5. 受検者情報と撮影情報の表示

マンモグラムは重要な医用情報である。読影時に必要な情報に限らず，自施設での画像管理，他施設への紹介などを考慮して受検者情報の正確な把握と記録に努める必要がある。

読影の際は，読影時の誤記入防止，読影精度向上のために，以下の情報表示が必要である。

① 受検者の氏名，ID，性別，生年月日

② 撮影施設名，撮影日時，撮影者名（イニシャルでもよい），左右の表示，撮影方向や撮影方法

③ 撮影条件（ターゲット，付加フィルタ，撮影管電圧，mAs 値，圧迫圧力，圧迫厚）

これらはハードコピーとソフトコピーの別に限らず表示する。

1-6. 撮影方向

MLO 撮影は乳房支持台の上角が腋窩に入り，乳腺組織の長軸方向と受像器が平行になるため，1 枚で最も乳腺の広い範囲を描出できる。また，同時に乳がんの好発部位である C，C' 区域も確実に写しこむことができる撮影方向であり，標準撮影の第一選択となっている。

2 方向撮影の場合は，MLO 撮影と CC 撮影の組み合わせが標準撮影である。各種の撮影方向を図 3 〜図 15 に示す。

1-7. 撮影方向と病変の位置関係

病変と乳頭との位置関係は，撮影方向によって変わるので注意が必要である。図 16 のような場合，外側の病変は ML 画像に比べて MLO 画像のほうが乳頭より離れた高い位置で描出され，内側の病変は MLO 画像で低く描出される。ML 画像と CC 画像は直交しているので位置の把握が容易であるが，MLO 画像の場合，傾きは受検者によって異なるため注意が必要である。

1-8. 部位の記載

検診マンモグラムでは図 17 の方法で部位を記載する。病変位置の把握のみならず再撮影時の再現性確保のためにも，撮影時の角度を把握できるよう撮影情報は表示できるようにする。左乳房 D 区域に病変が存在する場合の例を図 18 に記載する。部位の記載は，「左右の別」—「MLO 画像の位置」・「CC 画像の位置」の順に表す。

② 標準撮影法

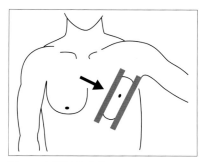

図 3　内外斜位方向
　　　（MLO: mediolateral oblique projection）

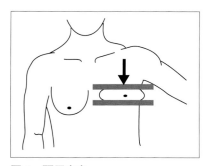

図 4　頭尾方向
　　　（CC: craniocaudal projection）

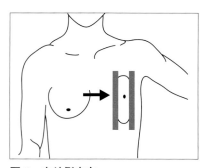

図 5　内外側方向
　　　（ML: mediolateral projection）

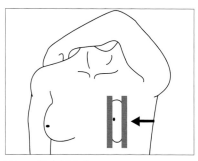

図 6　外内側方向
　　　（LM: lateromedial projection）

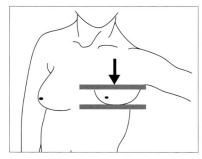

図 7　外側頭尾方向
　　　（XCC: exaggerated craniocaudal projection）

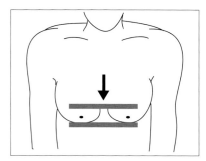

図 8　内側乳房間隙
　　　（CV: Craniocaudal for cleavage projection）

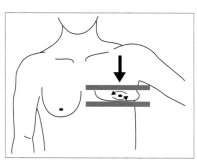

図 9　回転内側方向
　　　（RM: craniocaudal with roll medial projection）

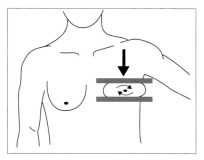

図 10　回転外側方向
　　　（RL: craniocaudal with roll lateral projection）

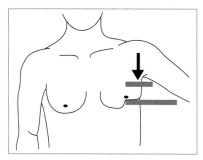

図 11　接線方向
　　　（TAN: tangential projection）

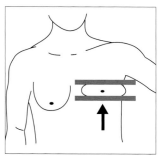

図 12　尾頭方向
　　　（FB: caudalcranial projection; projection from below）

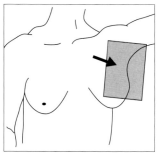

図 13　腋窩尾部用内外斜位方向
　　　（AT: mediolateral oblique for axillary tail）

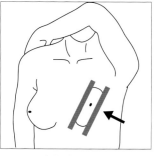

図 14　外内斜位方向
　　　（LMO: lateromedial oblique projection）

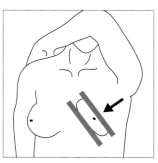

図 15　外上・内下斜位方向
　　　（SIO: superlateral to inferomedial oblique projection）

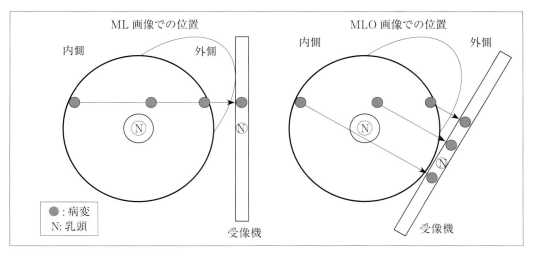

図 16　撮影方向と病変の位置関係

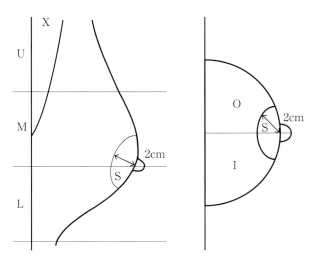

図 17　2 方向撮影における部位の定義

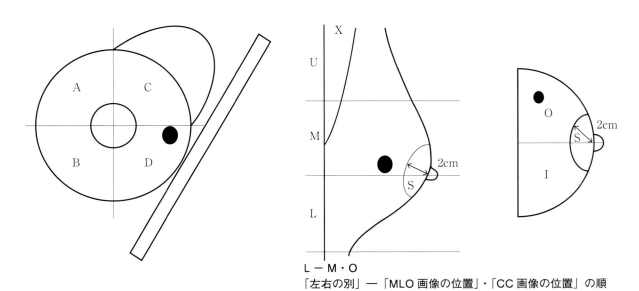

L – M・O
「左右の別」―「MLO 画像の位置」・「CC 画像の位置」の順

図 18　2 方向撮影における部位の記載例

[2]　標準撮影法

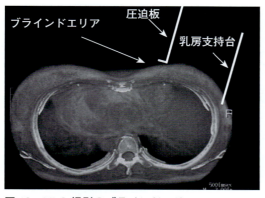
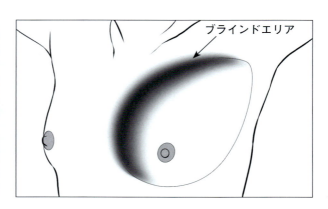

図19　MLO撮影のブラインドエリア

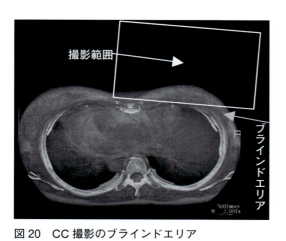
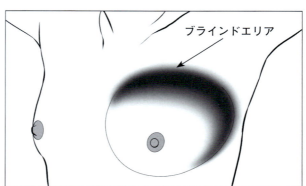

図20　CC撮影のブラインドエリア

2. ポジショニングの理論

2-1. ブラインドエリア

　彎曲した胸郭の上に存在する乳房すべてを長方形の受像器上に写しこむことは難しい。その結果，未描出の部分が生じやすく，その部分をブラインドエリアという。MLO撮影では乳がんの好発部位であるC，C'区域に重点を置いたポジショニングとなるため，内側上部がブラインドエリアになりやすい（図19）。そのため，MLO撮影にCC撮影を加えた2方向撮影の場合は，CC撮影で内側に重点をおいたポジショニングを行うようにする。この場合，CC画像では乳房上部とC，D区域の外側よりがブラインドエリアとなる（図20）。

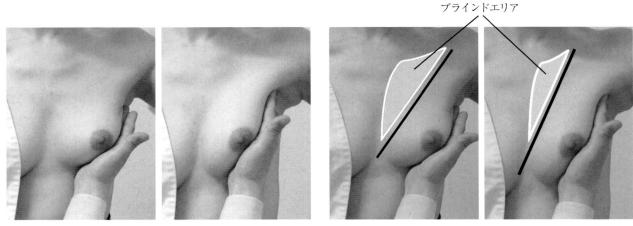

図 21 外側の引き寄せとブラインドエリアの関係
外側を内側に引き寄せるほど，内側領域のブラインドエリアが減少する。実線は圧迫板の位置と角度を表わす。乳房支持台，圧迫板が水平になるに従い，内側上部の欠像範囲が広がることになる。

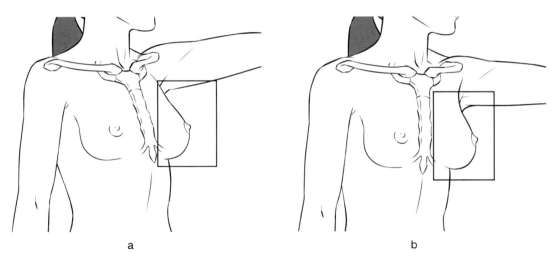

図 22 MLO 撮影方向におけるブラインドエリア減少法

2-2. 撮影のポイント

2-2-1. MLO 撮影

1）広範囲を描出するための工夫

前述のごとく，MLO 撮影では C，C'区域に重点をおいたポジショニングが行われるため，内側上部がブラインドエリアとなりやすい。そのため，内側組織のブラインドエリアを減少させるためには，図 21 のごとく外側乳房を内側に十分引き寄せて，圧迫板から除外される内側領域を少なくするとともに，圧迫を効果的に行えるよう受検者を前かがみ（呼気の姿勢　図 22b）にして胸壁の張りを弱めるようにする。ただし，呼気の姿勢は乳房下部が乳房支持台から外れない程度にし，受検者の腰は引かないようにする（図 22a）。

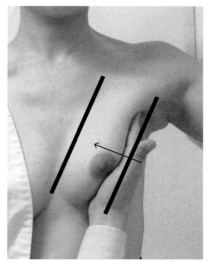

図 23 乳房内側縁と乳房外側縁（仮称）

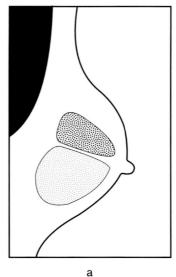 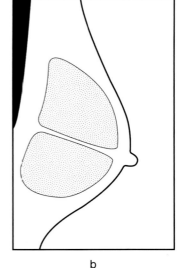

図 24 乳腺の伸展性
  a 上部乳腺の伸展不良
     下部乳腺の伸展良好
  b 上部乳腺の伸展良好
     下部乳腺の伸展良好

2）伸展性を良好にするための工夫

　本稿では圧迫板の胸壁端に接する内側を乳房内側縁，乳房支持台の胸壁端に接する腋窩 - 乳房外側 - 乳房下軟部組織に沿った線を乳房外側縁と仮称して解説する（図 23）。術者が圧迫板下部から手を差し込み，圧迫終了時に手を乳頭近傍から抜き出すポジショニング手順では，下部乳腺の伸展性は良くなるが，上部乳腺の伸展性が不十分になることが多い（図 24a）。そこで，MLO 撮影時は乳房上部を頭側に引き伸ばした状態で乳房外側縁を合わせるようにすると良い。大胸筋を頭側に引き伸ばすことで乳房上部に乳腺が広がるスペースを確保でき，さらに大胸筋の厚みが薄くなることで上部乳腺に圧迫圧力が良く伝わるようになる（図 24b）。その後，乳腺後隙を軸に乳房を前方に引き伸ばせば，乳房が頭尾方向と前方向（乳頭方向）の両方向に良く広がったマンモグラムを撮影することが出来る。

●ポイント

乳房外側をたくさん引っ張り出そうとすると外側皮膚と内側皮膚の長さに相違が生じ，乳頭が側面にならなくなってしまう。それを防ぐためには，乳房でなく乳腺の外側を乳房内側縁側にスライドさせるというイメージを持つと良い。外側乳腺を欠かさないようにスライドしながら，乳頭を頂点として，乳腺を乳房内側縁側に折りたたむというイメージである。頭側方向から見た乳腺のイメージを図 25 に示す。

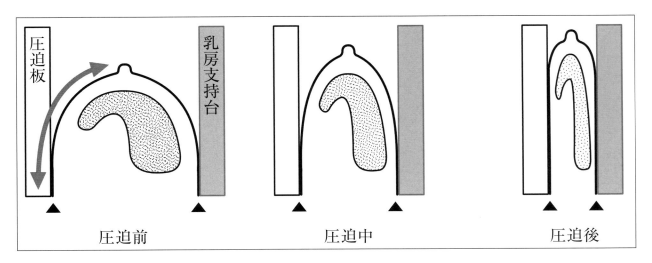

図 25　MLO 撮影を頭側から見下ろしたイメージ図
良好な MLO ポジショニングでは，厚みが減少しても乳腺が胸壁方向に引き戻されずに描出される。
乳房を引き出せる距離（乳頭－胸壁端距離）は内側乳房の皮膚の長さ（矢印）に左右されるため，内側をどれだけ引き出せるか，引き伸ばせるかが，前後方向のひろがり，後述の PNL の長さを左右する。
圧迫の際は，外側乳腺を乳房内側縁側にスライドさせながら圧迫を進めるイメージで行う。胸壁端（▲）は，圧迫開始から終了まで，内外側ともにずれることがないようにする。

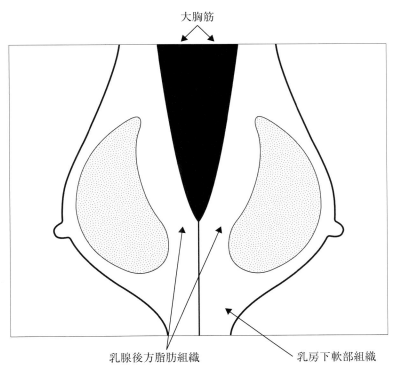

図 26　MLO 画像の合格基準

3) MLO 画像の合格基準（図 26）
① 左右対称であること。
② 乳頭が乳腺組織外で profile に描出されていること。
③ 大胸筋が乳頭の高さまで写っていること。
④ 乳腺後方脂肪織がよく描出されていること。
⑤ 乳房下軟部組織が入っており，inframammary fold が伸びていること。
⑥ 乳腺が良く伸展し，乳房に皺がないこと。

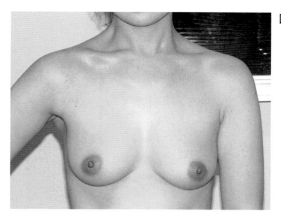

図27 乳房の形状とブラインドエリア
左側乳房の形状は縦長で右側は横長扁平になっている。右手の位置を調整するだけで乳房の形状が変わることがわかる。検側の手は外側に広げ、肘をやや前方に出すと乳房上部と外側をより多く含めることができ、ブラインドエリアが減少する。

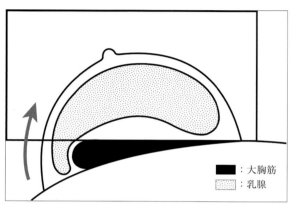
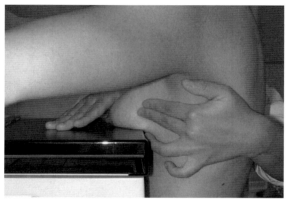

図28 CC撮影におけるブラインドエリア減少法（外側の補填）

2-2-2. CC撮影

1) 広範囲を描出するための工夫

　CC撮影の際は内側重視のポジショニングが行われるが、外側を含めなくてよいというわけではない。2方向撮影による判定では再現性が重要になってくるため、病変が多いといわれるC、C'区域をなるべく含める必要がある。内側乳腺が十分描出できるようにしながらブラインドエリアとなりやすい乳房上部と外側をより多く含めるには、図27のように、ポジショニングの前に受検者検側の腕、肘の位置を調整して乳房全体が横長扁平になるようにするとよい。この方法をとることでC'区域が外側、前方向に広がり、同部を圧迫範囲に含めることが容易となる。また、乳房を前方に引き出すことが難しい小乳房の場合は、図28のように外側から押し込むとよい。

2) 伸展性を良好にするための工夫

　術者は乳腺後隙をつかみ、乳房の内側を前方に限らず内側へも広げるようにする。同様に外側前外側に広げる図29（a）。乳房全体を広げた後、乳腺後隙を押さえている親指を軸に手を返し、乳房を軽く押さえて、乳房全体の厚みが均一になるよう整える。乳房を内外側方向、前後方向に良く広げ、乳腺の厚みを均一に整えることで乳腺組織の伸展性が良好になる。伸展性良好で広範囲を描出することが出来た場合の乳腺像を図29（b）に示す。

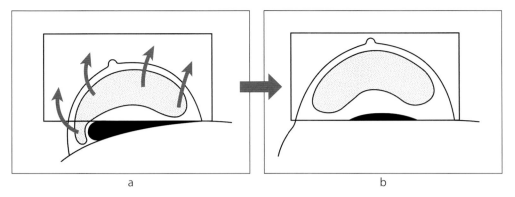

図29 良好なCC画像の乳房の形状と乳腺組織のイメージ図
　　良好なCCポジショニングでは，内側に限らず，外側乳腺も多く描出される。ポジショニングの際に内側の乳腺後隙に限らず，外側の乳腺後隙の位置も確認しながらポジショニングを行うようにする。

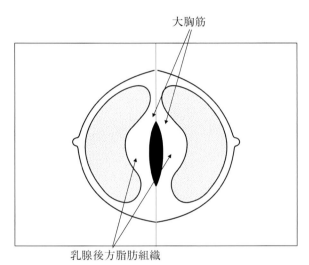

図30 合格基準を満たしたCC画像

3) CC画像の合格基準（図30）
　① 左右対称であること。
　② 内側乳腺組織が必ず描出され，外側乳腺もよく描出されていること。
　③ 胸壁深くまで入っていること（胸筋が写るくらい）。
　④ 乳頭がprofileに描出されていること。
　⑤ 乳腺が良く伸展し，乳房に皺がないこと。

2-3．MLO画像とCC画像の描出範囲の評価 - PNLを用いて（図31）

　　MLO画像で乳頭部の接線に垂直な線を大胸筋表面まで引く。これを乳頭後方線（PNL: posterior nipple line）という。大胸筋が乳頭後方線上まで描出されていない場合は胸壁端までを計測し，大胸筋が認められる場合は大胸筋前面までを計測する。CC画像の場合も同様に線を引くが，大胸筋が描出されている場合は，奥行きが十分に描出されている証拠となり描出範囲に問題がないことになる。そのため比較を行う場合は，大胸筋が描出されていないCC画像

| 大胸筋が下方まで十分に描出されている | 大胸筋の描出が不十分な場合 | 大胸筋が描出されている場合 | 大胸筋が描出されていない場合 |

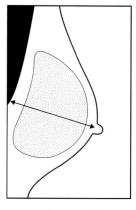 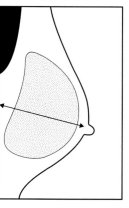 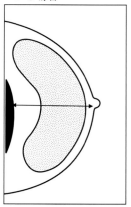 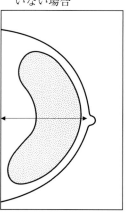

図31　乳頭後方線（PNL）の比較

を用い，胸壁端までの距離を計測する。良好に撮影された場合，双方の差は通常10 mm以内であり，MLO画像のほうが長い。Eklund等参[3]によると，MLO画像よりCC画像が長い頻度は10%程度としている。また，CC画像で大胸筋が描出される頻度は30~40%としているが，本邦女性の乳房は脂肪成分が乏しいため乳房の伸展性に劣り，経験的には20%程度である。このような計測をし，良好なポジショニングが行われているか常時確認するとよい。

2-4．MLO画像のポジショニングの問題点・改善方法 - 大胸筋の形状を用いて

　MLO画像では，描出された大胸筋の形状からポジショニングの問題点を把握することができる。大胸筋の形状を4パターン（図32①～④）に分類した際の問題点と改善方法を以下に述べる。

① 理想的なポジショニングである。大胸筋の前面縁は凸状になっており，乳頭のレベルまで伸びている。大胸筋がリラックスした状態で描出されている。受検者の肩の力が抜けた状態で，術者が可動良好な部位（外側と下部）を不良な部位（内側と上部）の方に十分に動かしてから圧迫を行った結果である。

② 大胸筋の前面縁が凹状になっている。大胸筋が適切に外側から内側に動かされなかった，肩が上がった，腕が外転した，あるいは腕に力が入った結果生じる像である。それらの組み合わせで起こることも多い。上半身の力を抜き，リラックスした状態にすることで改善できる。

③ 大胸筋の前面縁が後方の胸壁端と平行になっている。腋窩深部と乳房支持台上角の不一致，外側乳房を内側に十分引き寄せられなかった，体が圧迫板から後方にずれた結果生じる像である。乳房外側縁，乳房内側縁が圧迫終了後までずれないようにすることで改善できることが多い。

④ 大胸筋が過度に描出されている。大胸筋に圧迫板の圧力がかかり，乳房への圧迫が不十分になりやすい。特に乳頭下で著明となる。乳房上部を2-2-1項で述べたように上方に引き伸ばした状態で乳房外側縁を合わせる，あるいは背筋を伸ばすなどの調整をするとよい。

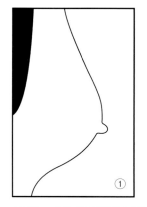 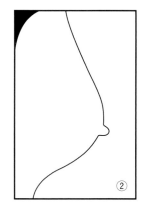 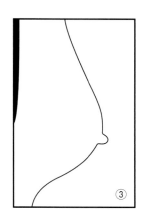 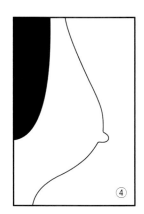

図32　大胸筋の形状と問題点

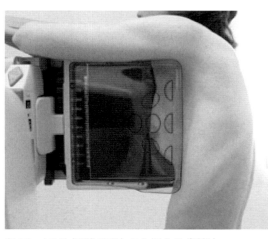 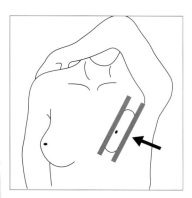

図33　MLO撮影が不向きな場合の代替法

2-5. MLO撮影が不向きな場合の代替法

　　　　　体型が痩せ型で乳房が小さい，ペースメーカを装着している，背骨の曲がった受検者などはMLOの裏返しに相当する外内斜位方向（LMO）撮影を行うと安全で容易に撮影できることがある（図33）。ペースメーカを装着している場合は，撮影中に機器の故障が生じた場合を考え，そのような事故に対処できる施設で検査を行ったほうがよい。

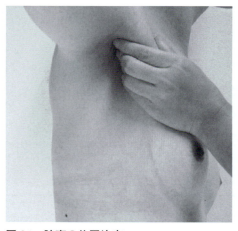 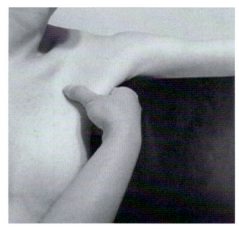

図 34　腋窩の位置決定
　　大胸筋を上方に伸長させた状態で，腋窩を乳房支持台の上角に合わせる。

3. ポジショニングの実際

3-1. MLO 撮影の実際

1）Cアームの高さと角度調整

　Cアームの角度を大胸筋外側と平行になるようにする。Cアームの高さは，腋窩深部と乳房支持台上角が一致する位が目安。乳房支持台が大きい FPD 装置の場合は，光照射野を目安に乳房全体がバランスよく入る高さに調整する。

2）受検者の姿勢

　受検者は装置に正対し，腋窩部と乳房支持台上角が一致する位置に立つ。検側の手を伸ばし，前方のバーを軽く握る。バーを握ると自然に乳房が挙上する。挙上した乳房を術者は手のひら全体で軽く乳房支持台に押し当てる。受検者は装置に正対したまま，体がまっすぐ立てるよう立ち位置を微調整する。

3）腋窩と乳房支持台上角の位置

　2-2-1 項で述べたように，術者は大胸筋を上方に引き伸ばし，腋窩を乳房支持台の上角に合わせる（図 34）。通常は腋窩深部に合わせるが，痩せ型の受検者はそれよりもやや後方，ふくよかな受検者は大胸筋の幅と厚みを考慮しやや前方に上角を合わせるとよい。その後，図 34 の右図で術者がつかんでいる部位（大胸筋）が薄めの場合は腕を乳房支持台の上縁に沿わせるようにして検側上肢に力が入らないようにする。また，厚い場合は肘を乳房支持台背面に下ろす等の工夫をして同部の厚みを減少させるようにする。

4）乳房外側縁の決定

　乳房外側縁と乳房支持台の胸壁端に隙間ができないようにする。隙間が生じる場合は，原因となる乳房支持台の高さや角度，受検者の立ち位置を再調整する。

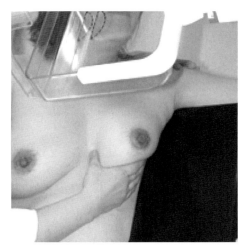

図35 乳房外側の引き寄せ

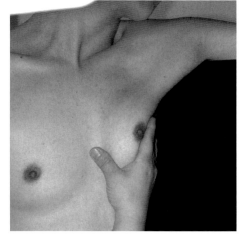

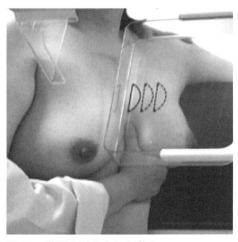

図36 乳房の引き出しと挙上

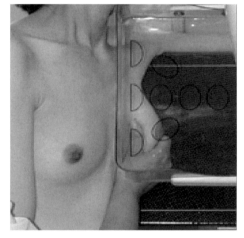

5) 乳房の引き出しと伸展

　乳房の広範囲を写し込むために，可動性良好な外側乳房を乳腺内側縁側に十分引き寄せる（外側乳腺をスライドさせる）（図35）。乳房外側縁を小指と薬指，乳房内側縁を親指でしっかりとつかみ前方に引き出す。その後，乳房下角がスムーズな曲線で90°以上に開くよう挙上する（図36）。挙上後，乳房上部が弛む場合は，再度腋窩部を頭側に伸ばし，乳房上部を上前方に広げるよう再調整すると良い。

6) 乳頭の側面性と乳房の平坦化

　乳房を前方に引き出したまま，乳房外側縁を中心に乳頭が側面を向くように受検者の体を回転させる。乳頭が側面を向き，かつ，術者の手の甲と乳房支持台の間に隙間がないようにする。その後，乳房下部，乳腺後隙をつかんでいる術者の親指を軸に手をかえす。親指で乳腺後隙を押さえながら，手のひら全体で乳房を乳房支持台に軽く押しあて，乳房，乳腺全体が平坦になるよう整える（図37）。この時の術者親指の胸壁側が乳房内側縁となる。乳房内側縁と照射野ランプの胸壁端が一致するよう微調整する。

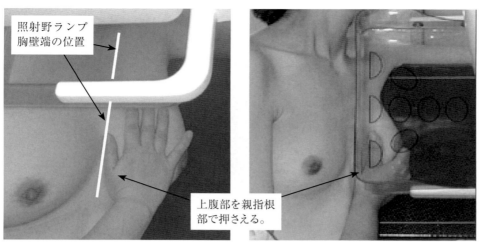

図 37　乳房胸壁側縁の決定

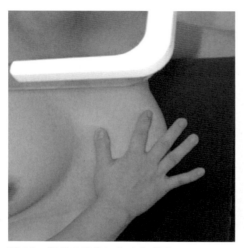
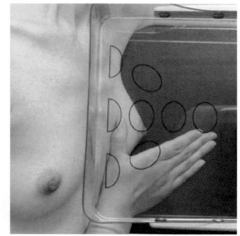

図 38　術者の手掌による完成形

7) 術者手掌での完成形作成

乳房が下垂しないよう注意する。手のひら全体で乳房を押し広げて，乳房，乳腺全体が平坦になるよう整える。出来上がった完成形を術者の手のひらで保持する。その際，手指は曲げないようにする。小乳房で下垂しない場合は，親指で乳腺を前方に押し出すだけでよいことがある（図 38）。

8) 乳房の圧迫と体の回転

圧迫を開始する。息を吐いてもらいながら圧迫板を下ろす。圧迫板が乳房内側縁に接触したら鎖骨下から乳房下軟部組織までが均一に接触しているかを確認する。均一になっていることが確認できたら，さらに圧迫を加える。圧迫板の胸壁端（乳房内側縁）がずれないよう圧迫の進行とともに受検者の体を回転させる。保持した完成形を保ちながら手と圧迫板が入れ代わるように徐々に手を上前方にずらす。乳房が下垂しないよう，圧迫が終了するまで手で支えておく（図 39）。

9) 障害陰影の確認

圧迫が終了したら光照射野で障害陰影を確認する。特に顎や反対側の乳頭に注意する。

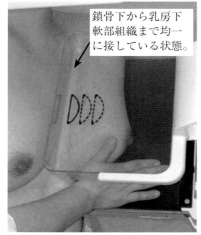

図39 乳房の圧迫

鎖骨下から乳房下軟部組織まで均一に接している状態。

圧迫開始の際は、圧迫板の胸壁端と乳房内側縁が一致するように位置づけ、圧迫を進めながら受検者を徐々に回転させるようにする。
この方法を行うことで、より広範囲を写し込めると同時に圧迫による痛みを軽減することができる。

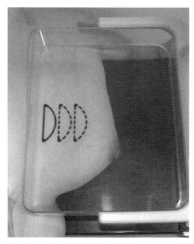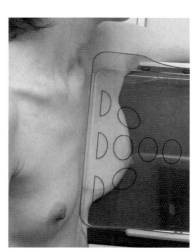

図40 MLO撮影のポジショニング終了

10) MLO撮影のポジショニング終了
　　軽く呼吸停止して撮影する（図40）。

●ポイント
以下の3点は目視できる項目である。術者は以下の項目を必ず満足させた後に撮影を行うこと。
　(1) 乳房内側縁の位置が適切なこと。
　(2) 乳頭が側面になっていること。
　(3) 乳房下軟部組織がスムーズな曲面になり，上腹部が含められていること。

●ポイント
FPD装置は，乳房支持台の大きさが様々である。そのため腋窩部と乳房支持台上角を合わせることが困難な場合を多く経験する。そのような場合は，腋窩部でなく，乳房下角を基準にすることも考慮する。腋窩部は大胸筋を伸ばすことで上方に移動することが可能である。

---

② 標準撮影法

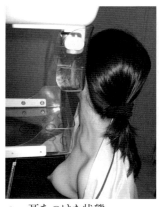 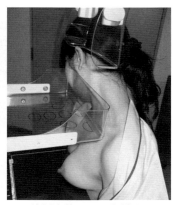

a　耳をつけた状態　　　　　　b　前傾姿勢になると斜入のおそれがある

図41　受検者の顔の向き
　フェイスガードに検側の耳をつけることで，上半身の反り返りや前傾姿勢による斜入照射を防止する。

3-2. CC撮影の実際

1) Cアームの角度
　Cアームの角度を0°にする。

2) 受検者の姿勢
　受検者は装置に正対し，検側乳房が乳房支持台の概ね左右中心となるような位置に立ち，両足を肩幅程度に開く。検側の手を乳房支持台の奥側に置く等の工夫をして肘を前外側に位置するよう調整する。機種によってはつかむ場所が設定されているものがある。こうすることでC，C'区域の乳房が前外側に広がり，引き出しやすくなる。また，受検者は撮影装置に触れることで体動が安定し，緊張をほぐす効果もある。
　受検者はフェイスガードに検側の耳をつけ，上半身の反り返りや前傾姿勢を防止する（図41）。上半身が反り返ると乳房上部の張りが強くなり痛みが増強するとともに乳房上部の欠損が多くなる。前傾姿勢になると正確なCC画像が得られず，軽度の斜位像となることがある。

3) 乳房支持台の高さと乳頭の側面性
　乳房を最大限挙上する（図42a）。この程度まで持ち上げると胸壁側深部と上部乳腺組織が十分描出可能となる。乳頭の側面性を保ちながら乳房を最大限挙上した状態が保てるよう乳房支持台の高さを合わせる（図43）。乳頭は乳房支持台が高すぎる場合に下を向き，低すぎる場合は上向きになる。

4) 術者の位置
　通常は検側乳房の内側に立ってポジショニングを行う。ただし，受検者の乳房に対して術者の手が小さく，片手で乳腺後隙をつかみ切れない場合は，両手を使用することがある。その際は，斜め前（乳頭側）や斜め後ろからのアプローチを考慮する。

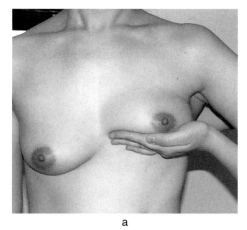
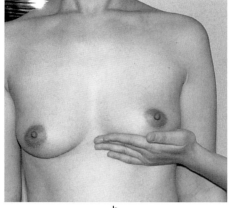

図42　乳房の挙上
乳房上部と外側，胸壁側深部を描出するために乳房を最大限持ち上げる。
検側の肘を外側前方に出すことで，C，C'区域が前外側に広がり，広範囲を伸展性良好な状態で描出することができる。

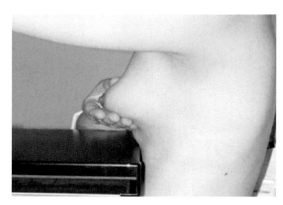

図43　乳房支持台の高さ
乳頭の側面性を担保しながら、最大限乳房下部を持ち上げる。術者の手の甲の高さに乳房支持台の高さを合わせる。

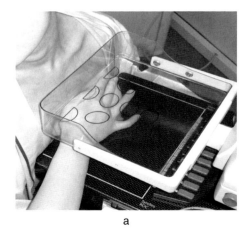

図44　乳房の引き出しと伸展

5）乳房の引き出しと伸展

　乳房支持台に乳房をのせ，乳腺後隙を手でつかみ十分前方に引き出した後，親指を軸に手をかえす（図44a）。乳房の広範囲を伸展性良く写しこむために，乳房を内外側方向や前方向に広げる。乳房の大きい人は，検側の肘を上げた状態で外側乳房を引き出し，小乳房の場合は引き出した後に外側から押し込むと良い結果が得られる（図44b）。

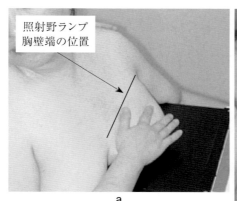
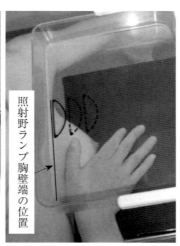

図 45 乳房の平坦化

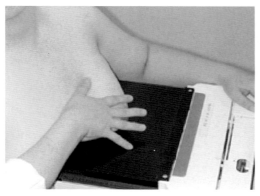

図 46 圧迫の開始

6) 術者手掌での完成形作成

手のひら全体で乳房を押し広げて乳房，乳腺全体が平坦になるよう整える（図 45a）。出来上がった完成形を術者の手のひらで保持する。しわや厚みのある C' 区域を平坦化する際は，受検者の肘の位置を調整すると良い。

痩せ型の受検者は，胸壁側を親指や人差し指で押さえるだけで，平坦にすることができる場合がある（図 45b）。

7) 乳房の圧迫

手のひらで完成形を作った後，圧迫を開始する。息を吐いてもらいながら圧迫板を下ろす。圧迫板の胸壁端が受検者の内側から外側まで均一に接触しているかを確認する。圧迫板の胸壁端がずれないように注意を払いながらさらに圧迫を加える。手と圧迫板が入れ代わるように徐々に指を開き，手を前方にずらしていく。（図 46）。圧迫が終了し受検者のそばを離れる際に，検側と反対側の手で前方のバーを握ってもらう。受検者の安定と体が開いて乳房内側が欠像するのを防ぐためである。

8) 障害陰影の確認

圧迫が終了したら光照射野で障害陰影を確認する。特に挟み込めなかった乳房上部や肩，髪の毛に注意する。

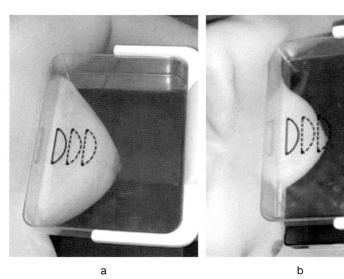

図47 CC撮影のポジショニング終了

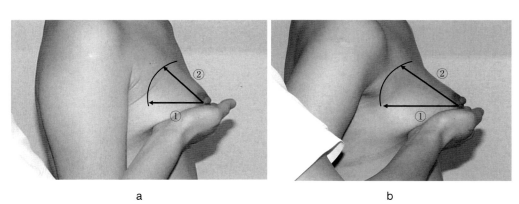

図48 乳房の挙上・伸展と描出範囲

9）頭尾方向（CC）撮影のポジショニング終了

軽く呼吸停止して撮影する（図47）。

●ポイント
CC画像の良否に最も影響するのが，乳房の挙上である。乳房の奥行（乳頭から胸壁端）が長く，広範囲の乳房をどこまで写し込めるかは乳房の挙上の程度に大きく影響を受ける。圧迫後，図48の①と②の長さが一致しないと乳頭は側面にならないので，ブラインドエリアを減少し，乳腺を伸展性良く描出させるには，乳房下部をできる限り上前方に引き出す必要がある（①を長くすると必然的に②も長くなる）。図48aでは乳房は小さく，挟み込める範囲も少ないが，bでは欠損部分が少なく，乳房の伸展性も良好であることがわかる。

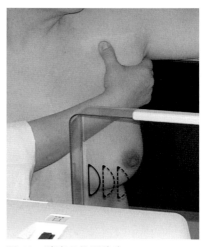
図49 腋窩の位置決定

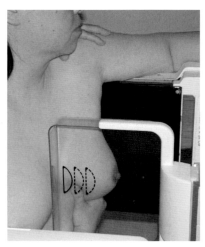
図50 乳房の引き出し

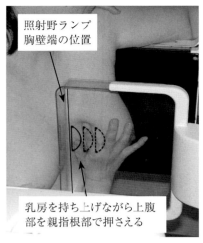
図51 乳頭の側面性と乳房の平坦化

3-3. ML 撮影の実際

　ML 撮影の手順は，ほぼ MLO 撮影と同様である。ML 撮影は，病変の位置を確認するために用いられることが多く，そのような目的で撮影する場合は，乳房が歪むことなく正確に側面となるようにポジショニングを行う。ML 撮影は，乳房を多く含める体位ではなく，病変の位置確認のために CC 方向と直行する方向から撮影することを目的として行われるものである。

　1) C アームの角度
　C アームの角度を 90°にする。

　2) 腋窩の位置決定
　受検者は装置に正対して立つ。2-2-1 項で述べたように，乳房上部を引き伸ばし，大胸筋を上方に伸長させた状態で，腋窩を乳房支持台の上角に合わせる（図 49）。

　3) 乳房の引き出し
　掌で乳房外側を内側に引き寄せた後，乳腺後隙を持ち，乳房を十分前方に引き出す（図 50）。

　4) 乳頭の側面性と乳房の平坦化
　乳房を前方に引き出したまま，乳房外側縁を中心に乳頭が側面を向くように受検者の体を回転させる。乳頭が側面を向き，かつ，術者の手の甲と乳房支持台の間に隙間がないことを確認する。乳腺後隙をつかんでいる術者の親指を軸に手を返す。その後，親指根部で上腹部を押さえながら，掌全体で乳房を押し広げて乳房，乳腺全体が平坦になるよう整える。術者親指の胸壁側にあたる乳房内側縁を照射野ランプ胸壁端に合わせる（図 51）。

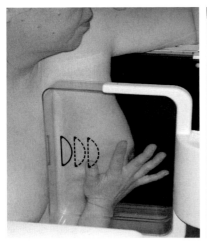
図 52　術者手掌による完成形

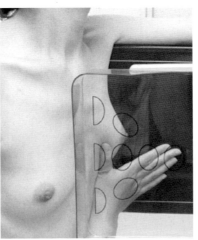

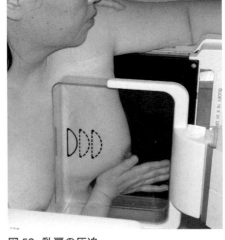
図 53　乳房の圧迫

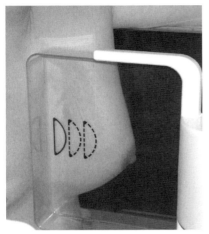

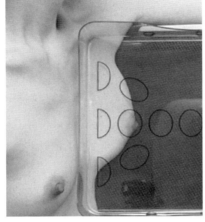

図 54　ML撮影のポジショニング終了

5）術者手掌での完成形作成

　乳房が下垂しないよう注意しながら，手のひら全体で乳房を押し広げて乳房，乳腺全体が平坦になるよう整える。小乳房で下垂しない場合は，乳腺後隙に指を入れ，乳腺を前方に押し出すだけでよいことがある（図52）。

6）乳房の圧迫

　圧迫を開始する。息を吐いてもらいながら圧迫板を進める。圧迫板が乳房内側縁に接触したら，鎖骨下から乳房下軟部組織まで均一に接触しているかを確認する。均一になっていることが確認できたら，さらに圧迫を加える。圧迫板の移動とともに最初に接触した乳房内側縁がずれないよう注意する。手と圧迫板が入れ代わるように徐々に手を前方にずらす。乳房が下垂しないよう，圧迫が終了するまで手で支えておく（図53）。

7）障害陰影の確認と乳房下軟部組織の伸展

　圧迫が終了したら光照射野で障害陰影を確認する。特に顎や反対側の乳頭に注意する。乳房下軟部組織が伸展していないときは，軽くつまんで引き下げると良い。

8）ML撮影のポジショニング終了

　軽く呼吸停止して撮影する（図54）。

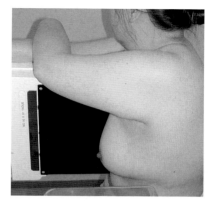
図55 腕の位置決定

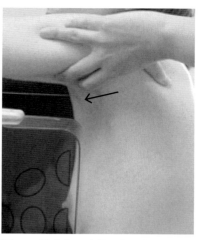
図56 腋窩と圧迫板上角の位置

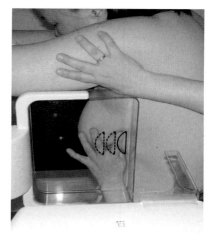
図57 乳頭の側面性と乳房外側縁の決定

3-4. LM撮影の実際

　LM撮影は，ML撮影と同様で病変の位置を確認するために用いられることが多い。そのような目的で撮影する場合は，乳房がゆがむことなく正確に側面となるようポジショニングを行う。

1）Cアームの角度と高さ
　Cアームの角度は90°にする。高さは，腋窩深部と乳房支持台の上角が一致する位が目安。

2）腕の位置
　検側と反対側の手は前方のバーを軽く握る。検側の前腕部は肘を曲げた状態で反対側の前腕上にのせ，腕の力を抜くため手先を垂らすようにする。検側の手は前方のバーを握らない（図55）。

3）受検者の姿勢
　乳房支持台胸壁側に胸骨前面を合わせ，頭側から尾側まですきまがないような姿勢をとる。通常は軽度の前傾姿勢（呼気の姿勢）となる。

4）腋窩と圧迫板上角の位置
　術者の親指，もしくは人指し指と中指で腋窩深部を広げる。広げた指先の位置に圧迫板の上角がくるようにする（図56）。

5）乳頭の側面性
　術者の手を肋骨に沿うように前方に移動させ，乳房下軟部組織をつかみ前方に引き出す。乳頭が側面を向くか確認する。乳頭が乳房支持台側に向くときは，再度内側を引き出して乳頭が側面になるように調整する。それでも乳房支持台側に向くときは，乳房内側縁を中心に受検者の体を回転し，乳頭が側面になるよう調整して乳房外側縁を決定する。乳頭の側面性が確認できた後，乳腺後隙をつかんでいる術者の親指を軸に手を返す（図57）。

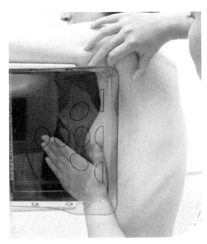
図58 術者の手掌による完成形

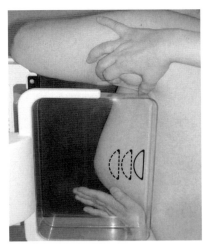
図59 乳房の圧迫

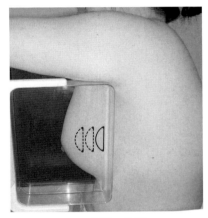
a 通常の体型

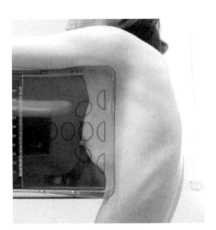
b 痩せ型

図60 LM撮影のポジショニング終了

6) 術者手掌での完成形作成

描出範囲が決定できたら完成形をつくる。乳房が胸壁側に引き戻されないよう，また，下垂しないように注意しながら，手のひら全体で乳房を押し広げて乳房，乳腺全体が平坦になるように整える。乳房が小さく，下垂しない場合は，乳腺後方脂肪組織に親指を入れ，乳腺を前方に押し出すだけでよい場合がある。親指根部で乳房下軟部組織を押さえ，手のひらで完成形を作る（**図58**）。

7) 乳房の圧迫

圧迫を開始する。圧迫が完全に終わるまで手を乳房の下に添えておく（**図59**）。

8) LM撮影のポジショニング終了

軽く呼吸停止して撮影する（**図60**）。

●ポイント
LM 撮影のポジショニングで乳頭の側面性を確保するには，乳房外側を大幅に欠かさないといけないことがわかる。このポジショニングを経験すると，乳頭の側面性を保つためには内側乳房をいかに伸長できるかが，MLO や ML，LM，LMO で写しこめる範囲を左右することがわかる。

● 参考文献
1）日本乳癌学会．乳癌取り扱い規約．第 18 版．金原出版；2018.
2）日本放射線学会，日本放射線技術学会．マンモグラフィガイドライン．第 3 版増補版．医学書院；2014.
3）Eklund GW, Cardenosa G. THE ART OF MAMMOGRAPHIC POSITIONING. Radio Clin North Am. 1992; 30: 21-53.
4）Eklund GW, Cardenosa G. Parsons W. Assessing Adequacy of Mammographic Image Quality. 1994; 190: 297-307.

（梶谷　典子／石栗　一男　株式会社メディカルクリエート）

第8章

③ 追加撮影法

通常，われわれは腫瘤や石灰化がよく観察できるように追加撮影を行うという姿勢で検査に取り組むことが多い。しかし，追加撮影本来の目的は，それを行うことで情報を増やし，治療に貢献し，患者のQOLに寄与することである。そのためには，得られた画像を理論的に分析し，これ以上に求められる情報が何であるかを考えながら段階的に検査を進める必要がある。このように進められた検査では，異常の有無の判断が容易であり，異常が認められる場合には必要とされるマンモグラフィ以外の追加検査の要否や手術，その他治療法の選択を的確に行うことが可能である。

また，情報量に関していえば標準撮影が良好なポジショニングか，不良なポジショニングかでも差異を生じることになり，後者では標準撮影像の情報量不足から追加撮影や追加検査の頻度が高まる傾向になる。したがって良好な標準撮影像を得ることが，追加撮影や追加検査の必要性を減少させ，被ばくや無駄な検査を減少させる最も重要なポイントであることを忘れてはならない。

マンモグラフィは他の検査と比較し，解像力に優れるという特徴がある。追加撮影を行う際は，この特徴を念頭に置きながら判断を行い，検査を進める必要がある。

本章では，効果的な追加撮影（追加検査）を行うための画像診断での判断手順，判断に必要な知識，具体的撮影法について述べる。

1. 画像診断での判断手順

画像診断で通常判断されるべき内容と手順を以下に示す。

1-1. 存在診断（異常の有無），鑑別診断（良悪性の判定）

第一に，異常の有無の判断を行うことになる。異常がある場合はそれについて良悪性の判定が必要となり，これらにはカテゴリー分類を用いる。

標準撮影像で異常が疑われる場合，それが最終的に良性であるか悪性であるかをなるべく明確にする必要がある。カテゴリー分類でいうカテゴリー3，4でこの問題が生じることになるが，これらをなるべくカテゴリー1，2，あるいはカテゴリー5に分別しなければならない（鑑別診断）。また，場合によっては本当にそのカテゴリー分類が適切なのかを再度確認しなければならないこともある（再現性の確認）。そのため，検査を施行する場合は常にその場で得られた情報がどのカテゴリー分類に相当するかを判断し，追加撮影によって鑑別診断をより明確にできるか，あるいは再現性を確認する必要があるのかを考慮し，その是非を判断しなければならない。したがって，マンモグラフィを用いて追加撮影を行ってもカテゴリー分類でより以

上の情報が付加されないと判断される場合は，本段階を終えるようにする。その場合は，どのような方法で結論が得られるかも考慮する。判断を行うための追加措置としては，超音波検査，MRI 検査，細胞診，経皮的針生検，切除生検，経過観察などがある。

1-2. 性状判定（組織型，浸潤度，乳管内進展度など）

悪性の場合は乳管内進展度，浸潤度，組織型などの性状判定を行う。

これらを判定するには，乳癌取扱い規約の組織学的分類を用いると便利である。

非浸潤性乳管癌は，その名称どおり乳管内成分が病巣全体を占めることになる。非浸潤性小葉癌は本邦での発生頻度がきわめて低く，多くは切除後の標本内で偶然発見される。そのため画像診断上で経験することは少ない。

以下，浸潤性乳管癌について乳がん取り扱い規約第 18 版を用いて解説する。

腺管形成型は，乳管内成分に富むものが多く，浸潤傾向は他の浸潤癌と比して最も低い。この型は広汎な非浸潤性乳管癌の一部に発生する形態で発見されることがあり，その場合，画像診断上，非浸潤性乳管癌と酷似し，区域性の広がりや乳腺の肥厚，乳管の拡張像を伴ったりする。これらの所見はマンモグラム上，石灰化，局所的非対称性陰影，構築の乱れに代表される。また，腺管形成型は限局性腫瘤形成を呈することも多い。その場合は腫瘤形成を主とする充実型との鑑別が困難となる。さらには，まれに星芒状陰影を呈することもあり，その場合は硬性型との鑑別が必要になることもあり，形態が多彩である。

充実型は，腫瘤形成性で周囲間質に対し膨張，圧排性の発育をとるのが特徴である。マンモグラム上，典型的な症例では輪郭整で球状を呈する。そのため嚢胞性病変との鑑別がしばしば問題となる。浸潤性変化がやや目立つものでは輪郭が微細鋸歯状を呈する。そのような状態では，浸潤傾向や予後は硬性型に近くなる。充実型は限局する傾向があり，周囲に乳管内進展を付随する頻度は他の組織型に比べ少ない。

硬性型は，純型と混合型という 2 種類の形態に分けて考えると画像分析がしやすい。硬性型（純型）は発生直後から浸潤傾向が強く，間質結合織の巻き込みが目立ち線維成分の増生を伴う。硬性型（混合型）は，腺管形成型や充実型と，硬性型が混合した形態を示すものをいう。そのため，純型ではスピキュラが目立ち星芒状陰影を呈することが多いが，混合型では別の組織型の性質が混在するため，組織型の判定がしばしば困難となる。しかし，硬性型は浸潤傾向が強く，予後が最も悪い。したがって，その組織型を判定することはリンパ管侵襲，リンパ節転移を予測する重要な因子となる。乳管内成分を有する頻度は腺管形成型に次いで多い。

純型は，前述したごとく中心部腫瘤は星芒状を呈し，周囲にスピキュラを伴うため，読影上問題となることは少ない。しかし，ときに中心部腫瘤が目立たず，乳腺の痩せ（図 1）や歪み（図2）を主要所見とする場合があり，乳腺構築の乱れや輪郭の凹み（図 3）に注意することも重要である。周囲を巻き込む性質が強い

混合型は，前述したように別の組織型の性質を有するため，局所的広がりもそれに準じると考えられる。進行すると腫瘤周囲の浸潤傾向が強くなり，乳管内の広がりよりも脂肪浸潤を介したリンパ管侵襲が目立ってくる場合がある。そのような症例では，腫瘤周囲脂肪織の強調像（図 4）や梁柱の肥厚，皮膚の肥厚に注意する。そして乳腺は区域性の発育形式とは異なり，領域性で収縮性，硬化性の局所的変化を伴ってくるのが特徴である。

以上のように，局所的広がりには乳管内による進展とリンパ管侵襲による浸潤の 2 通りがある。

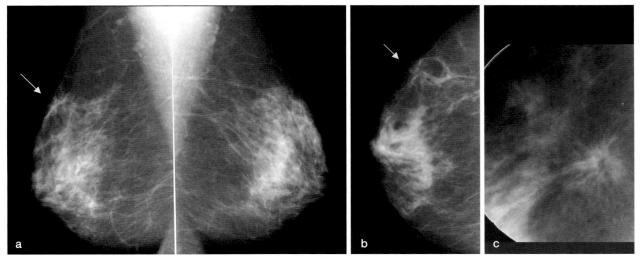

図1　全体像で乳腺の痩せが主要所見となる症例
　　内外斜方向像（a），頭尾方向像（b）ともに腫瘍は接線像で描出されており，全景を把握することが困難となっている。腫瘍の全景を得るには，乳房をロールしての追加撮影が効果的である。全体内外斜方向像では腫瘍周囲に乳腺が多く分布しているが，頭尾方向像では腫瘍周囲に乳腺が少ない。そのため，追加撮影の方向は，頭尾方向からのアプローチが基本となる。この方向から乳房をロールしてスポット撮影を行うとよい。

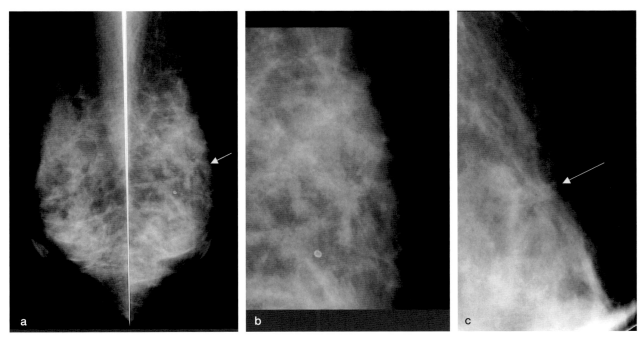

図2　乳腺の歪みを認める症例
　　左乳房M領域に構築の乱れを認める（a矢印）。この状態ではカテゴリー3ないし4となる。そのため中心部腫瘤の有無が鑑別診断をするうえで重要となる。本症例のように微小な変化を対象とし，病巣周囲に乳腺が多く認められる場合は，接線方向撮影を用いるとよい。cの密着スポット接線撮影像では，2 mm大の中心部腫瘤が明瞭に観察される。

③　追加撮影法

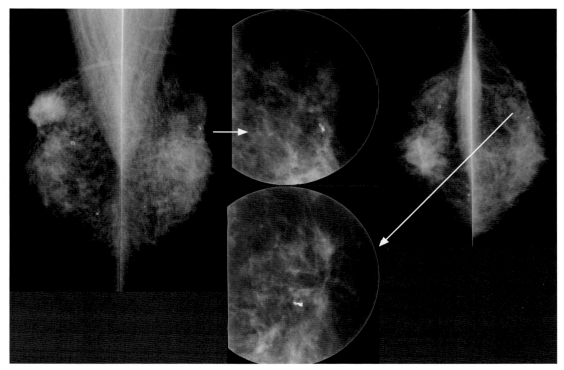

図3　乳腺の輪郭に凹み（retraction）を認める症例
　図2と同様，本症例では病巣が乳頭腫瘍線方向に伸展している可能性が高く，また乳腺との重なりも多くなるため，内外斜方向からの追加撮影は効果的でない。乳頭腫瘍線と平行の方向に近い角度である頭尾方向からの圧迫では，乳腺との重なりも少なく，良い結果が得られている。有効な追加撮影を行うには，背景となる乳腺，腫瘍の成長方向，圧迫力，圧力中心などを考慮する必要がある。

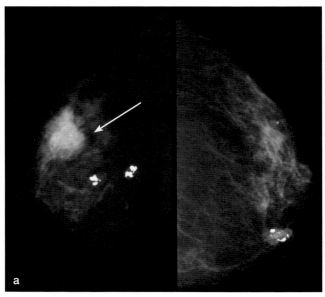
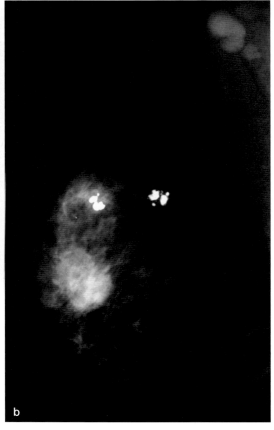

図4　腫瘤周囲脂肪織の強調像
　aは左右の頭尾方向像，bは右乳房の内外斜方向像である。頭尾方向像では腫瘤周囲に脂肪巣（矢印）が目立っており，小結節像も散在している。腫瘤は毛羽立ち，乳腺は全体的に縮小気味に描出される。内外斜方向像では，腋窩に腫大するリンパ節が認められ，リンパ管侵襲が強く，リンパ節転移のあることが予測される。粗大な石灰化は古い線維腺腫に生じた，いわゆるポップコーン状の石灰化である。

1-3. 容積判定（局所・全身）

　これまでの情報に基づき病巣の範囲を同定し，乳房温存手術が可能か，それとも全乳房切除術を行う必要があるのかを判断することになる。切除範囲の決定には，病巣の幅方向の広がり（乳頭腫瘍線に直行する方向）と乳頭腫瘍間距離の判定が必要になる。病巣の幅方向の広がりが広く，乳房温存術を行っても美容上のメリットが少ないと判断されれば，全乳房切除術や乳腺全摘術，広がりが狭ければ乳房温存術が選択される。乳房温存術可能で乳頭腫瘍間距離に余裕があれば，円状切除術，なければ扇状切除術が選択される。さらに切除不能であれば内科的治療，放射線治療の適応となるが，これはマンモグラフィ単独での判断は通常困難で複数のモダリティによる判断が必要となる。

　他に，乳癌取扱い規約でいう組織学的波及度がリンパ節転移の頻度や予後とよく相関することが知られており，マンモグラフィでもおおむね判定可能である。

2. 追加撮影の実際

　追加撮影の際は，これから術者がどのような情報を伝達しようとしているかを明確にしながら検査を行わなければならない。前述した判断手順のうち，それまでの検査で得られた情報がどのレベルに相当するかを判定し，以後要求される情報を予測しながら，的確な追加撮影手技を考える必要がある。鑑別診断が未確定である場合は，カテゴリー分類を考慮しながら追加撮影を行い，その結果，明らかに悪性と判定された場合は，手術術式選択のための追加撮影を行うこともある。さらに，切除不能と判定された場合には，その後行われる内科的治療の効果判定に必要な情報が十分であるかの確認も忘れてはならない。

2-1. 追加撮影の種類

　標準撮影が内外斜方向撮影単独で行われている場合は，頭尾方向撮影を行い，内外斜方向像と頭尾方向像の2方向像を得ることが必須である。以下に，2方向撮影後の追加撮影手技について述べる。

2-1-1. スポット撮影

　スポット撮影は，全体撮影の圧迫板よりも小さなものを用い，局所を効果的に圧迫して撮影する場合に利用する。密着撮影と拡大撮影の2種類があり，通常，前者は大きめの腫瘤性病変に用い，後者は石灰化病変や微小な集束性変化，腫瘤辺縁の判定など微小な変化を対象とするときに用いる。

　スポット圧迫板にはいくつかの種類があり，小さなもののほうが単位面積当たりの圧迫圧が強く，圧迫はより効果的であるが，病巣の位置を把握することが困難となる。

　密着スポット撮影は，圧迫板が小さく乳房厚を局所的に薄くすることができ，照射野も狭いことから，腫瘤と正常組織とのコントラストは全体撮影より大幅に増強される。そのため，充実性の乳腺内にある腫瘤に効果的である。しかし，標準撮影の画質が向上し，3Dトモシンセシスや総合画像診断が行われるようになった現在，腫瘤の存在診断のために密着スポット撮影を追加する必要性は乏しい。

　拡大スポット撮影では，焦点と皮膚との距離が近く，皮膚被ばくがきわめて増加するため注意を要する。位置決めの際，照射野が狭い場合は定規を用いて位置を決めるとよい（図5）。また，撮影に際し長時間撮影が必要となるため，受検者は呼吸停止と安定した姿勢を保つ必要がある。

③　追加撮影法

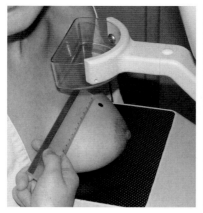
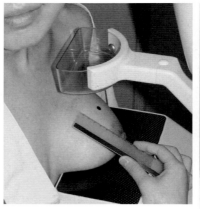
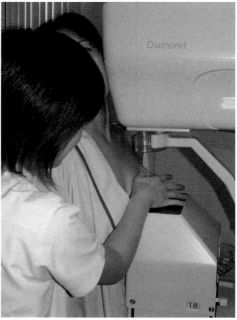

図5　拡大スポット撮影
　拡大スポット撮影は，拡大率が高くなるに従い照射野は狭くなる。石灰化の形状を確認する際はなるべく拡大率を高くしたほうがよいが，欠損の確率も増す。そのような心配がある場合はマンモグラムの全体像を用い，乳頭からの距離や皮膚からの距離を定規で計測する。その後，a, bのごとく実際の乳房上で同様に計測し，相当する部位に水性ペンなどでマークするとよい。
　頭尾方向での拡大撮影は，cのごとく，撮影装置のヘッドの部分が障害となり，受検者の上半身が反り返るような体位となるため，そのままではU領域にある病変を描出することは困難である。そのようなときは，X線管を軽度傾け，乳房も同方向にロールするようにし，X線管を振っても位置がずれないように工夫すると容易に撮影可能となる。

2-1-2. 全体拡大撮影

　対象とする病巣が広く，スポット拡大撮影での撮影範囲に収まらない場合に用いる。圧迫板がスポット撮影用のものよりも大きいことから，局所的な圧迫力はスポット圧迫板を用いる場合よりは弱くなる。広範に広がる石灰化病変で用いることが多い。

2-1-3. 全体側方向撮影

　標準撮影で得られる内外斜方向像は受検者の体型により入射角度が異なるため，病巣の立体的位置を把握することが困難である。そこで側方向像を追加し，頭尾方向像と組み合わせることで，病巣の位置，範囲をより正確に把握することが可能となる。特に石灰化病変では超音波検査やMRIで検出されないことも多く，石灰化の位置，広がりを把握するのによい撮影方法である。
　また，非浸潤性乳管癌などで生じる局所的非対称性陰影は区域性の広がりを示すのが特徴で，広範な柔らかい病巣を形成しやすい。柔らかい病巣を形成するのは，腫瘍周囲に生じる乳管内進展でも同様であり，これらを追加撮影する際は，圧迫力や描出範囲の観点からスポット撮影による追加撮影は不適である。一方，微小な浸潤巣で生じる構築の乱れなどは撮影方向によっては強い圧迫で消失することもある。そのような場合は，再現性の確認とともに乳管内成分による病巣の位置，範囲を把握するために全体側方向撮影を追加することがある（**図6**）。

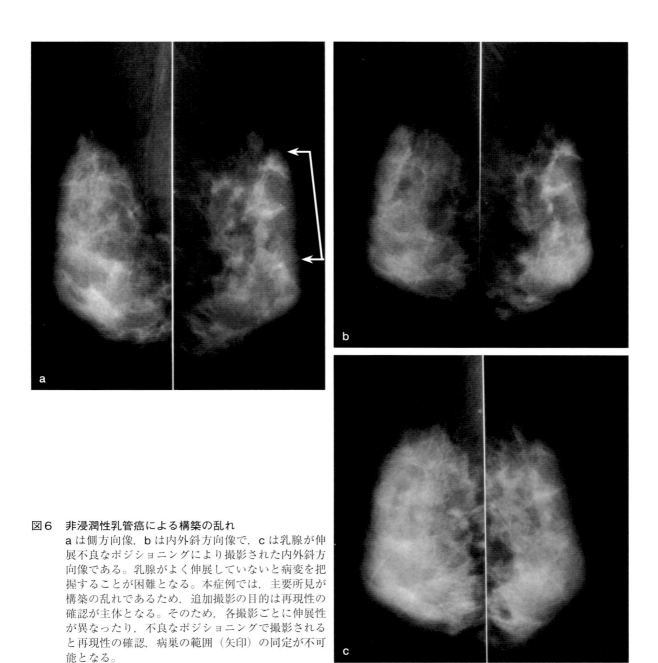

図6 非浸潤性乳管癌による構築の乱れ
aは側方向像，bは内外斜方向像で，cは乳腺が伸展不良なポジショニングにより撮影された内外斜方向像である。乳腺がよく伸展していないと病変を把握することが困難となる。本症例では，主要所見が構築の乱れであるため，追加撮影の目的は再現性の確認が主体となる。そのため，各撮影ごとに伸展性が異なったり，不良なポジショニングで撮影されると再現性の確認，病巣の範囲（矢印）の同定が不可能となる。

　以上のように，追加撮影で本法を行う場合は，病巣の位置や範囲を把握することが目的となるため，撮影の際は正確な側方向像を得るようにする。側方向撮影は，外内方向のほうが内外方向よりも容易に行えるが，被検者の体が傾斜したり，乳頭が側面にならないことも多い。また，病巣の位置によっては拡大により不鋭を来すことがある。これらの点を考慮しながら入射方向を決定し，ポジショニングを行うようにする。

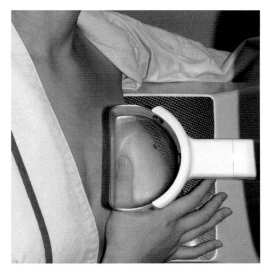

図7 拡大スポット接線撮影の様子
腫瘤を乳房辺縁において撮影を行うが，圧迫力が乳房辺縁で強くなると病変が辺縁から逃げてしまうことがある。そのため，腫瘤が逃げないよう腫瘤の胸壁側を押さえながら腫瘤が乳房の辺縁にくるよう圧迫を行うようにする。

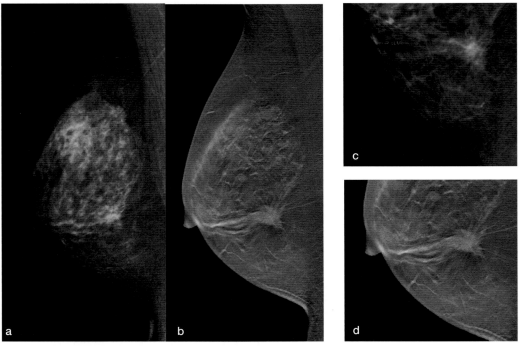

図8 接線撮影
a 右側乳房内外斜位方向像。U領域とL領域に腫瘤を認める。いずれも乳腺側で境界不明瞭，脂肪側にスピキュラを認める。
b トモシンセシス像。57枚中の1枚。L領域の腫瘤が明瞭で，全周にスピキュラが認められる。
c スポット圧迫像。dと比較しスピキュラは不明瞭である。
d bの部分拡大像。全周でスピキュラが明瞭に観察できる。

2-1-4. 接線撮影

接線撮影は，腫瘤の存在診断，鑑別診断上で最も有効といわれる追加撮影手技である。腫瘤を乳房辺縁に引き出してスポット撮影を行うが，直接腫瘤を圧迫すると腫瘤が胸壁側に逃げてしまうことがある。そのため，腫瘤の胸壁側をやや強めに押さえるようにするとよい結果が得られる（図7）。乳房トモシンセシスや超音波検査を併用することが容易な施設での有効性は低いが，画像コントラスト，解像力では他の検査に勝る場合もあるので，手技は会得しておくようにする。また皮膚の変化を見る際に接線撮影は極めて有用である（図8）。

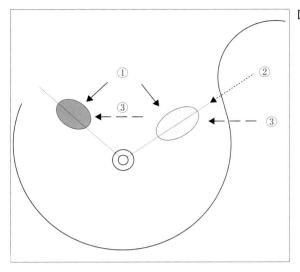

図9 撮影の方向（例：上部乳房に病変がある場合）
①乳頭腫瘍線に直行する方向からのX線入射（圧迫が容易）
　腫瘍と乳頭を結んだ線に垂直な方向からX線を入射する場合は，腫瘤の胸壁側を深く挟み込むことができ，圧迫が容易となる。特にA領域で利用する頻度が高くなる。しかし，所見は不明瞭になりやすい。
②乳頭腫瘍線に平行する方向からのX線入射（病変が明瞭）
　病変が不明瞭なときは接線撮影か腫瘍・乳頭線と平行にX線を入射する。病巣の長手方向からの圧迫により，正常乳腺と腫瘍との濃度差と腫瘤周囲の所見が目立つようになる。
③外内斜方向（撮影が容易）
　外側からの圧迫は腫瘍をローリングして撮影することが容易である。乳房の外側は可動性が良く，同じ方向・体位でありながら腫瘍をさまざまな方向にロールし撮影することができる。

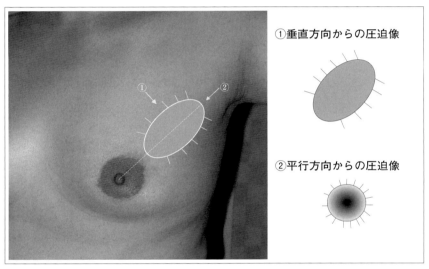

図10 スポット撮影の方向が画像に与える影響
　腫瘍は統計的に乳頭腫瘍線方向を長径とする紡錘形に成長する傾向がある。そのため，その線と垂直方向に圧迫すると腫瘍自体が平坦になり，不明瞭になることがある（①）。しかし，平行方向から圧迫すると周囲乳腺よりも硬い腫瘍はあまり平坦にならず，周囲乳腺との濃度差が強調されることが多い（②）。

2-2. 追加撮影の方向

　病変の位置と撮影方向の関係について，図9に上部乳房に存在する腫瘍を例に解説する。
　基本的に撮影を行うことが容易なのは，乳頭腫瘍線に沿って圧迫する撮影（図9①）で，病巣の胸壁側を広く描出することが可能である。しかし，理論的にその方向では紡錘形に成長する傾向のある乳癌の長軸方向をさらに伸ばすことになり，腫瘍，辺縁の所見が不明瞭になることがある。そのため，効果的と考えられるのは，前述の方向と異なり，乳頭腫瘍線を垂直に圧迫する撮影方向（図9②）となる。このような方法で得られた像は，腫瘍の濃度が周囲乳腺と比べて増加し，腫瘍辺縁の所見も明瞭となりやすい（図10）。

③　追加撮影法

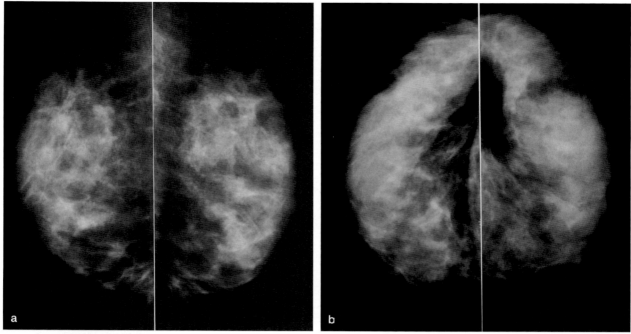
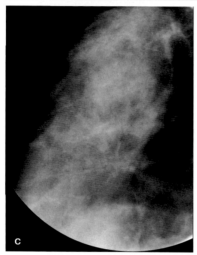

図11 乳頭腫瘍線と平行に近い方向で圧迫したマンモグラム

aの右乳房内外斜方向像でM領域に構築の乱れを認める。同方向からの密着スポット撮影は病巣を引き延ばしてしまう可能性があり、変化が不明瞭になることが多い。そのため、再現性の確認を行う場合は、全体側方向や弱い圧迫でのスポット撮影を行うとよい。スポット撮影で効果的なのは乳頭腫瘍線に平行な方向に近い、頭尾方向からのアプローチである。

cの頭尾方向からの密着スポット撮影像では星芒状陰影が明瞭となっており、中心部腫瘤も認められる。全体内外斜方向像とは異なる病変といっても過言ではない像を呈する。

　このように、腫瘍を圧迫することが容易な方向と効果的な方向が異なる場合があることを常に念頭に置く。圧迫の方向は全体2方向撮影を用いて判断する。実症例を図11に示す。スポット撮影は乳頭を側面にする必要がなく、X線管の角度以外にも受検者の体位や乳房の置き方に制約がないので、必要とする情報を整理し、不充分と考えられる情報を得るために最も効果的な撮影方法を選択、実行する。その際、圧力中心点をどこにするか、背景乳腺が少ない方向かも考慮する（図12）。

2-3. 主要所見別判断因子と追加撮影手技

　マンモグラフィガイドラインでは、腫瘍の所見を大きく3種類に分けている。腫瘤、石灰化、その他の所見である。しかし、マンモグラフィでは圧迫という外力が加わるため、その撮影法や画像を解説するには、腫瘍の硬度と圧迫力の関係が大きく影響してくる。そのため、追加撮影を行う場合は、それを考慮しながら検査を進める必要がある。

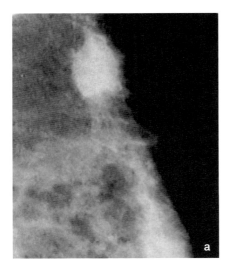 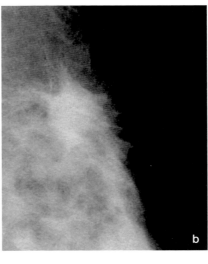

図12 圧力中心点の変化による画像の相違
乳腺との重なりや圧力中心点の相違もあるが，bでは乳腺と腫瘍との濃度差が少なく，境界が不明瞭になっている。圧力中心点は周囲乳腺と腫瘍とのコントラストや腫瘍周囲の所見に大きく影響するため，どのような所見を目的としているかを明確にしたうえで，中心点を決定する必要がある。描出する範囲とは別に考えたほうがよい。

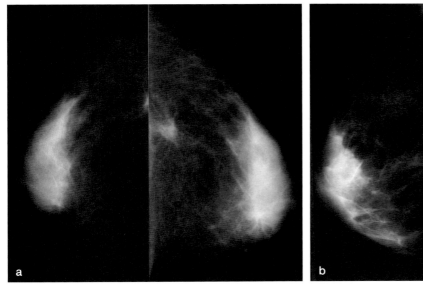 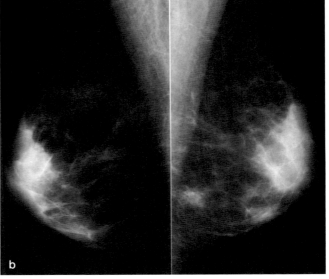

図13 追加撮影を要しない症例
aの左側は不十分な引き出しにより撮影された頭尾方向像，右側は撮り直した頭尾方向像で，それらを組み合わせたものである。bは左右の内外斜方向像。胸壁近くの腫瘤は良好なポジショニングを行わないと描出されないことが多い。技術が未熟で双方とも描出されない場合は病変を完全に見逃すことになる。本症例では，良好なポジショニングで撮影されれば，全体像で鑑別診断，病巣の範囲も判定可能で追加撮影は不要である。

以下に，主要所見別判断因子とそれを判断するための追加撮影手技について述べるが，前述したように，全体2方向像でカテゴリー5と判断された場合は良悪性の鑑別のための追加撮影は行わない。また，それ以後の判断手順の段階で，必要とされる情報がすでに得られている場合も同様に追加撮影を要しない。そのような症例を**図13**に示す。他にも，炎症性乳癌等の外科的切除を行わない疾患では，全体2方向撮影で梁柱の肥厚，皮膚の肥厚，腋窩リンパ節の転移性腫大のすべてが認められていれば，追加撮影を必要としないことがある。炎症性乳癌については，後述する。

3 追加撮影法

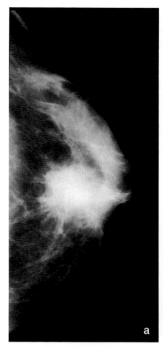
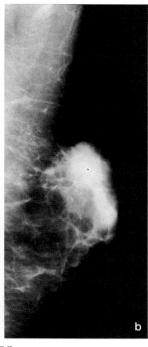
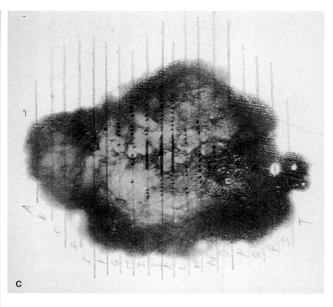

図14 腫瘤周囲の管状影と石灰化
腫瘤周囲に集まる棘状突起は，やや彎曲し，太さも不均一で輪郭に硬化性の変化を示さない。また，末梢側には石灰化を伴っている。このことから浸潤性の変化ではなく乳管内の変化，乳管内進展が付随するものと判定できる。このような症例で強い圧迫を行うと腫瘤周囲の管状影の特に末梢側が不明瞭となり，病巣の範囲を誤って判定してしまうことがある。本症例では，全体像上，中心部腫瘤周囲に棘状突起を伴っていることから悪性と判定可能，乳管内進展の範囲も把握可能であり，鑑別診断と局所的容積の判定が全体像で可能ということになる。あえて追加撮影を行うとすれば全体側面像となり，これを加えることで立体的な病巣の範囲を把握することもできる。cは切除標本再構築図で実線部分が腫瘤，点線部分が乳管内進展巣である。管状影と乳管内進展巣の範囲がよく一致しているのがわかる。

2-3-1. 腫　　瘤

1) 辺縁の状態

明瞭な浸潤性変化の有無や再現性の確認を行う。判断にはカテゴリー分類を用いる。

乳腺との重なりを除く場合は，やや強めの圧迫を試みる。しかし，腫瘤性変化に対する第一選択は，やはり超音波検査であり，辺縁の微細な変化が超音波検査で判断困難な場合，まれに本法を用いることがある。その際は，拡大スポット撮影を行った方がより効果的である。

2) 腫瘤周囲乳腺の状況

石灰化，局所的非対称性陰影，管状影等は，乳管内の広がりを示す重要な所見であり，これに強い圧迫は適さない（図14）。

石灰化は拡大スポット撮影で形状，分布を明確にする。それ以外では，全体側方向撮影などで再現性の確認を行う。再現性が認められる場合は，乳管内成分による乳癌の広がりを示唆する重要な所見となる。

前項と本項を考慮して行われた検査手技を図15に示す。

3) 脂肪織・皮膚の変化

梁柱の肥厚，皮膚肥厚はリンパ管侵襲を示唆する所見である。これらを正確に判断するために腋窩リンパ節の腫大を確認することもある（図16）。

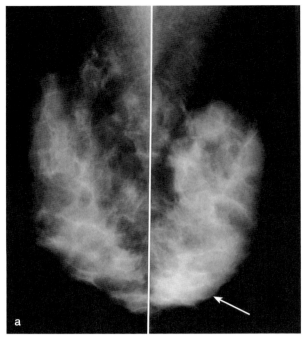

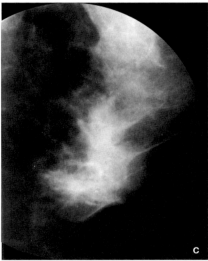

図 15 局所的非対称性陰影を伴う腫瘤性病変のスポット撮影手技

左乳房 L 領域に局所的非対称性陰影を認める（a 矢印）。このような症例は，乳管内成分を含むことが多く，腫瘍の性状と範囲を明確にするため，追加撮影を行った。15 mm 大の腫瘤が触知されるため，やや強めの圧迫で周囲乳腺を排除するよう胸壁側および足方からあおるように撮影を行ったのが b である。触知される腫瘤の辺縁は微細鋸歯状で短いスピキュラも認められ，組織型は硬性型と推察される。c は病巣の範囲を確認するために行った撮影で，周囲乳腺を排除することなく弱めの圧迫を行ったものである。乳管内成分による広がりが明瞭となっている。

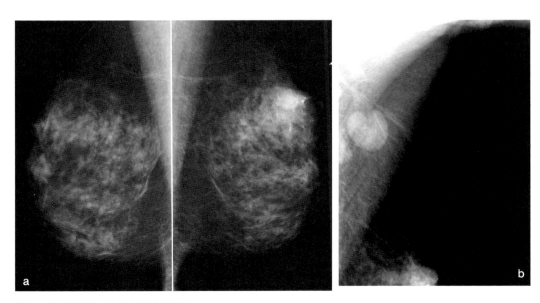

図 16 腫瘤周囲の変化と腋窩撮影

全体内外斜方向像で左乳房上部に腫瘤が認められる。腫瘤の周囲に濃度上昇が認められるが，その形状は区域性というよりも領域性に近い。また，乳腺は硬化し，やや縮小している。強めのリンパ管侵襲が疑われるため，腋窩撮影を行うと腫大したリンパ節が描出された。リンパ管侵襲と乳管内進展の鑑別はときに困難であるが，リンパ管侵襲は領域性，乳管内進展は区域性に広がることが多く，鑑別の一助となる。

2-3-2. 石 灰 化

1) 形態・分布

　石灰化の形状，分布を確認するためには，主に拡大撮影を行う。判断にはカテゴリー分類を用いる。悪性石灰化と乳腺症等による良性石灰化は混在することも多いため，このような症例では多方向から形状・分布をしっかりと確認するようにする。石灰化病変はマンモグラム単独で確認される場合も多く，存在診断，鑑別診断にとどまらず，その範囲まで明確にする必要がある。

　なお，良性石灰化のうち石灰乳石灰化は頭尾方向，内外斜位方向像ともに淡く不明瞭に観察されることがあり，その際の鑑別には側方向撮影が有用である。側面像で皿状や刷毛で描いたような線状に観察できれば本疾患と断定可能である。また，まれに悪性との鑑別が困難な血管の石灰化（片側性石灰化形成）や皮膚の石灰化を経験することがある。前者では血管影との関連性を明確化するための追加撮影，後者では皮膚の石灰化を証明するために接線撮影を行うことで良性と断定できることがある。以上のような症例では，悪性を疑うカテゴリー3以上とされかねない判定が，追加撮影を加えるだけで明らかな良性であるカテゴリー2に改定できるので，以後の精密検査が不要となる。そのため，検診時の標準撮影に引き続き行うのが最も合理的といえる。

2) 石灰化周囲乳腺の状況

　石灰化病変は，背景となる乳腺に局所的非対称性乳腺や構築の乱れを伴うことが多い。そのような症例では，高率に乳癌を伴うため，全体側面像を追加し，上記所見における再現性の有無を確認する必要がある。形状，分布を把握するために用いた拡大撮影像で乳管，乳腺の肥厚性変化を確認し，全体側面撮影像では再現性，病巣の広がりを確認する。全体側面像は広い照射野の拡大像としてもよい。再現性が認められる場合は，乳管内成分による乳癌の広がりを示唆する重要な所見となる。

3) 脂肪織・皮膚の変化

　網目構造の増強や皮膚肥厚，乳腺の硬化所見を伴う場合は，石灰化病変といえどもかなり進行した状態が予測される（**図17**）。このような状態が疑われる場合に行われる追加撮影は，全体側方向撮影と腋窩撮影である。全体側方向撮影の際は，乳頭が完全な側面になるようにし，乳頭下皮膚の肥厚が観察できるようにする（**図18**）。

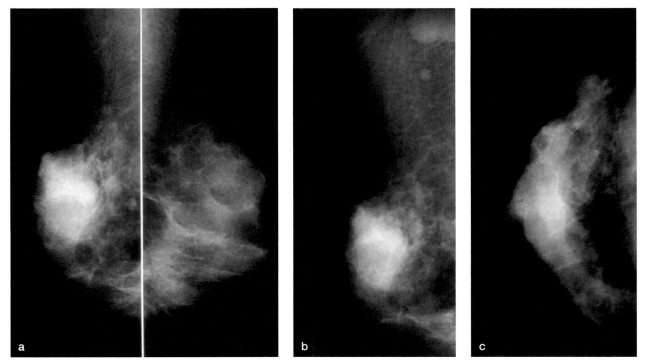

図17 腫瘤と石灰化が併存する病変の進行癌症例
aは左右の内外斜方向像，bは腋窩深部を含めた右乳房内外斜方向像，cは右乳房頭尾方向像である．右乳房 AC 領域に 5 cm 大の腫瘤を認め，内部に石灰化が認められる．腫瘤周囲には小結節が多数認められ，乳腺の輪郭は毛羽立ち，梁柱の肥厚も不明瞭ながら認められる．乳腺は硬化し，やや縮小気味であるため，リンパ管侵襲著明と考え，腋窩を含めた内外斜方向撮影を追加した．
同撮影像では腋窩に腫大するリンパ節を認め，リンパ管侵襲が強く，リンパ節転移も多くあることが予測される．

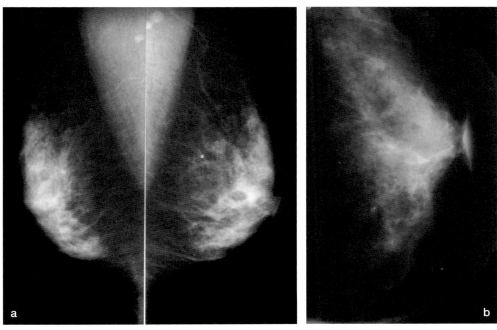

図18 石灰化病変での進行癌症例
aは左右の内外斜方向像，bは左側乳房の拡大頭尾方向撮影像である．スポット撮影像で微細線状石灰化が認められるため，カテゴリー5となり，鑑別診断上は追加撮影を要しない．また，乳頭下皮膚の肥厚が認められ，腋窩リンパ節もやや腫大している．病理報告では皮膚の肥厚は皮内のリンパ管侵襲により生じており，リンパ管侵襲著明，腋窩リンパ節転移も小さいながら多数あり，郭清したリンパ節 10 個中に 7 個の転移を認めた．

3 追加撮影法

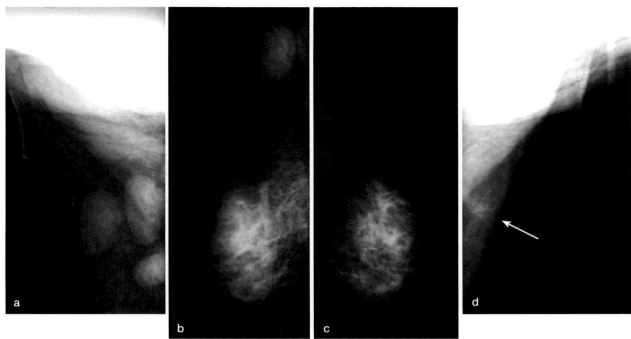

図 19 加療効果の判定（a, b は加療前，c, d は加療後）
加療前の内外斜方向像では，梁柱と皮膚の肥厚が認められる。加療後は双方ともに不明瞭となり，皮膚厚は最大 6 mm から正常に改善した。皮膚の肥厚は個人差があるため，患側の肥厚が疑われる部位と正常側で同部位の皮膚厚を比較するとよい。腋窩リンパ節も 4 cm 大のものが数個認められたが，加療後は瘢痕様になっている（矢印）。

2-3-3．その他の所見

その他の所見では，画像診断上，カテゴリー 5 になることは少なく，ほとんどはカテゴリー 3 ないし 4 にとどまる。よって鑑別診断上，追加撮影により良悪性を明確にすることは困難なことが多い。その場合，本所見でのマンモグラム診断の役割は再現性の確認が主体となり，確定診断は他の検査や病理学的判定に依存することになる。そのため，多数の追加撮影は有用性に乏しい。

1）梁柱の肥厚

腫瘤，石灰化に準じる。腫瘤，石灰化が不明瞭でも梁柱の肥厚，皮膚の肥厚，腋窩リンパ節の腫大を伴う疾患に炎症性乳癌がある。炎症性乳癌と判定するには，これら 3 所見を満足する必要があるため，内外斜方向撮影像で腫大するリンパ節が描出不十分な場合は，腋窩撮影を追加することも考慮する。このような所見が認められた場合，外科的切除は困難で内科的治療が行われるため，治療効果の判定指標が必要になる。マンモグラムでは梁柱の肥厚の程度と範囲，皮膚厚，リンパ節の大きさ等が判定材料となるが，後 2 者は計測可能で定量的な評価ができる（図 19）。なお，梁柱の肥厚は必ずしも乳房全体に広がるとは限らない（図 20）。

2）管状影・孤立性乳管拡張

管状影・孤立性乳管拡張は腫瘤や石灰化に付随する所見として認められることが多い。そのため，それぞれの所見における対応方法を用いるようにする。また，この変化は，乳管内病巣である場合が多く，追加撮影を行う際に強い圧迫は効果的でない。再現性が認められる場合は，乳管内成分による乳癌の広がりを示唆する重要な所見となる（図 21）。BIRADS 5th では本所見が単独で認められる頻度は極めて低いが，認めた場合の悪性率は高いとしている。

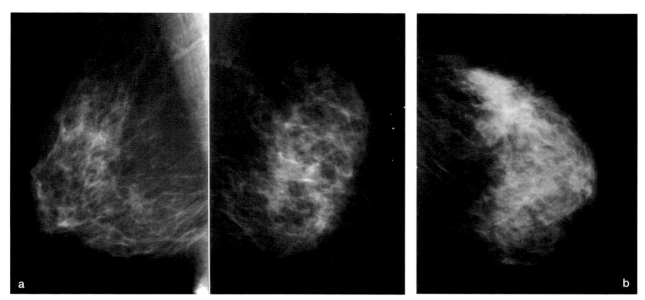

図20 局所的な梁柱の肥厚
　梁柱の肥厚は，必ずしも乳房全体に認められるとは限らない．この症例では，内外斜方向像は乳腺の変形が全体的に目立つが，頭尾方向像では外側に腫瘤様陰影が認められるのみである．このような症例で腫瘤様に見える部分だけを切除するような手術法を選択すると，リンパ管侵襲による遺残により炎症性乳癌様の再発をきたすことがある．

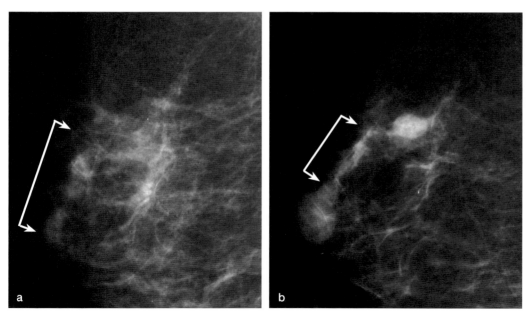

図21 囊胞性変化を伴う管状影
　aは切除術1年前，bは切除術直前のマンモグラムである．管状影は単独で認められることは少なく，腫瘤に伴う変化や本症例のように囊胞性変化を橋渡しする変化として描出される．通常は乳管内にとどまった変化で生じるため，強い圧迫を行うと乳管壁を破る恐れがある．

③　追加撮影法

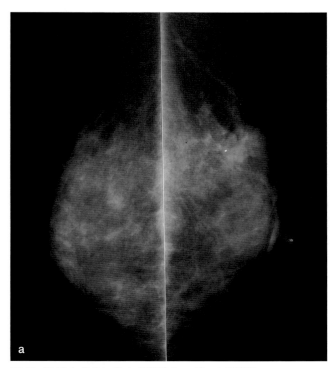
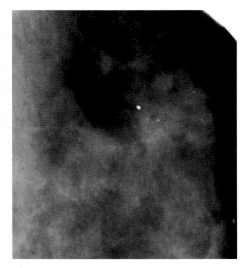

図22 乳管内成分に富んだ腫瘍のスポット撮影像
 症例は非浸潤性乳管癌である。bのスポット像では乳腺濃度の上昇は不明瞭だが，浸潤性変化を伴わない小結節影が集簇して観察される。乳管内成分は柔らかいため，圧迫圧，圧力中心点，ポジショニング時の伸展性の変化等が画像に大きく影響する。

3) 非対称性乳房組織

　非対称性乳房組織は正常乳腺の合成像によるものであるため，再現性を確認することが追加撮影の目的となる。そのため，2方向撮影後も病巣の存在を否定できない場合は，全体側面像を追加し，再現性のない場合に本所見と判断する。

4) 局所的非対称性陰影

　局所的非対称性陰影は常に非対称性乳房組織との鑑別を必要とする。そのため，上記「3) 非対称性乳房組織」等の方法で再現性が認められる場合に，本所見と判定することになる。局所的非対称性陰影で腫瘤を触知することができない場合は，乳管内成分に富む病巣が予測される。乳管内成分に富む腫瘍は柔らかく（図22），広範に広がる傾向があるため，スポット撮影が不適であることは前に述べた。しかし，このような病変の内部に腫瘤（図23）や石灰化，微小な浸潤巣を伴うことがある。その場合には，拡大スポット撮影が有効となる。腫瘤を触知することができる場合は，接線撮影も考慮できるが，第一選択は超音波検査である。なお，まれにびまん浸潤型の病変でも本所見を呈することがあるが，このような病変では区域性の変化を示すか否かが鑑別の鍵となる。そのため，全体側方向撮影を追加する場合は，乳房，乳腺がよく伸展した像を得るよう心がける（図24）。

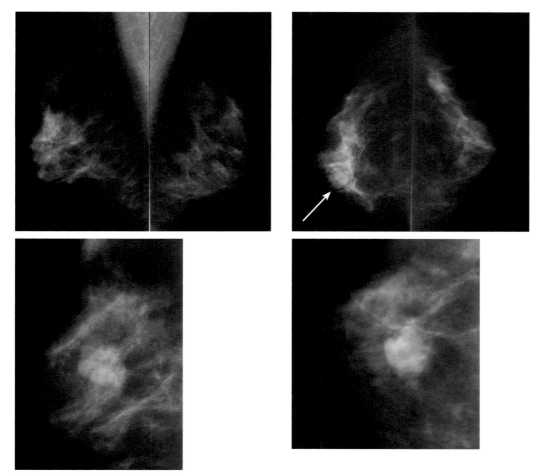

図 23 内部に腫瘤性病変を伴う局所的非対称陰影
　全体内外斜方向像にて乳房上部に局所的非対称性陰影を認める。全体頭尾方向像では乳頭の内側に 12 mm 大の腫瘤が疑われる（矢印）。スポット撮影像では、両方向ともに腫瘤が明瞭に描出されている。スポット撮影では、局所的に強い圧力がかかるため、このような局所的非対称性陰影内に存在する腫瘤は明瞭となるが、過大な圧力をかけないように注意する。

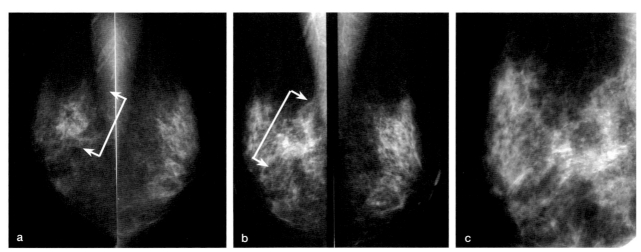

図 24 びまん浸潤による局所的非対称性陰影
　a は内外斜方向像、b は側方向撮影像、c は外内側方向スポット撮影像である。内外斜方向像では区域性の変化として描出されるが、よく伸展した側方向像で病巣は乳腺後脂肪織内に存在し、区域性変化とは異なる形状を呈し、線維性変化が目立っている。この変化はスポット像でも全体側方向像と同様に確認され、再現性が認められた。びまん浸潤を特徴とする浸潤性小葉癌の症例である。病巣が区域性で乳腺内の変化である場合は、非浸潤性乳管癌が最も疑われ、性状としては正反対の病変ということになる。

③ 追加撮影法

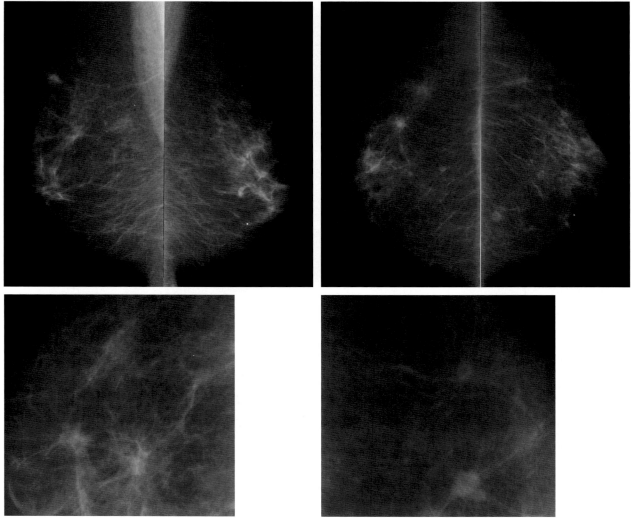

図 25　微小な浸潤巣が多発する症例
全体像では右乳房に3か所，左乳房に1か所の腫瘤性病変を疑い，拡大スポット撮影を施行した。その結果，右乳房に3か所，左乳房に2か所の星芒状陰影を認めた。全体像，拡大スポット撮影像ともにカテゴリー5で鑑別診断上に相違はない。しかし，拡大スポット撮影像ではすべて同様の形態で描出されており，組織型は硬性型で周囲に乳管内進展を伴う連続する病変と判定できる。左乳房では，浸潤性病変が1か所増加して描出されている。このように小さな病変を追加撮影する際に拡大スポット撮影はきわめて効果的である。

5）構築の乱れ

　構築の乱れは，乳管内成分に富んだ腫瘍や微細な浸潤を伴う腫瘍，びまん浸潤型の腫瘍で生じるなど，発生原因が多彩である。そのため，それぞれの変化に応じた追加撮影手技の判断が要求される。再現性の確認が必要な場合は全体側方向撮影を行う。乳管内成分に富んだ腫瘍が疑われる場合は，局所的非対称性陰影を伴うか否かの判断が必要となり，前項の手順で対応する。微細な浸潤を伴う腫瘍では，拡大撮影で浸潤性変化の有無を確認し（図25），びまん浸潤型の腫瘍では，再現性の確認（図26）を行う。また，手術瘢痕部に腫瘍の存在が疑われる場合，手術後の線維化による歪みをなるべく軽減する必要があるので，手術瘢痕部をよく伸展した標準撮影や追加撮影を心がける（図27）。

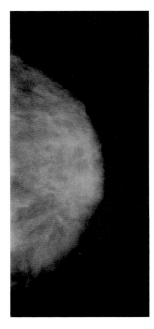
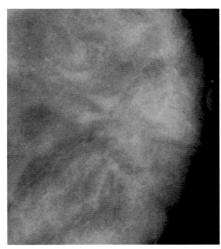

図26 びまん浸潤による構築の乱れ
　左乳房の乳頭後方に構築の乱れを認める。スポット密着撮影像でも再現性が認められるが，中心部腫瘤は不明瞭である。このような病変はマンモグラムで確定診断を行うことは危険であり病理学的判定を行う必要がある。そのため，明らかに存在する変化であることが確認できれば，それ以上の追加撮影は不要である。

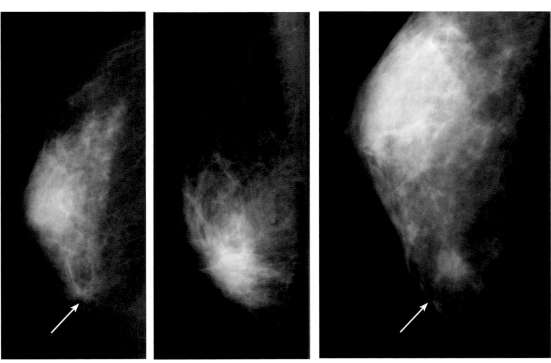

図27 手術瘢痕部に発生した腫瘤
　乳房部分切除などを行った症例では，瘢痕部の線維化による引きつれ現象で腫瘤周囲の変化に限らず，腫瘤自体も不明瞭になることがある。このような症例で，手術瘢痕部に腫瘍の存在が疑われる場合は，瘢痕部の歪みをよく引き伸ばして，やや強めの圧迫を行うと効果的である。

3　追加撮影法

おわりに

　BIRADS 5th では，本邦で利用されているマンモグラフィガイドラインと異なり，カテゴリー0という判定がある。この判定は対象となる検査情報のみでは最終判定するのに不充分で追加の画像検査を要する，または過去結果との比較を要するとされている。石灰化の項でも述べたが，標準撮影に引き続き追加撮影を行った方が合理的と思える機会も多々経験する。少なくとも任意型検診を行っている施設では本手順を検診の一環として，一連の検査手順として導入することを検討していただきたいものである。

● 参考文献

1）大内憲明・編. マンモグラフィによる乳がん検診の手引き―精度管理マニュアル―. 第3版. 日本医事新報社; 2004.

2）石栗一男・他. 切除標本軟線撮影による微細石灰化像の検討. 日本乳癌検診学会誌. 1998；7：293 〜 299.

（**石栗　一男**　　株式会社メディカルクリエート）

第9章　読影法

読影の詳細とカテゴリー分類

　　ここでは，本邦で主に利用されているマンモグラフガイドライン[1,2]を主に記載するが，国際学会などに参加する場合に備え，ACR BI-RADS 第5版（以下 BI-RADS）[3]との相違点も記載した。マンモグラフガイドラインは主に検診で使われるのに対し，BI-RADS はマンモグラフィの標準撮影に追加撮影や超音波検査を加えた総合判定結果として用いられるものであることに注意を要する。以下，マンモグラフィガイドラインをもとに読影の進め方を解説する。

　　マンモグラムの所見を記載する場合は，以下の用語を用いて記載する。腫瘍は，その主要所見に応じて，①腫瘤，②石灰化，③その他の所見に分けて分析するようにするが，実際にマンモグラムを読影する際は，単独の所見とは限らず，それぞれが混在することも多く経験する。そのため，それらが別に存在する多発病変なのか，それとも付随する所見なのかをよく考慮して分析を行うようにする。多発病変の場合は別々に分析し，付随する所見である場合はその旨を記載する必要がある。

1. 所見の記載方法

1-1. 乳房の構成に関する記載

　　乳房の構成は，乳腺実質と脂肪の量から脂肪性，乳腺散在，不均一高濃度，高濃度の4種類に分類される。この評価は病変が乳腺に隠されてしまう危険度を表すものであり，読影により得られたカテゴリー評価の信頼度に影響する。分類は，マンモグラムという平面上での乳腺と脂肪の面積比に限らず，乳房の厚みやフィルム上での乳腺実質影のコントラストからそれぞれの容積を推測した方がより正確に判定できる。左右差がある場合は高濃度側の判定を採用する。

　　また，不均一高濃度と極めて高濃度を併せて高濃度乳房（Dense Breast）と呼ぶことがある。

1）脂肪性

　　乳房がほぼ脂肪に置き換わっている状態。撮影範囲内に病変がある場合，その検出は容易であり，その結果得られた判定結果も信頼できるレベルである。

2）乳腺散在

　　概ね脂肪に置き換わった乳房内に乳腺実質が散在している状態。病変の検出は比較的容易で判定結果も概ね信頼できるレベルである。乳腺内に 70 ～ 90% 脂肪部分を認める状態が目安となる。

3）不均一高濃度

　　乳腺実質と脂肪が混在し，乳腺が不均一に観察される状態。病変やそれに付随する所見が乳腺に隠されて不明確になってしまう危険性がある。乳腺内に 40-50% 脂肪部分を認める状態が

目安となる。

4）極めて高濃度
　乳腺内に脂肪がほとんど混在しない状態。病変の検出率は低く，マンモグラム単独判定での信頼性は低い。乳腺内に 10 ～ 20% 脂肪部分を認める状態が目安となる。

【BI-RADS ポイント】（表1）
　BI-RADS では，マンモグラフィガイドラインと異なり，乳腺内の脂肪量の定義がない。そしてマンモグラフィガイドラインの「c. 不均一高濃度」に代わり，「c. 小さな腫瘤が隠される可能性がある」という文言に改訂され，局在する濃厚な乳腺があった場合はこれに分類することになった。
　要約すると，いずれも病変が隠されてしまう危険性の程度を表現しようとしたものであるが，マンモグラフィガイドラインは，乳房内の乳腺量と乳腺内脂肪組織の量で分類するのに対し，BI-RADS は小さな非石灰化病変の見逃しがないことを保証できるか否かで大きく2分するようになった。
　マンモグラフィガイドラインと BI-RADS カテゴリー分類の相違点を表1に記載する。

表1　乳房の構成の相違点

	マンモグラフィガイドライン				BIRADS	
	乳房の構成				Breast Composition Categories	
a	脂肪性	ほぼ完全に脂肪		a	The breasts are almost entirely fatty	ほぼ脂肪性
b	乳腺散在	脂肪が 70 ～ 90% 程度		b	There are scattered areas of fibroglandular density	乳腺散在
c	不均一高濃度	脂肪が 40 ～ 50% 程度	高濃度乳房 脂肪が 10 ～ 50%程度	c	The breasts are heterogeneously dense, which may obscure small masses	不均一高濃度で小さな腫瘤を不明瞭にすることがある
d	高濃度	脂肪が 10 ～ 20% 程度		d	The breasts are extremely dense, which lowers the sensitivity of mammography	きわめて高濃度で MMG の検出感度が低い

1-2. 部位の記載

病変の部位は，検診の際はそれぞれのフィルム上での位置を記載し，精密検査等で乳房内の部位を正確に判定できる場合は乳癌取り扱い規約に準じる。

1）内外斜位方向撮影

乳頭中央からフィルム縁に垂線を引き，それより尾側で乳房下角までをL領域とし，フィルム縁でのL領域の幅と同距離を頭側に伸ばし，前述の垂線と囲まれた範囲をM領域，それより頭側をU領域とする。これらに加えて，主乳管に該当するであろう乳頭起始部中央から半径2cmの範囲をS領域，腋窩部をX領域とし，乳房全体に及ぶ変化の場合をWとする。

なお，2領域に及ぶ場合は，優位に存在する領域を先に記載する。

2）頭尾方向撮影

乳頭中央からフィルム縁に垂線を引き，それより内側をI領域とし，外側をO領域とする。これらに加えて，内外斜位方向像と同様に主乳管に該当するであろう乳頭起始部中央から半径2cmの範囲をS領域とし，2領域に及ぶ場合は，優位に存在する領域を先に記載する。

3）2方向撮影

内外斜位方向撮影は被検者の体型によって，撮影角度が異なるため，頭尾方向像との組み合わせで正確な位置を同定することは困難である。そのため，頭尾方向撮影と内外斜位方向撮影を組み合わせた2方向撮影の場合は，頭尾方向像での位置，内外斜位方向像での位置を別々に記載する。

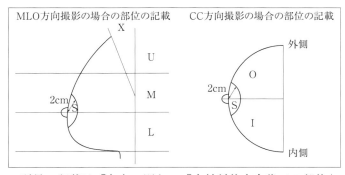

所見の記載は「左右の別」-「内外斜位方向像での部位」・「頭尾方向撮影像での部位」の順に記載する。また，前述のごとく2領域に及ぶ場合は，優位に存在する領域を先に記載する。例）「R-M・O」，「R-ML・O」

なお，どちらか1方向のみ所見が認められる場合は，認められない方向にN（no findings）を記載し，1方向像での判定と区別できるようにする。2方向像のうち1方向像でしか所見が認められないという現象は，欠像による場合と撮影範囲には含まれているが乳腺の重なりなどにより明瞭な所見として認められない場合の2種類がある。

例）「R-M・N」，「R-N・O」

1-3. 所見の記載

所見がある場合は，それぞれカテゴリー分類でいう悪性度の高い順に腫瘤，石灰化，その他の所見に分けて評価，記載する。腫瘤に随伴する所見を認める場合は，腫瘤の項に随伴所見の有無を記載し，石灰化を随伴する場合は石灰化の用語を用い，管状影や構築の乱れなどを随伴する場合は，その他の所見の用語を用いて随伴所見を記載する。石灰化に随伴所見を認める場合も同様に行う。

比較読影を行った場合は，その旨を記載し，新たな所見が認められた場合や所見に増悪が認められた場合は，「経時的変化増悪」などと記載する。記載がない場合は，比較読影を行わなかったとして扱われる。

2. 判定の基準（カテゴリー分類）

判定は，それぞれの方向で行わず1方向，2方向ともに左右各乳房別に以下の基準で行う。2方向で判定する場合，1方向像のみで所見が認められ，別方向が欠像と考えられる場合は1方向像で判定する。しかし，別方向で撮影範囲に含まれていながら所見を認めない場合は，その理由を考慮し，乳腺の重なりや撮影方法などに理由があると考えられる場合は，1方向での判定を優先する。そのような理由が該当しない場合でカテゴリー1か3か迷うような局所的非対称性陰影，構築の乱れなどでは，2方向で再現性を認めないという理由からその所見を否定する根拠となる場合がある。

マンモグラムは過去画像との比較読影をすることで読影精度向上が見込めるため，以前のものと容易に比較読影できるシステムを構築した方がよい。

以下のうち，カテゴリー3以上を要精査とする。

2-1. 読影不能（カテゴリーN）

1）N−1

体動，撮影条件不良やポジショニング不良などにより，再検する必要のあるもので再撮影が必要である。

2）N−2

乳房や胸郭の形状などにより，マンモグラフィを再検しても有効でないと予想されるもので，判定は触診判定を参考に決定する。

2-2. 読影可能

以下に検診用カテゴリー分類を記載するが，診療用も基本的構成は同様で，カテゴリー3のみ判定を3−1，3−2に分けて判定を行う。

1）カテゴリー1：異常なし（negative）

異常所見はない。乳房は左右対称で，腫瘤，構築の乱れ，悪性を疑わせる石灰化も存在しない。血管の石灰化，正常な大きさの腋窩リンパ節はこのカテゴリーに入る。高濃度乳房も他に異常所見がなければ，これに含むものとする。

2）カテゴリー2：良性（benign）

明らかに良性と診断できる所見がある。退縮，石灰化した線維腺腫，乳管拡張症による多発石灰化，オイルシスト（Oil Cyst），脂肪腫，乳瘤のような脂肪含有病変や，過誤腫のような混合性濃度の病変，乳房内リンパ節，豊胸術後などがこれに含まれる。

3）カテゴリー3：良性，しかし悪性を否定できず（probably benign, but malignancy not ruled out）

良性の可能性が非常に高いが，悪性も否定できない。圧迫スポット拡大撮影や超音波検査などの追加検査が必要である。境界明瞭，平滑な病変（嚢胞，線維腺腫など）や，ごく淡い

良悪性の判定困難な微細石灰化などが含まれる。

なお，診療に供する評価ではカテゴリー３を以下のように３－１，３－２に分ける。

３－１　ほぼ良性と考えられる病変

多発嚢胞，若年者線維腺腫，ほぼ良性と考えられる微細石灰化など。

３－２　良性の可能性が高いが，悪性も否定できない病変。

4）カテゴリー４：悪性の疑い（suspicious abnormality）

乳癌に典型的な形態ではないが，悪性の可能性が高い病変で，細胞診や生検も含めた精査が必要である。

5）カテゴリー５：悪性（highly suggestive of malignancy）

ほぼ乳癌と考えられる病変で，スピキュラを有する高濃度腫瘤や区域性分布を示す微細線状・微細分枝状石灰化などが含まれる。

3. 腫　　瘤

腫瘤は，形状，辺縁，濃度で分析を行う。形状については中心部腫瘤の形のみをいうため，良悪性の鑑別に使うというよりも読影レポートなどに記載して，人に伝えるということを目的にしていると考えたほうがよい。境界および辺縁は，良悪性の鑑別で最も重要な因子である。また，乳癌は周囲乳腺組織と比べて低濃度であるとは考えられず，通常は等濃度か高濃度である。つまり濃度については，低濃度，等濃度，高濃度の３とおりかそれらの混合で分析すればよい。腫瘤は，再現性のある占拠性病変をいい，１方向でしか認められない場合は腫瘤とはいわず陰影といったほうがよい。１方向しか撮影されていない場合は，推測して判断する。　以下に形状と辺縁，濃度についての評価方法を述べる。

3-1. 形　　状

形状については，辺縁を考慮しないため，たとえスピキュラを認める病変であってもそれを加味しないで中心部腫瘤のみを評価する。また，小さな凹凸を有するような形状である場合は全体の印象で形状分類を行う。

(1) 円形（round）（図1）あるいは楕円形（oval）（図2）

立体的には球形（spherical, globular），あるいは卵形（egg shaped）のものを想定している。

(2) 多角形（polygonal）（図3）

丸みを帯びた多角形で，陥凹部を持たない。

(3) 分葉形（lobular）（図4）

分葉しているもの。

(4) 不整形（irregular）（図5）

いずれにも分類できない不整形。

3-2. 境界および辺縁（border，margin）

境界および辺縁はその腫瘤の成長形式を表しており，通常，境界明瞭なものは圧排性，膨張性の発育を示す。微細分葉状，微細鋸歯状，境界不明瞭なものは腫瘤周囲に軽度の浸潤傾向が出てきたもの，スピキュラを伴うものは腫瘤周囲に明瞭な浸潤傾向があるもので，これらは良悪性の判定以外に組織型とも相関するためしっかりと観察し，分析する必要がある[1]。

評価困難を除き，一般的には下段に進むに従い悪性の可能性は高くなり，スピキュラを伴う

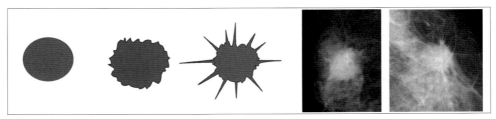

図1 円形[1]

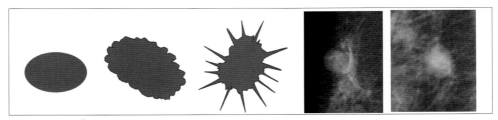

図2 楕円形[1]

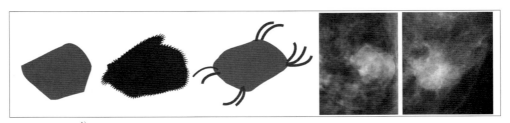

図3 多角形[1]

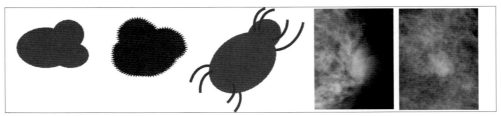

図4 分葉形[1]

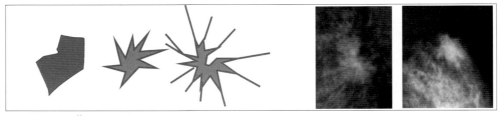

図5 不整形[1]

もののほとんどは悪性である（100%でないことに留意）。

(1) 境界明瞭（circumscribed）（**図6**）

境界鮮明，辺縁平滑なもの。

(2) 微細分葉状（microlobulated），微細鋸歯状（**図7**）

辺縁は一見明瞭であるが，よく見ると細かい凹凸不整があったり，毛羽立ちを有したりする。周囲への浸潤性変化を示唆する所見である。組織学的浸潤性変化の度合いは，下記の境界不明瞭よりも軽いが，陰影としては明瞭であるため，境界不明瞭よりも信頼できる所見といえる。

(3) 境界不明瞭（indistinct）（**図8**）

周囲乳腺との重なりでなく，周囲への浸潤や進展のため境界が不明瞭になっているもの

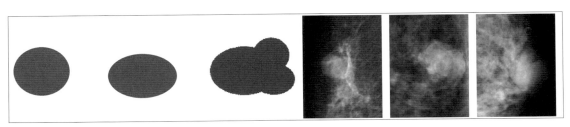

図6　境界明瞭[1)]

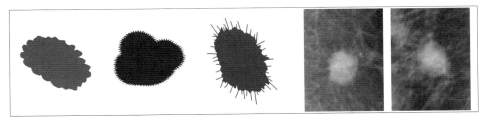

図7　微細分葉状，微細鋸歯状[1)]

図8　境界不明瞭[1)]

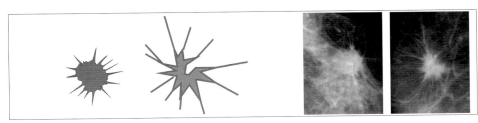

図9　スピキュラを伴う[1)]

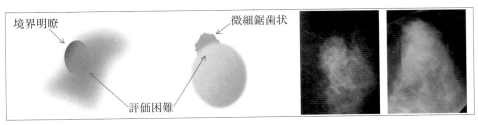

図10　評価困難[1)]

をいう。もともと明瞭な辺縁を持たないことから，判定対象となる陰影が乳腺との重なりにより判定困難になっている場合や柔らかく辺縁が平坦になり判定が困難な場合との違いが判り難い傾向にある。そのため，中心部の濃度勾配や背景乳腺などから，明らかな所見と判定される場合に用いるようにする。

(4) スピキュラ（spicula）を伴う（図9）

　　病巣の辺縁に集束する線状影やクーパー靱帯等，間質の巻き込みによるスピキュラを認めるもの。

(5) 評価困難（obscured）（図10）　腫瘤の一部が正常乳腺と重なり，辺縁が隠されているため評価できないことを言う。

読影の詳細とカテゴリー分類

【BI-RADS ポイント】

腫瘤は2方向で認められ，通常輪郭が凸面で形成されるとしている。1方向でしか認められないものは Asymmetry（非対称）と表現し，その輪郭は凹面で形成されると定義している。

腫瘤の形状は楕円形，円形，不整形の3種類に分類し，分葉形は削除された。これは境界の評価分類で用いている微細分葉状との混同を避けるためで，楕円形でも2～3か所のくびれがあってもよいこととし，分葉形を用いないための工夫をした。

また，境界について，境界明瞭は腫瘤辺縁の75%以上について明瞭であることとし，乳腺との重なりで境界の見えない部分が25%未満でなければならないと明確に定義した。

3-3. 濃度（density）

病変の濃度は，同一のフィルム上で同量の乳腺実質を想定して比較評価する。前述したように乳癌は同量の乳腺組織と比較して，同等か高濃度となる。また，境界明瞭で限局した腫瘤内部に脂肪性，X線透過性の部分を有する場合は良性と判定可能であるため，そのような所見を認めた場合は，鑑別診断上はそれ以上の分析を要しない。また，脂肪濃度を含むものを除き，腫瘤の濃度が不均等に観察される場合は，最も濃度の高い部分で評価する。なお，ここでいう濃度とはX線フィルムでいう濃度（黒化度）でなく，乳腺密度を表す用語で，黒化度とは反対に画像上で白くなる（乳腺密度が高くなる）ことを高濃度と表現することに注意する。以下に低濃度，等濃度，高濃度を示す病変をそれぞれ記載する。

1) 脂肪濃度を含む（fat containing-radiolucent）

脂肪濃度を含むものには oil cyst，脂肪腫，乳瘤などのように全体的に脂質を含むものと，過誤腫のように腺組織と脂肪組織が混在する混合性病変の2通りがある。過誤腫は，その構成成分により，腺脂肪腫（Adenolipoma），線維腺脂肪腫（Fibroadenolipoma），軟骨脂肪腫（Chondrolipoma），Myoid Hamartoma の4つに分類されている。また，病変ではないがリンパ節門が脂肪置換した乳房内リンパ節もこれに含まれることがある。これらは良性疾患（カテゴリー2）と判定しうる。豊胸術で自己脂肪移植を行った場合，術後しばらくは乳腺背側に脂肪濃度の占拠性変化として観察され，古くなると石灰化を来し，卵殻状を呈するようになる。

2) 低濃度（low density）

乳腺よりも低濃度であるが，脂肪を含まないもの。

3) 等濃度（equal density）

通常，等濃度病変は血管影や間質影が透けて観察され，限局性腫瘤ではそのほとんどが良性疾患であるが，星芒状を呈する病変ではこの限りではなく，硬癌が多くを占める。

①高頻度：線維腺腫，囊胞，浸潤性乳管癌硬性型

②低頻度：アテローマ，乳頭腫，葉状腫瘍，囊胞内癌，血管腫，膿瘍，イボ，ほくろ，粘液癌

4) 高濃度（high density）

通常，高濃度病変は血管影や間質影が透けて観察されることはなく，そのほとんどは悪性疾患である。

①高頻度：乳癌

②低頻度：葉状腫瘍，囊胞，膿瘍，腫大リンパ節，肉腫，転移，血腫

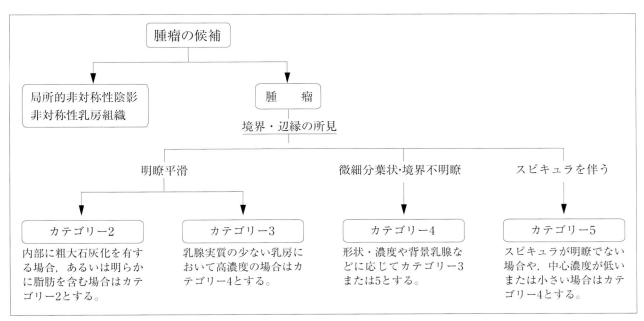

図11 カテゴリー分類のアルゴリズム

3-4. カテゴリー分類

　腫瘤を対象としたカテゴリー分類のアルゴリズムを図11に示す。腫瘤を分析する際には，真の腫瘤によるものか，乳腺の重なりによるものかを最初に判定する必要がある。乳腺の重なりと判定した場合は，それ以上の分析は要せず図中左上の非対称性乳房組織と判断し，カテゴリー1とする。乳腺の重なりか腫瘤か判断が困難な場合は，陰影の濃度勾配などを考慮して局所的非対称性陰影か腫瘤かを判断する。局所的非対称陰影と判断した場合はカテゴリー3となる。

　真の腫瘤を認めた場合，通常はカテゴリー3以上となるが，カテゴリー2になる代表的なものがある。過誤腫（hamartoma）がそれに相当する。この疾患は明瞭なカプセルを有し，内部は脂肪と腺組織が混在するため，境界はきわめて明瞭で脂肪濃度と乳腺濃度が混在し，診断は容易である。低頻度の疾患である。

　カテゴリー3に相当するもので頻度の高い疾患に線維腺腫と囊胞がある。しかし，まれに乳腺と等濃度で境界明瞭に描出される可能性のある悪性疾患があり，囊胞内癌や浸潤性乳管癌充実型，粘液癌，髄様癌がそれに相当する。そのためカテゴリー3は，良性しかし悪性を完全には否定できないという判定レベルになっている。また高齢の場合は，前述した良性疾患の可能性は低い。そのため年齢（乳腺量）によってはカテゴリー4となる場合があるので，判定の際は年齢や背景乳腺量も考慮する。

　腫瘤の判定方法を簡単にまとめると，乳腺と等濃度で辺縁整の場合はカテゴリー3，スピキュラを有する腫瘤の場合はカテゴリー5，それ以外はカテゴリー4とするとわかりやすい。

　これまでの方法を用いた分析例を次頁に示す（図12）。また，最終評価で最も適当と考えられるカテゴリー分類と疾患名を図中に提示するが，これらは参考程度に扱っていただきたい。

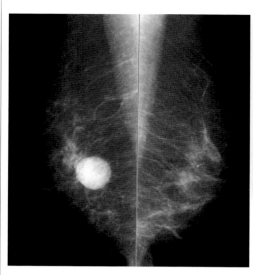
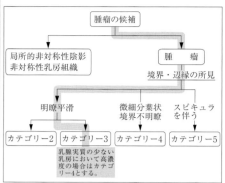

右乳房：カテゴリー（3）4
左乳房：カテゴリー1

右乳房M領域に円形で2.5cm大，境界は明瞭，高濃度の腫瘤影を認める。背景乳腺は散在性でカテゴリー4とした。嚢胞の症例である。画像診断上は，明瞭なカプセルを有し，内部濃度が高いことから，内部変性した嚢胞や嚢胞内乳頭状病変が考えられる。

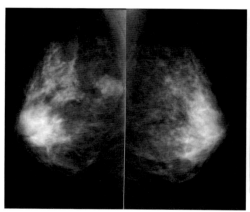
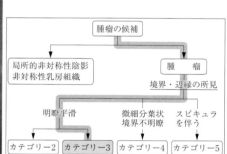

右乳房：カテゴリー3
左乳房：カテゴリー1

右乳房M領域の胸壁側に多角形分葉状で3×2.5cm大，境界は明瞭，等濃度の腫瘤影を認める。辺縁に不整像，浸潤像を認めず，カテゴリー3とした。線維腺腫の症例である。

図12　カテゴリー分類の実際例

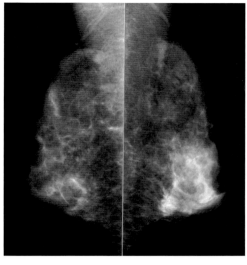
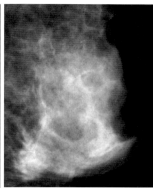

右乳房：カテゴリー1
左乳房：カテゴリー4

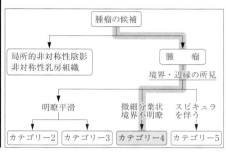

左乳房L領域に円形で1.5cm大，境界は微細鋸歯状，高濃度の腫瘤影を認め，カテゴリー4とした。内部に多形性，集簇性の石灰化を伴っていた。非浸潤性乳管癌の症例である。非浸潤性乳管癌はまれに辺縁不整な限局性腫瘤影で発見されることがある。

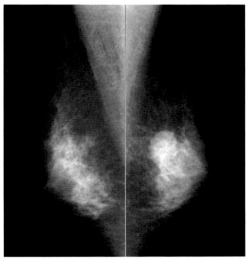
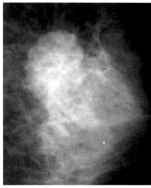

右乳房：カテゴリー1
左乳房：カテゴリー4

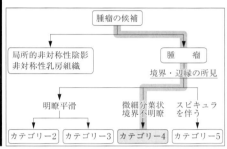

左乳房M領域に楕円形で3×2.5cm大，胸壁側の境界は微細分葉状，乳頭側で境界が不明瞭な高濃度の腫瘤影を認める。周囲間質に乱れを認め，乳頭方向の境界がきわめて不明瞭であることから，カテゴリー4とした。浸潤性乳管癌（腺管形成型）の症例である。浸潤性乳管癌（腺管形成型）は，腫瘤非形成性と腫瘤形成性がほぼ半々の頻度で存在する。

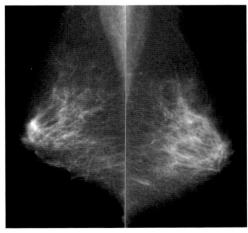
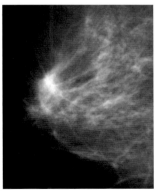

右乳房：カテゴリー5
左乳房：カテゴリー1

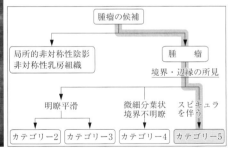

右乳房S領域に多角形で2cm大，辺縁にスピキュラを伴う，高濃度の腫瘤影を認め，カテゴリー5とした。浸潤性乳管癌（硬性型）の症例である。

読影の詳細とカテゴリー分類

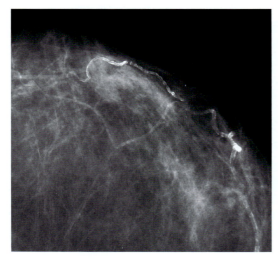

図13 血管の石灰化
線路状で，壁側の濃度は濃く鮮明で，内腔は不明瞭に描出される。動脈硬化により生じると考えられており，そのレベルをマンモグラムからも判定できる可能性があるとする学者もいる。

4. 石 灰 化

4-1. 明らかな良性石灰化

　　通常石灰化病変は腫瘤性病変よりも軽微で，予後が良い。そのため，石灰化の存在のみで石灰化病変とは断定せず，腫瘤性病変が隠れていないかよく観察し，分析に進む必要がある。また，石灰化形成の成因が同様でも，その背景となる小葉や乳腺の変化により異なる形状を示すこともある。さらに乳管内の増殖性変化から生じている場合もあるので，特に腺症に伴う石灰化には注意を要する。石灰化には，明らかな良性石灰化が存在し，それらは必ずしも記載を必要としない。明らかな良性石灰化には，①皮膚の石灰化，②血管の石灰化，③線維腺腫の石灰化，④乳管拡張症に伴う石灰化，⑤円形石灰化，⑥中心透亮性石灰化，⑦石灰乳石灰化，⑧縫合部石灰化・異栄養性石灰化がある。それぞれについて以下に記載する。

1) 皮膚の石灰化

　典型的なものは中心透亮性の円形石灰化であり，乳腺の走行とは無縁に存在する。皮膚の接線像では皮内に直接観察されることがある。

2) 血管の石灰化 (図13)

　線路状で血管の走行に沿うように描出される。血管の内腔側は輪郭不明瞭で不均一なパウダー状に観察されるのに対し，壁側の濃度は濃く，比較的整に描出される。判断は容易である。

3) 線維腺腫の石灰化 (図14)

　典型的なものは粗大でポップコーン状を呈する。このような石灰化と輪郭整で乳腺と等濃度もしくは低濃度の腫瘤が認められた場合は，悪性との鑑別を要しない。しかし，ときに典型的でない石灰化を付随することがあり，その際は腫瘤の分析を行うようにする。

4) 乳管拡張症に伴う石灰化 (図15)

　大きな桿状の石灰化で，乳管の走行と一致する。一見悪性様に感じるが，濃度が高く，輪郭が明瞭で壊死性に生じているとは考えがたいので判断は容易である。乳管拡張症，形質細胞乳腺炎で生じる。

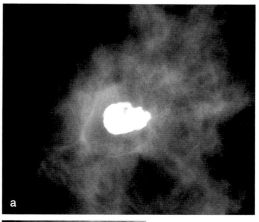
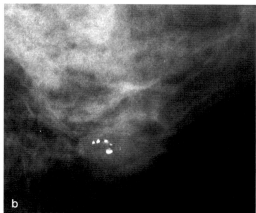
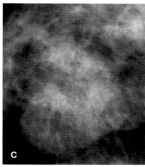

図14 線維腺腫の石灰化
aのごとく典型的なものは粗大で，ポップコーン状を呈するが，いつも粗大でポップコーン状とは限らず，小さく，あるいは不整な場合もある。bは線維腺腫にしてはやや小さめの石灰化であるが，周囲に認められる腫瘤影は乳腺よりも透過性がよく悪性所見は認めない。cは大きな線維腺腫内部に微細点状の石灰化を伴った例で，乳腺症型の線維腺腫である。

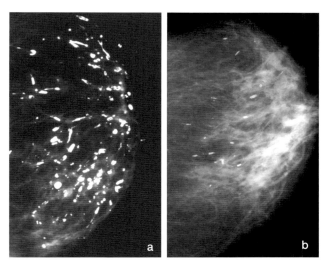

図15 乳管拡張症に伴う石灰化
大きな桿状の石灰化で，乳管の走行と一致する。濃度が高く，輪郭が明瞭で壊死性に生じているものとは異なるので判断は容易である。形質細胞乳腺炎も重度の変化であるaの状態から，通常経験するようなbの状態までさまざまである。

5) 円形石灰化

辺縁明瞭な石灰化で1mm以上の大きさを有するもの，あるいは小さくても孤立性のものをいう。成因は定かではない。

読影の詳細とカテゴリー分類

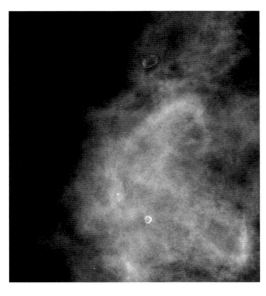

図16 中心透亮性石灰化
やや大きめの石灰化で内部が透けているものをいう。脂肪変性により生じるoil cystが成因といわれている。

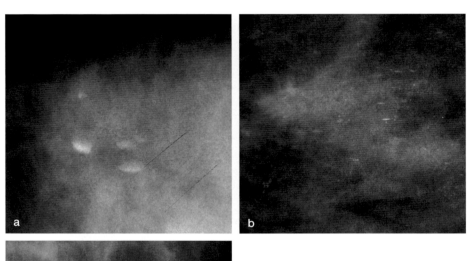

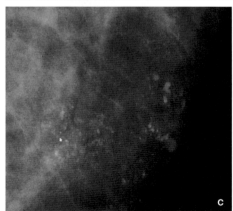

図17 石灰乳石灰化
典型的なものはaのような形状をしており、頭尾方向像では不明瞭な円形、もしくは楕円形を呈するパウダー状の石灰化として観察される。小葉の拡張により生じる変化である。拡張が軽微な症例では、bのような線状に観察されることもある。小葉の拡張で生じる石灰化形成ではcのような形状を示す場合もあり、これらは小葉内での石灰沈着様式により異なると考えられる。

6）中心透亮性石灰化（図16）

　通常はやや大きめの石灰化で、多くは1mm以上の径を有する。円形、もしくは卵円形で、内部が透けて見えるものをいう。BI-RADSではこれまでEggshellあるいはLucent-centeredと表現していたが、第5版よりRim Calcificationに変更された。内部が透ける理由は、卵の殻状の石灰化形成のため、接線方向ではやや厚めで濃く描出されるが、中心部は前後2枚分の厚さしかないことによる。脂肪織の変化が起因となる場合が多く、外科手術、打撲、放射線照射後などでoil cystが形成され、それから生じることも多く経験する。大きなもので、石灰化

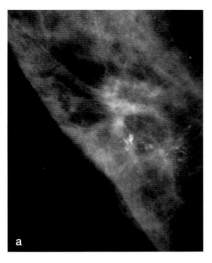
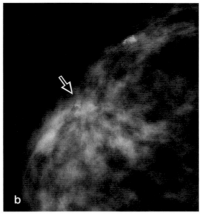

図18 縫合部石灰化
縫合部石灰化の典型は，縫合糸に沿って形成されるものをいうが，異栄養性石灰化と混在することも多く，識別は難しい。bの矢印に相当する石灰化は縫合部に生じたもののようである。

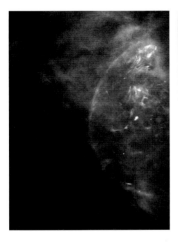
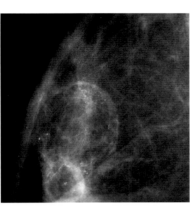

図19 乳房温存術後の石灰化
乳房温存術後の欠損部に充填した脂肪織には，被膜や周囲に不整な石灰化を生じることがある。形状的には線状石灰化に似ているが脂肪腫様の変化を伴うことが特徴。術前の主要所見が悪性石灰化である場合は，病理所見や術前診断を参考に慎重な判断を行う必要がある。

内部が不均一なものは内部がoilではなく，古い乳汁であることもある。自己脂肪移植後の脂肪壊死でも大きな卵殻状石灰化を生じることがある。

7) 石灰乳石灰化（図17）

拡張した小葉内に沈殿したカルシウムによるものである。そのため頭尾方向像では，淡い微細な石灰化が数mm大の円形や楕円形状に集まるような状態で観察されたり，時には極めて不明瞭でその存在がわからないこともある。内外斜方向像では沈殿しているところを撮影角度のより様々な方向から撮像するため，頭尾方向像でみられるような形状から側方向でみられる皿状に観察されたりと多彩である。側方向像では，沈殿したカルシウムを側方から撮像するため，尾側が平滑な線状，皿状に観察できる。よって2方向撮影でこの石灰化が疑われるが断定困難な場合は，側方向撮影を追加するとよい。海外ではtea cup like calcificationと称することがある。

8) 縫合部石灰化，異栄養性石灰化（図18～20）

縫合部石灰化も異栄養性石灰化も乳房術後に経験することが多く，同部位に混在するため筆者の経験では区別がつかないことが多い。術部に形成された石灰化を図18，19に紹介する。過去には，豊胸術に大腿部などの脂肪織を利用することがあったが，脂肪壊死により図20のような粗大な石灰化形成を見ることがある。

読影の詳細とカテゴリー分類

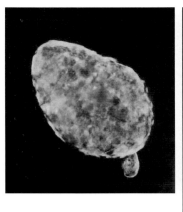
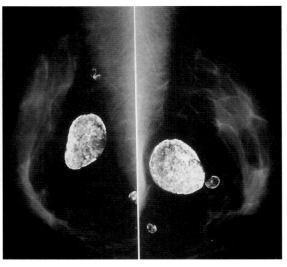

図20 豊胸術後に生じた石灰化
豊胸術に大腿部などの脂肪織を用いた場合は，脂肪壊死により粗大な石灰化を形成することがある。両側乳腺直下に脂肪織を充填した豊胸術例だが，脂肪壊死を起こして石灰化を生じたと考えられる。

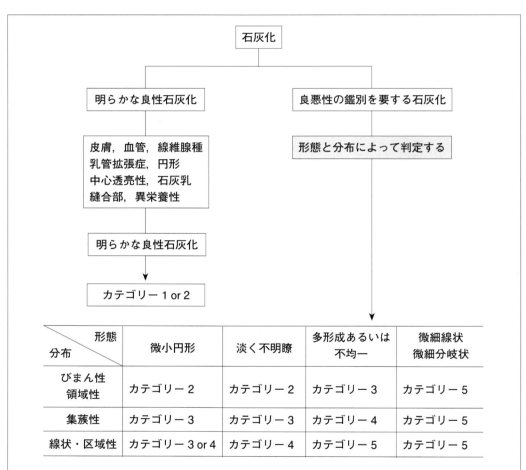

図21 カテゴリー分類（石灰化）のアルゴリズム

4-2. 良悪性の鑑別を必要とする石灰化

　良悪性の鑑別を要する石灰化は，明らかな良性石灰化に属さないもので，これらは主に形態と分布で判定を行う。しかし，これらの組み合わせだけでは判定困難な症例も多い。そのため，その他の所見でいう局所的非対称性陰影や管状影のような変化が石灰化の背景となる乳腺にも認められるか否かを加味して分析するとより容易となる。通常，石灰化の分析については形態，

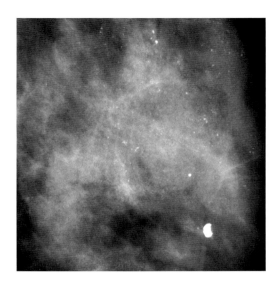

図22 微小円形石灰化（良性）
塩粒のようで，大小不同をあまり認めないことが多い。

分布を用いて分析を行うが，ここでは参考として背景乳腺の変化を加味した判定方法を最後に解説する。

石灰化のカテゴリー分類のアルゴリズムを**図21**に示す。前述の明らかな良性石灰化はカテゴリー1あるいは2となり鑑別を要しない。

図中上段右側に掲載されている良悪性の鑑別を要する石灰化について以下に記載する。良悪性の鑑別が必要な石灰化の形態は，以下の4形態であるが，混在することも多く，一つの形状に絞ることは難しい。そのため，より悪性度の高い形態で判定を行う必要があり，石灰化の一つひとつをしっかりと観察する必要がある。悪性度は，以下，下段の形態（図中右側）になるに従い増加する。一般的には，下記項目の1)，2)は良性石灰化に多く，3)は半数以上が悪性，4)はほぼ悪性である。

1）微小円形石灰化（small round calcification）（図22）

1mm以下の円形または楕円形，辺縁明瞭な石灰化で孤立性のものを除く。0.5mm以下の場合は点状石灰化（punctate calcification）と呼ぶ。この石灰化は小葉に存在し，分泌物による層状石灰化で，悪性であっても低悪性度である[4]。

【BI-RADSポイント】
円形石灰化はBI-RADSでは典型的な良性石灰化に分類されている。小さくびまん性に認められる場合は良性で腺房内に形成される頻度が高い。0.5mmより小さい場合を点状（Punctate）と表現すべきとしている。しかし，円形石灰化で孤立性に集簇している場合は，おそらく良性，新たに出現したり数が増加した場合や配列によっては画像ガイド下生検の適応としている。典型的な良性石灰化としながらも矛盾する表現がされる理由は，円形石灰化で悪性となる確率がかなり低いためと考えられる。

読影の詳細とカテゴリー分類

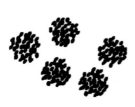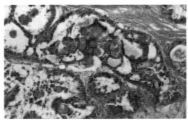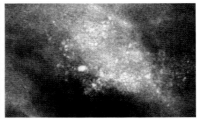

図 23 淡く不明瞭な石灰化（悪性）
参考文献 4) より引用。

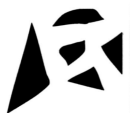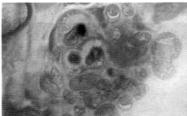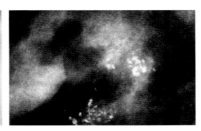

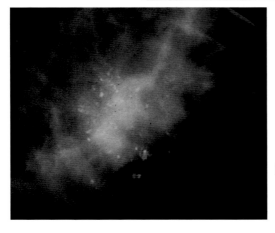

図 24 多形性石灰化（悪性）
crushed stone-like calcifications。石灰化の背景乳腺濃度が上昇している。上図は参考文献 4) より引用。

2) 淡く不明瞭な石灰化（amorphous or indistinct calcification）（図 23）

多くは円形またはフレーク状の石灰化で，とても小さく淡いものが多い。マンモグラム上ではパウダー状，泥状に見られることもある。そのため明確な形態分類ができないことも多い。この石灰化も小葉に存在し，分泌物による層状石灰化で，悪性であっても上記形態と同様に低悪性度である[3]。

【BI-RADS ポイント】
淡く不明瞭な石灰化で集簇性，線状配列，区域性に分布する場合は悪性も疑われるため，生検の適応となる。
淡く不明瞭な石灰化の悪性頻度は 20% 程度。

---

3) 多形性あるいは不均一な石灰化（pleomorphic or heterogeneous calcification）（図 24）

さまざまな大きさ，濃度を呈する不整形石灰化で，通常は 0.5 mm 以下であるが，より大きめのものも経験する。過去には，石を割ったような形態であることから，米国のマニュアルに crushed stone-like calcification と記載されたこともあった。この石灰化は小葉に存在し，細胞壊死による異栄養性石灰化で，悪性の場合は低から中悪性度である[5]。

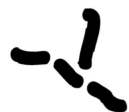
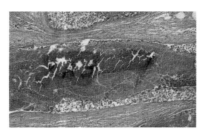
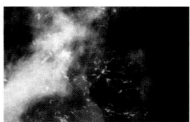
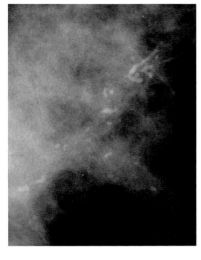

図25 微細分枝状石灰化の亜型（悪性）
　　　fragmented casting-type calcifications。上図は参考文献4）より引用。

4）微細線状，微細分枝状石灰化（linear or branching calcification）

　細長い不整形の石灰化で，線状や分枝状に観察される。拡大して観察すると断裂していることが多い。幅はほぼ0.5 mm以下で辺縁は不明瞭である。これは乳管内に進展した非浸潤部の壊死により生じるためで，壊死部を鋳型状に埋めることから鋳型状石灰化（casting type calcification）とも呼ばれる。形態的には，1個の石灰化が一塊となるfragmented casting-type（図25）と，ドットが集合して鋳型状となるdotted casting-type（図26）の2種類が存在する。
　この石灰化は小葉から小葉外乳管に存在し，細胞壊死による異栄養性石灰化で，悪性の場合は中から高悪性度である[3]。

【BI-RADSポイント】
悪性石灰化の形態は第4版以降で，Amorphous（淡く不明瞭）・Coarse Heterogeneous（粗く不均一）・Fine Pleomorphic（微小多形性）・Fine Linear/branching（微細線状・分枝状）の4種に分類され，多形性がCoarse Heterogeneous（粗く不均一）とFine Pleomorphic（微小多形性）に2分された。前者は0.5mmから1mm程度の大きさで様々な形態，大きさを呈し，比較的明瞭に観察される。単独で集簇性に認められた場合は15％程度の頻度で悪性の可能性があるとしている。4種に分類された石灰化の悪性頻度は20％，10％強，30％，70％程度と第5版に記載されている。

4-3. 石灰化の分布（distribution of calcifications）

　石灰化の分布は，類似する形態のものが集簇するなど，複数個ある場合に利用する。そのため，広範囲に乳腺症様の石灰化が認められ，その一部に悪性石灰化の集簇が認められる場合などでは，別々に分析する必要がある。例えば，微小円形の石灰化がびまん性に認められ，その

読影の詳細とカテゴリー分類

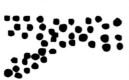
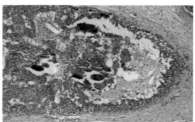
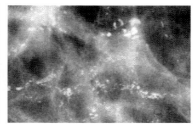

図26 微細分枝状石灰化の亜型（悪性）
dotted casting-type calcifications。上図は参考文献4）より引用。

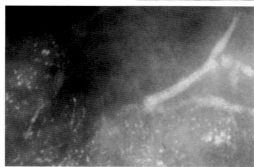

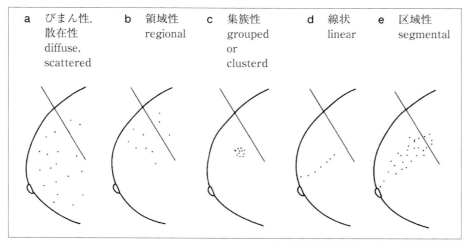

図27 石灰化の分布[2]
右側に移行するに従い，悪性の頻度は上昇する。

　一部に集簇する微細線状石灰化を認める場合などは，安易に一塊の悪性石灰化と結論せず，それぞれを別に分析し記載する必要がある。検査を行う場合も同様で，このようなケースでの結論は治療法をも大きく左右するため慎重に検査を進める必要がある。石灰化の分布について模擬したものを図27に示すが，悪性の可能性は右側になるに従い増加する。自験例ではびまん性，散在性（diffuse, scattered），領域性（regional）はほぼ良性，集簇性（grouped or clusterd）は半数程度が悪性，線状（linear）は程度により異なり，線状配列が曖昧な状況では約半数程度，明瞭な場合は75％以上が悪性，区域性（segmental）はほぼ悪性であった。

1）びまん性，散在性（diffuse, scattered）（図28）

　乳房全体に散在する石灰化で，一定の分布傾向を示さない。両側性に認められることが多い。広範囲に認められるため，一見して判定可能と考えられるが，全体をしっかり観察し，一部に集簇する他の形態を呈する石灰化や腫瘤，その他の所見がないことを確認するようにする。

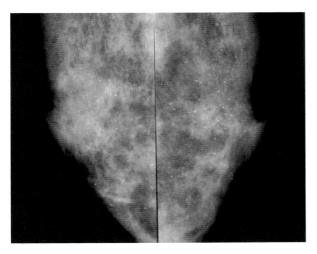

図28 びまん性・散在性に分布する円形石灰化（良性）
右乳頭直下に腫瘍影が認められる。石灰化は微小円形，びまん性で乳腺症に伴うものと考えられる。しかし，乳腺症のなかでも癌のリスクファクタの高いものがあり，石灰化は良性と判定されても注意深く，全体を観察する必要がある。

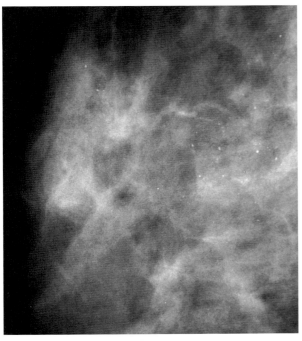

図29 領域性石灰化（良性）
微小円形の石灰化が乳腺腺葉の走向と一致せず分布している。分布形状は紡錘形であるが，長軸が乳頭方向を向いていない。長軸が乳頭方向を向いている場合は，区域性の分布に近く，安易に領域性と断定することは危険である。

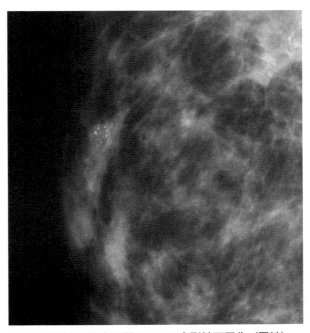

図30 集簇する微小円形あるいは多形性石灰化（悪性）
石灰化は，小範囲に集簇し，周囲乳腺は拡張様である。

2）領域性（regional）（図29）

広範囲に広がる分布であるが，乳房全体に広がらず，乳腺腺葉の走行とは一致しないで，ある領域に限って分布するものをいう。

3）集簇性（grouped or clusterd）（図30）

小範囲に限局して集まる石灰化をいう。

【BI-RADSポイント】
集簇性は，1cmの範囲に5個以上の石灰化を認める状態から2cm以内の範囲に多数の石灰化が集簇する状態までとし，これを超える場合は，領域性か区域性分布と判定する。

読影の詳細とカテゴリー分類

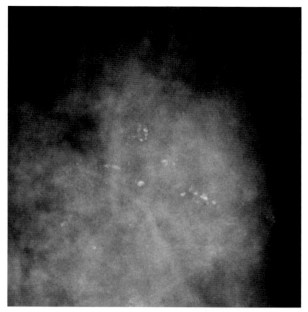

図31 石灰化の線状配列（左乳房内外斜位方向像：悪性）
多形成石灰化がY字状に分布している。乳頭側の多形性石灰化に注目すると線状配列となる。周囲には微小円形石灰化も認められる。乳管，腺葉の走向に沿った分布である。目立つ石灰化は三角形に分布しており，その頂点は乳頭方向を向いている。このような分布としてとらえた場合は区域性となり，悪性の頻度はきわめて高いことになる。

表2 カテゴリー分類のアルゴリズム

形状　　　　 　　　　分布	微小円形	淡く 不明瞭	多形成 不均一	微細線状 微細分枝状
びまん性	2	2	3	5
領域性	2	2	3	5
集簇性	3	3	4	5
線状・区域性	3 or 4	4	5	5

（4）線状（linear）（図31）

　石灰化が線状に配列するものをいう。乳管が枝分かれするところに生じることもあり，その場合，分布は分枝（分岐）することもある。分枝している場合は，乳管の走行に沿った限局性の変化となり，悪性の可能性は区域性の分布と同等となる。

（5）区域性（segmental）（図32，33）

　乳腺腺葉に一致した分布を示すものをいう。乳癌は本来，主に一つの腺葉で発育するため，石灰化に限らず腺葉の走行や乳管の走向に沿った変化，分布を示す場合，悪性の頻度はきわめて高くなる。そのため，この分布を認めた場合は，悪性を念頭に分析を進める。腺葉の広範囲に広がる石灰化では，その分布形状は乳頭方向を頂点とする三角形や多角形，扇状になるが，範囲が狭くなるとこの限りではなくなり，乳頭方向を頂点としないこともある。そのような場合も，分布形状が三角形や多角形，扇状で目立つ頂点を有する場合は，悪性の可能性が大となるため，慎重な判定が必要になる。

4-4．カテゴリー分類

　形態と分布を組み合わせたカテゴリー分類の一覧を**表2**に示す。これまで述べたとおり，形態は左側2形態が良性に多いもので，右側になるに従い悪性の頻度は上昇し，微細線状では，その形態を認めるだけでカテゴリー5となる。分布も上段の2分布は良性に多い分布で，下段に移行するに従い悪性の頻度は上昇する。つまり微細線状の石灰化が認められる場合を除き，形態と分布の組み合わせでは，左上から右下に向かうに従い悪性の頻度が上昇することになる。

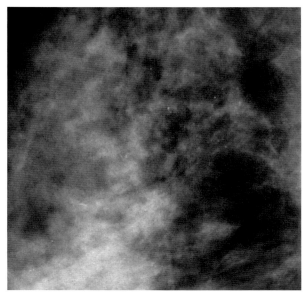

図32 区域性に分布する微小円形石灰化（右乳房内外斜位方向像：悪性）
乳頭方向には微細線状石灰化も認められる。この症例でも，目立つ石灰化は三角形に分布しており，その頂点は乳頭方向に向いている。微小円形石灰化の存在する乳腺は，乳管拡張様で乳管の走向が限局して目立っている。

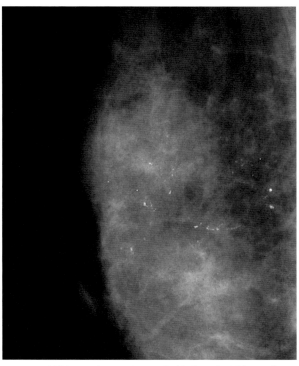

図33 区域性の分布を示す石灰化（右乳房内外斜位方向像：悪性）
微細線状，微小円形，多形性石灰化が混在している。乳管の走向に沿った分布であり，その分布形状は乳頭方向が頂点となっている。

4-5．背景乳腺の変化を加味した判定法[6]

　乳癌は，そのほとんどが終末乳管小葉構造（TDLU）から発生し，浸潤性の変化を伴わないかぎり，基本的には一つの腺葉で発育する。石灰化は，それらの範囲に存在する小葉や小葉外乳管に発生し，その形態から存在する場所はある程度特定できる。悪性石灰化は前述したとおり，非浸潤癌部の分泌物や壊死性の変化から生じるため，石灰化の広がる範囲外にも癌は広がっていることになる。非浸潤性乳管癌は，その亜型分類により癌の細胞量が異なり，また一つの症例でもそれら亜型が混在したりするが，いずれにしても上皮の過形成を生じることから，その部分にマンモグラム上，乳腺濃度の上昇による非対称性陰影を認めたり，管状影を認めたりすることが多い。図34は非浸潤性乳管癌の面皰型と充実型を比較したものだが，右図のものは石灰化が目立たず，癌細胞の充実度からマンモグラム上は乳腺濃度の上昇という所見を思い浮かべるが，左図のような壊死性の変化が強いものでは癌細胞の量も少なく，石灰化のみが目立つマンモグラムが想像される。図35に面皰型で微細線状石灰化を有し，背景乳腺の変化が目立たない症例を示す。壊死性の変化が主体で，早期のものは背景乳腺に変化をきたさないことがある。図36は篩状構造が目立つものであるが，壊死性の変化が目立つ面皰型よりは癌細胞の量は多く，これが密に存在すればマンモグラム上も乳腺濃度の上昇が期待できる。

　判定方法を要約すると，壊死型の石灰化では背景乳腺に変化のないことがあるが，これは形態から判定可能であり，形態を正確に把握することが重要となる。その他の石灰化で悪性の場合は，背景乳腺に変化をきたすことが多い。そのため，その他の所見でいう局所的非対称性陰影や管状影，構築の乱れが石灰化の背景となる乳腺に認められるか否かが判定の鍵となる。

　ただし，いずれの型にしても癌細胞が疎となる末梢側を画像診断で的確に判定することは困難である。

読影の詳細とカテゴリー分類

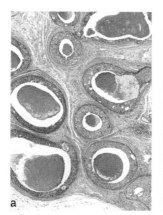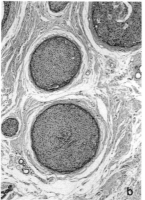

図34 非浸潤性乳管癌の亜型[4]
　aは面皰癌で壊死性の大きな石灰化が内部に存在し，その周囲の癌上皮は平板状となっている。bは充実型であるが，内腔を埋め尽くすように癌細胞が充実性に存在している。bではこれらが密集した場合，マンモグラム上で乳腺濃度の吸収差が生じるであろうことは容易に想像される。

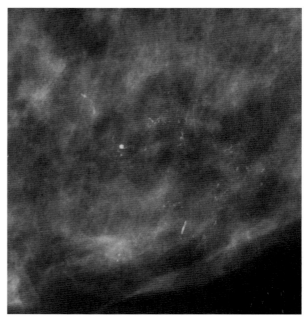

図35 微細線状石灰化を伴う非浸潤癌
　数か所に微細線状石灰化を認めるが，石灰化周囲の乳腺構造に変化が目立たない。

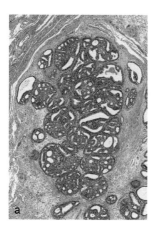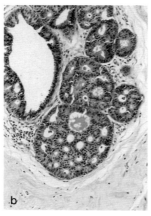

図36 非浸潤性乳管癌の亜型[4]
　aは篩状，乳頭管状構造を示し，非浸潤癌で，bは篩状構造が目立つ非浸潤性乳管癌である。面皰型よりは癌細胞量は多く，マンモグラム上も変化が密であれば濃度上昇を認める可能性がある。また，この亜型では内腔が狭く，石灰化が生じても面皰型より小さく丸い石灰化が生じるであろうことも想像がつく。

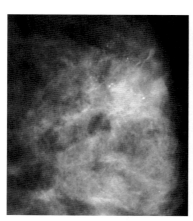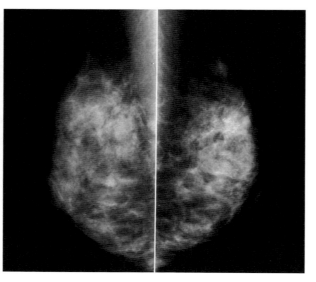

図37 微小円形石灰化：悪性例
　石灰化の背景乳腺濃度が上昇し，乳腺の硬化も認められる。

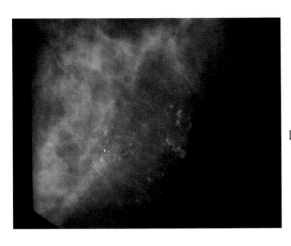

図38 淡く不明瞭な石灰化：良性例
一部に石灰乳石灰化を伴い良性と判定可能であるが，胸壁側の石灰化での判定は困難である。しかし，同部でも石灰化の背景乳腺にまったく変化を認めないことから，良性と判定可能である。腺症に伴う石灰化である。

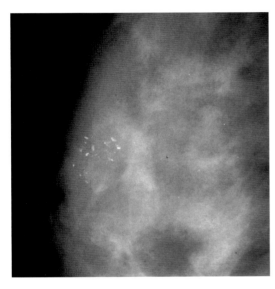

図39 多形性石灰化：良性例
まさに crushed stone-like calcification といえる形状を示している。分布は集簇性でマニュアル上はカテゴリー4となるが，石灰化の背景乳腺にまったく変化を認めない。

【症例1】微小円形石灰化：悪性例（図37）

　左乳房U領域に微小円形石灰化が多数認められる。分布は，集簇性もしくは領域性であり，石灰化の分析のみでは良性もあり得る判定結果となる。しかし，石灰化の背景乳腺に着目すると，対側と比較して濃度上昇が認められ，また，乳腺も硬化，収縮性に観察される。このように乳腺が収縮する症例のほとんどは浸潤癌であり，石灰化のみの判定では不十分である。

【症例2】淡く不明瞭な石灰化：良性例（図38）

　左乳房L領域胸壁側に淡く不明瞭な石灰化，皮膚側に石灰乳石灰化を認める。分布は，領域性とも区域性ともいえる。胸壁側の石灰化に着目すると，石灰化の判定のみでは良悪の判定は困難である。しかし，石灰化の背景乳腺にまったく変化を認めないことから良性と判定した。腺症に伴う石灰化であった。

【症例3】多形性石灰化：良性例（図39）

　まさに crushed stone-like calcification といえる形状を呈している。分布は集簇性でマニュアル上はカテゴリー4となるが，石灰化の背景乳腺にまったく変化を認めない。

読影の詳細とカテゴリー分類

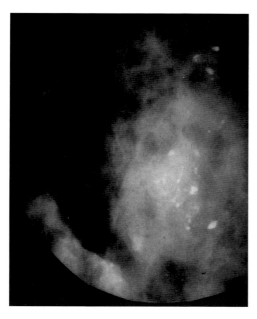

図40 多形性石灰化：悪性例
石灰化の背景乳腺は濃度上昇をきたし，腫瘤様である。

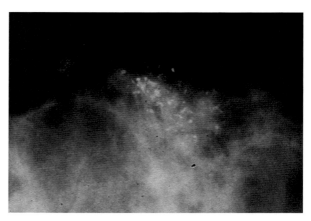

図41 微細線状・多形性石灰化：悪性例
石灰化は拡張した乳管内に散在するように認められる。石灰化と管状影様変化の双方が認められる症例である。

【症例4】多形性石灰化：悪性例（図40）

　大小不同の多形性石灰化が認められる。分布は集族性でカテゴリー4となるが，背景乳腺濃度が上昇し，腫瘤様となっている。乳腺の変化を加味した判定方法では，このことから悪性と容易に判定可能である。

【症例5】微細線状・多形性石灰化：悪性例（図41）

　石灰化は拡張した乳管内に散在するように認められる。石灰化と管状影様変化の双方が認められる。壊死性に生じた石灰化であるが，周囲の濃度上昇は明瞭である。このように変化が明瞭な場合は，病巣の範囲までもほぼ判定可能である。

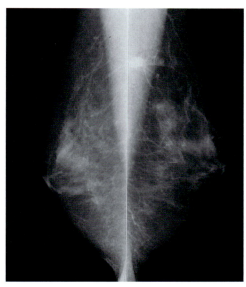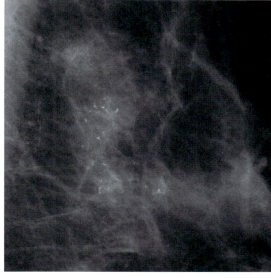

図 42　微細線状石灰化：悪性例
石灰化の形状は微細線状で，形状のみでカテゴリー 5 となる．石灰化の背景乳腺は折れ曲がり，不自然な形状となっている．石灰化に乳腺の歪み像を伴う症例である．

【症例 6】微細線状石灰化：悪性例（図 42）
　微細線状石灰化の背景乳腺には構築の乱れ，乳腺の歪みが認められる．乳腺は中央部で折れ曲がったような形状となっている．石灰化のみでもカテゴリー 5 であるが，背景乳腺の変化に着目すれば，より確実な判定が可能であり，折れ曲がった部位に浸潤巣があることも想像される．

5　その他の所見

　その他の所見のうち，乳腺実質の所見は腫瘤や石灰化のような直接的所見のないものがほとんどで，その多くは間接的所見というレベルのものである．そのため梁柱の肥厚を除き，病理学的，あるいは臨床的に早期といわれるものが大部分を占める．具体的には，微小な浸潤性の変化や乳管内成分の豊富な症例が対象となる．したがって，この所見を理解することが検診マンモグラムの読影をする上で大変重要な意味を持つことになる．また，腫瘤や石灰化を主要所見とするものでも，その周囲に乳管内進展を伴っていることが多く，この所見は乳癌の広がりを判定するうえでも重要である．
　その他の所見は①乳腺実質の所見，②皮膚の所見，③リンパ節の所見に分けられるが，これらのうち乳腺実質の所見のみが存在診断や鑑別診断をするうえで重要であり，それ以外については悪性腫瘍に付随する所見と考えたほうがよい．以下，それぞれについて解説する．

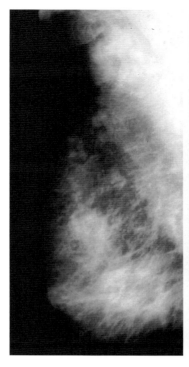
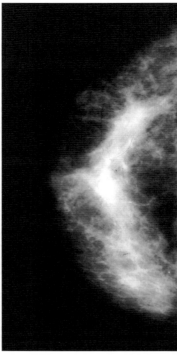

図43 梁柱の肥厚
乳腺の輪郭は毛羽立ち，脂肪織内に線維性の変化が目立っている。皮膚の肥厚はこの図では不明瞭であるが，実際は乳房の広範囲に認められた。腋窩リンパ節は腫大，癒着し，輪郭は不明瞭である。炎症性乳癌の症例である。

5-1. 乳腺実質の所見

乳腺実質の所見は，以下のような5項目に分けられる。

（1）梁柱の肥厚（trabecular thickening, coarse reticular pattern）
（図43, 44）

　梁柱の肥厚は，悪性例では直接所見が不明瞭で炎症性乳癌といわれるような，きわめて進行した状態で発見されるか，腫瘤などの直接所見に付随して認められる。一方，良性の炎症性変化の場合もあり，病態はさまざまである。そのため検診症例というよりは一般外来で遭遇する可能性が高く，視触診，問診の果たす役割も大きい。

　悪性例では，その成因は癌細胞のリンパ管塞栓による浮腫であり，片側性で乳房の広範囲に広がり発見されることが多い。このよう進行した症例で，視触診所見が皮膚の肥厚，目立つ毛根，乳房全体に硬化が認められるものをオレンジの皮にたとえ peau d'orange と称することがある。以上のような視触診所見に加え，マンモグラム上，腫瘤が不明瞭なものを炎症性乳癌といい，その予後はきわめて悪い。マンモグラム上で炎症性乳癌と判定するには，梁柱の肥厚，皮膚の肥厚，腋窩リンパ節の転移性腫大の所見がすべて揃っている必要がある。

　まれに腋窩リンパ節の腫大を認め，腋窩周囲にのみ梁柱の肥厚を認めることがある。これが認められた場合は，他部位の悪性腫瘍による腋窩リンパ節転移も考慮する。梁柱の肥厚を認める症例では腋窩リンパ節に腫大を伴うことも多く，その形状を加味して判定することも重要である。

　明瞭な悪性所見を伴わず，発赤のみが目立つ場合は，良性の炎症性変化により生じているか，悪性の変化に付随するものかを判定することは困難である。確定診断には皮膚や皮下脂肪織を試験切除し，病理学的判定を待つほうが賢明である。リンパ管侵襲を経皮的針生検（CNB）で判定することは困難である。

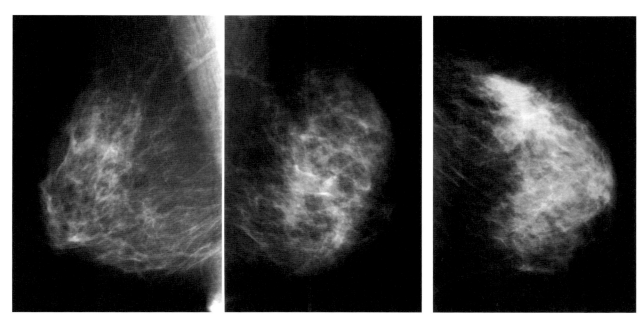

図 44 梁柱の肥厚
左乳房の外側半分に梁柱の肥厚が目立つ症例である。内外斜方向像では乳房の形状に左右差が目立ち，明瞭な腫瘤を有さない。頭尾方向像では外側脂肪織にやや線維性の変化が目立っている。外側半分でリンパ管侵襲の強い症例である。

　良性の片側性変化では，乳頭からの感染による炎症や乳瘤，膿瘍等の囊胞性病変周囲に伴う炎症で生じることが多い。このような症例では，超音波検査の役割が大きく，囊胞や乳瘤の周囲にモザイク状の高エコー帯を伴って観察される。また，時間の経過とともに周囲に線維化を生じ，壁が硬化し，あたかも周囲間質を巻き込んでいるかのように観察されることがある。乳瘤も同様で壁の線維化に加え，石灰化を生じることがあり，これらが後方エコーの減衰を生じることから，悪性腫瘍と判定してしまうことがある。しかし，マンモグラムではＸ線透過性の良い腫瘤周囲に石灰化が観察されるため，判定は容易である。
　また，両側乳房に梁柱の肥厚，皮膚の肥厚を認める場合は，心不全や乳房転移も考慮する。

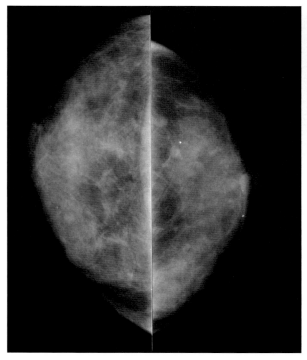
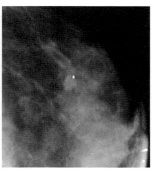

図45 管状影
左乳房外側に2本の管状構造が認められる。まれなケースである。非浸潤癌であった。

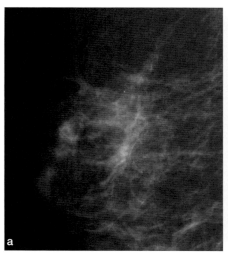
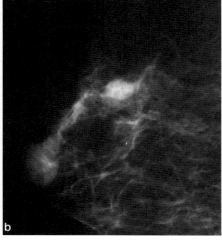

図46 孤立性乳管拡張（a 1年前，b 診断時）
右乳頭直下に乳管拡張が認められる。1年後には両端が囊胞状に拡張し，変化は明瞭となった。2つの囊胞を橋渡しするような状態に変化している。非浸潤癌であった。

2）管状影・孤立性乳管拡張（tubular density, solitary dilated duct）（図45，46）

　拡張した乳管を示唆する管状あるいは樹枝状の構造をいう。マンモグラムでは，それを単独で見ることは少なく，多くの場合は囊胞性病変を橋渡ししている構造物や腫瘤に付随する所見として経験する。これが単独で観察される場合は，非浸潤性乳管癌で石灰化，腫瘤を伴わないものとなり，マンモグラム上での発見頻度はきわめて低い。しかし，これを認めた場合は悪性の確率が高く，2％を超える確率といわれる[2]。一方，超音波検査での遭遇頻度は極めて高く，乳管壁の変化，拡張する乳管末梢側の変化，異常乳頭分泌等を参考に判定を行う。

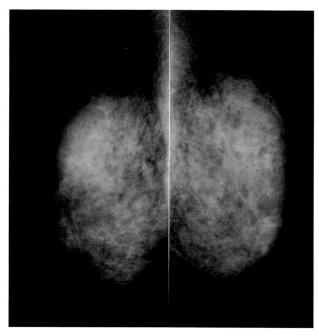

図47 非対称性乳房組織
右乳房上部に充実性の変化を認める。線維症といわれる症例である。画像的にはカテゴリー3相当であるが，内部構造に変化を認めず，周囲乳腺にも変化を認めない。

3）非対称性乳房組織（asymmetric breast tissue）（図47）

　非対称性乳房組織とは，対側と比較してある部分の乳腺組織量が多い場合や非対称性に乳腺組織が存在していたりすることから生じる左右差をいう。また，乳管が対側よりも目立つ場合も含める。通常は正常構造のバリエーション（variation）であり，良悪性の判定が必要な所見は含めない。そのためマンモグラム単独での判定では精密検査を要しない所見となるが，触診上も非対称で硬化性変化を伴う場合は，病的所見の可能性も否定できない。一般的に非対称性乳房組織は，授乳後変化で生じたり，もともと左右差のある乳腺構造であったり，ポジショニングの左右差で生じることが多い。

4）局所的非対称性陰影（focal asymmetric density）（図48〜52）

　真の腫瘤としての境界や濃度を持たず，非対称性に描出されるものをいう。非対称性乳房組織と区別の困難なことが多い。以下の方法でも判定困難な場合は局所的非対称性陰影に含め，精密検査を行うようにしたほうが無難である。局所的非対称性陰影には，腫瘤が周囲乳腺との重なりで不明瞭となっている場合と，もともと腫瘤を形成しない病変の2通りがある。前者は中心濃度が高い限局性変化で描出され，後者は内部構造が周囲乳腺と異なり，乳管拡張様所見や石灰化，次に述べる構築の乱れを付随することが多い。後者では，石灰化の所見でいう区域性の変化になりやすので，非対称部の形状を把握することも重要である。

読影の詳細とカテゴリー分類

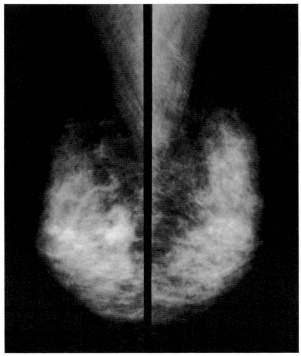

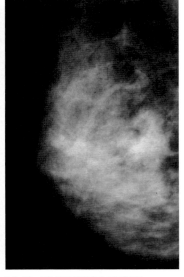

図 48 局所的非対称性陰影
右乳房乳頭後方に不整形で局所的に濃度上昇する陰影を認める。陰影は後方に突出し，乳腺後脂肪織の一部を覆っている。そして，その形状は乳頭側に頂点を有する形状となっている。浸潤性乳管癌（腺管形成型）の症例である。

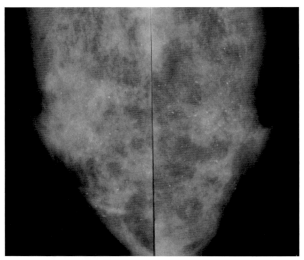

図 49 局所的非対称性陰影
右乳頭直下に充実性陰影を認める。辺縁は鋸歯状で不整である。浸潤性乳管癌（腺管形成型）の症例である。

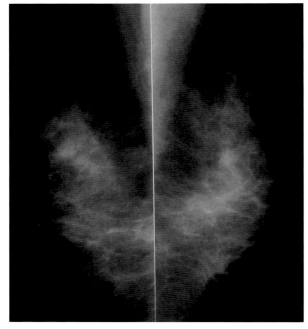

図 50 局所的非対称性陰影
右乳房上部に肥厚，硬化した乳腺像を見る。同部は皮膚側に凸となっており，乳腺が肥厚していると想像される。内部の濃度もやや高く，不明瞭ながら結節状に変化している。非浸潤性乳管癌の症例である。

　乳管拡張は，圧迫を加えない切除標本撮影では，ほぼ太さが均一で波打つような帯状影として観察される。また，上皮の過形成を伴うことから，それに顆粒状変化を伴う場合もある。しかし，マンモグラムでは圧迫して撮影するため，乳管内の癌組織量にその形状が左右され，数珠状，結節状に観察されることがある。そのため非対称部が周囲乳腺と比較して，数珠状，結節状，顆粒状の変化が目立つ場合も悪性の可能性が高くなる。また，組織学的には，非浸潤性

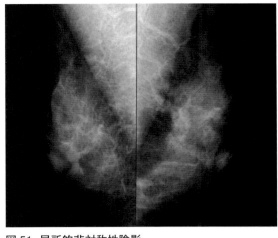
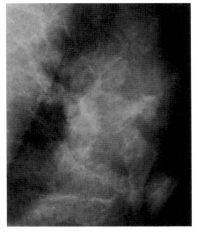

図51 局所的非対称性陰影
左乳房上部半分に構造の左右差を認める。背側は毛羽立ち、乳腺後脂肪織に突出している。内部構造は淡い結節状に変化しており、同部で乳腺が厚くなっているような印象である。乳腺の走向も病巣中心部で乱れている。非浸潤性乳管癌の症例である。

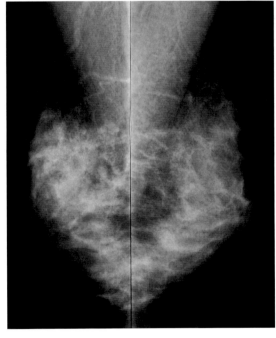
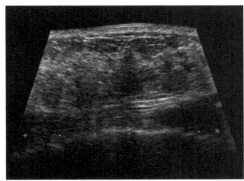

図52 局所的非対称性陰影
非対称性陰影は局所とは限らず、広範囲に及ぶことが多い。非浸潤癌や非浸潤癌優位な癌がこの所見に相当することが多いためである。乳腺は肥厚し、乳腺後脂肪織を覆っている。また、内部構造は粒状変化が目立ち、乳腺の走向も病巣中央部で乱れている。非浸潤性乳管癌の症例である。

乳管癌や乳管内成分優位な浸潤癌にみられる所見で、乳腺の肥厚を伴いやすい。そのため乳腺後脂肪織に非対称部が突出して認められる場合は要注意である。

以上のようにマンモグラムでの判定は、これまで述べた非対称部内部の変化や中心濃度上昇、区域性形状、乳腺肥厚の有無などが認められる場合にのみ局所的非対称性陰影として扱い、そのような所見がない場合には非対称性乳房組織として扱うようにするとよい。これまで述べてきた所見が複数確認される場合は、より悪性の可能性は高くなるが、断定することは危険でカテゴリー4までの所見と考える。つまりこのような変化があると判定した際、内部の変化、区域性形状、同部乳腺の肥厚が不明瞭な場合はカテゴリー3、明瞭な場合は構築の乱れを含めた判定を行いカテゴリー4とするのがよい。一般臨床上は確診に至るまで他の検査を付加したり、針生検などを行い、組織学的判定を待つほうが賢明である。

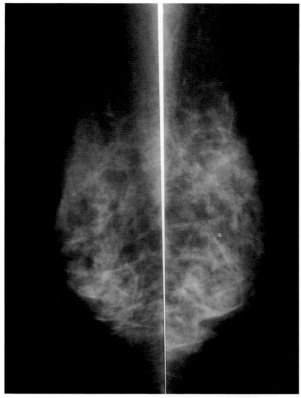
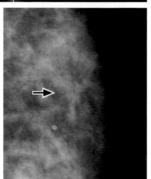

図 53 構築の乱れ
左乳房 M 領域に集束性の変化（矢印）を認めるが，中心部腫瘤は不明瞭である。乳腺の流れが同部で歪んでいる。浸潤性乳管癌（硬性型）の症例である。

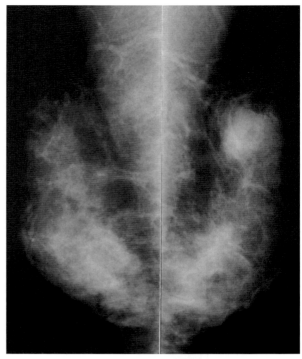
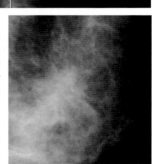

図 54 構築の乱れ
左乳房乳頭直下に集束性の変化を認める。中心部腫瘤は不明瞭であるが濃度上昇が認められる。非浸潤性乳管癌の症例である。非浸潤性乳管癌も中心部に瘢痕状の変化を伴うことがあり，集束性に描出されることがある。

5) 構築の乱れ（architectual distortion）（図 53 ～ 図 59）

　腫瘤は明らかでないが，乳腺の構築が歪んでいるものをいう。これには 1 点から放射状に広がるスピキュラ様所見や乳腺縁の局所的凹みを含める。手術の既往がない場合は，悪性を疑う所見となる。

　スピキュラ様所見を呈する良性疾患に放射状瘢痕（Radial Scar）がある。これは硬化と線維増生を示す瘢痕巣をとりまいて，上皮過形成や腺症，乳管拡張症といわれる，いわゆる乳腺症が放射状に配列するものである。そのため，浸潤癌と似たような集束性変化を示すが，その中心部には乳腺症と瘢痕巣があるのみで腫瘤を持たないため，中心部腫瘤のないことが鑑別の要点となる。〔図 55〕また，放射状瘢痕や複雑性硬化性変化（Complex Sclerosing Lesion）には，ADH（Atypical Ductal Hyperplasia）や DCIS（Ductal Carcinoma in situ）を伴うことがあり，集束性変化が認められるからといって浸潤癌であるとするのは早計である。〔図 54, 図 55〕しかし，これらが疑われる場合には生検が必要となる。

　構築の乱れを呈する悪性疾患では，浸潤性乳管癌（硬性型・腺管形成型），浸潤性小葉癌，

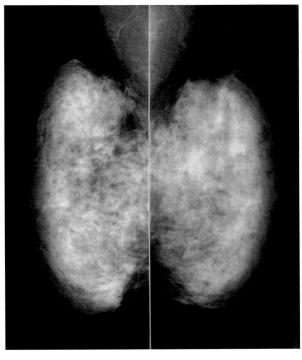
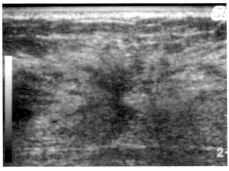

図55 構築の乱れ
MMGで右乳房M領域に構築の乱れを認める。放射状に広がる線状影の長さと比較し、中心部は小さく、硬化した印象が見られない。超音波画像では、周囲乳腺が引き込まれるような集束性変化が見られ、その中心には不整形の低エコー領域が見られる。硬癌が鑑別にあがるが、その辺縁には硬化所見が見られず、中心が痩せており、前方境界線の断裂や後方エコーの減衰など、硬癌に見られる変化が認められない。生検の結果、Radial Scarであった。Radial ScarはMMG上で放射状に広がる線状影の長さに比較し、中心部腫瘤の不明瞭なことが特徴である。

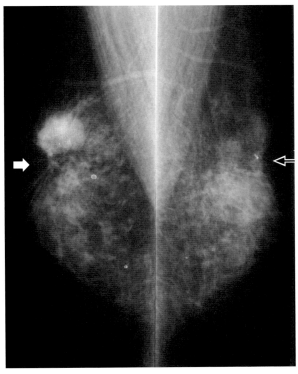
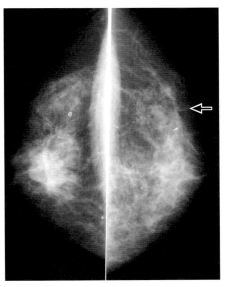

図56 構築の乱れ
内外斜位方向像では、左乳房M領域に乳腺の前面が凹んだ部分が描出されている（矢印）。中心部腫瘤は不明瞭である。頭尾方向像では1点に集束する像が明瞭であり、乳腺のやせも伴っている。浸潤性乳管癌（硬性型）の症例である。右乳房上部にも腫瘤が認められ、その尾側には突起状の集束性変化が認められる（太矢印）。

非浸潤性乳管癌が多く、良性疾患では術後変化、硬化性腺症、脂肪壊死、放射状瘢痕があげられる。悪性浸潤性変化では脂肪織を巻き込む頻度が高いため、中心部腫瘤に到達する脂肪の先端形状や腫瘤周囲の脂肪濃度にも着目する。

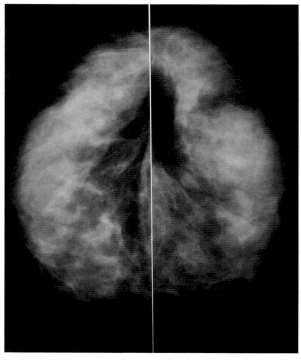
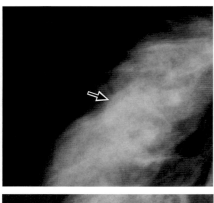
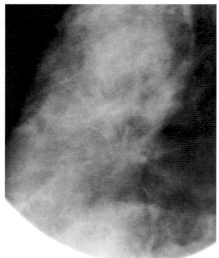

図57 構築の乱れ（右上全体像拡大像，右下スポット撮影像）
　右乳房外側乳腺の辺縁に凹みを認め，そこから伸びる毛羽立ち像の走向が周囲乳腺の走向と向きが異なっている（矢印）。同部のスポット撮影像では集束性の変化が明瞭となっている。非浸潤性乳管癌の症例である。

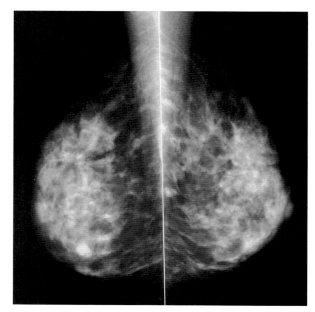

図58 構築の乱れ
　右乳房上部に乳腺の切痕像が認められる。脂肪の流れに着目すると集束性の変化は明瞭である。中心部腫瘤も不明瞭ながら認められる。腫瘤で分析可能な症例であるが，集束性変化を脂肪織の走向で確認することも重要なため提示した。浸潤性乳管癌（硬性型）の症例である。

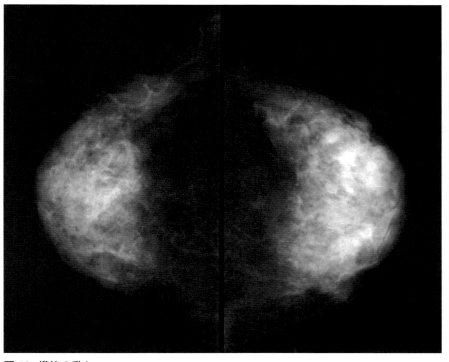
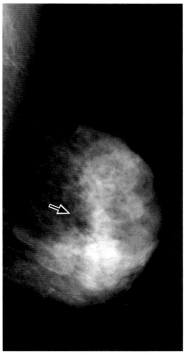

図 59 構築の乱れ
　左乳房乳頭後方に局所的非対称性陰影を認める。同変化の頭側では狭いながら脂肪織の入り込みが認められる（矢印）。頭尾方向像では外側に位置するが，同部には結節状の変化が認められ，明らかに構造が非対象となっている。浸潤性乳管癌（充実型）の症例である。

【BI-RADS ポイント】
　BI-RADS ではこれまでの非対称性乳房組織，局所的非対称性陰影という表現を変更し，以下の 4 種類の Asymmetries（非対称）に分類した。

1）Asymmetry
　　1 方向像でのみ認められる所見。他の方向からは観察されず，ほとんどがアーチファクトである。
2）Global Asymmetry
　　1 方向以上で認められる所見。乳房の 1/4 以上の範囲に広がり，内部に悪性を疑わせる所見を認めない。通常は正常乳腺のバリエーション。
3）Focal Asymmetry〔図 60〕
　　多方向での観察でも再現性のある所見。乳房の 1/4 以下の大きさで，境界が凹面で形成される。精密検査で腫瘤と判定されることがある。付随所見を認めない場合の悪性頻度は低い。
4）Developing Asymmetry
　　以前の検査と比較し，新出，増大，明瞭化しているもの。
　　Asymmetry で 2 から 3 年間変化がない場合はほぼ良性であるが，変化がみられる場合の悪性頻度は約 15％と報告されている。

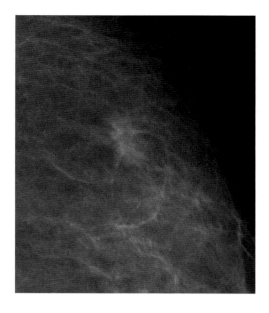

図60 Focal Asymmetry
境界の一部は鋸歯状あるいはスピキュラ様に観察される。凹面で形成される陰影。陰影周囲の脂肪部分の黒化度が増している。陰影部分に厚みがある，あるいは脂肪織浸潤していると想像される。BI-RADS では Focal Asymmetry に分類される可能性がある。

5-2. 皮膚の所見

皮膚の所見は悪性腫瘍に伴う変化と認識しておくとよい。これは悪性所見に付随する重要な所見であり，被検者の QOL に影響する内容も多い。

1) 皮膚陥凹（skin retraction）

視触診でいう dimpling sign を思い浮かべると理解しやすい。腫瘍直上の皮膚をつまむと，この dimpling sign というえくぼ所見を認めることがあるが，マンモグラムでも成因は触診とまったく同様である。dimpling sign の観察される症例で，同部の接線像を撮影するとマンモグラム上で悪性腫瘍によるクーパー靱帯の引き込みや，間質浸潤により起きる状態を直接観察することができる。腫瘍が不明瞭でこの所見のみ認められる場合は，前述した乳腺縁の凹みと同様に見逃しやすい所見であるため，注意深い観察が必要である。良性では手術痕が代表的で，同所見を認めた場合は問診，視診による鑑別も重要である。

2) 乳頭陥凹（nipple retraction）

上記所見と同様の成因であり，巻き込みが乳頭であるものをいう。

3) 皮膚肥厚（skin thickening）（図61）

梁柱の肥厚で述べたが，これは悪性で広範囲に認められることが多い。ときには腫瘍直上の皮膚にのみ認められる所見である。また，リンパ管は乳頭近傍で密になっているため，初期には乳頭下の肥厚のみ認められる場合がある。そのためセンチネル・リンパ節生検（sentinel lymphnodes biopsy）では，腫瘍直上，あるいは乳頭近傍の皮下に薬液を注入して行う2通りの方法が用いられる。

良性では，視触診所見で発赤を広範囲に認めることが多いが，それに比べ皮膚の肥厚は目立たないことが多く，乳頭下以外で局所的に起こることも少ない。

4) 皮膚病変（skin lesion）

粉瘤（atheroma）のような皮膚由来の変化をいう。偶然にも病変のある皮膚部が接線で描

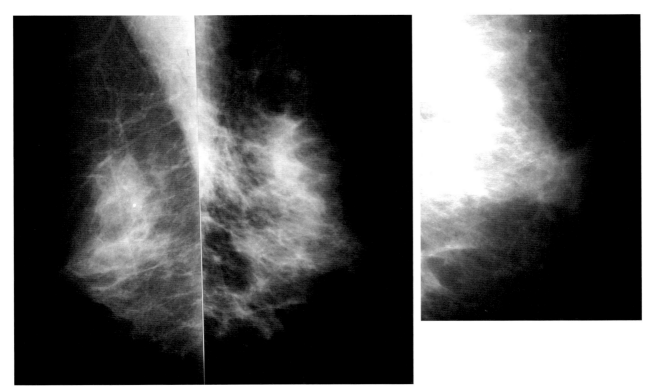

図 61 皮膚の肥厚
左乳房に梁柱の肥厚を認め，乳頭直下が肥厚している。皮膚の肥厚は乳頭近傍で最も厚くなることが多く，化学療法などの効果を測る際にその厚さを計測して比較することもある。

出されていれば容易に判定可能であるが，通常は乳腺と重なり，観察されないことが多い。ときに，濃度の淡く不明瞭な腫瘤性病変と判定してしまうこともあるが，このようなことはまれで粉瘤の判定は皮膚の接線像を撮影し，皮膚と連続する腫瘍として描出されてから診断されることが多い。

5-3. リンパ節の所見

1) 腋窩リンパ節腫大（axillary adenopathy）（図62）

リンパ節は図63のような解剖学的形状をしており，転移の程度も顕微鏡で初めて見つけられるものから，癒着を伴うもの，原発巣の影響を受け周囲に浸潤するものまでさまざまである。マンモグラムでは，癒着や浸潤性の変化を伴うものは転移と判定できるが，これ以前の状態で転移の有無を判定することは困難である。乳房内原発部位が明瞭であれば，その周囲の変化を加味して判定することも可能であるが，その正診率は75％程度である。通常はリンパ節門（hilum）が脂肪で置換されていない腫大リンパ節のみ判定対象となる。

2) 乳房内リンパ節（intramammary lymph node）

マンモグラム上で典型的なものは，小さな腎臓のような形状をしているが，多房性の形状に観察されることもある。正常では小さいながらもリンパ節門が観察されるので，判定は容易である。乳房内リンパ節転移をきたした場合は，充実性で輪郭整に観察されることもあり，その判定は困難なことがある。乳房内リンパ節は乳房のどこにでも存在しうるが，CあるいはC'領域に見られることが多い。

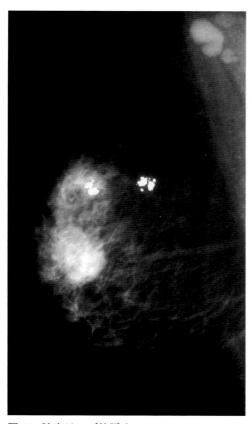

図 62　腋窩リンパ節腫大
右乳房腋窩部にリンパ節門を有する腫大したリンパ節を認める。濃度は高く，原発巣から判断して転移を考えるが，形状的には転移と断定できないものである。

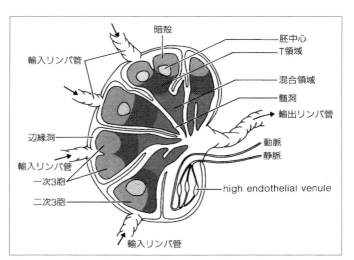

図 63　リンパ節の構造
参考文献 6) より引用。

5-4．カテゴリー分類

　乳腺実質の所見で，孤立性乳管拡張は臨床的あるいはマンモグラム上で悪性を疑う所見に付随する場合のみ参考所見となり，独立したカテゴリー分類としては取り扱わない。

　非対称性乳房組織，局所的非対称性陰影はその仕分けは困難なことが多い。重なりなどによる正常乳腺像と判断した場合はカテゴリー1とし，判断が困難な場合はカテゴリー3とする。

　梁柱の肥厚では明らかな左右差を認める場合はカテゴリー3とし，皮膚の肥厚，腋窩リンパ節の転移性腫大など，炎症性乳癌の所見が明確になるに従い，カテゴリー4あるいは5と判定する。

　構築の乱れは，微小な腫瘤により生じたり，きわめてびまん浸潤傾向の強い腫瘍や乳管内成分の豊富な腫瘍で生じたりと起因はさまざまである。そのため，その所見の程度により，カテゴリー分類もさまざまとなる。変化が不明瞭，曖昧なときはカテゴリー3，明らかに構築の乱れを認めるが，中心部腫瘤が不明瞭な場合はカテゴリー4，中心部腫瘤を認める場合，あるいは中心高濃度の場合はカテゴリー5に判定する。カテゴリー分類で迷った場合，構築の乱れは基本がカテゴリー4であることを念頭に置き対処する。

表3　カテゴリー分類の相違点

マンモグラフィガイドライン(検診分類)		BIRADS 5th (総合画像診断分類)				
評価カテゴリー	悪性率		Assessment Category	Risk of Malignancy	Recommendation	解説
—	—	0	Incomplete	—	Comparison with prior imaging and/or additional examinetion are required	情報不充分：追加の画像検査や過去画像との比較読影を要する検診要精査で用いる
1	陰性	0%	1	Negative	0%		陰性：定期的マンモグラフィ推奨
2	良性	0%	2	Benign	0%		良性：定期的マンモグラフィ推奨
3	ほぼ良性	5～10%	3	Probably benign	≦2%	Follow-up to confirm	おそらく良性：短期間の経過観察推奨悪性率2%以下
(3-1)	悪性の可能性は極めて低い	—	—	—	—	—	—
(3-2)	悪性も否定できない	—	—	—	—	—	—
4	悪性を強く疑う	30～40%	4	Suspicious Abnormality	>2% but <95%	Biopsy is recommended	異常が疑われる：要生検悪性率2%～95%未満
—	—	—	4A	Low suspicion for malignancy	>2～10%	〃	悪性の確率低悪性率2%超～10%
—	—	—	4B	Moderate suspicion for malignancy	>10～50%	〃	悪性の確率中悪性率10%超～50%
—	—	—	4C	High suspicion for malignancy	>50% but <95%	〃	悪性の確率高悪性率50%超～95%未満
5	悪性	90%以上	5	Highly suggestive of malignancy	≧95%	〃	悪性が強く示唆される悪性率95%以上
—	—	—	6	Known biopsy – proven malignancy	—	Treatments are required	生検にて悪性が証明され治療を要する

6. マンモグラフィガイドラインとBI-RADSとの相違点

　BI-RADSでは，検診終了時点ではカテゴリー3以上には仕分けせず，表3に示すカテゴリー0「情報不十分：追加の画像検査や過去画像との比較読影を要する状態」に分類する。この分類が要精密検査に相当する。つまり検診終了時点での報告は，カテゴリー1（陰性），カテゴリー2（良性），カテゴリー0（要追加検査＝要精検）の3種のみの分類となり，カテゴリー3以上はマンモグラフィと超音波検査での総合判定後につけられる。

　検診時マンモグラムでもカテゴリー4や5をつけられなくもないが，結果分析をゆがめる可能性があるため利用は勧めていない。さらに，カテゴリー0と評価した場合は，追加すべき検査を具体的に提案すべきとしている。以上のことから，検診マンモグラフィでは，より以上の検査を必要とするか，否かの判定だけを行うということになる。

読影の詳細とカテゴリー分類

対して，診断用検査報告にはカテゴリー0を特別な事情がない限り使用すべきでないとし，その理由の一つとして過剰なMRI検査を正当化する恐れがあるためだとした。診断医はマンモグラフィと追加撮影および超音波検査で最終報告をすることと勧告している。なお，マンモグラフィと超音波検査の双方が施行された場合，それぞれの検査で判定を行い，別途，総合判定に推奨マネジメントを付記した報告書を作成することが望ましいとしている。総合判定は，より悪性度の高いモダリティの結果を反映すべきであるが，片方で明らかに良性と判定可能な場合はこの限りではない。

BI-RADS でのカテゴリー分類は，推奨マネジメントとの完全一致を目指して作られた。この分類は，検診時は精査を要する（カテゴリー0）か否（カテゴリー1，2）かの二者択一，精密検査後は定期的検診（カテゴリー1，2）か，2から3年間の経過観察（カテゴリー3）か，それとも生検（カテゴリー4，5）かの三者択一と考えるとわかりやすい。

● 参考文献

1）大内憲明・編．マンモグラフィによる乳がん検診の手引き―精度管理マニュアル第6版．日本医事新報社．

2）日本医学放射線学会／日本放射線技術学会・編．マンモグラフィガイドライン第3版増補版．医学書院．

3）ホームページ https://www.m2plus.com/．ACR BI-RADS® アトラス．BI-RADS 翻訳委員会．日本放射線科専門医会・医会．

4）市原　周．乳腺病理学．名古屋大学出版会．5，2000．

5）Haus AG, et al. Categorical Course in Diagnostic Radiology Physics: Physical Aspects of Imaging-Current and Future Considerations. RSNA, 13, 1999.

6）石栗一男・他．切除標本軟線撮影による微細石灰化像の検討．日本乳癌検診学会誌，7，293〜299，1998．

7）日本乳癌学会．臨床・病理　乳癌取扱い規約．金原出版，2〜3，1991．

8）河野　敦，柚木雅至，國松奈津子．リンパ節の正常解剖．臨床画像，14（9），1045，1998．

（石栗　一男　　株式会社メディカルクリエート）

第10章 デジタルマンモグラフィの臨床

① デジタルマンモグラフィの臨床

はじめに

マンモグラフィは特に高い空間分解能と鮮鋭度が要求されるため，デジタル化という点で最も遅れた分野であった。しかし，電子カルテの普及をはじめ医用画像のアナログからデジタルへの移行は必然という時代の流れにあって，デジタルマンモグラフィの導入は瞬く間に進んだ。

わが国におけるデジタルマンモグラフィの歴史は Computed Radiography（CR）の導入により始まった。CR は日本発祥のシステムで，それまで使用していたアナログ装置に専用の imaging plate（IP）と読み取り装置を付設することで撮影装置自体を流用可能であり，デジタル導入のためのコストが抑えられたこともあり国内に広く普及した。なお，当初はハードコピー診断が主流であった[1]。

2007 年 10 月時点では，日本医学放射線学会の定める仕様基準を満たす乳房 X 線撮影装置 3,826 台中 61％にあたる 2,336 台がデジタルマンモグラフィで，うち 2,050 台（88%）が CR でありフラットパネル方式（286 台）よりはるかに多く[2]，この点が欧米と大きく異なる特徴であった。

こうして国内では，デジタルハードコピー診断，スクリーンフィルムそして少数のデジタルソフトコピー（モニタ）診断が混在する時代が続いた。

しかし，ハードコピー診断では取得した膨大なデジタルデータの一部のみしか画像に描出できず，デジタルの真の力を発揮させるためにはソフトコピー（モニタ）診断が相応しい。また，各社よりフラットパネル方式の full-field digital mammography が相次いで発売され，現在では，デジタルソフトコピー（モニタ）診断を行う施設が増加し，逆にスクリーンフィルムは極めて少数派となり，同時にほとんどの施設でデジタル化が行われたといえる。

本稿では，スクリーンフィルムとの比較からみたデジタルマンモグラフィの評価・利点について記述した後，トモシンセシスに触れ，最後に撮影に際し特に理解しておくべき事項，実際の読影方法について解説する。

1. スクリーンフィルムとの比較からみたデジタルマンモグラフィ

マンモグラフィでは腫瘍の境界，微細石灰化の形態やスピキュラを代表とする繊細な所見が診断上重要な役割を果たし，これらの所見を表現し得る緻密な空間分解能が要求される。デジタルサンプリングされたピクセル画像（25 ～ 100μm）は，現在市販されているどのデジタル機器を用いたとしても空間分解能という点では銀粒子（3 ～ 5μm）に有意に劣っている。一方で，デジタルマンモグラフィにはウインドウレベルの変更や拡大機能をはじめとする利点があるため，これらを総合的に評価した最終的なアウトカムはどうかという点が重要である。

1-1. 欧米の臨床研究と我が国の診療ガイドライン

我が国では full-field digital mammography（FFDM）とスクリーンフィルムマンモグラフィ（SFM）の大規模な比較試験はこれまで施行されていない。欧米の臨床研究としてはノルウェーの Oslo I，II 試験とアメリカの DMIST 試験が有名であり，各臨床試験について以下要点を述べる。

1-1-1. Oslo I 試験[3, 4]

Skaane らが 2003 年に発表し，2005 年に follow-up データを加えた最終報告を行っている。この試験は，50 歳から 69 歳の 3,683 人の女性を対象として，SFM と FFDM のソフトコピー診断両者を施行しその成績を比較したものである。読影は 2 名の放射線科医が独立して行い，読影結果を 5 段階で判定し，いずれか 1 人が陽性（2 以上）とされたマンモグラフィは検討会にて最終判定が下された。結果は図1に示されているように発見された乳癌は 31 例で，うち SFM で検出されたのが 28 例，FFDM での検出癌は 23 例であった。癌検出率は SFM 0.76％，FFDM 0.62％で有意差を認めなかった（P=0.23）。20 例は SFM，FFDM 両者で検出されたが 8 例が SFM のみ 3 例が FFDM のみで指摘されていた。要精検率は FFDM は 4.6％（168/3683），SFM は 3.5％（128/3683）でやや FFDM で高かった。その後の追跡にて判明した中間期乳癌 10 例，次回検診発見乳癌 16 例を加えた最終結果が表1である。癌検出率は SFM，FFDM 両者でやはり有意差を認めなかった（P=0.48）。

1-1-2. Oslo II 試験[5, 6]

Skaane らが 2007 年に follow-up データを加えた最終報告を行っている。この試験は 45 歳から 69 歳の女性 23,929 人が最終解析され，SFM（n=16,985）と FFDM（n=6,944）のソフトコピー診断いずれかを施行し，その成績を比較検討したものである。Oslo I 試験と同様 2 名の放射線科医が独立して読影した結果を 5 段階で判定，いずれか 1 人が陽性としたマンモグラフィを検討会にて要精査とするか否かの最終判定を下した。

結果は，表2のとおり要精検率は FFDM 4.2% vs SFM 2.5% で有意（P < 0.001）に FFDM が高かった。癌発見率は FFDM 0.59% vs SFM 0.38% で有意（P=0.02）に FFDM が高かった。陽性反応的中度は有意差を認めなかった。感度は FFDM 77.4% vs SFM 61.5% で FFDM が良好であったが有意差は認められなかった（P=0.07）。特異度は FFDM 96.5% vs SFM 97.9% で有意（P < 0.005）に SFM が高かった。

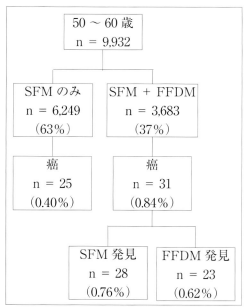

図1 Oslo I 試験の結果 1
スクリーンフィルムマンモグラフィのほうが発見率が高かったが有意差はなかった（P=0.23）。
（文献[3]より引用，一部改変）

表1 Oslo I 試験の結果

		FFDM 陽性	陰性	計
SFM	陽性	20	11	31
	陰性	7	19	26
計		27	30	57

中間期癌，次回発見癌を加えた最終結果においても発見率に差はなかった（P=0.48）。
（文献[4]より引用）

表2 Oslo II 試験の結果

画像診断法	女性の人数	要精検率	検診発見癌*	中間期乳癌率	感度[†]	特異度[†]
SFM	16,985	2.5 %	3.8	23.6 %	61.5（51.5〜70.8）	97.9（97.8〜98.1）
FFDM	6,944	4.2 %	5.9	17.4 %	77.4（63.4〜87.3）	96.5（96.0〜96.9）

乳癌発見率はデジタルマンモグラフィが有意に高く（p = 0.02），感度は有意差がなく（p=0.07），特異度はスクリーンフィルムマンモグラフィが有意に高かった（p<0.005）。
＊ 受診者1,000名あたりの癌数
† データは％，括弧内は95％信頼区間
（文献[6]より引用，一部改変）

考察において，この試験に参加した読影医はすべてOslo I 試験にも参加しておりFFDMのソフトコピー診断に習熟したこと，専用の読影室を使用し読影環境を整えたことなどによりFFDMの偽陰性が減ったのではないかと述べられている。そして，FFDMのソフトコピー診断は陽性反応的中度をSFMと同等に保ちつつ，有意に高い癌検出率を示し，乳癌検診にふさわしいモダリティであると結論している。

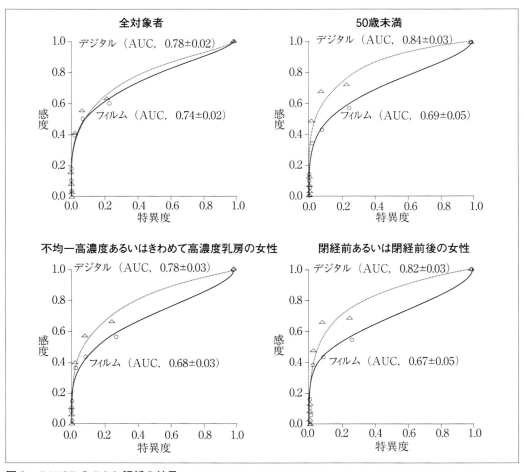

図3 DMIST の ROC 解析の結果
50歳未満の女性，乳腺濃度が高い女性，閉経前か前後の女性の群においてデジタルマンモグラフィのほうが，AUC が有意に高値であった。　　　　　　　　　　　　　　（文献[7]より引用）

1-1-3. DMIST 試験[7]

　　　　　DMIST 試験とは，American College of Radiology Imaging Network（ACRIN）によるプロジェクトである Digital Mammmographic Imaging Screening Trial（DMIST）を指し，アメリカとカナダ 33 施設 49,528 名の無症状の女性を対象とした大規模試験である。Pisano らによりその中間報告が 2005 年の The NEW ENGLAND JOURNAL of MEDICINE に掲載された。全ての参加者が FFDM と SFM 両方を撮影し，撮影されたマンモグラフィを2名の放射線科医が独立して読影し，結果を ROC（Receiver-operating-characteristic）解析に適した7段階の悪性度等級と6段階の BI-RADS 分類（カテゴリー0から5）を用いて記載した。

　　AUCs（full areas under the curve）を用いて対象者全体での FFDM と SFM との比較を行ったが，年齢（50歳未満 vs 50歳以上），乳腺濃度（不均一高濃度・高濃度 vs 乳腺散在・脂肪性），閉経状況（閉経前，閉経前後 vs 閉経後），人種（白人 vs 黒人 vs その他），乳癌リスク（Gail モデルによる 25％以上のリスク vs 25％未満），4つのデジタル機器メーカーによる subgroup の比較も行った。

　　対象者全体の解析では，AUC で FFDM と SFM の診断能に有意差は認められなかった。また，人種，乳癌リスク，デジタル機器間でも有意差はみられなかった。しかし，50歳未満の女性，乳腺濃度が高い女性，閉経前か前後の女性の群において FFDM の方が，AUC が有意に高値であった（図2）。

　　感度，特異度，陽性・陰性反応的中度については，7段階の悪性度等級を用いた場合には，

対象者全体の検討，subgroup の検討いずれにおいても FFDM と SFM で有意差は認められなかった。一方，BI-RADS 分類による検討では，AUC による検討結果と同様に，50 歳未満の女性，乳腺濃度が高い女性，閉経前か前後の女性の群において有意に FFDM の成績が SFM より良好であった。

また，DMIST の成績をもとに，デジタルマンモグラフィの費用効果分析を行った報告では，すべての年代にデジタルマンモグラフィによる検診を行うことは費用効果が悪く，50 歳未満に対してデジタルマンモグラフィを行うことが最も費用効果的であるとしている[8]。

以上，いずれの 3 試験においても，検診に用いた場合 FFDM は SFM と同等以上の感度を示したとの結論であった。

日本乳癌学会編 乳癌診療ガイドラインにおいても 2015 年版[9]までは「乳癌検診においてデジタルマンモグラフィはスクリーンフィルムマンモグラフィと同等に勧められるか」という clinical question（CQ）があり，推奨グレード A（強く勧めらる）と結論されている。2018 年版[10]では，この CQ が掲載されておらず既に合意が得られた既知事項と考えてよいだろう。

日本乳がん検診精度管理中央機構（旧：マンモグラフィ精度管理中央委員会）では，デジタル化に逐次対応し，2004 年 4 月より臨床画像評価基準を見直し，コントラストの評価を乳腺と乳腺外に分け，デジタル，アナログとも共通の基準で評価することとし，2012 年度からはソフトコピー画像評価が開始された。

また，Souza FH らは，Population-based screening における SFM とデジタルマンモグラフィ（DM）の精度を比較した 10 の研究のメタアナリシスを行い，50 歳以下で DM は SFM より精度が高いと報告している[11]。

さらに，欧州の複数の国々から大規模なデータが発表され[12, 13, 14]，おしなべて DM の癌検出率，陽性反応的中度は SFM のそれと比較して高いという結論であり，DM の優位性を示していた。

しかし，DM のうちフラットパネル方式と CR（computed radiography）システムを区別し，SFM との成績を比較した研究結果[15, 16]も報告されている。フランスとカナダからの報告で対象はいずれも 50 〜 74 歳である。それぞれ，大規模な研究（フランス 138,834 名，カナダ 688,418 名）で，CR の乳癌検出率はフラットパネル方式，SFM よりも有意に低いという結果であった。

CR は敢えて分類すると間接変換方式であり，画像の読み取りにレーザー光が利用されるが，その散乱や残光が鮮鋭度を低下させると指摘されている。我が国では，既に述べてきたように欧米と比較して CR の普及率が高いため，DM に関する海外からの報告を解釈する場合には注意したい点といえる。

1-2. デジタルマンモグラフィの利点

1-2-1. 撮影技術上の利点

1）被ばく線量の低減が期待できる

低管電圧の高コントラスト・モードで撮影することに代わり，管電圧を無理に下げなくても，画像処理によりある程度は乳腺コントラストをつけることができるため被ばくが軽減される。

2）線量の許容範囲の広さと高度な自動露出機能から撮影条件の失敗が少なくなる

ダイナミックレンジが広く線形であることから，ラティテュードが広くなり撮影の失敗が少なくなると期待される。

1 デジタルマンモグラフィの臨床

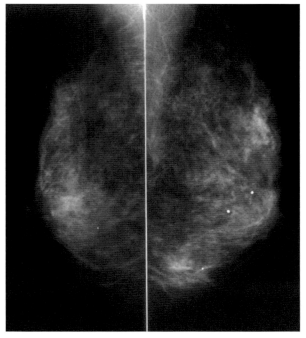
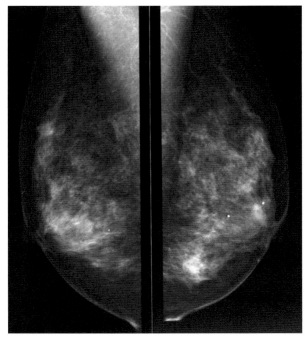

スクリーンフィルムマンモグラフィ　　　　　　　　　　デジタルマンモグラフィ（Senograph2000D）

図3　画像処理による乳腺内コントラストの向上
　　左乳房L領域に1.5cmの病変がある乳癌症例。スクリーンフィルムマンモグラフィでは病変の指摘は困難であるが，デジタルマンモグラフィでは，局所的非対称性陰影もしくは腫瘤として認識できる。

3）撮影した画像をモニタですぐに確認できる

　ポジショニング・撮影条件の良否が診療放射線技師にすぐにフィードバックされ，万が一再撮影を必要とする場合には，時間のロスなく対応可能である。

4）現像における技術差やアーチファクトの混入がなくなる

　SFMの場合に，最終的に画質を決定するのは現像であった。画質は現像時間，現像温度，現像液の選択と管理など多くの要素に影響され，これらの一部にでも不都合があると良い画像が得られなかった。DMではこの現像過程による技術差は考慮する必要がなく，その分，術者は良いポジショニングを取ることに集中できる。

1-2-2. 診断上の利点

1）データの呼び出しが簡便で以前のマンモグラフィとの比較読影がしやすい

　マンモグラフィ読影においても過去画像との比較読影により経時変化を検討することは極めて重要である。DMのソフトコピー診断は過去画像のデータ呼び出しが簡便で，SFMで行われていたような膨大なフィルム保管庫から過去画像を探し出し，比較検討後に返却するという煩雑な作業が不要となる。

2）多様な画像強調処理により所見の取りやすい出力が可能 [17]

　DMでは検出器から得られる画像信号に診断に有利となるよう種々の処理が加えられて画像が出力されている。画像処理には階調処理，周波数処理，圧縮処理，PEM（pattern enhancement processing for mammography）処理などがあり各社が研究を重ねている。例え

ば階調処理を加えることで高濃度乳房内のコントラストがついて観察しやすくなる，周波数処理により鮮鋭度を高くすることができる，PEM処理により石灰化を選択的に強調し明瞭化させられるなどの恩恵を受けることができる（**図3**）。

3）モニタ上で輝度，コントラスト，拡大率などが変更可能

ソフトコピー診断の場合には，読影時にウインドウレベル（明るさ）・ウインドウ幅（コントラスト）を自由に変えることができ，拡大，白黒反転，マスキングなどの操作を駆使することで，より多くの情報をひきだすことができる。ただし，それを十分に生かすことができるか否かは個々の読影者に委ねられており，ビューワーソフト操作法の習熟が必要となる。

4）CAD（computer-aided diagnosis）の導入が容易

CADはデジタルマンモグラフィとの相性がよく，その導入が容易である。

1-2-3. 運用上の利点

1）フィルムレス化に伴う保存スペースの減少とコストの低下

ソフトコピー診断を行う場合には，フィルムそのもののコストが省略でき，さらに膨大な画像の保存や管理に関わるスペース・コストの低下はSFMと比較して相当なものとなる。また，エコロジーの観点からも相応しいと考えられる。

2）情報の保存と伝達に有利

アナログ→デジタルへの移行は情報伝達には特に大きな変化をもたらした。

SFMの場合には原本は1枚のみであり，フィルム運搬，保存に伴うキズやフィルムの劣化の問題，他施設への情報提供の際に原本を貸し出すといった煩雑さから解放され，基本的にはデジタルデータで伝達するという時代になった。

さらに，DMはPACS（Picture Archiving and Communication System）に組み込むことが可能であることも利点である。しかし，マンモグラフィの場合には，高精細モニタを有したビューワシステムが必須であり，一般的にPACSで画像参照用として汎用されている1Mモニタでは不十分であることに注意しなければならない。

また，施設間でデジタルデータを伝達する場合には，観察するビューアシステムがそのデータに対応できる環境かという点も問題となるため運用する場合に留意したい。

1-3. 乳房トモシンセシス

乳房トモシンセシスは，乳房を中心にX線管球を円弧状に移動させて多数回の撮影を行い得られたデータを再構成して乳房断層画像を作成して表示する。2Dマンモグラフィの弱点である乳腺の重なりを減少させることから，偽陽性や偽陰性を減少させ，特に高濃度乳房でのマンモグラフィの弱点を補完する検査法として期待されている（**図4**）。

乳房トモシンセシスを2Dマンモグラフィと比較検討した結果はこれまでに多数報告されている。前向き研究か後ろ向き研究か，要精査と判定する基準，さらに研究規模等が一様ではないものの，癌検出率については殆どの報告でトモシンセシス群が2D群を上回っており，その有用性が示されている[10, 18, 19]。一方，要精査率についての評価は一定しておらず，トモシンセシスで上昇するとする報告と低下するという報告が混在している。

また，乳腺濃度別にトモシンセシスの有用性を検討したRaffertyら[20]の後ろ向き研究では，

⬜ デジタルマンモグラフィの臨床

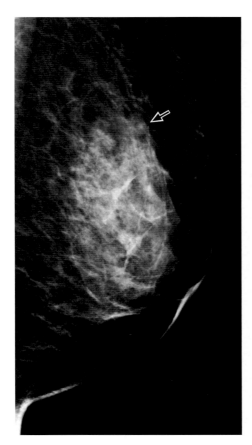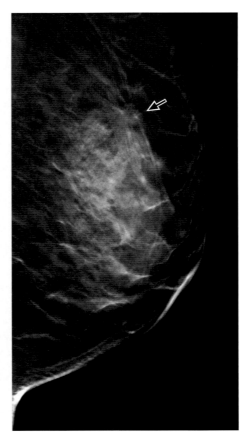

図4 トモシンセシス
左乳房 U 領域に 2D では指摘が難しいが、トモシンセシスではスピキュラを伴う腫瘤として読影可能な症例。
(画像提供：鯉淵幸生先生・国立病院機構高崎総合医療センター)

要精査率に関しては脂肪性では有意差なし。乳腺散在，不均一高濃度，極めて高濃度ではトモシンセシスが有意に低いという結果であった。癌検出率は脂肪性と極めて高濃度では有意差なし（それぞれのp値は0.10，0.88），乳腺散在と不均一高濃度ではトモシンセシスが有意に高いという結果であった。

トモシンセシスは高濃度乳房のうち不均一高濃度乳房では有用性が示されているが，極めて高濃度乳房では明らかでなく，逆に非高濃度乳房である乳腺散在においてもトモシンセシスの有用性が示されており，トモシンセシスを高濃度乳房にのみ選択的に適応すればよいとはいえない。

トモシンセシスは2Dと比較して癌検出率が高いことはほぼ間違いがないものの，導入からの歴史が浅く死亡率減少効果は証明されていないため，ガイドラインとしては現状で「対策型検診においては行わないことを弱く推奨する」とされている。

さらに，トモシンセシスに関する報告は欧米人を対象とした研究であり，欧米人の圧迫乳房厚（compressed breast thickness: CBT）は，日本人のCBTと比較して厚く，欧米人でのトモシンセシスの有用性が，日本人でも同様に再現されるかどうかは不明であり，今後の検討課題の一つである。

また，トモシンセシスの問題点としては，2Dと比較して読影時間が長くなること，そして画像データの容量が大きくなるため保存するサーバへの負担が挙げられている。この読影時間すなわち読影医への負担軽減対策の一つとして後述するCADが考えられるが，2017年3月にiCAD社により開発されたGE社のトモシンセシス装置に対する同時CADはFDAの承認を得ており注目されている[21]。

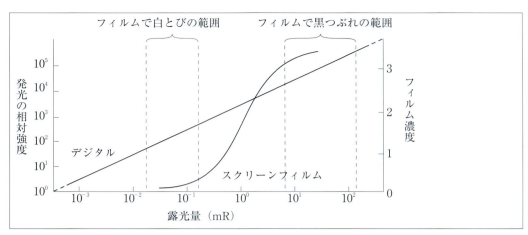

図5　スクリーン／フィルムとデジタルマンモグラフィの特性曲線
スクリーン／フィルムと比較してデジタルマンモグラフィはダイナミックレンジが広く線形である。

2. デジタルマンモグラフィ読影の基礎知識

　スクリーンフィルム（SFM）もデジタルマンモグラフィ（DM）いずれも組織の放射線透過性の差をみているため，DMのハードコピー診断する場合には，両者で基本的に読影方法に差はない。
　しかし，モニタ診断を行う場合は，デジタルの特徴を十分理解する必要がある。以下にDMの読影にあたり理解しておくべきことのうち，重要な項目を解説する。

2-1. 広いダイナミックレンジ

　DMの特徴としては，SFMと比較してダイナミックレンジが広く線形であることがまず挙げられる（図5）。SFMでは特性曲線が非線形であり低濃度部と高濃度部に飽和領域が存在し，この飽和領域ではフィルム上で「白とび」「黒つぶれ」となって現れてしまう。ダイナミックレンジが2桁程度であるSFMに対しDMでは5桁と広く，検出器から得られる画像信号と露光量は直線関係である。これは低線量域から高線量域まで直線性が維持されることにより「白とび」「黒つぶれ」がおこらず，良好なコントラストを保ちながら撮影が可能であることを意味している。それによってSFMでは限界と考えられた高コントラストワイドラティテュードが実現され，従来マンモグラフィが苦手とされてきた不均一高濃度～きわめて高濃度乳房の診断に有利と考えられている。プリントアウトされたフィルム上の白つぶれや黒つぶれの部分にもデジタル情報が存在しているわけであるから，ハードコピー診断では，撮影で得られた情報のごく一部しか表現することができない。DMの長所を十分に発揮させるにはソフトコピー診断が望ましく，実際の読影に際しては，一画面では表現しきれない情報をモニタ診断によって十分引き出すことが求められる。
　また，DMでは，多様な画像強調処理が加えられており，その結果，基本的には乳腺の内部構造の観察が容易となる等診断に有利となる訳であるが，逆に大きな病変が存在した場合に乳腺と病変の著しい濃度差が補正されてしまうことにより病変の認識が難しくなることがあることを知っておく必要がある。

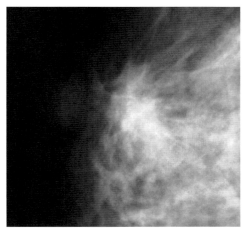
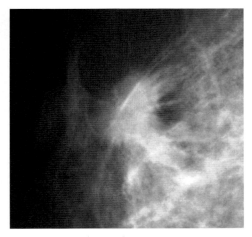

検診時，FCR（100μm）　　　　　　　　診断時，FCR（50μm）

図6　サンプリングピッチの違いによる腫瘤の辺縁の描出能

2-2. 空間分解能

　DMでは乳房を通過してきた放射線量の差をデジタル情報に変換するわけであるが，その際，画像を画素に分割する標本化が行われており，そのサンプリングピッチは空間分解能に大きな影響を及ぼす。空間分解能は画像の鮮鋭度と密接な関係がありDMでは大きな問題となる。空間分解能が低いと鮮鋭度が低下し，微細石灰化の評価や，腫瘤の境界，spiculationを代表とする構築の乱れの観察に支障をきたす（図6）。

　良悪の鑑別が必要とされる微細石灰化のサイズは多くが500μm以下であり，通常の視力の人間において，裸眼での空間分解能の限界は73μmであるといわれている。SFMの銀粒子のサイズは3～5μmであるため，拡大鏡で観察したとしても人間には十分な情報が与えられる。現在のDMのサンプリングピッチは25～100μmであり，サンプリングピッチの大きな装置では，淡く不明瞭な微細石灰化の検出に支障をきたすおそれがあり，DMにおいて微細石灰化の良悪の鑑別をする場合には拡大撮影が必須であると考えられる。また，モニタ診断において実寸大のみでは微細石灰化が指摘できず，拡大操作を行ってはじめて石灰化の存在を認識することができることがあるため，拡大観察は必須である。

　一方で画質という面では，空間分解能はできる限り高いことが望ましい訳であるが，サンプリングピッチを細かくすれば，それだけ1画像あたりのデータ量が増え，処理を行うコンピュータに負担がかかることにもなる。具体的にはサンプリングピッチが100μmの場合1画像あたり8MB，70μmで16MB，50μmで32MBとかなりの容量となる[22]。

2-3. モニタ診断

　「Ⅱ-1）広いダイナミックレンジ」で述べたように，広いダイナミックレンジをもつDMの長所を十分に発揮させるためにはソフトコピー診断が望ましいが，ソフトコピー診断では使用するモニタの性能や使用法により，本来画像の持っている情報を十分に引き出すことができない危険もある。当然のことではあるが空間分解能はモニタそのものの性能に依存し，1Mピクセルや2Mピクセルの画素数では診断に支障をきたす。5Mピクセルの高精細モニタでの診断が推奨されている。

　また，モニタはフィルムに比較して濃度分解能が低く，微妙な濃淡の違いが表現されにくい。

このため腫瘍の候補を見つけた場合には，window／levelを調整し，明るさやコントラストを変更して吟味することが大切である。また，使用するモニタの輝度にも注意する必要があり，CTやMRI診断に使用されるモニタより輝度の高い（キャリブレーション輝度500cd／m²以上）モニタを使用すべきである。

モニタの方式は，ブラウン管モニタ（CRT: Cathode Ray Tube）と液晶ディスプレイ（LCD: Liquid Crystal Display）の2種類がある。DM登場後，当初はCRTモニタが広く使用されてきたが，後発のLCDの画質が向上し，CRTと比較して長時間安定して動作可能であることや，小型軽量で薄く省スペースであること，消費電力が少なく発熱量も小さいというメリットがあり，現在はモニタのほとんどがLCDモニタへと移行している。LCDの欠点としては，視野角が狭いことや残像現象が発生することが挙げられる[22, 23]。また，多階調化が難しいことも指摘されていたが，技術の進歩に伴いかなり改良されCRTと同等以上の画質が得られるに至っている。

液晶モニタは機種により出力輝度，コントラスト比，階調特性などの違いにより画像が異なる。医用画像表示用モニタにおいては，GSDF（Grayscale Standard Display Function）により表示階調の標準化がおこなわれておりGSDFに準拠するモニタを使用することが勧められる。

2-4. コンピュータ支援診断（CAD）と人工知能（AI）[21]

CAD（computer-aided diagnosis）の始まりとされる研究は1960年代から行われていたが，実用化されたのは1998年である。米国のベンチャー企業R2 Technology社（現Hologic社）が検診マンモグラフィ専用のCADシステム（ImageChecker System）を開発し，FDAの認可を受けて商品として販売することに成功した。さらに米国では2001年4月から保険の適応が可能となった。

CADは，コンピュータで定量的に解析された結果を「第2の意見」として診断に利用するものと厳格に決められており，最終診断は必ず医師が行うこととされており，使用方法としては，①医師が単独で（CADなしで）読影をまず行い，②続いてCADの結果を医師が参照し，③最後に医師が最終診断を下すという手順をとるべきとされている。これを「Second Reader型CAD」と呼ぶ。

マンモグラフィのCADでは，モニタの画像上に，石灰化と腫瘍についてその候補がマーカーで示される。腫瘍（局所的非対象性陰影FAD: focal asymmetric densityを含む），石灰化，構築の乱れの所見のうち，最もCADが得意とするのは石灰化であり，その指摘率は95%であるといわれている。一方，FADや構築の乱れに関しては検出率，陽性反応的中度共に低いとされている。理由としては，人間が白黒二値で判定している明らかな腫瘍や石灰化に関しては，CADの検出率は人とほとんど差がないところまで開発が進んだが，周囲乳腺と比較し，内部の構造や濃度勾配を人間がグレースケールで主観的に判定している局所的非対称性陰影や構築の乱れについては，客観的な判断が困難であるためと思われる。

多くの症例を読影しなくてはならない検診マンモグラフィの場合には，1症例に費やすことのできる時間が限られてくる状況も考えられる。読影医が気付かなかった所見（特に集簇する微細石灰化など）をCADが指摘してくれる可能性は十分にあり，現状のCADの性能でも読影に際しての有用性が期待できる。

Pisanoは著書[25]の中で，CADの有効な活用法について「デジタル機器メーカーがあらかじめ設定している処理アルゴリズムは，マンモグラフィのエキスパートが行う判定において常に好まれる方法であるとは限らない。最適なデジタルマンモグラフィ診断のために，（中略）

⎿ ① デジタルマンモグラフィの臨床

少なくとも3つ（検診用，石灰化評価用，腫瘍評価用）の異なる画像提示が望ましく，多分，CADを稼働させてコンピュータによって検出された病変部の位置に対して部分的に最適な画像処理を行うやり方により，放射線科医が多くの操作をすることなく，貴重な読影時間を短縮し，理想的な画像表示フォーマットが症例の全ての画像について使用されることを保証して理想的に画像をみることができる。」と述べている。

現在，人工知能AI（artificial intelligence）が大きな注目を浴びている。医療分野でも画像診断への応用に期待がかけられている。ディープラーニングは自律的に学習できるという特徴を持ちCADシステムへの応用について多数の研究が進行中である。そのなかには，「完全ディープラーニング型」と呼ばれるディープラーニングへの画像入力とその病変の有無の情報付与でシステムの構築を試みるCADや，開発の目標を「First Reader型CAD」としてコンピュータが病変の検出処理を行って医師が読影すべき異常がありそうな画像をふるいわけしようという研究開発も行われているようであり，この分野の進歩は，まさに目が離せないものといえる。

3. デジタルマンモグラフィ読影の実際

DMの読影は，基本的にSFMの読影と同様にマンモグラフィガイドラインに従って行えばよく，何か特別な判断基準を導入する必要はない。しかし，同じ病変であってもDMの場合には画像処理を経ることによりSFMとは異なったイメージとなる場合があり，デジタル画像の特徴を理解した上で読影に臨むことが重要である。以下，デジタル診断に共通の注意点を述べ，さらに，ソフトコピー診断特有の注意点について述べる。

3-1. デジタルマンモグラフィ読影上の注意点

3-1-1. 読影に先立って
1）画質に慣れる
Oslo II 試験においてFFDMの偽陰性がOslo I 試験と比較して減ったことについて，この試験に参加した読影医はすべてOslo I 試験にも参加しておりFFDMのソフトコピー診断に習熟したことと，専用の読影室を使用し読影環境を整えたことがその理由と考えられている[5,6]。

DMでは，撮影装置・画像処理パラメーター・使用モニタにより多種多様な画質が出力される可能性があり，読影医はその画質に慣れることが必要である。具体的には実際の読影に入る前にできるだけ多くの癌症例を観察しておくなどのトレーニングが望まれる。

2）読影環境を整える
十分に遮光された読影環境を確保することが重要である。

3）撮影・出力条件を確認する
SFMの場合には，フィルムのいわゆる"白さ黒さ"を見てある程度被ばく量を推測できたが，前述したようにDMでは不可能である。線量が少ないと自動濃度補正の結果，一見適切な乳腺濃度に出力されても粒状性の悪い画像となり微細石灰化をはじめとする繊細な所見の読影に影響を及ぼす。読影前に撮影条件（焦点，付加フィルタ，管電圧，mAs値，圧迫厚，圧迫圧）および出力条件（FCRの場合は特にS値）を確認する習慣をつけたい。

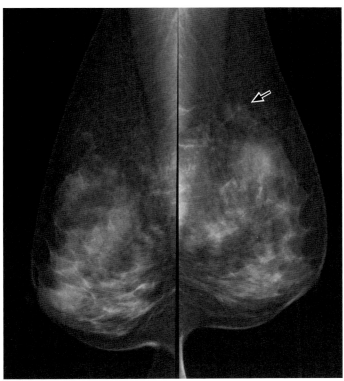

左U領域の1.5cmの硬癌を指摘できなかった症例。ハードコピー診断の場合，乳腺内コントラストを重視しすぎた画像を作ると，乳腺外コントラストが悪くなり，脂肪組織内の低濃度の病変を見落とす可能性がある。バランスの良い絵作りが大切である（文献[26]より引用）。

図7 デジタルマンモグラフィの中間期乳癌

3-1-2. FADの読影に注意する

　　DMにおける高いコントラスト分解能は利点である一方で，コントラストが強調されすぎることにより孤立した乳腺や乳腺の重なりを腫瘤と読み過ぎてしまう可能性があり，デジタルマンモグラフィ検診で要精検率が高い原因となる。特にFADでカテゴリー1とするか3とするかの判断をする場合には，それが病変による濃度上昇か，画像処理による強調なのかを判断する必要がある。他部位の乳腺の濃度と比較したり，内部構造が正常乳腺なのか病変なのかを判断しなければならない。

　　また，ハードコピー診断を行う場合には，乳腺内コントラストを強調する画像を作ると，逆に乳腺外コントラストがつきにくく，淡い病変が見落とされる危険があるので注意すべきである（図7）[26]。乳腺内コントラストと乳腺外コントラストのバランスが取れた画像を出力することが大切である。

3-1-3. 石灰化の形態診断

　　空間分解能の差から，1～2mm 程度の微細石灰化を診断する際に，SFM で見えていた石灰化の内部構造や辺縁の情報が DM では見えなくなり，SFM で多形性と評価できるものが，DM では微小円形と評価されることがあるといわれてきたが，デジタル画質の進歩により，ピクセル等倍に拡大することによって，むしろより詳細な形態把握が可能となっている。逆に，これまでスクリーンフィルムで淡く不明瞭と表現されてきた石灰化群についても，直接変換・フラットパネル方式の圧迫スポット撮影では微小円形か，多形性（BI-RADS における fine pleomorphic）のいずれかに分類可能な症例を多く経験する。

　　質的診断において，経過観察にするのかステレオガイド下生検を行うのかの判断（カテゴリー 3-1，3-2，4 の判断）には，むしろ最新機種であればデジタルがより優れるのではないかとの印象をもっている。

3-2. ソフトコピー診断の読影手順 (図8)

　　ソフトコピー（モニタ）診断は，種々の画像処理や濃度，コントラストの変更が可能であり多くの情報を得ることができることが最大の武器である。しかしそれと同時に，処理を施しすぎると，逆に SFM での読影経験が豊富な読影医にとって，病変の本当の姿を見失うという落とし穴もある。モニタ診断に関しては，現状で標準読影法や読影手順が確立されておらず，施設ごと，もしくは読影医が独自の方法で条件を設定しているのが現状である。ソフトコピー診断に関する精度管理について，国内では日本乳がん検診精度管理中央機構がデジタルマンモグラフィソフトコピー診断講習会を開催している。

3-2-1. 基準画像で全体像を眺める

　　まず，基準画像をモニタ上に表示し，左右乳房の全体像を比較して，撮影条件，ポジショニングを評価することから始める。従って，モニタへの出力は左右比較が容易なように対称的（背中合わせ）に表示する設定とし，パニング機能を用いて乳頭が同じ高さとなるように調節する。基準画像は，乳腺内コントラストと乳腺外コントラストがバランスよく調整された画像を用いる。

　　基準画像を表示する際に拡大率を大きくしすぎると，見た目の濃度勾配が緩やかになり大きな腫瘤を見失う可能性がある。最初に縮小画像を表示して腫瘤の候補を抽出する方法も推奨されるが，我々は乳房全体がモニタに収まる拡大率で表示し（165％），少し離れた目線から読影を開始している。

3-2-2. 乳腺内の観察

　　不均一高濃度，極めて高濃度乳房の場合，window ／ level を調整し，乳腺内コントラストをつけて腫瘤の候補を見つける。ある高濃度部分があった場合には，放射線の透過性が悪くて白くなっているのか，画像処理で乳腺の重なりが強調されて白くなっているのかを条件を変えて慎重に判断することが大切である。乳腺散在，脂肪性の場合はこのステップは省略して構わない。

3-2-3. 乳腺の辺縁部に注目

　　乳腺外コントラストを最適にする条件にして，乳腺の辺縁部（実際は乳腺外ではない）に着目し，2 のステップでは黒つぶれになっている可能性がある淡い陰影を観察する。

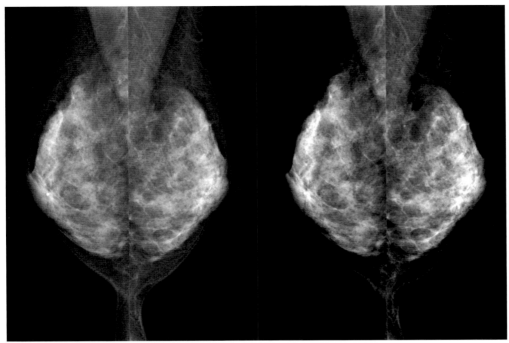

a　基準画像を観察する　　　　　　　　b　乳腺内コントラストを強調する

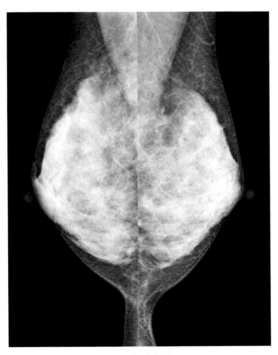

c　乳腺外コントラストを強調する

図8　モニタ診断におけるウインドウ幅とレベル調整

3-2-4. 拡大して詳細な観察

最後に条件を基準画像に戻して全体を拡大し詳細な観察に移る。ここでは 2，3 で注目した濃度が真の病変であるかの吟味と構築の乱れ・微細石灰化の読影を行う。拡大観察の方法としては，ルーペ機能を使う方法もあるが，我々は画像全体を拡大して頭側から尾側に向かって観察する方法を好んで用いている。また，白黒反転機能が石灰化の読影に役立つ場合もある。

以上のように，ソフトコピー診断は画像処理が可能な分，見るべき画像が増えることになり 1 症例に費やす読影時間はスクリーンフィルムに比べて長くなるのが一般的であり[27, 28]，トモシンセシスを加えるとさらに長くなる[29]。読影の効率化をはかるためには，①平均的な大きさの不均一高濃度乳房について，ほどよい拡大率と画質条件をあらかじめ基準画像として設定しておくこと，②window ／ level の変更をマウスの移動やトラックボールで行えるようにする，③ボタン一つで各条件の画像がすぐにみられるようにしておく等，個々の読影医がいずれの画像に対しても精度を一定以上に保つことができるよう設定をカスタマイズしておく工夫も大切であると考える。

おわりに

SFM の画質は診療放射線技師の技術に依存する要素がより大きく，熟練者と初心者ではその質に雲泥の差が生ずるといわれていた。高いレベルの技師のみが良いマンモグラフィを撮ることができるという状況は日常業務においては決して好ましいことではなく，誰が撮影しても一定水準以上の画像が出来上がる DM が，その観点からはより優れているといえる。ただし，適切なポジショニングが重要なのはマンモグラフィに共通であり，DM になってその比重が高まったということになる。ポジショニングに関する診療放射線技師のたゆまぬ研鑽が求められる。

SFM から DM への移行は完了し，現在は DM の強みをさらに高めようとするフェーズに入っている。

AI を応用した CAD の進化は，現時点でもかなり高い水準の読影が可能となっているという報告もあり，おそらくそう遠くない将来，「自動診断」が可能になることも期待されている。ただし，CAD では左右の比較や過去画像との比較は困難とされてきた歴史があるので，どこまで精度の高いプログラムが作れるかはお手並み拝見である。また，それに伴い読影医の果たすべき役割が今後どのように変化していくのかも興味深い。

● 参考文献

1）遠藤登喜子，角田博子．わが国のデジタルマンモグラフィの動向―デジタルマンモグラフィの普及と精度管理―．乳癌の臨床 2006; 21（3）: 256-62.

2）マンモグラフィ設置機関名簿．月刊新医療 2007；34（12）：111-23.

3）Skaane P, Young K, Skjennald A. Population-based mammography screening: comparison of screen-film and full-field digital mammography with soft-copy reading--Oslo I study.Radiology. 2003; 229（3）: 877-84.

4）Skaane P, Skjennald A, Young K, Egge E, Jebsen I, Sager EM, et al.Follow-up and final results of the Oslo I Study comparing screen-film mammography and full-field digital mammography with soft-copy reading.Acta Radiol. 2005; 46（7）: 679-89.

5）Skaane P, Skjennald A.　Screen-film mammography versus full-field digital mammography with soft-copy reading: randomized trial in a population-based screening program--the Oslo II Study. Radiology. 2004; 232（1）: 197-204.

6）Skaane P, Hofvind S, Skjennald A.Randomized trial of screen-film versus full-field digital mammography with soft-copy reading in population-based screening program: follow-up and final results of Oslo II study. Radiology. 2007; 244（3）: 708-17.

7）Pisano ED, Gatsonis C, Hendrick E, Yaffe M, Baum JK, Acharyya S,et al.Digital Mammographic Imaging Screening Trial（DMIST）Investigators Group.Diagnostic performance of digital versus film mammography for breast-cancer screening.N Engl J Med. 2005; 353（17）: 1773-83.

8）Tosteson AN, Stout NK, Fryback DG, Acharyya S, Herman BA, Hannah LG, Pisano ED; DMIST Investigators. Cost-effectiveness of digital mammography breast cancer screening. Ann Intern Med. 2008 Jan 1; 148（1）: 1-10.

9）日本乳癌学会（編集）科学的根拠に基づく乳癌診療ガイドライン 2 疫学・診断編 2015 年版．金原出版 ;2015

10）日本乳癌学会（編集）科学的根拠に基づく乳癌診療ガイドライン 2 疫学・診断編 2018 年版．金原出版 ;2018

11）Souza FH, Wendland EM, Rosa MI, Polanczyk CA. Is full–field digital mammography more accurate than screen–film mammography in overall population screening? A systematic review and meta–analysis. Breast. 2013；22（3）：217–24.

12）van Luijt PA, Fracheboud J, Heijnsdijk EA, den Heeten GJ, de Koning HJ；National Evaluation Team for Breast Cancer Screening in Netherlands Study Group（NETB）. Nation–wide data on screening performance during the transition to digital mammography：observations in 6 million screens. Eur J Cancer. 2013; 49(16)：3517–25.

13）Bluekens AM, Holland R, Karssemeijer N, Broeders MJ, den Heeten GJ. Comparison of digital screening mammography and screen–film mammography in the early detection of clinically relevant cancers：a multicenter study. Radiology. 2012；265（3）：707–14.

14）Hofvind S, Skaane P, Elmore JG, Sebuødegård S, Hoff SR, Lee CI. Mammographic performance in a population–based screening program：before, during, and after the transition from screen–film to full–field digital mammography. Radiology. 2014；272（1）：52–62.

15）Séradour B, Heid P, Estève J. Comparison of direct digital mammography, computed radiography, and film–screen in the French national breast cancer screening program. AJR Am J Roentgenol. 2014；202（1）：229–36.

16）Chiarelli AM, Edwards SA, Prummel MV, Muradali D, Majpruz V, Done SJ, Brown P, Shumak RS, Yaffe MJ. Digital compared with screen–film mammography：performance measures in concurrent cohorts within an organized breast screening program. Radiology. 2013；268（3）：684–93.

17）山田隆之．画像処理の恩恵と注意点．大内憲明．実践デジタルマンモグラフィ基礎から診断まで．中山書店；

2006.p13-19.

18) Pattacini P, Nitrosi A, Rossi PG, Iotti V, Ginocchi V, Ravaioli S, Vacondio R, Braglia L, Cavuto S, Campari C; RETomo Working Group. Digital Mammography versus Digital Mammography Plus Tomosynthesis for Breast Cancer Screening: The Reggio Emilia Tomosynthesis Randomized Trial.Radiology.2018;288 (2) :375-385

19) Alsheik NH, Dabbous F, Pohlman SK, Troeger KM, Gliklich RE, Donadio GM, Su Z, Menon V, Conant EF. Comparison of Resource Utilization and Clinical Outcomes Following Screening with Digital Breast Tomosynthesis Versus Digital Mammography: Findings From a Learning Health System. Acad Radiol.2018 Epub ahead of print.

20) Rafferty EA, Durand MA, Conant EF, Copit DS, Friedewald SM, Plecha DM, et al. Breast cancer screening using tomosynthesis and digital mammography in dense and nondense breasts. JAMA. 2016；315 (16)： 1784-6.

21) 藤田 広志．放射線医学・技術学領域における AI 応用 ―CAD の新時代―．JIRA テクニカルレポート 2018； 28 (1) :36-42

22) 内山菜智子．モニタ診断．実践デジタルマンモグラフィ基礎から診断まで．大内憲明編．中山書店；2006.p29-38.

23) 小林直樹．モニタの実際と精度管理．乳癌の臨床 2006; 21 (3)：238-249.

24) 藤田広志．デジタルマンモグラフィと CAD．実践デジタルマンモグラフィ基礎から診断まで．中山書店；2006. p42-50.

25) Pisano ED, Yaffe MJ, Kuzmiak CM. (笠井俊文，本田育子，寺田央監訳)．デジタルマンモグラフィ．オーム社； 2004.

26) 石山公一，大貫幸二，佐志隆士，角田博子．マンモグラフィのあすなろ教室．秀潤社；2007.

27) 清原博史，大貫幸二．Fuji Computed Radiography (FCR) モニタ読影の実際．乳癌の臨床 2006; 21 (3)： 271-278.

28) 山田隆之，鈴木昭彦．デジタルマンモグラフィによる検診の現状．日本臨床増刊号 2007; 65 (917)：318-323.

29) 植松孝悦．乳房トモシンセシス．新乳房画像診断の勘ドコロ．角田博子編．メジカルビュー；2016.p10-13.

（宇佐美　伸／大貫　幸二　　岩手県立中央病院　乳腺・内分泌外科）

第10章

② トモシンセシスの臨床効果

　乳房トモシンセシスは圧迫された乳房を短時間でスキャンし，複数の角度で静止画像を収集する三次元撮影技術である。収集した個々の画像は，一連の薄い高解像度断層像に再構成され，1画像ずつ，または連続的に動画状に表示される[1,2]。トモシンセシス機能を加えたデジタル式乳房X線撮影装置は，従来のconventionalマンモグラフィ撮影に数秒間の多方向スキャン加えるだけで，断層像・3D画像を得ることができる。2011年に発売された乳房トモシンセシス装置はわが国でもかなり普及し，乳腺診療にかかわる医療従事者の多くがその画像を体験していると思われる。わが国では薬事承認されているものの，欧米とは異なり保険診療点数を認められておらず，トモシンセシス撮影を加えてもデジタルマンモグラフィと同じ保険請求となる。

　トモシンセシス機能を加えたデジタル式乳房X線撮影装置は，現在5社から発売され，徐々に広がりを見せている。それぞれの装置で特徴が異なるが，共通なことは，乳房を従来と同様に圧迫し，ディテクタは移動させずに，圧迫した乳房に対しX線管球を移動・回転させて撮影を行うということである。相違点は，回転角度と要する時間，2Dと3Dを同時に撮影可能な装置と2D撮影後に3Dを改めて撮影しなければならない装置がある事，撮影枚数と角度の違い，再構成法の違いなど，技術特性に基づくものが多い。最近は各社ごとに画像の改良，被ばく量低減，フェイスガードの取り換えを不要にするなど，さまざまな工夫がなされている。また，トモシンセシスガイド下の針生検も行われるようになり，乳がん診療におけるトモシンセシスの有用性は益々増えている。

　本項では，乳がんの診療および検診に3Dマンモグラフィをどのように生かしていくか，現状と今後の展望について述べる。

1. 臨床から見たトモシンセシス装置の特徴

　開発当初はX線の投影データを逆投影することによって画像上に生じるボケを改善するためにCTなどで用いられている，Filtered Back Projection（FBP）法をほとんどの装置が採用していた。この方法では高速フーリエ変換の利用により画像再構成時間は短くて済み，短時間に多数を診なければならない検診の場でも外来診療の場でも従来のデジタルマンモグラフィにトモシンセシス撮影を加えても瞬時に画像を確認する事が可能で実用性が高い。わが国で最初に使用可能となったSIEMENS社とHologic社の装置は現在でもFBP法を採用している。

　1回の計算で再構成像が求まることで速やかに画像が得られるFBP法に対し，仮定した初期画像から計算で作成した投影と実測投影との整合性を反復計算によって高めて像を作る画像再構成法は逐次近似法（Iterative Reconstruction）と呼ばれる。逐次近似法は計算時間を多く必要とするが，雑音の性質や，装置の分解能，被写体の性質などの事前情報を式中に組み込め

るため，よりアーチファクトが少なく鮮明な画像が得られる。GE 社ではこの画像再構成法に着目し，逐次近似法を応用したトモシンセシスを開発した。その画像は，振り角は小さくてもボケがやや少なくアーチファクトも少ない。富士フイルム社の装置もかつては FBP 法を採用していたが，最近では逐次近似法から逐次超解像法へと変換した。開発当初の逐次近似法は画像を得るまでに時間がかかり，瞬時の画像確認ができなかったため，検診の場では使いづらく外来診療でもやや不便さを感じたが，最近ではコンピュータの高度化・高速化によりそれも解消され，タイムラグはほとんどなくなった。また，富士フイルム社の装置は不均一高濃度の乳房の多い日本で開発されているので，トモシンセシスの苦手な内部の濃度情報を残すような工夫がなされている。トモシンセシス撮影は 2D 撮影に対して X 線の線質やグリッド有無の違いがあるため，（特に厚い乳房で）低コントラストになりやすい。そこで，圧迫厚の情報に基づいて，画素毎の散乱線含有率を推定して散乱線成分を減算し，目標とする 2D 撮影と同等コントラストになるように調整されている。

2D デジタルマンモグラフィに比べて SIEMENS 社以外のトモシンセシスはピクセルサイズが大きくなり，分解能が低くなっていた。したがって，一定の大きさを持つ石灰化についてはエッジ強調処理により 2D よりもトモシンセシス画像のほうが鮮明に見えるが，極めて淡い石灰化はトモシンセシス画像では認識できなくなる場合があった。Hologic 社はその点を改良し，トモシンセシスのピクセルサイズを 2D 撮影時と同じ 70μm で再構成した新製品を開発し FDA の認可を受けた。2018 年 4 月に発売されたキヤノン社の装置は，フェイスガードは，トモシンセシス撮影時に可動するヘッド部分ではなく C アーム内側に固定する方式であるため，2D3D 間で取り替える必要はない。また，トモシンセシス撮影時の振り角は Hologic 社の装置と同じく 15 度と小さく，さらにトモシンセシス撮影でも 2D 撮影と同じピクセルサイズ（85μm）で画像を収集するため分解能の高い断層像が得られ，再構成方式も逐次近似法を用いて，高画質と低被ばくを目指している。

振り角の大きな装置では少なくとも CC 撮影の際にはフェイスガードの取り換えを必要とするので，2 方向撮影の場合に 2D と 3D を同時に撮影することができない。そのため，検診でそういった仕組みのトモシンセシス装置を用いる場合は 2D で 2 方向撮影を行い，MLO のみトモシンセシスを同時に撮影する方式で行われていた。GE 社の最新の機種は CC 撮影でもフェイスガードの取り換えが不要となり，2 方向とも 2D 撮影と 3D 撮影を同時に行う事が可能で，検診で使用しやすくなった。富士フイルム社では，検診の場で用いるように短時間撮影で存在診断を行う ST（standard）mode と振り角を大きくし曝射回数を増やし精密検査用に詳細に形態把握を行う HR（high-resolution）mode を用意し，検診での使用に備えている。SIEMENS 社の装置の特徴は，診断能を向上させることを第一としており，すべてのスライス面でボケのないクリアなトモシンセシス画像を得ることをコンセプトとしている。そのために，あえて振り角を大きくし，曝射回数を多くしている。そのため，ボケが少なく皮膚面から皮膚面までのすべてのスライス面が鮮明に描出される。ピクセルサイズも，2D 撮影時と同じ 85μm で行うことができる。曝射回数は多いが，トータル線量を抑える工夫はなされており，トモシンセシス撮影時の平均乳腺線量は 1.5mGy 程度である。欠点は，振り角が大きいためトモシンセシス撮影ではフェイスガードの交換が必要なので 2D と同時に撮影することができず，乳癌検診には使いづらい。診療の場における追加撮影，精密検査が使いどころとなる。

Hologic 社の装置は，撮影時の振り角 15 度，2D と 3D 両方を行っても撮影時間 7 秒と他社のものに比べて短く，フェイスガードの取り換えも不要，撮影画像は 1 秒程度の遅れで描出され，撮影者は 3D 撮影の元画像（RAW data），2D 撮影の完成像をほぼリアルタイムで確認できる。3D 再構成画像（被写体厚 +5mm を再構成範囲として 1mm 間隔のスライス画像，画素サイズ 95μm）も 4 秒後には本体コンソールで観察でき，診察室のモニタに送信可能なので，

デジタルFPD 2Dマンモグラフィ撮影に比べて2方向撮影でもトータルで1, 2分時間が余計にかかるだけである。多忙な乳腺外来での診療にも十分対応可能，さらにフィルム検診では従来できなかった撮影後即観察が可能である．したがって，この装置の開発コンセプトはscreeningを意識したものと考えられる。

2. 3Dマンモグラフィ・トモシンセシスの検診における効果

欧米でのscreeningのメタ解析が行われている[3]。欧州の4つの研究では検診の同じ受診者で，2D単独か2D+3D両方を読影するかの「paired study」，米国の13の研究では，2Dの受診者と3Dの受診者が異なる「unpaired study」と方法が違っていて，結果にも相違点が見られる（表1）。癌発見率を見ると，欧州の結果では2D単独で0.64%，3D併用で0.88%と平均0.24%の上乗せ効果が見られ，米国でもそれぞれ，0.45%から0.57%へと平均0.11%の上乗せ効果が見られる（表1）。一つひとつの論文を見ても，すべてトモシンセシスで良好な結果となっており，検診における癌発見についてはトモシンセシスは有効であることは疑いない。一方，要精検率では米国では2D単独で11.3%，3Dを用いることで8.0%，と，研究全体で平均2.9%の減少効果が見られるのに対し，欧州ではそれぞれ3.5%から4.1%，トモシンセシスを用いると研究全体で平均0.5%の増加という結果となった（表1）。これは，米国での要精検率が2D単独で11.3%とあまりにも高いことが影響していると思われる。我々は7年前から対策型検診にこの装置を用いているが，2Dにトモシンセシスを上乗せすると，FADの要精検は減るが，2Dでは認識されない微小病変が3Dでは認識され，欧州の結果と同じく，トータルの要精検率は上昇する。またトモシンセシス画像の特徴は，エッジ強調処理がなされているコントラストの強い画像で，2Dよりも画素サイズが大きいにもかかわらず，石灰化が強調して描出されるので，慣れないとびまん性石灰化がところどころ集簇性に見えて，要精検が増える可能性がある。

トモシンセシスの上乗せで癌発見率が上昇するが，果たしてどのような癌の発見率が上昇しているのか，最も受診者数の多い米国での結果であるが，要精検率は15%減少し，乳がん発見率は29%上昇し，しかもトモシンセシス上乗せにより発見される乳がんのほとんどすべてが浸潤癌であり，浸潤癌の発見率は41%上昇するという報告がされている[4]（表2）。

表1　乳癌検診でのトモシンセシスの上乗せ成績──メタ解析

	癌発見率/1000（‰）		差平均（‰）	要精検率/100（%）		差平均（%）
	3D	2D		3D	2D	
欧州（4 study）	37,092人	37,092人	2.4	37,092人	37,092人	0.5
	8.8	6.4		4.1	3.5	
米国（13 study）	344,332人	641,734人	1.1	344,332人	641,734人	− 2.9
	5.7	4.5		8	11.3	

（文献[3]より改編引用）JNCI, 110. 942–949, 2018

表2　乳癌検診でのトモシンセシスの上乗せ効果

	2D	2D+3D	変化率	P 値
受診者数	281,187	173,663		
要精検率	10.70%	9.10%	− 15%	P<.001
がん発見率	4.2/1000	5.4/1000	29%	P<.001
浸潤がん発見率	2.9/1000	4.1/1000	41%	P<.001
陽性反応的中率	4.30%	6.40%	49%	P<.001
針生検陽性的中率	24.20%	29.20%	21%	P<.001

（文献 [4] より改編引用）JAMA. 311: 2499-2507, 2014.

3. 高濃度乳房への対応策としてのトモシンセシス

　　現在，臨床的あるいは乳癌検診の場で問題になっているのが dense breast 高濃度乳房への対応策である。検診では 2D マンモグラフィが基本デバイスではあるが，それに補助するのは何がいいのかという議論がなされ，その中にトモシンセシスも含まれている。トモシンセシスは文献 4，**表2** に示すように，スクリーニングデータで乳がん発見感度を上昇させるが，高濃度乳房でも要精検率を下げ，がん発見率を上げることが報告されている（**表3**）[5]。The American College of Radiology に関連した Society of breast imaging では再診トピックスのoverview を "White Papers" として公表しているが，その中で，「高濃度乳房向け 2D マンモグラフィ検診に対する補助検査としてトモシンセシスは要精検率を下げ，乳がん発見率をあげるが，極めて高濃度の乳房の場合には，内部コントラストが低いためその効果が低い可能性がある。」，と述べている [6]。また現在，2D マンモグラフィ検診の結果が陰性だった高濃度乳房の検診受診者向けの追加検査についてトモシンセシスが良いか超音波が良いかの比較試験がTomosynthesis（TS）or Ultrasound（US）in Mammography-negative Dense Breasts（TOMUS）として University of Genova を中心に行われている [7]。

表3　検診マンモグラフィ高濃度乳房でのトモシンセシスの上乗せ効果

	2D	2D+3D	変化率	P 値
受診者数	131,996	84,243		
要精検率	12.70%	10.90%	− 1.80%	P<.001
がん発見率	4.5/1000	5.8/1000	0.14%	P<.001
浸潤がん発見率	2.9/1000	4.2/1000	0.13%	P<.001
陽性反応的中率	3.80%	5.70%	1.90%	P<.001

（文献 [5] より改編引用）JAMA. 315: 1784-6, 2016.

4. トモシンセシス撮影装置の今後

トモシンセシスの高解像度化，低線量化，バイオプシー対応が現在行われている技術革新である。

4-1. トモシンセシス高解像度化

トモシンセシスの利点は重なりを排除することにより微細な辺縁を可視化し，小さな病変を発見しやすくすることにあるが，**表1**に示すように2Dデジタルマンモグラフィに比べてSIEMENS社以外のトモシンセシスは分解能が低い。SIEMENS社は前述したようにトモシンセシス高分解能にこだわりを持っていて，振り角を大きくし曝射回数を多くし，ピクセルサイズも2D撮影時と同じ85μmである。最近，新製品の発表があったが，コンセプトに変化はない。他社のトモシンセシスのピクセルサイズは2Dに比べると大きくなる。したがって，一定の大きさを持つ石灰化についてはエッジ強調処理により2Dよりもトモシンセシス画像のほうが鮮明に見えるが，極めて淡い石灰化はトモシンセシス画像では認識できなくなる場合がある。Hologic社はその点を改良し，トモシンセシスのピクセルサイズを2D撮影時と同じ70μmで再構成した新製品を開発しFDAの認可を受けた。

4-2. 低線量化

2Dデジタルマンモグラフィとトモシンセシス撮影の両方を行う場合は，被ばく線量の増加は避けて通れない。これが，トモシンセシス最大の欠点であり，各社とも工夫をこらしている。多くは，3D画像から2D類似画像（synthesized two-dimensional mammography combined with tomosynthesis）を作成し2D撮影を省略しようという試みを行っていて，Hologic社の装置はすでに認可を得て，2D撮影を省略し，2D類似画像（C-View）＋トモシンセシスの読影で乳癌検診が行われ始めた。そして，C-View＋トモシンセシスが2D単独あるいは2D＋トモシンセシスと比べて要精検率が低く陽性反応的中度（PPV）が高いという報告もある8）。この画像を**図1**に示すが，C-Viewはたとえて言うならばトモシンセシス版MRIのMIP画像であり，病変の候補を表示し，それをもとにトモシンセシス読影を行う。目次と評されることもあり，それ自体で診断を行うのではなく，あくまでもトモシンセシス読影の補助という位置づけである。このC-Viewで注意すべきことは濃度情報が失われることで，高濃度乳房で辺縁に所見が乏しい場合には内部コントラストが低いためpick upできない可能性がある。高濃度乳房の多いわが国では2D撮影の省略は危険と考える。GE社にも同様の機能がある。富士フイルムも3Dからの2D類似再構成画像の作成も行っているが，トモシンセシス撮影も2D撮影も独自の技術を用いて低線量化を図り，他社のものと比較して低被ばく量を実現している。

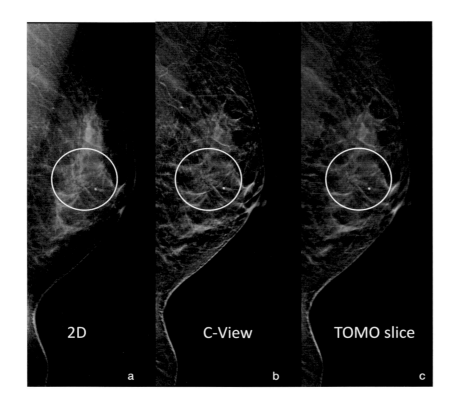

図1
a 従来の2Dマンモグラフィではスピキュラの認識はできない。
b synthesized 2D, C-viewではスピキュラを疑わせる所見ではあるが，腫瘍の濃度は感じられない。
c トモシンセシススライスの静止画ではスピキュラが鮮明に認識できる。

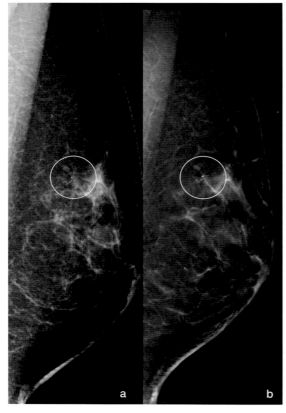

図2
a 従来の2Dマンモグラフィでの集簇性石灰化
b トモシンセシススライス静止画での集簇性石灰化。外側から24mmの部位で中心部に焦点が合う。トモバイオプシーにおいてはこの値がZ値になる。

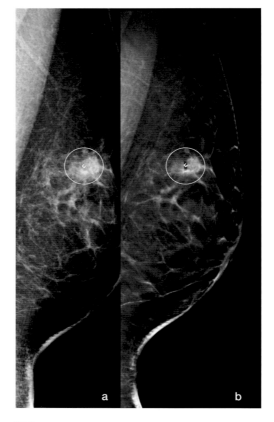

図3
a 従来の2Dマンモグラフィでの石灰化採取後のクリップ
b トモシンセシススライス静止画でのクリップ。外側から29mmの部位で焦点が合い石灰化の中心部（図2aでは24mm）から5mmずれていることがわかる。

4-3. トモシンセシスガイド下バイオプシー（トモバイオプシー）

　これについては各社ともすでに開発済みで使用可能になっている。以前は角度を変えた複数回のステレオ撮影でZ軸の位置を確定していたものを，トモシンセシス撮影1回で行う事が可能で，検査時間と被ばく量が低減され，患者さんの負担減となっている（図2）。石灰化病変をトモバイオプシーで採取する場合，病変の中心部を採取することが多い。その後マーキングクリップを留置してくるが，その位置は採取した石灰化中心部とは異なる。2Dマンモグラフィでは石灰化中心部（バイオプシー採取部）とクリップのずれの距離測定は容易ではないが，トモシンセシスでは明確に数値で表される（図3）。石灰化病変が乳がんで，部分切除術を行う場合はマンモグラフィと超音波で確認したクリップを目印に切除範囲を決定することが多い。そのため，最近のクリップは以前のものよりも超音波で確認しやすいような工夫がなされているが，トモシンセシスではスライスインディケータで位置の表示がなされるので超音波での確認の手助けとなる（図4）。スライスインディケータはFPDからの距離を数値化して病変（の候補）の位置がFPDからの距離（mm）で示される。スライスインディケータの表示は動画でも，手動静止画でも可能である。スライスインディケータのスライス位置（番号）を確認することにより，MLO，CCそれぞれ1方向でも病変の部位の同定が可能になる。すなわち，一方向でしか映っていない病変の候補でも，MLOでは内側なのか外側なのか，CCでは頭側なのか尾側なのかが瞬時にわかり超音波の探査時にも広範囲のスクリーニングなしに病変にたどりつける。最終的にトモシンセシスの位置情報があると手術切除部のデザインを行いやすい（図5）。

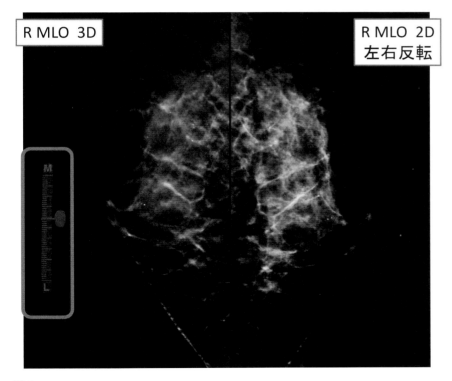

図4
　左は右乳房のトモシンセシススライス，右は2D画像を反転させたもの。2Dとの比較で読影をするが，その際に赤線で囲ったスライスインジケータでトモシンセシス上で病変の場所の同定ができる。

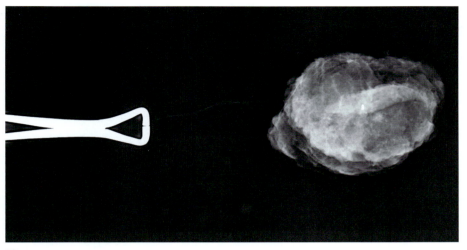

図5　手術の際にはクリップの位置を超音波でマーキングするが，石灰化の中心からずれていることを意識しながら部分切除を行い，摘出マンモグラフィで確認する．

まとめ

　乳房トモシンセシスの技術は，2D 画像に 3D 画像を加えることでマンモグラフィの情報量を格段に増やすことを可能にした．特に，微細な境界・辺縁の認識，石灰化の分布・位置把握の 2 点の情報量を飛躍的に増加させた．被ばく量の低減などの改良が続けられており，トモシンセシスがマンモグラフィの標準となる日もそう遠い未来ではないと考える．

● 参考文献

1) Niklason LT, Christian BT, Niklason LE, et al. Digital tomosynthesis in breast imaging. Radiology. 1997; 205: 2399-2406.

2) Dobbins JT Ⅲ, Godfrey DJ. Digital x-ray tomosynthesis; Current state of the art and clinical potential. Phys Med Biol. 2003 Oct 7; 48(19): R65-106.

3) Marinovich ML, Hunter KE, Macaskill P, et al. Breast Cancer Screening Using Tomosynthesis or Mammography: A Meta-analysis of Cancer Detection and Recall. J Natl Cancer Inst. 2018 Sep 1; 110(9): 942-949.

4) Friedewald SM, Rafferty EA, Rose SL, et al. Breast Cancer Screening Using Tomosynthesis in Combination With Digital Mammography. JAMA. 2014 Jun 25; 311(24): 2499-507.

5) Rafferty EA et al. Breast Cancer Screening Using Tomosynthesis and Digital Mammography in Dense and Nondense Breasts. JAMA 315: 1784-6, 2016.

6) Berg WA, Harvey JA. Breast Density and Supplemental Screening. Available from: URL: https://www.sbi-online.org/RESOURCES/WhitePapers/TabId/595/ArtMID/1617/ArticleID/596/Breast-Density-and-Supplemental-Screening.aspx

7) Tomosynthesis (TS) or Ultrasound (US) in Mammography-negative Dense Breasts (TOMUS). National Multicenter Trial (TOMUS). Available from: URL: https://clinicaltrials.gov/ct2/show/NCT03033030

8) Aujero MP, Gavenonis SC, Benjamin R. Et al. Clinical Performance of Synthesized Two-dimensional Mammography Combined with Tomosynthesis in a Large Screening Population. Radiology. 2017 Apr; 283(1): 70-76.

（**鯉淵　幸生**　　高崎総合医療センター臨床研究部長）

第11章 乳腺組織生検

① 組織学的検査総論

　画像上悪性が疑われる場合には組織学的検査を行い，診断を確定する。この項では，組織学的検査について，①組織学的検査の種類，②施行のタイミング，③検査器具の原理，④組織学的検査の方法，⑤注意事項，⑥結果の確認・解釈に分類し，詳細を解説する。

1. 組織学的検査の種類

　組織学的検査は細胞診と組織診に分かれ，乳腺の細胞診には穿刺吸引細胞診（fine needle aspiration cytology: FNAC）や乳頭分泌に対する剥離（分泌液）細胞診がある。組織診は生検ともよばれ，外科的生検と針生検があり，針生検にはバネ式針生検（core needle biopsy: CNB）と吸引式組織生検（vacuum-assisted biopsy: VAB）がある（図1）[1]。以前は吸引式組織生検が行える器具にマンモトーム®以外のものが少なく，吸引式組織生検≒マンモトーム生検であったが，器具も多種開発されたため，現在は吸引式組織生検（VAB）の呼び方が一般的である。

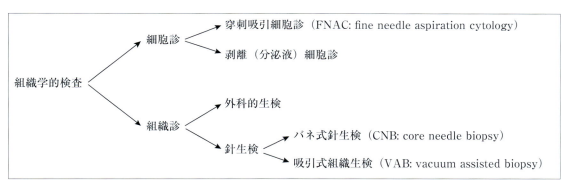

図1　乳腺の組織学的検査

2. 施行のタイミング

　基本的に腫瘍性病変・非腫瘍性病変を問わず，画像検査で悪性が疑われるものに対して施行するが，良性と考えても悪性を否定しておきたい場合に行うこともある。この場合，短期間での経過観察でもよいと思われるが，画像上に変化がある場合（腫瘤の増大，石灰化の増加，新規病変など）には組織検査を検討する。

3. 検査器具の原理

　前述したが，組織診は外科的生検と針生検に分かれ，以前は局所麻酔下に直接，腫瘍にメスを入れて組織を採取する方法も行われていたが，1995年に米国でバネ式コア生検が認可されて以降，腫瘍への穿刺による組織採取が一般的となった。外科的生検は手術とほぼ同様の手技で行うため，整容性の低下や，悪性の場合においては，追加のセンチネルリンパ節生検が困難になるなどの欠点があり，できるかぎり避けるべきである。

　針生検の原理であるが，内筒針と外筒針と呼ばれるものがあり，内筒針には切れ込み（ノッチ）があり，この部分に組織が採取されてくる。穿刺ボタンを押すと，まず内筒針が出て腫瘍に刺さり，ノッチの部分に腫瘍組織が挟まったところを，外筒針が遅れて出てカットするという原理である（図2）。装置によって違いがあるが，穿刺することをファイヤー（fire）やピアース（pierce）と表現することがある。

　一度の穿刺で内筒針と外筒針がほぼ同時に出るもの（オートマチック方式）や，内筒針と外筒針を順番に穿刺していくもの（セミオートマチック方式）がある。吸引式組織生検はノッチの部分に吸引がかかるようになっており，組織が吸引されることでより確実な組織生検が可能となる（図3）。吸引装置が外付けのものと，内蔵されているものに分かれるが，基本的な原理はみな同じである。

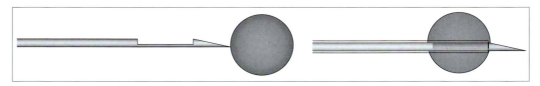

図2　CNBの原理
ファイヤーすることで内筒針の切れ込みに組織が乗り，外筒針で切り取る

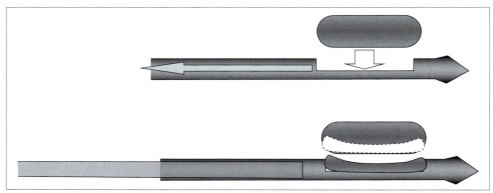

図3　VABの原理
吸引がかかり組織が引き込まれる

4. 組織学的検査の方法

4-1. 画像ガイド下

　腫瘤が大きい場合には直視下で行うこともあるが，基本的に組織学的検査は画像ガイド下に

行う。乳房超音波で確認されるものは超音波下に，マンモグラフィでしか確認できないものは，マンモグラフィ下に行う。MRIでのみ所見を認める場合には，MRIガイド下生検を行っている施設もある。マンモグラフィ上の石灰化はマンモグラフィ下（ステレオガイド下）が最も有効であるが，超音波画像でも石灰化が確認できる場合には超音波ガイド下も可能である。しかし，悪性を疑う石灰化が超音波で確認されるものとは限らないため注意を要する。そのため，マンモグラフィと超音波でどちらの所見を優先するか，悪性度の高い所見がどちらなのかを選択することが重要になってくる。超音波下に石灰化採取を試みる場合でも，確実に病変を採取したという証拠を得るため標本撮影で石灰化を確認する必要がある。

4-2. 検査器具の選択（針のサイズ選択）

組織学的検査に用いる針のサイズは，FNACでは22, 21G（gauge），CNB 18, 14G，VAB 14, 12, 11, 10, 8, 7Gと後者になるにつれ針のサイズが太くなり，採取される組織が多くなる。どのような病変に対し，どのサイズの針を使用するか決まりはないが，悪性と思われる場合には組織の免疫染色が行える分，針のサイズが大きいCNBまたはVABが良いと思われる（細胞診でも免疫染色は可能だが，一般的ではない）。CNBとVABの適応にも基準はないが，非腫瘍性病変や石灰化病変など，採取組織が多いことで病理学的診断が得やすいものでは，VABを最初から選択すべきである。なお，超音波ガイド下で筆者が使用経験のある生検器具について，その特徴を**表1, 2**に示した[2]。

表1 生検装置（CNB）

製造元	CR BARD	CR BARD	CR BARD	MD TECH	CR BARD
形状					
販売元	メディコン	メディコン	メディコン	シーマン	メディコン
製品名 本体	バードマグナム	バードモノプティ	バードモノプティ（マックスコア）	トゥルーコアⅡ	MISSIONコアニードル
製品名 針	バードマグナム ニードル				
タイプ	オートマチック	オートマチック	オートマチック	オートマチック	セミオートマチック
	リユーザブル	ディスポーザブル	ディスポーザブル	ディスポーザブル	ディスポーザブル
ストローク幅	22mm, 15mm ※可変式	11/22mm	22mm	22mm	10/20mm 2段階切り換え式
針のサイズ	12G×100. 130 mm 14G×100. 160. 200 mm 16G×100. 160. 200 mm 18G×100. 160. 200. 250. 300 mm 20G×100. 160. 200 mm	14G×100. (90). 160 mm 16G×100. (90). 160. (150). 200 mm 18G×100. (90). 160. (150). 200. (190) mm 20G×100.(90). 160.(150). 200.(190) mm （ ）内はショートストローク	14G×100. 160 mm 16G×100. 160 mm 18G×100. 160. 200. 250 mm 20G×100. 160. 200 mm	14G×100. 160. 200 mm 16G×100. 160. 200 mm 18G×100. 160. 200 mm 20G×100. 160. 200 mm	14G×100. 160 mm 16G×100. 160 mm 18G×100. 160. 200 mm 20G×100. 160. 200 mm

乳房超音波ガイド下針生検マニュアル[2]より改変

（表の改変については埼玉医科大学総合医療センター・矢形寛教授〈同編著〉より，掲載写真は各メーカーより許可をいただいております）

□ 組織学的検査総論

表 2　生検装置（VAB）

製造元	Devicor Medical	CR BARD	CR BARD	Devicor Medical	HOLOGIC
形　状	コンソール（本体据え置き）型	コンソール（本体据え置き）型	ハンドヘルド型	ハンドヘルド型	ハンドヘルド型
販売元	デヴィコアメディカルジャパン	メディコン	メディコン	デヴィコアメディカルジャパン	センチュリーメディカル
製品名	Mammotome Revolve	EnCore Enspire	Vacora	Mammotome Elite	Celero
発売時期	2014 年	2013 年	2008 年	2013 年	2015 年
針のサイズ	8・10G	7・10・12G	10・14G	13G	12G
針の抜き差し	不要	不要	必要	不要	必要
組織採取部分	Close（回転式サンプルカップ）	Close（組織バスケット取り外し可）	Open	Close（組織バスケット取り外し可	Open

乳房超音波ガイド下針生検マニュアル[2]より改変

5. 注意事項

5-1. 抗血栓予防薬内服中の症例に対して

抗血栓予防薬内服中の症例に対して針生検を行う場合，出血の問題が懸念される。

血栓予防には，動脈硬化が原因（動脈性：心筋梗塞，脳梗塞など）に対しての抗血小板薬，静脈・血流鬱滞が原因（静脈性：深部静脈血栓，肺梗塞，血流鬱滞性：機械式人工心臓弁，心房細動）に対する抗凝固薬があり，場合により併用も行われる。

針生検による出血への懸念から内服薬を漫然と中止することは，生命に直接かかわる心肺疾患や脳血管障害のリスクにつながる恐れもあり，慎重な対応が必要となる。

乳房超音波ガイド下針生検マニュアル[2]に，British Society of Breast Radiology のプロトコール[3]と，ノッティンガム大学病院のガイドライン[4]が紹介されており，2つを合わせた要旨は以下となる。

5-1-1. 抗血小板薬について

手技によらず原則，内服は継続する。特に冠動脈ステントが挿入されている症例。

5-2-2. 抗凝固薬について

①以下の場合は内服を継続する。
 a：機械式人工心臓弁挿入中
 b：深部静脈血栓（DVT（deep vein thrombosis））から3か月以内
 c：肺梗塞後（PE（pulmonary embolism））から3か月以内
 d：心房細動に伴う脳梗塞の既往
 e：重度の血栓性素因（抗リン脂質症候群など）
上記以外の場合は，薬剤により違いがある。

②ワルファリンの場合，PT-INR（プロトロンビン時間 国際標準比）により以下の基準があり，ワルファリンは検査当日の朝より再開となっている。
 a：FNAC：ワルファリンの中止なし
 b：CNB：PT-INR 4.0 を超える場合，ワルファリンを3日間休薬
 c：VAB：PT-INR 2.5 を超える場合，ワルファリンを3日間休薬

③その他の抗凝固薬
手技によらず原則，内服は継続する。

上記からワルファリン内服の場合だけ注意が必要となり，中止を考える場合には循環器科と相談することとされている。

抗血栓療法を中止せずに針生検を施行した場合，血腫形成は増えるが重篤なものはないとの報告もあるため，あまり血栓予防薬の中止は考えず，むしろ針生検時に血管の損傷がないよう注意深く行う，圧迫を十分に行うなど，処置の方に重点を置くべきと考える。

5-2. 針生検時の播種について

針生検による周囲組織への播種が22％にみられたという報告もあるが[5]，針生検から手術までの時間が長いほど播種の割合が減っており，播種した細胞は通常生着しないと考えられる[6]。一方で，針生検時の播種が原因と考えられる局所再発例も稀に経験するため，手術の際には針生検創や経路の切除（術後に放射線治療が予定されていない乳房全切除など）も考慮される（図4）。

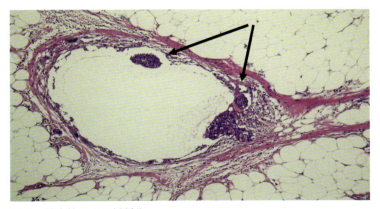

図4　針生検による播種像
（写真は亀田京橋クリニック，黒住昌史先生よりご提供いただきました）

6. 結果の確認・解釈

　　細胞診や針生検の結果は乳腺における細胞診および針生検報告様式ガイドラインに沿って記載される[7]。どちらもほぼ同様で，判定区分（適正・不適正）と所見（正常あるいは良性・鑑別困難・悪性の疑い・悪性）から成る。結果の解釈で重要なのは，画像診断と病理結果との整合性で，画像上悪性で病理結果も悪性，または画像上良性で病理結果も良性ならばほぼ問題はないが，食い違う場合は検討が必要である。画像上悪性で，病理結果が良性の場合はサンプリングエラーの可能性があり，再生検や違う生検手段を考慮する。逆に画像上良性で，病理結果が悪性の場合，画像を見直して合点がいけば根治切除へ進み，やはり良性を考える場合には外科的生検（部分切除）を考慮する。線維腺腫や腺症の中には病理像が悪性と酷似するものがあるため，このようなケースは時々遭遇する。画像上，良悪どちらの可能性もあり，病理結果が鑑別困難な場合の対応は難しいが，画像上悪性よりに判断される場合や，病理診断で異形細胞が認められる場合には，より組織採取量が多い生検手段を選択する。FNACの場合はCNBやVAB，CNBの場合はVABまたは外科的生検，VABの場合は外科的生検となる。いずれの場合でも，まず病理医との協議を考えるが，対応が難しい場合は他の病理医へコンサルテーションを依頼することもある。

　　なお，細胞診で悪性と出ても，それのみで乳房切除は要注意とされている。慣れている施設では特に問題がないかもしれないが，細胞診の弱点のひとつに線維腺腫を癌と診断してしまうケースがあり，そのような理由もあって上記の勧告がある。その他，細胞診では線維成分が多い組織の場合に診断困難になるなど，検体不良となる場合も比較的多く，一見簡便そうに見えるが，細胞診が一番熟練を要する手技である。

　　いずれにしても，組織診はあくまでも腫瘍の部分評価であるということを念頭に，慎重な対応が必要である。

● 参考文献

1）日本乳癌学会編. 乳癌診療ガイドライン：疫学・診断編 2018 年版. 金原出版；2018.

2）日本乳腺甲状腺超音波医学会インターベンション研究部会. 乳房超音波ガイド下針生検マニュアル―細胞診から吸引組織生検まで―. 第 1 版. 2016；アトムス.

3）http://www.bsbrsociety.org

4）http://www.nuh.uk/healthcare-professionals/clinical-guidelines/

5）Liebens F, et al. Breast cancer seeding associated with needle biopsies: a systematic review. Maturitas. 2009; 62(2): 113-23.

6）Diaz LK, et al. Are malignant cells displaced by large-gauge needle core biopsy of the breast?. AJR Am J Roentgenol. 1999; 173(5): 1303-13.

7）日本乳癌学会編. 乳癌取り扱い規約. 第 18 版. 金原出版；2018.

（**二宮　淳**　二宮病院理事長）

第11章

② マンモグラフィガイド下吸引式乳腺組織生検

はじめに

マンモグラフィによって微細石灰化で発見される非触知の癌は早期癌の可能性が高いが，以前はその診断確定は困難を極めていた。古くは術者の勘を頼りにした外科的生検が行われ，その後マンモグラムから位置を推定し色素注入を併用する外科的生検が行われてきたが，それでも目的組織の採取は困難であった。

1980年代後半に，ステレオ撮影で病変の位置を同定し生検針を誘導することができるマンモグラフィ装置（Stereotactic Mammography）が開発されると，hook wireを刺入した外科的生検やcore needle biopsyが実施されるようになった。

1995年にSteve H.Parkerらにより，生検針内に組織を吸引して採取する乳房専用吸引式組織生検システム（BIOPSY Mammotome System®）が開発された。このシステムは小さな切開創から多数の標本を採取でき，外科的生検に比べ低侵襲な組織採取を可能とした。日本には1998年に導入が始まり，2004年4月には「乳腺腫瘍画像ガイド下吸引術」として保険適用となっている。

1. 生検用撮影装置

1-1. 装置のタイプ

生検用撮影装置には，腹臥位で行う専用装置（Prone type）と通常のマンモグラフィ装置にアタッチメントを取り付けて行うタイプ（Upright type）がある。

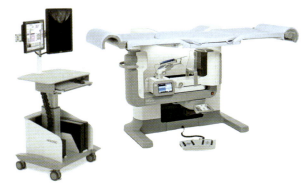

図1　腹臥位式生検専用装置
ホロジック社 ホームページより引用

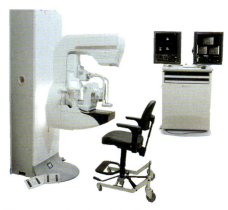

図2　アップライトタイプ

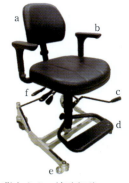
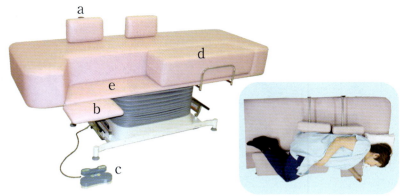

a) 背もたれ（起倒可）
b) 手台（高さ可変）
c) キャスターのロックレバー
d) 足台（高さ可変）
e) キャスター
f) 調節レバー類

図3　生検専用椅子

a) 背もたれ（移動可能）
b) 手台（移動可能）
c) ベッド昇降ペダル
d) 脚を乗せるマット（移動可能）
e) 乳房支持台が入るスペース

図4　生検専用ベッド

1）腹臥位式生検専用装置（Prone type）

　腹臥位式生検専用装置は，被検者が横たわるテーブル部，X線管・CCDもしくはFPDによるデジタル受像器・プローブ誘導装置からなるCアーム部，高電圧発生器，撮影操作器，画像処理を行うコントロール部で構成される（図1）。

2）アップライトタイプ（Upright type）

　アップライトタイプは通常のマンモグラフィ撮影装置にプローブ誘導装置を取り付け，検査を施行する（図2）。

　このタイプでは被検者を固定するための椅子（図3）やベッド（図4）が必要となる。椅子は被験者が安楽に，かつ安定して体位を保持できる機能が求められる。ロック付のキャスター，可動式の手台や足台，起倒可能な大きな背もたれがあると体位を保持しやすい。

　ベッドは側臥位での検査に用いる。背もたれや手台など体位保持が安楽になる機能が必要である。また撮影装置との接続性も大切で，ベッド上面と乳房支持台が同一平面となる設置が容易に行えることが望ましい。

1-2. 病変の位置情報の取得方法とプローブの誘導方法

1）位置情報の取得方法

　位置情報の取得方法にはステレオ法とトモシンセシス法がある。

　ステレオ法はX線管を左右に角度をつけて，ステレオ画像を撮影する。2枚の画像上で目的病変P1，P2をポイントすると，三角測量の原理で目的病変Pの三次元位置を求めることかができる（図5，図6）。

　トモシンセシス法はステレオ撮影に代えてトモシンセシス撮影を行い，目的病変の三次元位置を求める。トモシンセシス撮影で得られた断層像から，目的病変が最も明瞭に描出されている断面を選択し，目的病変をターゲッティングし位置情報を得る。ステレオ法では角度をつけた2画像上で同じ病変をターゲッティングする必要があり，石灰化が多数ある場合などでは同一石灰化を同定することが困難な場合もあるが，トモシンセシス法では1画像上でのターゲッティングが可能で，操作が容易となる（図7）。

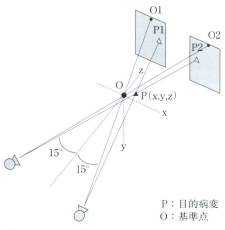

図5　ステレオ法

P：目的病変
O：基準点

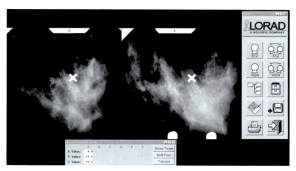

図6　ステレオ法ターゲッティング像

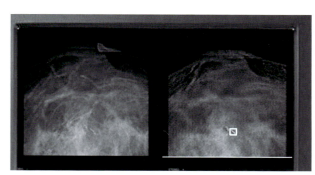

スカウト像　　　ターゲッティング像
　　　　　　　（トモシンセシス像）

図7　トモシンセシス法

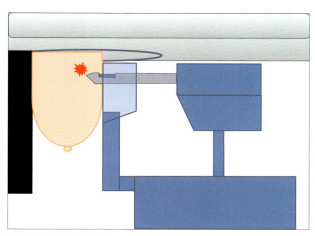

図8　直交座標方式

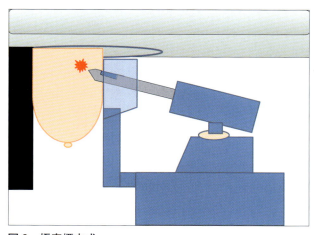

図9　極座標方式

2）プローブの誘導方法

　プローブの誘導方法には直交座標方式と極座標方式がある。
　直交座標方式（デカルト座標方式）は三次元位置を垂直，左右，奥行きの3成分として誘導する方式である。それぞれを独立して制御できるので，プローブを微調整したい場合，位置の把握が容易である。一方，プローブと被検者の間に干渉を避けるための空間が必要で，デッドスペースが若干広い（図8）。

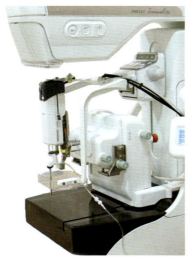
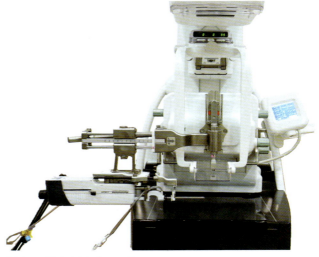

図 10　縦方向アプローチ　　　図 11　横方向アプローチ

極座標方式はプローブを1つの支点から左右の振角（水平方向）と仰角（垂直方向），奥行きでコントロールする方式で，プローブと被検者の間にスペースを確保できるため，比較的胸壁に近い病変もアプローチが可能である（図9）。

1-3. プローブ穿刺方向

1）縦方向アプローチ（Vertical approach）（図10）

乳房を圧迫する方向にプローブを穿刺する方法である。圧迫する力と穿刺する方向が同じ向きのため，乳房や目的病変の動きを抑制しやすい。ただし開口部が乳房内に収まらなければ組織を吸引することができなくなるため，薄い乳房では困難なことがある。

2）横方向アプローチ（Lateral approach）（図11）

圧迫板と乳房支持台の間で乳房支持台面と平行にプローブを穿刺する方法である。比較的薄い乳房にも対応可能であるが，圧迫する方向に対し横から穿刺するため，穿刺方向へ乳房の動きを生じる可能性がある。

2. 吸引式乳腺組織生検システム

2-1. 装置の構成

吸引式乳腺組織生検システムはプローブとコントロールモジュールによって構成されている（図12）。プローブは外筒，回転しながら組織を切離する内筒，吸引のためのチューブからなり，プローブを一気に前進させるピアス機構を有している。このピアス機構により目的病変を押し込むことなくプローブを目的の位置に到達させることが可能となる。プローブには様々な太さのものが準備されており，開口部やデッドスペースの長さが異なる（表1）。コントロールモジュールは内筒の回転や吸引圧の制御，生理食塩水の循環などを行う。

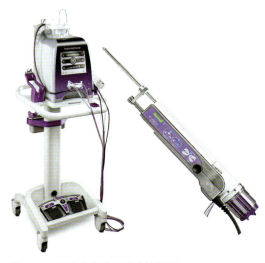

図12a 吸引式乳腺組織生検装置
画像提供：デヴィコアメディカルジャパン株式会社

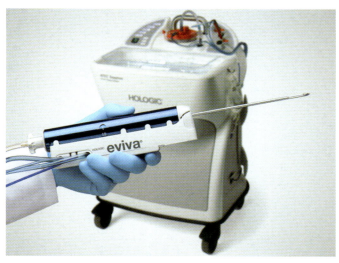

図12b 吸引式乳腺組織生検装置
センチュリーメディカル社ホームページより引用

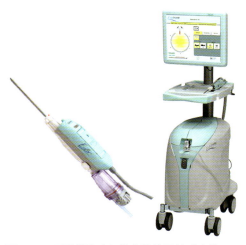

図12c 吸引式乳腺組織生検装置株式会社
メディコンホームページより引用

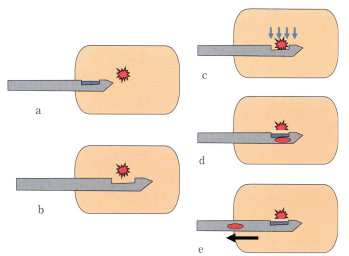

図13 組織採取の機構

2-2. 組織採取の機構

組織採取の機構を図13に示す。

①プローブの挿入（図13a）

プローブを最終目的位置の少し手前（誘導装置が指定する位置）まで手動で挿入する。

②ピアス（図13b）

バネや空気圧の力を利用し，最終目的位置まで一気に外筒を前進させ，開口部を開く。

③組織切離（図13c, d）

内筒内に陰圧かけて組織を開口部に吸い込み，次に内筒を高速回転させながら前進させて組織を切離する。

④組織回収（図13e）

切離した組織を，内筒内を通して針外に運び出し，体外で回収する。

表1 表1プローブの各社仕様

	ゲージ数	a：デッドスペース(mm)	b：開口部の長さ(mm)	c：プローブ全長(mm)	d：長径(mm)	e：ピアス距離(mm)
デヴィコア社製	8	9.5	23/18/12（変更可能）	91.5 / 121.5 / 151.5	5.6	19.3
	10	8.0	19/18/12（変更可能）	90.0 / 120.0 / 150.0	4.9	19.3
	8	9.5	23.0	89.7	6.0	19.3
	11	7.9	19.4	92.4	4.6	19.3
	11	6.0	19.4	90.5	4.6	19.3
	14	5.6	16.3	88.7	3.1	19.3
HOLOGIC社製	9	8.0	20.0	100.0 / 130.0	3.8	23.0
			12.0	100.0 / 130.0		15.0
	12	8.0	20.0	100.0 / 130.0	2.8	23.0
	9（ブラントチップ）	4.0	12.0	100.0	3.8	機能なし
C.R.バード社製	7	10.8	19/9.5（変更可能）	114.0	5.2	19.3
	10	9.9	19/9.5（変更可能）	113.0	4.2	19.3
	12	8.7	19/9.5（変更可能）	111.0	3.4	19.3

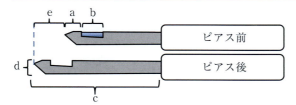

a：デッドスペース
　針先から開口部先端までの距離
e：ピアス距離
　ピアスで進む距離

3. マンモグラフィガイド下吸引式乳腺組織生検の適応

マンモグラフィガイド下吸引式乳腺組織生検は下記の病変が対象となる。
①良悪性の判定に迷う石灰化。
②悪性が強く疑われるが他の検査で癌の確定診断が得られない石灰化。
③経過観察にあたり良性の確証を得たい石灰化。
④乳癌症例で主病巣と別に，良悪性の判断に迷う石灰化がある場合（術式判定のため）。
⑤石灰化以外の悪性を疑う病変（腫瘤，構築の乱れなどで超音波では描出できないもの）で組織診断を必要とするもの。

4. 検査の手順

4-1. 検査計画

1）乳房厚の検討
プローブの開口部がすべて乳房内に収まり，かつ病変が開口部に位置する必要がある。また

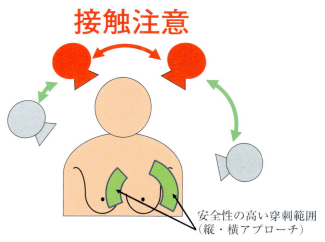

図14　座位でのポジショニング

プローブが乳房を貫通しないよう，開口部から針先までの長さも考慮する。術前のマンモグラムから乳房圧迫厚や病変の位置を確認し，穿刺方向やプローブの選択を検討する。

2）穿刺方向の検討

穿刺方向決定に際して次の点に配慮して方向を決定する。

①刺入点（皮膚切開する位置）と目的病変が最短距離になる方向

　　プローブの刺入距離が短くなり，正常乳腺の損傷を少なくすることができる。同時に目的病変と対側の皮膚までの距離が長くなり，プローブが乳房を貫通する危険が少なくなる。

②目的病変をより多く採取できる可能性が高い方向

　　病変の広がりの長軸方向にプローブを刺入すると採取できる可能性が高くなる。

③切開創が目立たない方向

　　可能であれば乳房外側や下部など，切開創が目立たない方向からの穿刺を考える。

④出血を回避する

　　術前のマンモグラムをよく観察し，目的病変付近の大きな血管の有無，また血管を損傷しない穿刺方向を検討する。

⑤撮影装置との接触回避

　　アップライトタイプ：座位の場合，ステレオ・トモシンセシス撮影が安全に行えるかどうか検討する。撮影方向によってはX線管部が被検者の顔の近くで動くことになり，接触の危険性がある。接触を防げるように様々な方向からのアプローチを考慮する（図14）。

4-2. 準備品

　　・皮膚消毒薬
　　・局所麻酔薬
　　・生理食塩水
　　・先細鑷子（標本回収用）
　　・尖刀メス，メスホルダー
　　・サージカルグラブ
　　・ガーゼ
　　・シャーレ，濾紙（組織標本提出用）
　　・10％ホルマリン（標本固定）

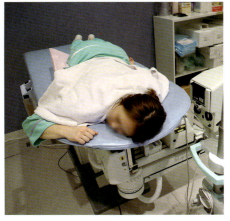 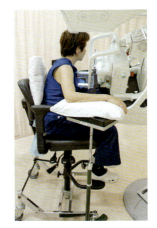

図15 腹臥位専用装置でのポジショニング　　図16 座位のポジショニング

・滅菌テープ（穿刺部の閉鎖）
・弾性テープ
・圧迫帯（胸帯）

4-3. 検査手技

1) 装置の準備
①ステレオ装置の準備
　X線撮影系の異常の有無，プローブ誘導装置のキャリブレーション（ゼロ位置調整）を確認する。また血液汚染を防ぐため必要なところにカバーをする。
②検体撮影の準備
　生検装置と別の装置で検体撮影を行う場合は，すぐに撮影が行えるよう拡大撮影等の準備をしておく。
③吸引式乳腺組織生検システムの準備
　吸引式乳腺組織生検システムの各ユニットを接続し，電源を入れて動作確認を行い，生理食塩水を用いて吸引状態を確かめておく。吸引チューブに生理食塩水が流れることを確認した後，ピアスの準備をしておく。

2) 被検者の準備
①更衣
　上半身の着衣を取り，検査衣に着替える。メガネ，ネックレスやイヤリング，ベルトなどポジショニングに支障となるものははずしておく。また髪の毛が長い場合は束ねておく。
②バイタルサインのチェック

3) ポジショニング
①腹臥位式生検専用装置の場合
　検側の乳房をベッド開口部から下垂し腹臥位をとる。顔は非検側に向け，検側の上肢は尾側へ伸ばし，非検側の手は顔の前に持ってくる（図15）。身体を支えようとせず，完全にベッドに身体をあずけて力を抜くように説明する。ベッド開口部との接触で痛みがあるときは，クッションや緩衝材などを用いて徐圧，除痛を工夫する。
②アップライトタイプ：座位の場合

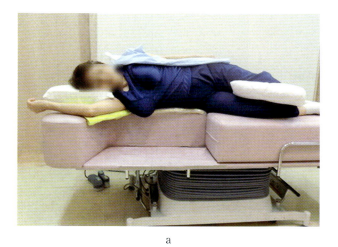
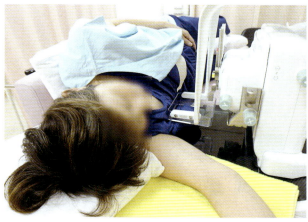

図17　側臥位でのポジショニング（内側病変：縦方向アプローチ）

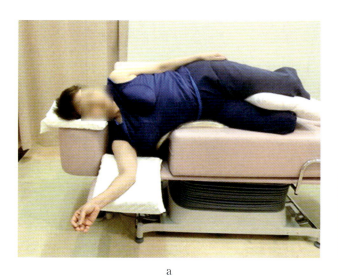
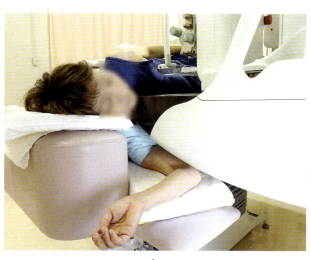

図18　側臥位でのポジショニング（外側病変：縦方向アプローチ）

　　　椅子に腰掛けてもらい，手台や足台の高さを調整し，固定具と身体の間にすき間があるときはタオルや緩衝材等を用いて一部分に負荷がかからないように固定する。さらに検査が長時間に及ぶと疲労から体位を維持することが困難になることも考えられ，これらを防止する説明と固定が必要である（図16）。
　　　またステレオ・トモシンセシス撮影の際のX線管の動きを考え，受検者と装置が接触することなく安全に行えるかどうか確認する。
③アップライトタイプ：側臥位の場合
　　　乳房内側の病変では検側乳房が下となる側臥位（図17），外側病変では検側が上となる側臥位（図18）をとる。ベッドと身体の間にはタオルや緩衝材を挿入，また脚の間にクッションを挟むなど安楽に体位の保持ができるように固定する。内側病変で検側を下にしたときに，対側乳房が干渉する場合は，テープ等で固定する。
　　　検側を上にした側臥位では，対側の腕を乳房支持台とベッド間に挟み込まないように注意する。また下顎が乳房支持台と接触する場合は，乳房支持台の角を緩衝材で覆ったり，回避できるまで角度を調整するなど対処する。

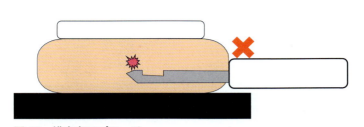

図19　横方向アプローチ
開口部が病変に届かないことも

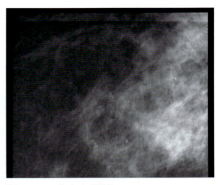

図20　スカウト撮影

④横方向アプローチの場合

　刺入点（皮膚）から目的病変までの距離が長いと，開口部が目的病変に届かないことがある。プローブの長さを考慮してポジショニングの段階から注意する（図19）。

4）スカウト撮影

　目的病変が採取野の中央付近にあることを確認する。病変が採取野の周辺にあると，ステレオ撮影で照射野の外に出てしまう可能性がある。また刺入経路に大きな血管や他の病変が存在しないことを確認する（図20）。

5）ステレオ・トモシンセシス撮影

　X線管を左右に振ってステレオ撮影もしくはトモシンセシス撮影を行う。

6）ターゲッティング

　ステレオ撮影では，左右2枚の画像上で同一の目的病変（石灰化）をターゲッティングし三次元座標を求め，座標データをプローブ誘導装置に転送する。このとき左右の画像で必ず同じ石灰化を選択することが重要である（図21）。

　トモシンセシス撮影では，目的病変が最も鮮明に描出されている断面を選択しターゲッティングする。

　縦方向アプローチの場合は乳房厚と奥行き方向の計算値Zからstroke margin（SM：目的位置まで進めたときのプローブ先端と乳房支持台までの距離）を計算し，プローブが乳房を貫通する恐れがある場合は，穿刺方法（穿刺方向，使用するプローブのサイズなど）を再検討する。

7）消毒・局所麻酔

　採取野全体を消毒する。プローブ誘導装置を動かし刺入点確認後，皮下に麻酔を行い，次に目的病変までの経路に麻酔を行う。麻酔はできるだけ目的病変を移動させないように全周に均等に行う。特にSMが少ない場合は病変を押し込まないように注意する。

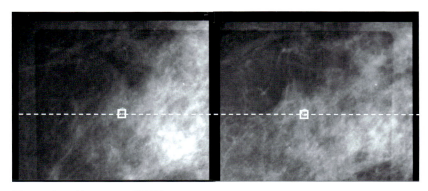

図21 ターゲッティング撮影

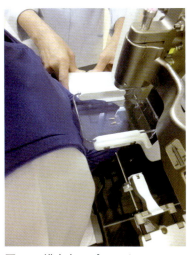

図22 横方向アプローチ
プローブ刺入時に反対側を押さえる

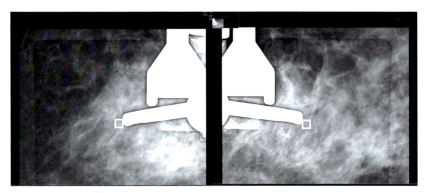

図23 ピアス前撮影

8) ステレオ・トモシンセシス撮影
　麻酔による目的病変の移動の有無を確認する。

9) 再ターゲッティング
　目的病変が移動した場合は再度ターゲッティングをやり直す。

10) 皮膚切開
　刺入点に縦に4mm程度の切開を加える。

11) プローブの挿入
　ピアスの準備がなされていることを確認し，座標に示された位置に挿入する。
　横方向アプローチの場合は目的病変を進行方向へ押しこまないように乳房の反対側を高反発スポンジ等で押さえておく（図22）。またプローブはできるだけ乳房支持台の胸壁端と平行に挿入する。胸壁端に対し斜入すると，目的病変からズレてしまったり，プローブが胸壁を刺してしまう危険がある。

12) ピアス前撮影（ステレオ撮影またはトモシンセシス撮影）
　プローブの進行方向と目的病変の位置関係を確認する（図23）。

13) ピアス
　被検者に大きな音がするが動かないように伝え，背中に軽く手を添えてピアスする。ピアス後に痛みがないか確認する。
　横方向アプローチの場合はプローブ挿入時と同様に乳房の反対側を押さえておく。

2 マンモグラフィガイド下吸引式乳腺組織生検

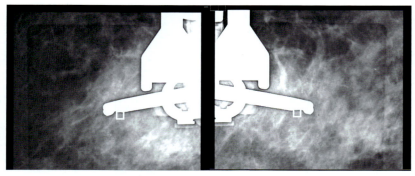

図24　ピアス後撮影

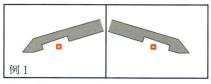

例1

目的病変が開口部直上にある
12時中心に採取

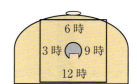

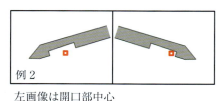

例2

左画像は開口部中心
右画像は先端より：12時から9時を採取

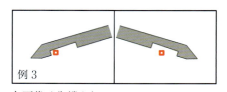

例3

左画像は先端より
右画像は開口部中心：12時から3時を採取

図25　採取方向の決定

14）ピアス後撮影（ステレオ撮影またはトモシンセシス撮影）

　プローブと目的病変の位置関係を確認し，採取する方向を決定し開口部をその方向へ向ける（図24，図25）。

15）組織採取

　組織の切離，プローブの回転，組織の回収を繰り返し，数本の標本を採取する。回収した組織は乾燥させないように取り扱う。

16）標本撮影

　採取した標本内に目的病変が含まれているかを確認する（図26）。生検を施行している装置以外に撮影可能な装置がない場合は，プローブを少し引き抜いて乳房を撮影し，目的病変が切除されていることを確認する。生検装置によっては検査中の状態のまま，照射口にコリメーターを装着し乳房支持台の角を利用して標本撮影が可能なものもある。

17）マーカーの留置

　必要に応じてマーカーを留置する。

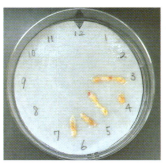 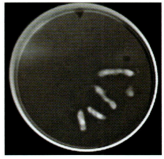 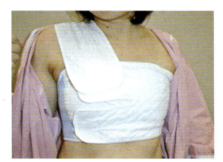

a. 採取検体　　　　　　b. 撮影画像　　　　　　図27　胸帯

図26　標本撮影

18）プローブの抜去・止血，生検後の処置

プローブを抜去し生検部を10分以上圧迫止血する。圧迫は刺入部ではなく，組織を採取した場所を押さえることが重要である。完全に止血できていることを確認し，圧迫帯（胸帯）を装着する（図27）。

検査当日は入浴，飲酒，激しい運動は控えるように説明し，必要に応じて鎮痛薬，抗生剤を処方する。翌日に創部の確認と消毒を行うことが望ましい。

ポイント1
目的病変とプローブの重なりを避ける
ターゲッティングで得られた座標位置どおりにプローブを進めると，目的病変とプローブが重なってしまい検体採取方向の決定が困難になる。直交座標方式の装置ではY軸を得られた位置よりも2mm程度ずらすことで病変とプローブが重ならず，採取方向の確認が容易になる（図28，図29）。

ポイント2
横方向アプローチでプローブと乳房支持台の接触を防ぐ
横方向アプローチの場合で乳房厚が薄い場合や目的病変が乳房支持台近くに位置する場合は，プローブが乳房支持台に接触し挿入できないことがある。その場合は乳房の下にスペーサーをおき高さを補う（図30）。ただし撮影モードによっては管電圧が高く設定されることもあるので，適正管電圧かどうか確認する。

---

[2]　マンモグラフィガイド下吸引式乳腺組織生検

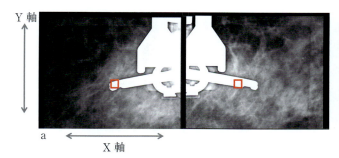
ターゲッティング通りにプローブを進めると，目的病変とプローブが重なってしまい，採取方向の判断が難しくなる．

図28 縦方向アプローチ

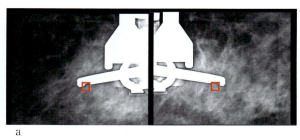
プローブをずらすことで，病変の採取方向を判断しやすくなる．

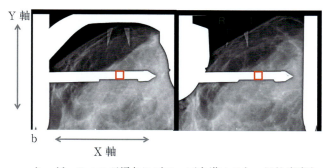
ターゲッティング通りにプローブを進めると，目的病変とプローブが重なってしまい，採取方向の判断が難しくなる．

図29 横方向アプローチ

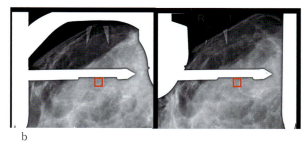
プローブをずらすことで，病変の採取方向を判断しやすくなる．

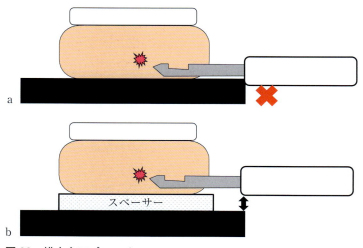

図30 横方向アプローチ
プローブが接触する場合はスペーサーを使用

5. マーカー

　組織採取により石灰化がすべて採取された場合や，石灰化以外の病変で検査部位を特定したい場合など，検査後に病変位置が確認できるようにマーカーを留置する。マーカーには様々な形状や素材のものが各社から出されており，その特性や取り扱い方を理解しておく必要がある（図31）。またマーカーは下記の理由で，組織採取位置からズレを生じる可能性がある。

①マーカーは乳房を圧迫した状態で留置する。圧迫した状態ではわずかな位置のズレも，圧迫解除後には大きく広がる可能性がある。

第11章　乳腺組織生検

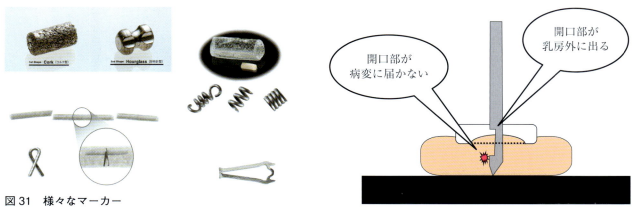

図31　様々なマーカー
　　　メーカーホームページより引用

図32　縦方向アプローチ：乳房厚が薄い場合の問題点

②プローブ開口部は20mm程度あり，この範囲のどこに留置されたかで，見かけ上ズレとなる場合がある。
③組織採取の本数が多い場合や，出血により血腫を生じた場合などは，採取部の内腔が広がり，留置範囲が広がる可能性がある。
④出血による移動や，圧迫止血時の移動など。

6. 困難症例対策

6-1. 乳房厚の薄い症例

　プローブの先端から開口部後端までの長さ以上の乳房厚が確保できないと，開口部が皮膚外に出て吸引が効かなくなる。また刺入点の対側からデッドスペース（プローブ先端から開口部先端までの長さ）以上の距離が確保できないと目的病変が開口部に入らない（**図32**）。

1) 対応可能な装置は横方向アプローチへ変更する。

2) プローブの選択
　乳房厚により，使用するプローブの種類や開口部の長さを選択する（**表1**）。

3) 麻酔による厚さの確保
　麻酔（あるいは生理食塩水を追加）を病変の後方および刺入経路に入れることで，乳房厚，SMを確保できる（**図33**）。

4) Air gap法
　乳房支持台の前面に開口を持ったスペーサーを入れることにより，後方にも乳房の膨らみを持たせ乳房厚を確保する（**図34**）。

6-2. 麻酔で石灰化が不明瞭になった症例

　麻酔をすると淡い石灰化などが視認しづらくなることがある。画像処理などによって改善することもあるが，改善できない場合は無理をせず，5～10分程度時間をおくと麻酔が拡散し視認しやすくなる。

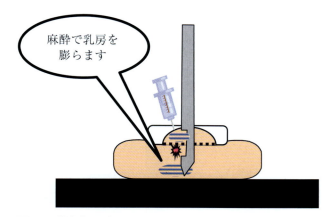
図33 縦方向アプローチ乳房厚が薄い場合
麻酔の注入で厚さを確保する

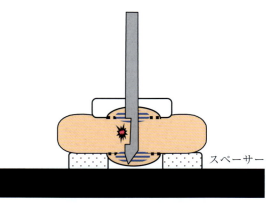
図34 縦方向アプローチ乳房厚が薄い場合
Air gap法

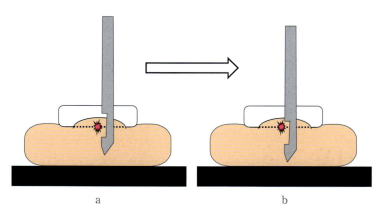
図35 縦方向アプローチ
目的病変が皮膚に近い場合のプローブ調整

6-3. 目的病変が皮膚に近い症例

1）縦方向アプローチの場合

ターゲッティングで計測する採取位置は開口部の中心で計算されているため，目的病変が皮膚に近い場合，開口部が皮膚外に出てしまい，吸引がかからなくなることがある。病変の採取は必ずしも開口部中心で行う必要はなく，プローブを先に進めて開口部を乳房内に収めることで採取可能である（図35）。

2）横方向アプローチの場合

皮膚を引き込んで切除する危険性があるため，皮膚方向への組織採取を避ける。ポイント1と同じ手法でY軸方向に2mmほどずらした位置にプローブを刺入し，側面方向からの吸引，採取を行う（図36）。

6-4. 腹臥位専用装置：目的病変が胸壁に近い症例

腹臥位式装置ではベッド上面から採取可能な範囲まで2～3cmあり，目的病変が胸壁や腋窩に近い場合，通常のポジショニングでは採取野に病変を位置づけることが困難である。このような場合はベッド開口部から検側の腕を下ろすことで病変を採取可能な範囲に位置づけることができる（Through arm法，図37）。

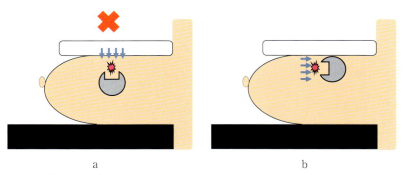

図36 横方向アプローチ
目的病変が皮膚に近い場合は横方向から採取する

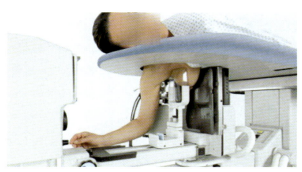

図37 Through arm 法
画像提供：シーメンスヘルスケア株式会社

7. 安全で確実な検査を行うために

7-1. チームワークの重要性

　　　　　この検査を安全で確実に行うためには，検査に当たる医師，看護師，診療放射線技師のチームワークが重要である．事前にカンファレンスを行い，情報の共有，意識の統一を図ることが望ましい．また検査の際には，各自の担当分野はもちろんのこと，すべてのスタッフが被検者の様子に注意し，動揺を与えるような言動は慎み検査を進めることが大切である．

7-2. 起こりうる合併症への対応

　1）迷走神経反射
　被検者はかなり緊張している場合が多い．緊張を解きほぐすため，室温を快適なものにするとともに，BGM やビデオ，アロマなどを用いて明るい雰囲気作りを心がける．またスタッフがこまめに声かけをして不安の除去に努め，次の処置の説明や進捗状況を伝えながら，短時間で検査を終えることが大切である．吸引する際の血液も被検者の目に触れないように配慮する．座位での検査や無理な姿勢，検査が長引いた場合，大きな音の出るピアス後は迷走神経反射を起こしやすいので対応物品を準備する．また，座位の検査ではその後の処置に備えて，ストレッチャーやベッドも準備しておく．

　2）出血
　刺入経路に大きな血管が入らないようにすることが大切である．スカウト撮影，ターゲッティ

ング画像をよく観察し，血管を損傷する可能性があるときには他の方向からの刺入を検討する。

3）皮膚の欠損

吸引組織採取時に皮膚を引き込むことがないように，開口部から皮膚面までの距離を十分にとることが必要である。

4）検査後の出血・血腫

まずはしっかり止血操作を行うことが重要である。また検査後は激しい運動や，飲酒，入浴は禁止し，できるだけ患部の安静を保つ。出血や腫れが生じた場合は，被検者自身で患部の圧迫を行い検査機関に連絡するように伝える。

7-3. 病変位置を正確に把握する

MLO のマンモグラムでは病変が内側にあるか外側にあるかで，描出される高さが変わる。CC と MLO の 2 方向で病変の位置が確実に把握できない場合は，あらかじめ側面（ML または LM）を撮影しておく。

おわりに

2018 年現在，マンモグラフィガイド下生検装置は全国で約 600 台が稼働し，年間 1 万例以上の吸引式乳腺組織生検が実施されている。

乳腺領域では fine needle aspiration cytology（FNA）や core needle biopsy（CNB）といった針を用いた細胞診，組織診が行われてきたが，診療放射線技師が関与する機会は少なかった。

しかしマンモグラフィガイド下吸引式乳腺組織生検では，ポジショニングによってその成否が決するといっても過言ではなく，技師の役割は重要である。検査を安全，確実に遂行する上で技師は舵取り役ともいえる立場であり，検査チームの中で技師の担う責任はとても大きい。この検査に携わるすべての医療者が，さらなる研鑽に努められることを期待する。

● 参考文献

1）マンモトームシステム オペレーションマニュアル．ジョンソン・エンド・ジョンソン．

2）霞富士雄，坂元吾偉．マンモトーム生検．ジョンソン・エンド・ジョンソン．2000．

3）霞富士雄，坂元吾偉．マンモトーム生検．改訂第 2 版．ジョンソン・エンド・ジョンソン．2002．

4）マンモトーム生検ガイドライン．画像ガイド下乳腺針生検研究会．2003．

5）竹川直哉．乳房 X 線撮影における精密検査と生検システム．日本放射線技術学会放射線撮影分科会誌．2004；42：12-15．

6）堀田勝平．マンモグラフィによる針生検をめざして．INNERVISION．2005；2（8）：74 ～ 77．

7）竹川直哉，藤井直子．MultiCare Platinum の使用経験．MEDIX．VOL．2007；47：8 ～ 13．

8）角田博子，中村清吾，矢形寛．実践 マンモトーム生検．中山書店．2008．

9）後藤由香．乳腺生検：マンモトーム―検査法，病理―．日本放射線技術学会誌．2012；68（11）：559 ～ 567．

10）高嶋優子．当センターでの縦刺しマンモトーム生検時における薄い乳房の方への工夫について．日本乳癌検診学会誌．2013；22（3）：611．

（砂川 いずみ 那覇市立病院放射線室）

（山田 智子／尾形 智幸 さいたま赤十字病院放射線部）

（竹川 直哉 大阪大学キャンパスライフ健康支援センター）

第11章

③ 超音波ガイド下生検

1. 乳腺腫瘍診断の変遷 (図1)

　組織学的検査の総論でも述べたが，乳腺腫瘍は特に悪性が疑われる場合，治療開始前に組織学的診断をつけなければならない。画像診断がない時代には，視触診と外科的生検によって診断されていたが，外科的生検は時に乳房の変形をきたし，良性も多いことから，次第に非侵襲的な方法が選択されるようになった。触知する病変の場合，穿刺吸引細胞診が比較的簡便で，触診，マンモグラフィ（MMG）と組み合わせることで，乳腺腫瘍の診断は飛躍的な進歩を遂げた。しかしマンモグラフィが検診に導入され，また各種画像診断が発達するに従い，非触知病変は増加し，画像ガイド下の処置が必要とされるようになった。また，それら病変は細胞診だけでは評価困難な場合があり，生検結果の確実性が要求されるようになったことから，画像ガイド下の組織生検へと移行してきた。

　画像ガイド下組織学的検査の方法には，穿刺吸引細胞診（FNAC: fine needle aspiration biopsy），バネ式針生検（CNB: Core Needle Biopsy），吸引式組織生検（VAB: Vacuum-assisted Breast Biopsy System）があり，ガイドする画像には，一般的に超音波とマンモグラフィが利用される。

　ここでは超音波下組織生検の手技，成績について解説する。

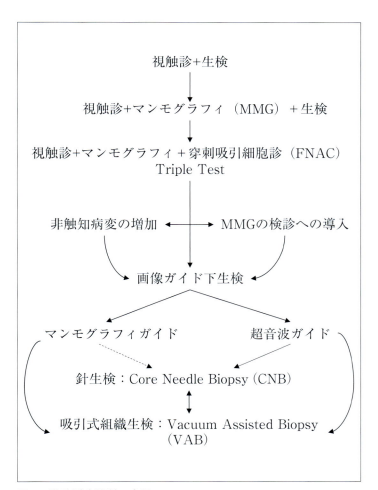

図1　乳腺腫瘍診断の変遷

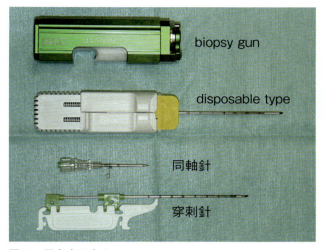 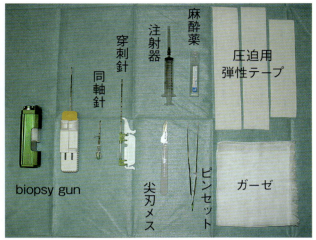

図2 用意するもの

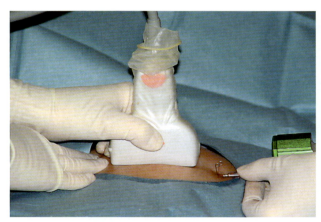 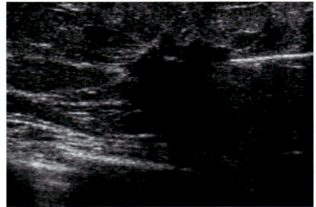

図3 超音波下針生検の実際

2. 超音波下組織生検（針生検）の手技

2-1. 用意するもの（図2）

　　消毒薬，丸穴覆布，プローブカバー，局所麻酔，尖刃メス，（同軸針），生検器具，10%中性緩衝ホルマリン容器，濾紙

　　プローブカバーは市販のサランラップ，穿刺針が太くなければ尖刃メスは18G針で代用可能である．同軸針は後述するが，必ずしも必要ではない．

2-2. 手技の実際（図3, 4）

　①まず超音波検査時の体位で，穿刺対象（腫瘍）を確認する．

　②次に腫瘍が最も高い位置になるような体位を探す．肩枕などを使用したり，横向きにしたりなど体位変換を行いながら，腫瘍が最も高い位置で体位が安定するよう調整する．これをすることで穿刺針の角度が大胸筋に対し急にならず，大胸筋損傷や気胸などの合併症が防止できる．

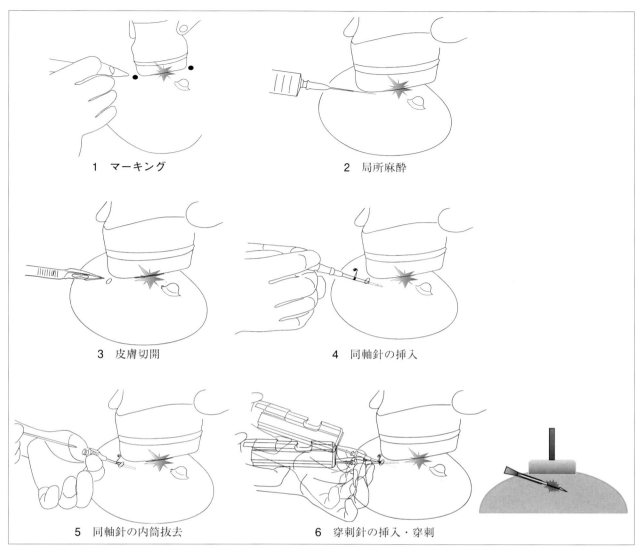

図4　超音波下針生検の手順

③腫瘍の体表からの深さに応じて，穿刺針と大胸筋ができるだけ平行になるように皮膚上の刺入点を決め，腫瘍までの穿刺経路を想定する。穿刺経路上に拍動する血管がみられた場合，避けて穿刺できるか，または別の経路を検討する必要がある。

④穿刺経路が決まれば局所麻酔を行うが，刺入点皮膚に膨疹を作るイメージで皮膚，続いて皮下に麻酔をし，腫瘍に近づきながら穿刺経路に麻酔をしていく。乳腺後脂肪織に麻酔薬を注入すると痛みが減少する。この時，超音波下に麻酔の針を確認しながら行うことが重要で，穿刺角度が確認できる。本穿刺が急な角度になると分かった場合，さらに外側に刺入点を変更し，出来るだけ穿刺針と大胸筋が平行になるように設定する。急な角度にならざるを得ない場合，腫瘍下部に麻酔を多く注入して浮かせたり，針を腫瘍の一部に刺入し針ごと上向きにしたりするなどの工夫をすることでも対処可能だが，外側に刺入点を置き直した方が穿刺経路は長くなるが安全である。

⑤次いで本穿刺となるが，同軸針（コアキシャル針：Coaxial needle）を使う場合と使わない場合がある。

A. 同軸針を使用する場合

　　同軸針を使用する場合は，刺入点に小切開を加え（CNBの場合は18G針でも可能，VABは尖刃を使用し，皮下～穿刺経路をモスキート鉗子などで広げておくと挿入が簡単になる），同軸針を腫瘍手前まで挿入する。この時も超音波画像下で，できるだけ同軸針が全長にわたって描出されるように行う。若干ずれて挿入された場合は，本穿刺の時に同軸針が全長に描出されるよう，超音波プローブの方を調整する。

　　同軸針を使用するメリットとしては

- ・穿刺経路が確保されるため，抜き差しの時間が短縮できる（検査時間の短縮）
- ・出血が少ない
- ・穿刺経路への播種が少なくなる可能性

などが挙げられ，デメリットは同軸針の費用がかかることである。

B. 同軸針を用いない場合

　　刺入点に同軸針の挿入と同様小切開を加え，本穿刺針が全長にわたって描出されるように腫瘍手前まで挿入する。ずれた場合は超音波プローブを調整して，穿刺針の全長が見えるようにする。本穿刺針は先端が鋭角で，超音波で観察しやすいよう特別な処理が加えられており，超音波画像上で⊿状に輝いて描出される。そのため，この⊿が腫瘍直前にあるかが重要なポイントとなる。

⑥ここからは同軸針の有無に関わらず同様である。ここで重要なのは，穿刺器具の特徴を理解していることで，バネ式CNBの場合，穿刺時に伸長する針の長さが問題となり，伸びた先を想定し，針先が当たって良くないもの（大胸筋や血管等）があれば，やや手前からの穿刺に微調整を行う。またCNBの器具によっては伸長（ストローク）を変えることができるので，そこで調整も可能である。ただ短いストロークにすると採取組織量の減少とともに組織診断の確実性も減少するため，注意が必要である。

　　バネ式CNBのオートマチック方式ではファイヤーと同時に内筒針と外筒針が連続して出るが，セミオート方式では別々に操作するため，内筒針だけ出した状態で腫瘍への刺入を行い，腫瘍内に内筒針があることを確認後，2度目のファイヤーで採取を行う。オートマチックでは穿刺の勢いで組織が割けてしまい，十分な採取が出来ない場合があるため，柔らかい組織が予想される時などは，セミオート方式も考慮する。ただし，セミオート方式の場合，挿入してから内筒針をだすと腫瘍が押されてずれてしまうことがあるので，あらかじめ内筒針を出した状態で，腫瘍へは手動で刺入していくと良い。柔らかい組織が予想される場合，VABも有効である。

　　あとは同様の操作の繰り返しとなるが，最初に腫瘍上部へ穿刺すると，穿刺部位がアーチファクトになり，それより胸壁側の部分が見えづらくなるため，穿刺部位は腫瘍中央部から上部へとずらしながら3~4本採取するよう計画する。

　　穿刺部位の基準はないが，腫瘍境界部は採取した方が浸潤部の評価に有効である。採取量にも基準はないが，少ないとサンプリングエラーが起こること，また悪性の場合はサブタイプの同定などに利用するため，採取量は用途に応じてある程度必要となる。採取後は組織を実際に目で確認し，不足と思われれば追加穿刺を考慮する。組織をホルマリン容器に移す際も，その量や硬さなどを確認しながら採取量が十分かどうか確認した方がよい。

　　VABも基本的な手技はCNBと変わらないが，腫瘍の下部に穿刺針を挿入することが一般的で，特に1回の穿刺で連続して組織採取が行える場合は，この方法が多い。ただ明らかな決まりはなく，CNBと同様に行っても組織採取は可能で，その場合は採取本数もCNB同

様に3～4本行う。

⑦検査終了後は刺入部から穿刺部までの圧迫止血を行い，その後も圧迫帯や弾性包帯などで止血処置を行う。穿刺部からの出血が多い場合は，まず圧迫止血を行い，弱まった時点（できるなら止血を確認した方が良い）で圧迫固定し，被検者本人や手の空いたスタッフが固定上からの圧迫を継続し，しばらくの後再確認する。出血が広がっている様子がなければ帰宅可とし，当日の運動や入浴は避けるよう指導する。圧迫固定の際，弾性テープを使用することが多いが，テープかぶれや水疱形成がみられることも多く，テープ貼付時にかぶれ防止剤の塗布や，かぶれが比較的少ないテープを使用するなどの配慮も必要である。

⑧同日に何件もの組織生検を行う場合には，検体の取り違えがないように細心の注意を払わなければならない。あらかじめ用意された検査伝票や検体ラベルなどは，本人と一致しているかダブルチェックが必要である。病理結果と画像があまりにも食い違う場合は，同日に行われた検査の結果についても確認した方が良い場合がある。取り違え防止のため，症例毎に採取本数を変えるなどの工夫をしている施設もある[2]。

3. 診断成績

　FNAC，CNB，VABの三者を比較した報告はない。同一病変にFNACとCNBが行われた12研究の統合解析では，FNACの感度・特異度は74%，96%でCNBの感度・特異度は87%，98%とCNBの方で感度が高く，特異度は同等であった[1,2]。ただ，日本臨床細胞学会の報告によるとFNACの絶対的感度（摘出物が悪性で，細胞診が「悪性」であった割合）は76.7%で，特異度84.3%，検体不適正率17.7%であった[1,3,4]。

　細胞診は検体不適正率が高いとされており，感度もCNBに劣ることから，悪性を疑う症例であればCNBが良いと考えられる。一方，特異度はほぼ同等であり，良性を考える症例に対しては，FNACで悪性を否定しておくことも可能と考えられる。

　同一病変に対するCNBとVABの比較はないが，針生検の診断精度と有害事象に関するシステマティックレビュー[2,5]によると，CNB，VABは感度・特異度ともに差はなく，両者とも高い正診率であった。しかし，組織診で非浸潤癌であり，摘出物で浸潤癌となるアップグレード率はVABで低い結果であり，非浸潤癌を疑う症例に関しては，VABの方がより正確に診断できる可能性がある。

　近年，乳癌の初期治療方針を立てる上で，サブタイプ同定が行われるが（「第3章　乳癌の臨床」の項を参照），サブタイプ決定には針生検組織での免疫染色が必須となる（図5）。ホルモン療法の感受性因子である，エストロゲンレセプター（ER），プロゲステロンレセプター（PgR），抗HER2療法の感受性因子であるHER2（human epidermal growth factor receptor 2），腫瘍増殖能を表すKi-67の染色が一般によく行われる。術前治療で腫瘍が消失してしまった場合などは，針生検組織が術後補助療法を考えるための唯一の材料となり，摘出腫瘍のサブタイプを針生検がどれくらい正確に反映しているか把握しておく必要がある。針生検標本と手術標本のER，PgR，HER2，Ki-67の比較を行った報告がいくつかあり[6,7]，おおむね一致するが，ERとHER2に5%程度，PgRとKi-67に10%程度の不一致がみられることは認識しておく必要がある[2]。

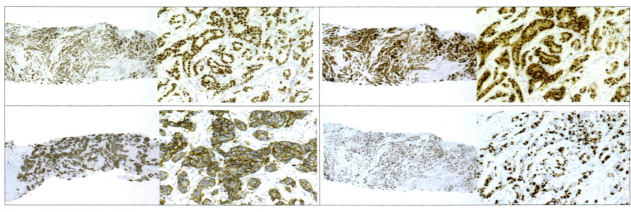

図5 針生検組織の免疫染色

ER	PgR
HER2	Ki-67

4. 組織生検で重要なこと

　一般に，細胞診は低侵襲で，CNB，VABと生検針が太くなるにしたがって侵襲が大きくなるとされているが，局所麻酔の穿刺はどれも同じで，むしろ細胞診で麻酔を行わない方が「痛い検査」であった印象が残りやすい。組織学的検査で重要なのは，できる限り一回の検査で確実に診断をつけることであり，細胞診で診断できなければ，CNB，VABという手順を踏むことが絶対ではない。超音波の画像診断（画像から想像される病理診断）に精通することは，組織診の選択に影響すると考えられ，日頃から病理診断と画像診断の擦り合わせを行うことが重要である。超音波像から病理結果がある程度予測できれば，明らかに良性と思われれば細胞診で，非腫瘍性病変のように鑑別困難が予想される場合にはVABを選択するなどができるようになる。CNBの使用頻度は高いと考えられるが，日頃の努力によって画像と病理結果との関係性をつかめれば，採取方法の選択や結果の解釈がより容易で安全かつ正確になる。

● 参考文献

1）日本乳癌学会編．乳癌診療ガイドライン：疫学・診断編 2018年版．金原出版；2018.

2）Wang M, et al. A sensitivity and specificity comparison of the fine needle aspiration cytology and core needle biopsy in evaluation of suspicious breast lesions: systematic review and meta-analysis. Breast. 2017; 31: 157-66.

3）Yamaguchi R, et al. Diagnostic accuracy of fine-needle aspiration cytology of the breast in Japan: report from the Working Group on the Accuracy of Breast Fine-Needle Aspiration Cytology of the Japanese Society of Clinical Cytology. Oncol Rep. 2012; 28(5): 1606-12.

4）土屋眞一，他．細胞診の精度管理．臨床検査．2013；57(13)：1554-9.

5）Bruening W, et al. Systematic Review: comparative effectiveness of core-needle and open surgical biopsy to diagnosis breast lesions. Ann Intern Med. 2010; 152(2): 238-46.

6）Usami S, et al. Reliability of prognostic factors in breast carcinoma determined by core core needle biopsy. Jpn J Clin Oncol. 2007; 37(4): 250-5.

7）Tamaki K, et al. Comparison of core needle biopsy and surgical specimens for accurate preoperative evaluation of ER, PgR, and HER2 status of breast cancer patients. Cancer Sci. 2010; 101(9): 2074-9.

（二宮　淳　二宮病院理事長）

第12章　乳腺超音波検査

乳腺超音波の基礎と検査法

　　乳腺の疾患を診断するモダリティの両輪とも言えるマンモグラフィ（MMG）と超音波検査（US）は共に不可欠な検査であるが，各々全く異なった特性を持つため，それを正しく理解した上で検査を行い判断しないと結果を誤る危険性がある。

　　乳腺超音波検査は，超音波診断装置を用い超音波の反射信号を画像化して走査を行う検査である。超音波画像は，マンモグラフィがX線透過像であるのに対し，音響インピーダンスの差を反映した反射像であるため，超音波画像特有のさまざまな特性・アーチファクトなどを有している。

　　また，超音波装置の持つ特徴それぞれに起因する長所・短所を備えているので，これらの特性および特徴を把握していないと，正しい検査が行えないばかりでなく，誤った判断をしてしまう恐れがある。そのため，乳腺超音波検査に臨む上では，これらの正しい知識と理解は必要不可欠なものといえる。

　　乳腺超音波検査の目的は，乳房表面からプローブ走査を行いリアルタイムで観察しながら動画像の中で異常を発見し，次いで詳細な描出によりその特徴を把握・判断し，その特徴的な所見が現れた断面を画像に残し必要に応じて所見用紙・レポートを作成することにある。

　　この章では，乳腺超音波検査を行う上での基礎知識，さらには基本走査を根拠に基づいて解説する。

1. 超音波の基礎

1-1. 超音波の特性

　　超音波は波動の一種であり，波動特有の反射・屈折・回折・干渉などの特長を持っているため，その画像にはさまざまな因子に起因したアーチファクトが出現する。そのため，超音波画像にはさまざまな虚像が混在しているので，描出されている画像の中のどの部分が実像で，どの部分が虚像かを見きわめる眼と判断できる知識が必要となる。

1）周波数

　　通常のヒトの可聴音域は約16 〜 20,000Hzとされており，一般的にこれより高い周波数域の音を超音波という。実際には診断領域に応じ，適切な周波数の超音波が用いられて検査が行われる。

　　腹部用：3.0 〜 5.0 MHz　　心臓用：2.0 〜 5.0 MHz　　体表臓器用：7.5 〜 18　MHz（〜 40 MHz）

2）伝搬

超音波の伝わり方は通常の音とは異なり，気体中では伝わり難く，また大きな石灰化などでは強い反射のため伝わり難く後方の情報は得られない。超音波が最もよく伝わるのは液体や軟部組織で，乳腺・甲状腺・脂肪織・リンパ節など軟部組織は検査の対象として最適である。

3）音速

超音波が物質中を伝搬する場合，その物質固有の音速で伝わる。

血　液	：1,570 m/sec	皮　膚	：1,605 m/sec（37℃）新鮮標本
筋　肉	：1,568 m/sec（24℃）	乳　腺	：1,541 m/sec（37℃）新鮮標本
脂　肪	：1,476 m/sec（24℃）	乳　癌	：1,560 m/sec（37℃）新鮮標本
水	：1,482 m/sec（20℃）	線維腺種	：1,560 m/sec（37℃）新鮮標本
軟部組織（平均）	：1,540 m/sec	脂　肪	：1,412 m/sec（37℃）新鮮標本
シリコンゴム	：1,000 m/sec　（音響レンズ）		

診断用超音波装置では，生体内の音速を国内メーカーで1,530 m/sec 一定，海外メーカーで1,540 m/sec 一定として設計されているため，音速の異なる様々な組織の混在する実際の人体の画像は歪んだものとなっている。また，ビームの進む方向（距離方向）の計測系では音速の差分だけ誤差を生じることになる。さらに，音速は温度の影響を大きく受ける。

4）反射

超音波は，密度・音速の異なる物質の境界で反射が起こり，その反射・透過の強度や割合は2つの物質の音響インピーダンス Z に依存する。

　　Z＝ρ×c　（ρ：物質の密度，c：物質固有の音速）

反射は，媒質の境界での音響インピーダンスの差が大きいほど大きい。例えば，乳腺実質には乳管，小葉，脂肪織・結合織・血管・リンパ管を含む間質が存在し，それぞれの音響インピーダンスが異なるために強い反射が起こる結果，高エコー域として描出される。

また，2つの物質が接する場合の反射係数 R は，それそれの音響インピーダンス Z1Z2 とすると R＝（Z2-Z1）／（Z2+Z1）で表され，R＝±1 は全反射，R=0 はすべて透過を意味する。

5）減衰

超音波は物質内を通過する間に吸収・散乱・反射などにより，減衰がおこる。通常の周波数では，減衰はほぼ距離と周波数に依存し，［dB/cm・MHz］で表わされる。また，ヒトの場合では軟部組織の減弱係数は，約1［dB/cm・MHz］である。

6）音場

超音波が伝搬してゆく領域を音場という。通常，平面振動子から発生した超音波ビームはある距離までは近似的に平面波として拡がらずに進み，ある距離より先では球面波となり拡がって伝わる。これを近距離音場と遠距離音場という。

7）その他

超音波では反射の他，屈折・回折・干渉などの性質があり（**図1**），様々な現象や後述するアーチファクトを発生する。

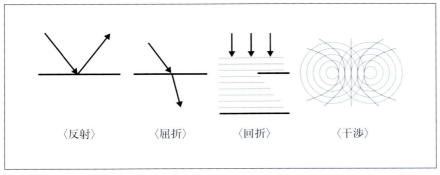

図1　音波の物理特性

1-2. 超音波画像の特性（マンモグラフィとの比較）

超音波画像	マンモグラフィ
1) 音の反射波を画像化（反射像）	1) エックス線吸収の差を画像化（透過像）
・エコーレベル（輝度）は反射強度を反映 　（GAIN, STC, DynamicRangeも影響） ・反射の基は物質間の音響インピーダンス Z の差の大小（Z=ρc） 　ρ：物質固有の密度，c：物質固有の音速 　　皮　　膚：1605 (m/s)（37℃） 　　脂肪組織：1412 　　乳腺組織：1541 　　腫　　瘤：1560	・濃度（黒化度）はエックス線吸収の度合い 　（デジタル処理も影響） ・透過度の基はX線減弱係数の差 　　皮　　膚：0.80 (/cm)（20keV） 　　脂肪組織：0.45 　　乳腺組織：0.80 　　腫　　瘤：0.85 　　石灰化　：12.5
2) スライス幅を持った断層像 　（ある一部の情報だけを持った部分像）	2) 乳房全体を1枚に収めた圧縮像 　（情報のほぼ全てを含んだ全体像）
・断層像のため重なりがなく，鮮明・明瞭 ・全体を観察するため見逃しない走査が必要 　　↓ ・端から端まで隈なく観察することが重要	・腫瘤と乳腺，乳腺と乳腺の重なりが問題 ・乳腺全体が伸展したポジショニングが必要
3) リアルタイム性を持った画像	3) 静止画像
・リアルタイム動画像での観察が可 ・適時，任意の角度・方向からの観察が可 ・連続的な観察が可 ・穿刺などのガイド用モニタに利用	・撮影後の現像・処理が必要（デジタル処理により短縮） ・観察・判断は処理後 　　↓ ・STEREO BIOPSY
4) SKILL DEPENDENCE	4) SKILL DEPENDENCE
・動画像で観察している時がすべて 　この時点での判断が重要（カテゴリー分類） 　　↓ ・応用走査 　　ダイナミックテスト 　　Compressibility・Mobility 　　↓ ・カテゴリー分類の修正 ・良悪，組織型の判定	・処理後の画像読影が重要 　この時点での判断が重要（カテゴリー分類） 　　↓ ・応用撮影 　　拡大・スポット・拡大スポット 　　圧迫の加減で腫瘤の形状変化を観察 　　↓ ・カテゴリー分類の修正 ・良悪，組織型の判定
5) 読　　影	5) 読　　影
・検査時に術者が拾い上げられなかった所見は結果として残せない ・検査中の術者の観察・判断がすべて	・適正に管理された環境下で得られたMMGであれば，読影次第で所見の拾上げが可 ・複数での読影が可

1-3. アーチファクト

超音波の性質や装置の特性により超音波画像の中にはアーチファクトによる虚像が多く混在しており，その機序をよく理解して実像と見誤らないことが大切である。

1）サイドローブによるアーチファクト

振動子から発生する超音波には中心軸上の音圧レベルの高いメインローブ（主極）と中心軸から外れた音圧レベルの低いサイドローブ（副極）がある。通常は，サイドローブが画像に影響を与えることは殆どないが，サイドローブが反射面に直角に当たり，反射強度がメインローブのものと比べて無視できない特殊な状況下では，実像の中にサイドローブによる虚像が重なって表示される（図2）。これをサイドローブによるアーチファクトといい，これを解消するためにはビームの入射角度や入射位置を変えて走査する。

2）グレーティングローブによるアーチファクト

配列形探触子で，隣り合う振動子間で1波長（または整数波長）ずれて干渉することにより生じる不要の極大。

3）多重反射

音響インピーダンスの異なる境界面で反射が複数回おこる現象。プローブの表面から出た超音波は皮膚・脂肪層・筋層・腹膜などの間で複数の反射がおこり，反射した波が再び別の境界面で反射を繰り返した後に受信されると，画像上にはプローブから反射面までの距離を整数倍した位置に虚像が現れる。これを多重反射といい，体表に近い部分の観察には注意を要する（図3）。

4）スライス幅によるアーチファクト

超音波画像はある幅のスライス厚を圧縮して画像表示したもので，スライス厚内にある全てのものがあたかも同一面上に存在しているように表示される。たとえば，スライス幅が厚い場合，その中に小さな病変があっても周囲の乳腺組織に埋もれて圧縮像には描出されないことがある。これをスライス幅によるアーチファクトという（図4）。これを解決するには，音響カプラを用い音響レンズによるフォーカシング域を調整するか，もしくはスライス幅方向の素子多列化プローブを使用するとよい。

5）屈折によるアーチファクト

①外側陰影

超音波が球体もしくは球体に類似した形状の組織に入射すると，入射角度が大きくなる辺縁部分では反射・屈折が強く起こり，外側陰影といわれる音響陰影が現れる（Ⅴ.1.6）参照）。

②レンズ効果

超音波は光と同様に屈折の性質を持ち，音速の異なったpass-wayを通過したビームが実際には存在しない位置に像を結ぶ。これをレンズ効果という。

6）鏡面現象（ミラーイメージ）

超音波にも光と同様に反射の性質があり，鏡のこちら側にあるものが向こう側にあるように見える現象が超音波画像上にも現れる。これを鏡面現象（ミラーイメージ）という。

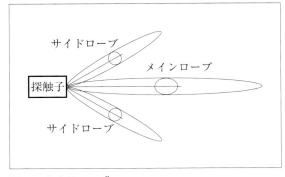

図2　サイドローブ

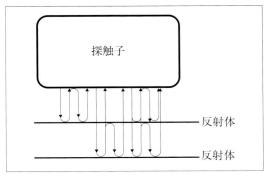

図3　多重反射

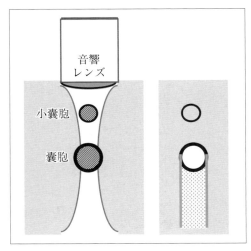

図4　Bモードにおけるスライス幅アーチファクト

7）音響陰影

　超音波が組織の中を通過する過程で，強い反射体や吸収体があると，その後方は無エコー域または低エコー域となる。これを音響陰影といい，線維成分の豊富な浸潤性乳管がん（硬性型）・陳旧性の線維腺腫・粗大な石灰化や肋骨・胸骨・鎖骨の後方に見られ，この部分の情報は欠落しているので注意を要する。特に，浸潤性乳管癌（硬性型）が深部に存在する場合，減衰により脂肪組織浸潤，胸筋浸潤の情報が不明瞭となる。（Ⅴ.1.6）参照）

8）後方エコー増強

　超音波が組織の中を通過する場合，音速の速い均一な液体部分を通るビームと他の組織を通るビームとでは減衰の度合が異なり，また液体中では反射・散乱も殆ど起こらないので音速の速い液体部分の後方の輝度は高くなる。これを後方エコー増強（音響増強効果）といい，囊胞・幼若な線維腺腫や浸潤性乳管癌（充実型）・粘液癌・髄様癌・悪性リンパ腫の後方には輝度の増強がよく見られる。（Ⅴ.1.6）参照）

1-4．超音波画像における Key Word

1）エコーパターン

　組織構造の違いから生じるエコーレベルの増減を表現し，腫瘍内部等の表現に使われる。
　①充実性パターン　腫瘍内にエコーが認められる像。

②囊胞性パターン　腫瘍内に全くエコーが認められない像。しばしば後方エコーの増強を伴う。

③混合性パターン　腫瘍内に充実性部分と嚢胞部分が混在している像。

2）コメット様エコー

強いエコーの後方に流れ星の如く強い線状エコーが尾を引いて見られる像。

3）デブリエコー

液体の中に現れる膿または沈殿物に由来するエコー。スラッジエコーと同意語。

4）Gain

増幅器の利得のことで，超音波画像全体の輝度を増減する。

5）STC（TGC）

増幅器の利得を一掃引の間で時間的に変え，超音波の伝搬距離（深度）に相当する時間に対して減衰などの感度を補正調節する。

6）Dynamic Range

エコーなどがノイズに埋もれずかつ飽和しないで増幅または表示できる入力（電圧など）の範囲。通常 dB で表わす。

2. 超音波装置

2-1. 超音波装置のしくみ

1）装置の構成

超音波装置の基本的な構成を示す（**図5**）。

2）超音波の発生

超音波の発生には，電圧を加えると歪みを生じて振動を起こし，逆に振動が加わると電圧を発生する圧電効果という性質をもつ圧電素子が利用される。（**図6**）すなわち，1つの素子が超音波の送信と受信の両方の役割を果たす。その圧電素子としてはセラミック系のPZT（ジルコン酸チタン酸鉛）や高分子圧電膜材系のPVDF（ポリフッ化ビニリデン）などが使われている。また上記の圧電素子は振動子と呼ばれ，発生する超音波の振動数（周波数）は素子の厚さにより固有で，周波数と厚みは反比例の関係があり薄くなるほど周波数が高くなる。

3）プローブ（探触子）

一般的なプローブの構成は**図7**のように多数の振動子・電極のほか，分解能を向上ため後方の超音波成分を吸収するバッキング材や，干渉による反射波の振幅を最小にし生体とのマッチングをとるための整合層，超音波ビームのスライス幅方向の拡がりを抑える音響レンズ（シリコンゴム）などから成る。

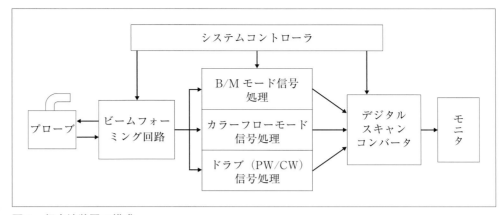

図5 超音波装置の構成

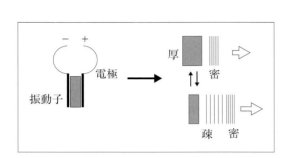

図6 超音波の発生

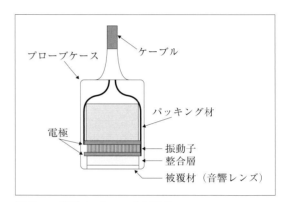

図7 一般的なプローブの構成

4）電子フォーカス

通常のプローブには96〜226個程の振動子が1列に並んでおり，各々から同時に超音波が発生されるのではなく，8個程のグループ毎に駆動しさらにその中の内側になるにつれて遅延回路を用い遅く駆動されるようにしてビームが収束するようになっている。このようにして送信側でビームに電子フォーカスをかける機構を送信多段フォーカスといい，逆に受信側で遅延回路を用いる電子フォーカスをダイナミックフォーカスという。現在の装置では，受信側でのさまざまなフォーカスの機構が備わっていて，有効に機能している。

また，乳房組織の中にはさまざまな固有の音速をもつ物質が混在しているため，個体による乳房を構成している物質の差により画像に歪みが生じることが知られており，受信側の遅延回路を調整することにより音速を変化させることが可能となって個体差に対応できるようになっている。

5）音響レンズ

前述の音場より振動子から発生したビームはある距離までは拡がらず遠方で拡がる性質がある。スライス幅方向のビーム収束の機構として音響レンズがあり，その素材としてはシリコン（音速：約1,000 m/sec）などが用いられている。ビーム収束のメカニズムは，図8に示すように，発生したビームのうち音響レンズの薄い周辺部を通過したビームが先に生体に入射し約1,500 m/secで進むが，音響レンズの厚い中心部を通過するビームは1,000 m/secで進んで生体に入射する。

その時の波面は凹面上に形成され，その結果ビームはある領域で狭く絞られる。

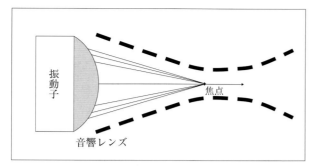
図8　ビーム収束のメカニズム

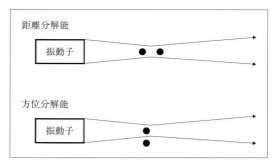
図9　距離分解能と方位分解能

6) 分解能

　近接した2点の反射源を別々の点として識別できる最小の距離を分解能という。ビームの方向に沿った2点を識別する分解能を距離分解能といい，パルス幅によって決定される。すなわち，波数が同じ場合には波長の短い方，周波数の高い方が距離分解能はより小さい。また，ビームの方向に垂直に接した2点を識別する分解能を方位分解能といい，ビーム幅により決定される（**図9**）。一般の体表臓器用プローブ（10〜12 MHz）では，①距離分解能は0.3〜0.2 mm程度，②方位分解能は0.7〜0.2 mm程度である。

2-2. 超音波の走査方式

1) Aモード

　Amplitude（振幅）modeといい，ブラウン管などの時間軸上にエコーを振幅の変化の形で表示する方法。この方式による記録をエコー図という。

2) Bモード

　Brightness（輝度）modeといい，CRT上の時間軸上にエコーを振幅に応じた明るさの強弱を表示する方式。通常の2次元画像はこのモードを用いる。

3) Mモード

　Motion（動態）modeといい，探触子と反射源との距離の時間的経過を表示する。心臓の壁や弁の動きを時間的に記録することに用いる。

4) ドプラモード

　主に血液成分中の最大成分である赤血球（10 μ m）からの反射を信号としてとらえ，送信波と受信波の周波数偏位と血管と超音波ビームのなす角度（θ）から血流速度を得る。
　FFT（高速フーリエ変換）波形分析とカラードプラの方式があり，FFT法では流速成分の解析が可能である。＜情報：各部血管の流速・流量，血管抵抗・血管弾性・乱流の度合＞

5) カラードプラ

　ドプラ法によって得られた流れの情報を，Bモード像上にカラーで重畳して実時間で表示する方法。探触子に近づく血流成分と遠ざかる成分をピクセル毎に平均流速で赤色青色等の色分

け表示し，血流速・方向等の情報が得られる。
　　＜情報：各部血管の走行状態・乱流状態，瘻孔・出血等の有無，心臓（心房・心室・弁）＞

6）パワードプラ
　カラードプラにおけるドプラ信号のパワー情報をもとにした流れの表示画面。パワーモード・アンギオモードと呼ばれることもある。通常はカラードプラよりも感度が高いが，単色表示のため血流方向の情報は得られない装置の方が多い。

2-3. 乳腺検査に適した超音波装置

1）装置
　①リアルタイム断層装置を対象としている（全乳房を自動で走査する装置に関しては普及した段階で基準・方法・判定方法等，新たに作成する必要がある）。
　②体表臓器用探触子の性能を十分に発揮できるもの。
　③乳腺に適したプリセットや画像調整を使用可能な装置であること。
　補足：フルデジタルの装置を推奨する。

2）プローブ
　①超音波装置のメーカーが乳腺または体表用と標榜する探触子を使用する。
　②使用周波数帯域に 12MHz が含まれていること。あるいは音響作動周波数が 6.0MHz 以上の探触子であること。
　③視野幅は 35mm 以上であること。検診のみを行う場合，視野幅 50mm 程度が多くの受診者の検査を行うには適している。
　④装置「添付文書」に記載された「品目仕様」の「ペネトレーション深度（B モード）」が「50mm 以上」であること

3）モニタ
　①良好な画像が検者に負担無く観察できるものとする。
　②ブラウン管および液晶モニタは十分な大きさのものを使用する。
　③液晶モニタは描画追随性が良好で角度依存性の少ないものを使用する。
　④読影に供するモニタは検査時の画像が良好かつ忠実に再現できるものとする。

4）記録装置
　①静止画，動画ともに経時的変化で劣化することのないデジタル記録によって保存することを推奨する。
　② LAN，ファイリングシステムなどのネットワーク環境を整備することが望ましい。
　③記録形式は DICOM を推奨する。やむなくファイルを圧縮する場合には元ファイルの 5 分の 1 を限度とし，過度に圧縮しないようにする。
　④デジタル記録が可能な環境であっても，不具合に備えてハードコピーなどのバックアップ手段は準備しておく。
　⑤デジタル記録装置が準備できない場合は，ハードコピーを備えること。
　⑥記録画像，出力画像は，実際に検査している画像が再現できるように，常に調整を行う。

2-4. 超音波装置の調整

1) 観察用モニタ

超音波装置のモニタの調整は Brightness・Contrast の組合せで行う。

① Brightness は画面上のベース濃度（黒さ）を決定するもので，明るくしすぎると画面が白っぽくなりすぎ，暗くしすぎると黒くなり画面が見えなくなる。この調整は多少暗め（画面上の Gray-Scale の黒い側から 1 番目の部分と 2 番目の部分がはっきり区別できる程度）にするとよい。

② Contrast は画面上の黒い部分と白い部分の差の強弱を決定するもので，高すぎると画面上黒白ははっきりするがぎらぎらし，低すぎると黒白の区別がつきにくくのっぺりしてしまう。この調整はぎらつかない程度に多少高めに設定しておくと，画面上でエコーレベルの差を判別しやすい。

③ モニタの調整が終わり最適条件が決まったら，調整ツマミに印をするかテープなどで固定しておき，検査時には gain・STC で微調整をおこなう。

2) 走査画像

(1) ゲイン（gain）

- gain とは画面全体のエコーの信号の強さを調整する機構
- gain の調整は乳腺の実質エコーを描出しておこなうとよい
- gain は被検者の体型・走査方向により異なるので適時調整する
- gain が低いと画像は暗く，高すぎると明るすぎノイズなども増加する

(2) エスティーシー（STC）

- 超音波画像は生体内のビームの pass-way により深さごとに減衰が異なるため信号の強さが異なる。その強さを深さに応じて補正する機構を STC という。
- STC の調整は皮膚面から乳房深部まで全体が同輝度になるようする。
- 基本的に，STC の深度ごとのノブは中央位置とする。

(3) ダイナミックレンジ（dynamic range）

- 音波信号を画像に表示する際，黒から白まで何段階かの輝度で表現する。この諧調の幅（段数）を dynamic range という。
- dynamic range が狭いと画像を表現する階調が狭くなり，画面は粗雑でぎらぎらしたものになる。
- dynamic range が広いと階調が広くなり，画面はきめ細かいがコントラストのつかないフラットなものになる。
- dynamic range は装置により表示が異なるが，乳腺では 60 〜 65dB 前後が適当とされ，嚢胞内が無エコーに，腫瘤内部が脂肪組織と比較して高，等，低，極低の 4 段階に描出される程度のコントラストになるように設定する。

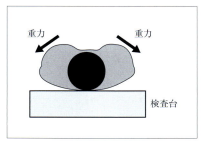
図10 不適切なポジショニング

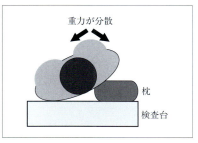
図11 適切なポジショニング

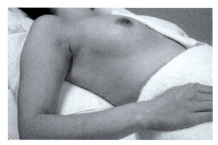
図12 検診でのポジショニング

3. 乳腺超音波検査

3-1. 触診

　乳腺超音波検査では，マンモグラフィ同様に，検査の前に検査を行う術者本人が触診を行い，乳腺の状態や腫瘤の形状・硬さ・動きの感触を持って検査に臨むことが望ましい。これは，術者の印象と画像を対比することでプローブ走査にも反映し，さらに応用走査を行う上でも重要な情報となるためである。

　方法としては，まず，平手法にて両側の手掌を用い乳房全体を隈なく触診する。次に指腹法にて両側の第2・3・4指をそろえて伸ばし，指腹で乳房を交互に軽く押えながら撫でるように全体を隈なく触診する。さらに，硬結部分や腫瘤を疑わせる部分があれば，指先交互法にてその部分に対し第2・3指でピアノにタッチする感覚で所見を得る。また，その際，2本の指で軽く挟みあらゆる方向への移動の有無も確認できる。

　さらに，腫瘤を疑わせる場合には，腋窩・内胸・鎖骨下・鎖骨上のリンパ節を触診しておくとよい。

3-2. ポジショニング

　本来，超音波検査において，腫瘤性病変の場合では，腫瘤の形状が重要な診断要素の一つとなる。乳腺超音波検査の対象である乳房は，個人差があるもののそれ自体が重量を持った臓器であり，通常の仰臥位では，図10のように乳房が外側に下垂してしまう。このような不適切なポジショニングによって腫瘤の形状を歪めてしまうおそれがあるため，超音波検査を行う場合には図11のように腫瘤に均等な重力がかかるようにポジショニングを行う必要がある。そのためには，検側の背中に枕のようなものを挿入して検側の肩から上半身を持ち上げた斜位とし，腫瘤が疑われる場合には腫瘤が頂点に，腫瘤がない場合には乳頭が頂点になるようにポジショニングを行う。

　検側の腕は，掌を検側の腸骨稜付近に置き，軽くひじを曲げた状態（図12）でできるだけ力を抜くようにする。マンモグラフィ同様に，被検者の腕に力が入った状態では，胸筋が緊張し正確な検査が行えないこともあるため，腕をリラックスさせることは走査を行ううえで重要である。検診の際は，できるだけ被検者の羞恥心を気遣って非検側の乳房はタオルもしくは検査衣等で覆った状態で行うようにする。

　検診などでは，図12のように乳房自体にテンションをかけずに走査を行うのが望ましいが，手術を前提として行う検査の場合には，手術の体位と同様に，患側の腕を挙上する等の調整を行うとよい。

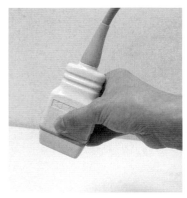 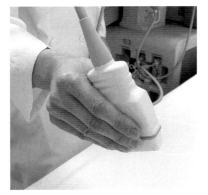 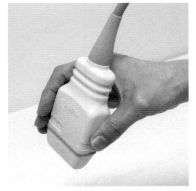

図13　プローブの握り方（縦断面横走査）

図14　プローブの握り方（横断面縦走査）

3-3. 装置およびプローブ

　　使用する超音波診断装置は，いわゆるフルデジタル装置を用いる。フルデジタル装置では，受信側での音速調整機構があり，乳房の構成により設定することによりフォーカスの合った画像が得られる。使用するプローブは，高周波リニア型を用い，周波数帯域に12MHzが含まれていることが望ましいと言われている。

3-4. モニタの調整

　　乳腺超音波検査の検査室の照度は，病変の視認性を考慮して，やや暗めに設定したほうが観察しやすいが，スタッフが変わるごとに照度が変わるとモニタのbrightness・contrastの調整が必要となるため，施設として一定にしておくとよい。一定の照度下で，brightness・contrastを調整（Ⅱ.4.2）別記）した後は，画質の調整はgain・STCで行う。

　　検査時の視野深度は，40〜50mm（視野幅の狭いプローブの場合には35mmでも可）が最適であるが，乳房の大小により大胸筋までが描出されるように調整し，必要に応じて拡大・縮小を行う。また，フォーカスは常に関心領域の深度にこまめに合わせるよう心掛ける。

3-5. プローブの握り方

　　通常の乳腺超音波検査においては，強く圧迫する必要がないため，親指と残りの指で軽くプローブを挟み込むように握り，手首をリラックスさせると滑らかな走査ができ，乳房の立体的な構造に合わせたプローブの操作が可能となる。

　　縦断面横走査および斜断面走査では，親指はプローブの下端寄り1/4〜1/3程度の位置に置くと，他の指は裏側の下端付近に位置する（図13）。第2指から第4指で保持してもよいが，第5指を乳房に接触させた操作は推奨しない。特に術者が男性の場合には，プローブ以外の指が乳房に接触し表面をなぞるため，セクシャルハラスメント防止の上からも避けたほうがよい。

　　横断面縦走査では，プローブの側面を親指と残りの指で挟み込むように握る。親指はプローブの1/2程度の位置に置き，他の指を反対側の側面に置く（図14）。

3-6. プローブの接触

　　乳房の皮膚面にたっぷりとゲル（ゼリー）を塗布する。

　　腹部超音波検査の場合には，プローブをやや強めに接触させてビームのペネトレーションをよくすることが良い画像を得るコツとして知られているが，乳腺超音波検査では，ゲルを多めに塗布し圧迫を最小限に抑え，皮膚面上を滑らせるようにスライドさせることがコツである

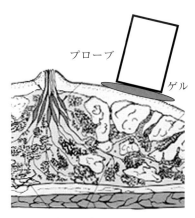

図15 プローブの接触（フェザータッチ）

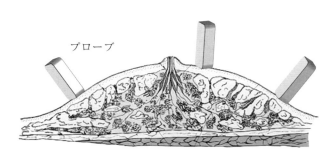

図16 ビームの入射（プローブの角度）

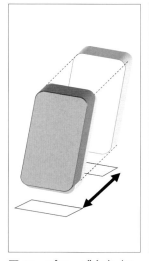

図17 プローブ走査（スライド走査）

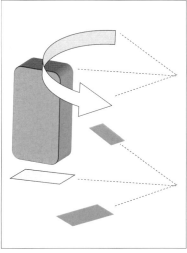

図18 プローブ走査（放射状走査）

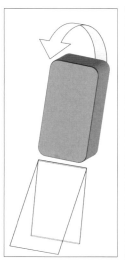

図19 プローブ走査（扇状走査）

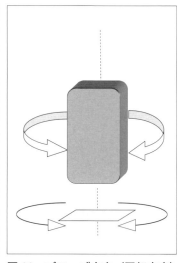

図20 プローブ走査（回転走査）

（フェザータッチ）（図15）。

　超音波の入射は入射面に垂直な場合が最もペネトレーションがよくなり，それに伴い反射の音圧も最大となるので，画質，輝度ともに最良となる。それゆえ，接触の角度は常に乳房皮膚面に垂直に当てるように心掛け，図16のように乳房の外側，中央，内側と移動することによりプローブの接触角度を微妙に調整する必要がある。さらに乳房には頭尾方向にもカーブがあるため，それらも考慮して立体的なプローブ走査を行う必要があり，極論を云えば，同一乳房のなかで同じ角度で観察する部位は何処にもないことになる。

3-7. プローブ走査法

　超音波画像は，断層像であるため，多方向からの観察が必要である。そのためのプローブ走査方法には，スライド走査（図17），放射状走査（図18），扇状走査（図19），回転走査（図20）などがあり，それぞれの特徴を十分理解して，組み合わせながら走査を行う必要がある。

　また，走査範囲は乳腺組織の端から端までが最低限であり，C'領域や離れた位置にある残存乳腺など個人差を考慮すると，さらに周囲をも観察する必要が生じることになる。

3-7-1. 基本走査

1) スライド走査

(1) 特徴

スライド走査は，プローブをスライス幅方向に移動させて連続的に乳腺を観察する走査方法であるため，乳腺の連続性を破断することの多い腫瘤性病変の描出には優れている。

(2) 方法

超音波画像は，あるスライス幅を持った断層像であり，そのスライス面に含まれないものは描出されない。したがって，見逃しを防ぐためには乳腺の端から端まで隈なくスライドさせながら全体を走査する。その際には，必ず往きに走査した部分を帰りにも走査することが大切である。どんなに正確に垂直なビームの入射を意識して走査をしても，往きと帰りでは微妙に角度が異なり，往きで見えなかったものが帰りに描出されたりすることが多々あるためである。そのため，往きのみ，帰りのみの走査は見逃しの原因になりかねず，往復のスライド走査が必要である。

また，現在の高周波プローブは開口径が狭く画像視野の狭いものが多いため，1回の走査でカバーできる範囲が狭く，何度もプローブを移動して走査を行わないと乳房全体をカバーすることができない。そのため，検査時間の短縮を意識しすぎて，往復の走査を行わずに**図 21**のような片方向の走査でプローブを移動し次もまた片方向の走査を行うという方法をとりがちであるが，往復の走査を省くことは見逃しの危険性が増すため，特に初心者は避けるべきである。

スライド走査の基本走査としての望ましい方法は，上記の点に注意をして**図 22**のように同一部分を必ず往復走査し，プローブを新たな視野に移動する場合にも描出領域の一部が必ずオーバーラップしブラインドエリアを作らないことが重要である。

超音波画像のスライス幅の特性を考慮すれば最低2方向以上の走査を行うべきである。

(3) 種類

スライド走査には，乳房に対するプローブの角度により，以下の4方向の走査がある。

・縦断面横スライド走査（**図 23**）
・横断面縦スライド走査（**図 24**）
・斜断面斜めスライド走査（**図 25**），**図 26**）

2) 放射状走査

(1) 特徴

乳腺構造の基本単位である腺葉は乳頭を中心に区域性に分布し，終末乳管で発生した乳管癌は基本的に1つの腺葉内の乳管に進展する。その変化は，乳腺構造の肥厚であったり，乳腺構築の乱れであったりと明瞭な変化をきたさないこともあり，上記のスライド走査では認識することが難しい場合が多々ある。そのような場合には，乳頭を中心に放射状にプローブを回転させる放射状走査を行うと，区域性の変化，領域性の変化をとらえることが可能である。

(2) 方法

放射状走査の方法は，**図 27**のように，乳頭を中心にプローブを時計の針のように時計回りあるいは反時計回りに連続的に走査し，乳房全体を観察する。

また，放射状走査には，**図 28**のように，プローブの方向を上記方法とは直角にし，乳頭を中心に乳頭から周囲方向に遠ざかるようにプローブをスライドさせる方法もあり，1方向ではなく両方を組み合わせる2方向からの走査で見逃しのない検査が行える。

(3) 種類

放射状走査には，プローブの角度により，以下の2つがある。

・時計回り（反時計回り）時計針状放射状走査，

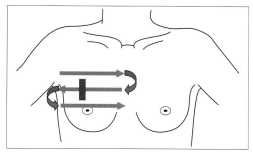
図21　スライド走査（縦断面横走査）

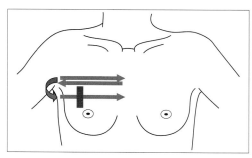
図22　スライド走査（縦断面横走査）

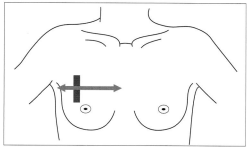
図23　縦断面横スライド走査

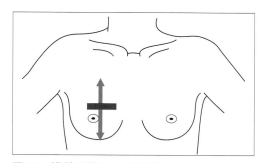
図24　横断面縦スライド走査

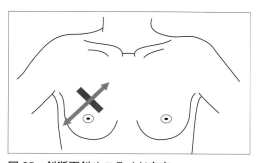
図25　斜断面斜めスライド走査

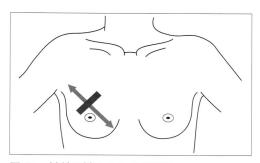
図26　斜断面斜めスライド走査

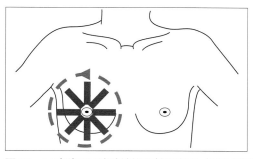
図27　反時計回り時計針状放射状走査（時計回り）

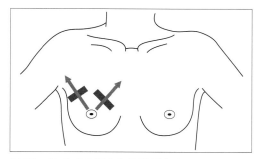
図28　スライス幅方向放射状走査

・スライス幅方向放射状走査（求心性走査，遠心性走査）

3）扇状走査

　乳頭直下は各腺葉から乳管が集合してくる部位であり，乳管内の病変が潜んでいることの多い部分でもあるが，乳頭は扁平上皮層に覆われ，内部に平滑筋組織を含むため，超音波が極端に減衰し，情報を得ることが難しい。そのため，直接，乳頭にプローブを接触させず，周囲から乳頭の裏側を覗き込むよう超音波ビーム入射させる扇状走査を行って注意深く観察する（図29）。

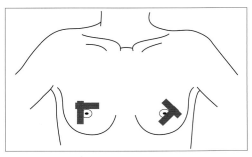
図29　扇状走査

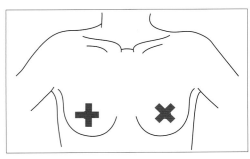
図30　回転走査

4）回転走査

　乳頭は各腺葉からおのおの1本ずつになった乳管が，それぞれ独立して外界に開口する部位であるが，Paget病のように乳頭そのものが癌になる疾患もあるため，超音波ゲルを多少，多めに塗布して，乳頭を中心にしてプローブを回転させるようにしながら観察する（図30）。

3-7-2. 応用走査

1）腫瘤の走査

　上記の一連の走査で，腫瘤性病変を認めた場合には，決められた方向からのみではなく，腫瘤を中心にプローブを回転させてあらゆる角度から描出し，ほんの僅かな悪性の兆候も見逃さないよう観察する（図31）。そして，腫瘤のエコーパターン，形状，境界部，乳腺境界線，halo，内部エコー，後方エコー，縦横比，ダイナミックテスト，vascularity，外側陰影，液面形成などについて判断する。

　腫瘤像を認め，上記の診断基準について検討した後は，腫瘤のみに囚われず腫瘤の周囲に乳管内進展を示唆する管状低エコー域の有無を注意深く確認する。

　腫瘤像を疑わせる異常を発見した場合には，プローブと乳房皮膚面の間に指を差し入れ，腫瘤像と思われる部分の上で指をスライドさせて腫瘤像と思われる部分と指で触知されるものが一致するかを必ず確認する必要がある。それは，被検者が乳腺症の状態である場合などでは，硬結として触知される部分と画像上の腫瘤像が異なることがあり，位置の把握・硬軟の判断などを誤る可能性があるので，この手技も重要な意味を持つことがある。

　腫瘤像を確認した後には，その特徴が現れる断面の画像を記録する。

　特に悪性を示唆する腫瘤像では，必ず摘出後の病理画像と対比できる方向での画像を記録すべきである。乳癌取扱い規約によれば，乳房切除術では割の入れ方は乳頭と腫瘤を結ぶ線に平行で腫瘤の中心を通る線に入れ，組織標本作製ではこの割線に平行する割を加えブロックを作製するとある（図32）。また，乳房温存術の場合には，乳頭と腫瘤を結ぶ線に直角に約5mm間隔で割を入れ，すべてを病理標本として断端の検索を行うと記されている（図33）。これに従い，超音波画像もこれらの角度でとらえた画像を記録に残して病理画像と対比し，超音波検査にフィードバックさせることが重要である。超音波画像はスライス像であるため，もともとスライス像である病理画像とは相関がみられ，スライス面が合致したときには，病理画像を反映した画像で得ることができる。

2）リンパ節の走査

　超音波検査の利点の一つに，対象部分にプローブを接触しさえすれば観察できる点があるが，リンパ節群は，腋窩リンパ節群（レベルⅠ・Ⅱ），鎖骨下リンパ節群（レベルⅢ），内胸リンパ節，鎖骨上リンパ節と広範囲に存在し（図34），腋窩の一部を除いてはマンモグラフィの対象外となる。そのため，どのレベルまで転移が及んでいるかの情報は超音波検査の責任領域である。

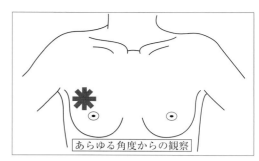
図31 腫瘤の走査（回転走査）

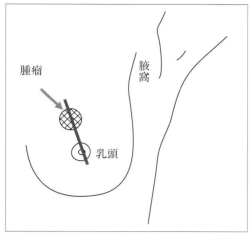
図32 乳腺腫瘤の画像記録方向（乳房切除術）

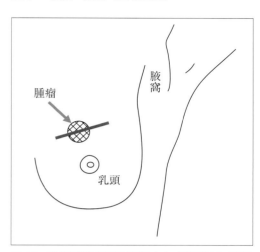
図33 乳腺腫瘤の画像記録方向（乳房温存手術）

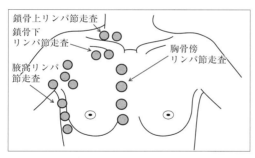
図34 リンパ節群

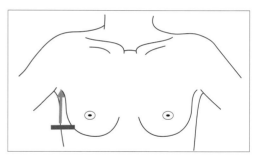
図35 腋窩リンパ節走査（小胸筋外縁より外側）

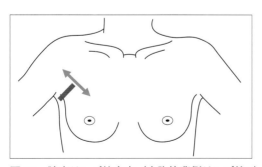
図36 腋窩リンパ節走査（小胸筋背側リンパ節1）

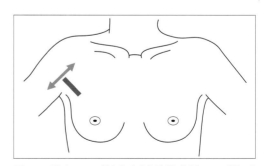
図37 腋窩リンパ節走査（小胸筋背側リンパ節2）

(1) 腋窩リンパ節
　　レベルⅠ：小胸筋外縁より外側のリンパ節（図35）
　　　　　　brachial lymph nodes, subscapular lymph nodes, central lymph nodes, pectoral lymph nodes
　　レベルⅡ：小胸筋背側リンパ節（図36, 37）

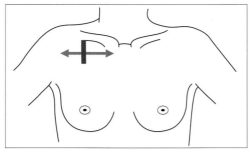

図38 鎖骨下リンパ節走査1

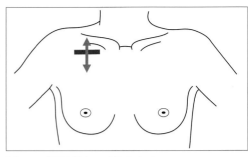

図39 鎖骨下リンパ節走査2

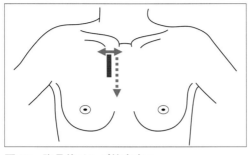

図40 胸骨傍リンパ節走査1

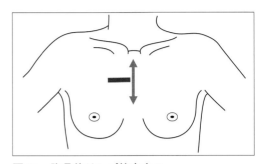

図41 胸骨傍リンパ節走査2

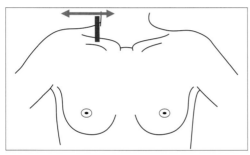

図42 鎖骨上リンパ節走査1

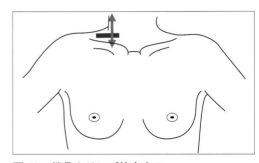

図43 鎖骨上リンパ節走査2

     subpectoral lymph nodes
    胸筋間（小胸筋前面）リンパ節
     interpectoral lymph nodes（Rotter）
  レベルⅢ：鎖骨下リンパ節（小胸筋内側縁より内側のリンパ節）（図38，39）
     infraclavicular lymph nodes, highest infraclavicular lymph nodes（Halstedリンパ節）

（2）内胸リンパ節（図40，41）

 胸骨柄後部リンパ節：

    retromanubrial lymph nodes

（3）鎖骨上リンパ節（図42，43）

    supraclavicular lymph nodes

※領域リンパ節転移の程度の分類

    N0 ：リンパ節転移がいずれの群にも認められないもの
    N1 ：Level Ⅰ，Ⅱのリンパ節への転移で可動性を認めるもの
    N2a：Level Ⅰ，Ⅱのリンパ節への転移で周囲組織固定，リンパ節癒合を認めるもの
    N2b：内胸リンパ節のみへの転移を認めるもの

N3a ：Level Ⅲのリンパ節に転移を認めるもの（Level Ⅰ，Ⅱ，内胸リンパ節の転移は問わず）

N3b ：内胸リンパ節への転移，併せてリンパ節Ⅰ，Ⅱのリンパ節への転移を認めるもの

N3c ：鎖骨上リンパ節への転移を認めるもの（Level Ⅰ，Ⅱ，Ⅲ，内胸リンパ節の転移は問わず）

（臨床・病理 乳癌取扱い規約 2018年5月【第18版】日本乳癌学会・編）

3-7-3. 捜査上の注意点

通常の検査では，触診後，ポジショニングを行い，エコーゲルを塗布してプローブ走査を開始する。プローブ走査には，特に決められた方法・方向はないが，検査ごとに方法を変えたり術者ごとに方法が変わったりというバラツキは見逃しのもとになりかねないため，術者の基本走査法とともに，施設としての基本走査法を定めておく必要がある。

まず，腫瘤性病変の検索のためにスライド走査を行うには，縦断面横走査を行った場合には必ず横断面縦走査を付加し，斜断面斜め走査を行った場合には必ず直交した斜断面斜め走査を付加するなど，少なくとも直交した2方向からの走査が必要となる。これは，超音波画像があるスライス幅を持った断層像であり，2方向以上で確認できないものは病変としての確証がとれないためである。検診分野では時間の制約もあるが，超音波画像の特性を考えると最低2方向の走査は必要である。

超音波画像の中で病変をとらえられるか否かは，術者の動体視力に負うところが大きいため，動きの中で異常な部分を認識するトレーニングが必要となる。初心者は，まず，描出されている乳腺組織が把握できる程度，ゆっくりとした走査を心掛ける。動体視力は，徐々に身についてくるため，慣れとともに知らず知らずのうちに走査スピードが速くなっていっても，見逃しの少ない走査ができるようになる。

腫瘤の見え方は，連続した乳腺（高エコー）の中に，通常，連続性のない低エコー像として描出される。次に，非腫瘤性病変の検索のため，放射状走査を行い各方向の乳腺組織の厚みの変化や乳腺構築の乱れの有無を観察する。さらに，乳頭周囲・乳頭直下・乳頭を観察するために，扇上走査・回転走査を行う。最後に，リンパ節の検索を行う。腋窩リンパ節を走査する場合には患側の腕を挙上したり，腋窩を広げたりして，観察する。リンパ節を認める場合には，やはり2方向走査を行うようにする。

1）検査前

(1) 事前情報

検査前に被検者の主訴・疑われる病変・既往歴・家族歴・他の検査データなどの情報があると検査中に重点的に観察すべき部位が推察でき有用である。

(2) 問診票

乳腺超音波検査の直前に，被検者の状態を直接把握するため，現在の腫瘤の有無・痛みの有無・乳頭から分泌物の有無・生理の時期・乳房の張りや痛みの有無などを記入していただく問診表を用意しておくとよい。

(3) 検査着

施設の事情が許せば検査着に着替えさせることが望ましいが，必ずしも用意できなくともよい。被検者が女性の場合，男性の場合ともに上半身裸とする。その際，検査を円滑に行うために説明した上で協力していただく。また，ゲル（ゼリー）のよる衣服の汚れを防ぐため，特に

女性の場合には羞恥心を考慮して必要以外の部分はタオルなどで被う。

(4) ゲルは温めて

　ゲルは常温でそのまま使用すると冷たく，被検者に不快感をあたえるので，温めておく（超音波装置に付属するような保温器などもある）。また，ゲルを塗る際には，事前に検査のためにゲルを塗ることを必ず被検者に伝える。

(5) 手術創がある場合には何の手術かを聞いておく。

2) 検査中

　①検査は通常の呼吸にて行うが，フリーズ時や観察で必要時にはその場で息を止めるようにする。

　②プローブはあまり圧迫せず，軽く皮膚に接触させ，常にスライド走査と多方向からの観察を心掛ける。

　③検査前に得た事前情報，問診票情報を念頭に置き被験者とコミュニケーションを取りながら，さらなる情報の聞き取りをしつつ検査を進める。

　④検査中，被検者は神経質になっており検者の一挙手一投足に注目しているので，検者は不用意な言葉や態度に気をつける（被検者によっては顔の表情にも注意）。たとえば，モニターを指して「あった」「これだ」「何かありますね」など不用意な言動は慎み，複数で検査を行う場合には特に注意する。

3) 検査後

　①検査の終了時には被検者の体の付着しているゲルを拭き取るための蒸しタオルやおしぼりなどを用意しておくとよい。（乾いたタオルやティッシュペーパーでは充分に拭き取れない。）

　②検査が終了したらモニター上には画像を残して置かないほうがよい（病変部の画像が被検者の目に触れる恐れがあるため）。

　③被検者から「どうでしたか」「何かありましたか」「悪いものですか」などと聞かれる場合が多々あるので，適切な受け答えができるようにその施設の中で決めておく。

4) その他

　初心者が実際にプローブを持って超音波検査を行う場合，なかなか思うようにいかないことが多いが，ここでは検査を進める上で知っておくと役立つコツを紹介する。

　①ゲルはたっぷりと

　　　ゲルは生体とプローブの間の伝達媒質として，ペネトレーション（ビームの入射）を良くするために使用するもので，量が少なかったり乾燥したりすると，ゲインが不足したような画像になるので充分に塗布するとよい。

　②手術直後の被検者にはイソジンゲルを

　　　被検者が術後早期の皮膚の縫合が完全に癒着していない時期に検査を行う場合には，通常のゲルの代わりに滅菌済みのゲルを用いるが，用意できない場合には清潔なイソジンゲルや滅菌済みのキシロカインゼリーなどを使用するとよい。

　③プローブの接触は軽く（フェザータッチ・ソフトタッチ）

　　　検査時には，プローブを被検者の皮膚面に軽く接触させて走査する。あまり強めに押し付けて走査すると腫瘤本来の形状が損なわれる場合もあるので注意を要する。しかしながら，前述のダイナミックテストを行う場合には，必要な方向に圧迫を加える。

④体位は必要に応じて選択

検査時の体位は通常仰臥位〜斜位であるが，腫瘤内に fluid-fluid level などが疑われる場合には，適時，座位・側臥位・四つ這いなどの体位に変換して観察する。

⑤端から端までのスライド走査

超音波画像はプローブを当てて走査している部分の一断面が表示されているだけでビーム面から外れた部分は捉えられないので，見逃しなく全体を観察するには万遍ないスライド走査が重要である。

⑥多方向からの走査

超音波画像に描出される腫瘤像は，走査する方向により，形状・縦横比・内部エコ‐などの見え方や腫瘤の特徴を示す所見が隠れてしまう場合があり，悪性所見を見逃す危険がある。それを防ぐためには，多方向からの走査は必須である。

⑦フォーカスの調整

モニタに表示されるフォーカスの位置を関心部位に適宜合わせて，最良な画像が得られるように心掛ける。

⑧音速の設定を適切に

最近の装置では深さ毎に連続的な多段受信フォーカスが掛けられるようになっている。乳房の構成により，脂肪性の乳房の中では音速は遅く反射波の戻りが遅くなり，乳腺組織の豊富な乳房の中では音速は早く反射波の戻りが早くなるため，受信フォーカスがずれて画像にボケを生じる。そのため，極端な脂肪性もしくはデンスブレストの場合には，受信フォーカスの遅延時間を調整する音速設定機能を用いると鮮明な画像を得ることができる。

⑨リアルタイム性を有効に

超音波検査では，リアルタイムの観察ができることが特徴の一つである。この点に関しては他のモダリティでは不可で，この特徴を最大限に生かしてリアルタイムでしか判らない情報を得ることが重要である。たとえば，乳癌が乳腺後脂肪組織に浸潤しているかどうかや，さらに大胸筋にまで直接浸潤しているかどうかなどはリアルタイムで観察することにより判明する。

4. 乳房超音波断層像の表示と記録

4-1. 乳房超音波断層像の表示方法

超音波画像は，プローブの向きを逆に接触しても描出されるが，表示がまちまちでは混乱の基となるため，日本超音波医学会では画像の表示方法について規定している。検査中の観察から記録画像である静止画・動画の描出に至るまで，必ずこれに準拠した画像を残すことが定められている。

1）横断面像および斜断面像

横断面像の表示方法は，CT 画像と同様に，axial 像と考えて被検者の尾側から見た画像を表示する（**図 44**）。

斜断面像の表示方法は，基本的には横断面像の表示方法に準じて表示するが，角度が斜め45°を越えた時点で，縦断面像として表示する。

乳腺超音波の基礎と検査法

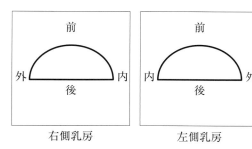

図44 横断画像および斜断画像の表示方法

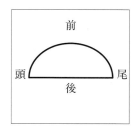

図45 横断画像の表示方法

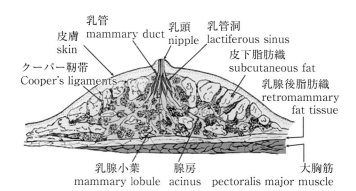

図46 乳房の構造

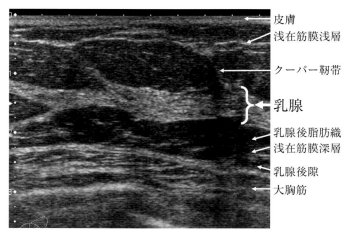

図47 乳房の超音波画像

2) 縦断面像

縦断面像の表示方法は，sagittal像として被検者から見て右側から見た画像を表示する（図45）。

4-2. 超音波画像での輝度（エコーレベル）の表現

超音波画像の中で各部分のエコーレベル（輝度）を表わすのに下記のような表現が使われている。

高エコー	等エコー	低エコー	無エコー
hyperechoic echo-rich high echo level	isoechoic	hypoechoic echo-poor low echo level sonolucent	anechoic echo-free

4-3. 乳腺の超音波解剖

正常乳房（左乳房）を横断面にすると，図46のような構造を持っているが，この乳房構造をいわゆる高周波プローブで描出した超音波画像が図47である。

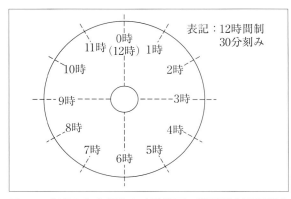

図48 病変の存在部位の時計盤面・乳頭腫瘍間距離表示（右側）

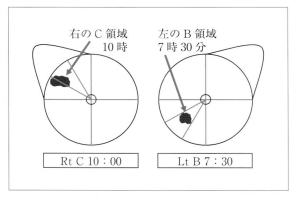

図49 病変の存在部位の時計盤面・乳頭腫瘍間距離表示の例

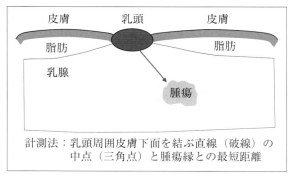

図50 超音波画像上での乳頭腫瘍間距離

4-4. 乳腺超音波検査における表現法

4-4-1. 病変の存在部位

1) 患側乳房

　　右　側：right（Rt）
　　左　側：left（Lt）
　　両　側：bilateral（B）

2) 乳房の領域

　　内　上：Inner Upper（A）
　　内　下：Inner Lower（B）
　　外　上：Outer Upper（C）
　　外　下：Outer Lower（D）
　　乳頭下：Subareolar（E）

3) 病変の存在部位の時計盤表示

　乳頭を時計盤の中心と見立てた時計軸を想定し，原則は時計回り表示（12時間制の30分表記）（図48, 49）。

4) 超音波画像上での乳頭腫瘍間距離

　計測法：乳頭周囲皮膚下面を結ぶ直線（破線）の中点（三角点）と腫瘍縁との最短距離を測定する（図50）。

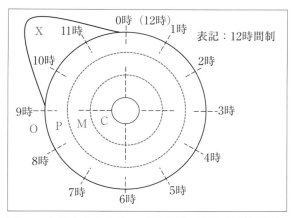

図51 病変の存在部位の時計盤面・乳頭腫瘍間距離表示（右側）

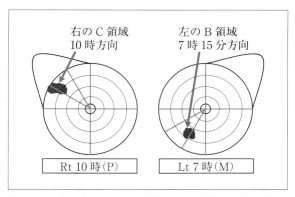

図52 病変の存在部位の時計盤面・乳頭腫瘍間距離表示の例

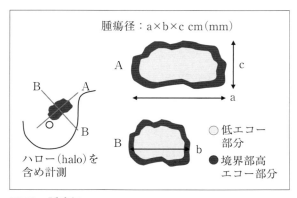

図53 腫瘍径

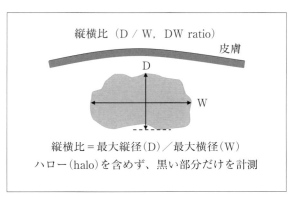

図54 縦横比（D／W, DW ratio）

5）乳腺超音波検診での表記方法

　JABTSでは，検診時の時間短縮と簡便な方法として，乳頭と乳房外縁までを同心円状に3部分に分け，中央部C（center），中間部M（middle），周辺部P（peripheral）とし，さらに乳房外O（outside），乳輪部S（subareola），腋窩部X（axilla）とした表記法を推奨している（図51, 52）。（12時間制の1時間表記）

4-4-2．病変の大きさ・縦横比

1）腫瘍径

　腫瘍径には境界部高エコー（ハロー，halo）を含め，腫瘍の最大径a，これと直行する断面の最大径b，腫瘍の最大径（a）面における高さcを計測し，a×b×c cm（mm）で表示する（図53）。

2）縦横比

　縦横比は最大径（a）面で，境界部高エコー（ハロー，halo）を含まない低エコー部分の最大縦径D／最大横径Wで表す（図54）。通常，被験者が臥位の状態では，乳房の重量で柔らかい腫瘤は正円ではなく扁平になる傾向があるため，良悪の境界は0.7未満／以上とされている。

5. 乳腺病変の超音波所見とカテゴリー分類

　　乳腺超音波画像における乳腺疾患は，腫瘤として捉えられる病変か，非腫瘤性病変かに大別される。腫瘤であれば，その腫瘤像の示す情報を最大限に把握することにあり，そのためには，漠然と腫瘤像を観察し，何となく悪性，何となく良性というイメージを持つことでは不十分であり，腫瘤像の示すそれぞれの所見を各診断基準に則り理論的に判断し，それらを総合して最終的にどのような組織型が考えられるかという道筋が大切である。また，腫瘤を形成していない病変では，ある領域を占める変化もしくは変性が乳腺症による変化か，あるいは悪性病変による変化であるのかを鑑別する必要がある。現在，主に使用されている乳房超音波検査に関するガイドラインは，2015年に発刊された第3版であるが，これに掲載されているカテゴリー分類等の内容はかなり検診領域にシフトしているため，我々は第3版だけに捉われることなく，初版・第2版を総合して記述した。また，ACR BI-RADS アトラスの内容も併記した。

【BI-RADS ポイント】

BI-RADS では，乳房組織の構成が超音波検査による病変の検出の妨げとなる可能性があるとの考え方から，検診時に限り乳房組織の背景を3つに分類して付記している。

乳房組織　Tissue composition（検診時のみ）
a. 均一な脂肪性背景　Homogeneous background echotexture - fat
b. 均一な乳腺実質背景　Homogeneous background echotexture - fibroglandular
c. 不均一な背景　Heterogeneous background echotexture

5-1. 腫瘤

5-1-1. 腫瘤の定義

　　超音波における腫瘤（masses）とは，周囲組織とは異なった成分が塊をなしていると考えられる像をいう。異なる方向での断面で腫瘤と認識でき，形状や境界部の評価，大きさの計測が可能である。

　　腫瘤の良悪・組織型を判断するには，超音波画像の中から各所見を分析しながら走査を進めて行くが，個々の所見はそれだけで良悪の判断材料になるわけではなく，各々の所見を組み合わせて考える必要がある。

【BI-RADS ポイント】

BI-RADS では，腫瘤（masses）を3次元の占拠性病変ととらえ，通常の2D超音波画像では2方向の異なる断面で確認することとされている。また，腫瘤の容積はは直交3断面で評価する。腫瘤の所見としては，下記の5点で評価する。

＊形状 Shape
＊オリエンテーション Orientation
＊境界 Margin
＊エコーパターン Echo pattern
＊後方エコー Posterior features

乳腺超音波の基礎と検査法

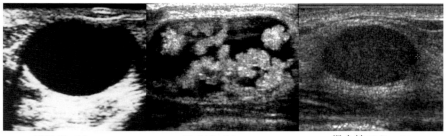

| 嚢胞性パターン | 混合性パターン | 混合性パターン |

図 55　エコーパターン

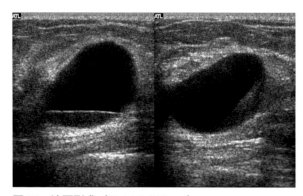

図 56　液面形成（Fluid-fluid level）

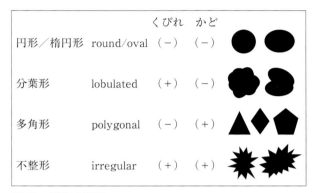

図 57　腫瘤の形状

5-1-2. 腫瘤の所見用語

1) エコーパターン（echo pattern）

充実性部分と嚢胞部分の割合から下記のように分類する（図 55）。

①嚢胞性（cystic）：腫瘤内部からのエコーが全く，あるいはほとんどみられないもの。嚢胞と診断できる。

②混合性（mixed）：腫瘤内部に充実性部分と液状部分が混在してみられるもの。嚢胞内腫瘤と充実性腫瘤内に液状部分を有するものに分類される。

③充実性（solid）：腫瘤内部全域にエコーを認め，充実性腫瘤を示唆する。

※液面形成（fluid-fluid level）

液面形成とは，嚢胞性病変の中に音響インピーダンスおよび比重の異なった液体が2層性に観察されるもので，嚢胞内に水平面が形成される。通常は無エコーの液体と内部エコーを有する液体で形成される。内部エコーを有する部分が上層か下層かで鑑別する。出血を伴う液体貯留の場合，血球成分が沈殿するために上層部は無エコー，下層は内部エコーを有する。悪性が示唆される所見である。内部エコーを有する部分が上層の場合にはオイルが浮遊していると考えられる（図 56）。

2) 形状

形状とは，腫瘤像全体から受ける形の印象をいう。判定は腫瘤の形状を最も表している断層像で行う（図 57）。

・嚢胞内病変に関しては，嚢胞の形状と嚢胞性病変の形状を併記する。
・腫瘤外に延びる乳管内病変は形状の判定に含めない。

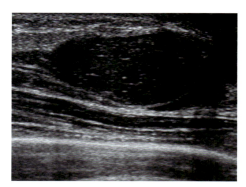
図 58　楕円形

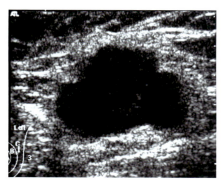
図 59　分葉形

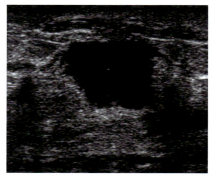
図 60　多角形

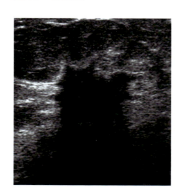
図 61　不整形

≪分類≫
　円形／楕円形（図 58）
　分葉形（図 59）
　多角形（図 60）
　不整形（図 61）

> **【BI-RADS ポイント】**
> BI-RADS では，腫瘤（masses）の形状（Shape）は単純化されているが，厳密には 1 つの定義に収まらない病変も存在する。Microlobulated との混同を避けるため分葉形（lobular）を楕円形（Oval）に含めている。
> 　形状 Shape
> 　　楕円形 Oval：楕円形，卵形（2、3 のくびれを伴う分葉形を含む）
> 　　円形 Round：球状，ボール状，球形
> 　　不整形 Irregular：円形，楕円形いずれでもない

3）縦横比（D/W ratio）

　縦横比とは，腫瘤の最大径断面での低エコー域部分（境界部高エコーを含めない腫瘤部分）の最大縦径（D）を最大横径（W）で除したものである。縦横比は良悪性を鑑別するための指標の一つであり，その他の所見で明らかに悪性と考えられる病変に対する有用性は低い。

＜判断＞	良性 ←——————→ 悪性
縦横比（腫瘤径 5 ～ 20mm）（図 62）	小　　＜　0.7　≦　　大

乳腺超音波の基礎と検査法

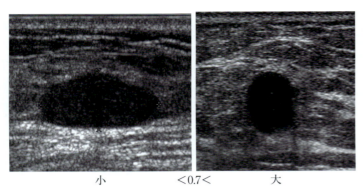

図62 縦横比
小　＜0.7＜　大

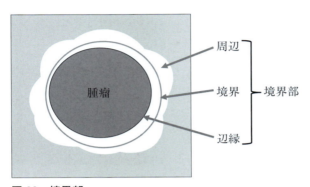

図63　境界部
境界部とは境界，辺縁及び周辺をさす。

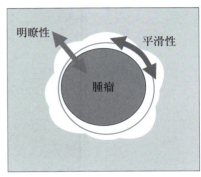

図64　境界部の判断基準

【BI-RADS ポイント】
　BI-RADSでは，腫瘤（masses）の縦長・横長の評価を皮膚に対する病変の長軸方向から判断するオリエンテーション（Orientation）という用語で表現している。これらの用語は「幅広」・「縦長」に代わるものである。
　オリエンテーション Orientation：縦横比と同様
　　平行　Parallel：腫瘤の長軸方向が皮膚面に平行（縦横比が小さい）
　　非平行　Not parallel：腫瘤の長軸方向が皮膚面に平行でない（縦横比が大きい）

4）境界部（辺縁，周辺，境界部）
≪境界部の定義≫（図63）
　境界（margin, border）：腫瘤と非腫瘤部の接する面，腫瘤の診断で最も重要な所見。
　辺縁（periphery）：境界付近の腫瘤部分。
　周辺（adjacent zone, surrounding tissue）：腫瘤に近い非腫瘤部分。
　境界部：境界が不明瞭な場合は，上記3つを分けて評価できないので，3つをあわせて境界部と呼んでもよい。

≪分類≫（図64）
①明瞭平滑：腫瘤部と非腫瘤部の接する面がはっきりしており，1本の細い線で表わされ，それが滑らかである。大きなくびれはあってもよい。
②明瞭粗ぞう：腫瘤部と非腫瘤部の接する面が比較的はっきりしているが，滑らかでないもの。
③不明瞭：辺縁と周辺とが明確に区分されない。境界部高エコー像（halo）の有無を記載する。
④評価困難：評価対象の境界部分が減衰などにより評価できない。

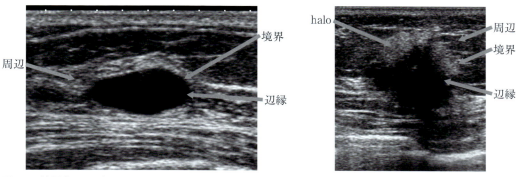

図65　境界部：明瞭平滑　　　　　　　　図66　境界部：不明瞭

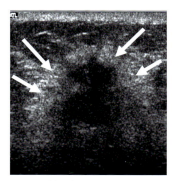

図67　境界部：高エコー

【BI-RADS ポイント】

　BI-RADS では，腫瘤（masses）の境界（Margin）の評価は周囲を囲むように境界線を描けるか否かで分類している。境界が複雑な場合には，境界全体をリアルタイムで観察して評価することが重要である。

　境界 Margin

　　平滑明瞭 Circumscribed：腫瘤全体の境界が明瞭かつスムーズ

　　不整 Not circumscribed：下記の特徴が認められる。

　　　- 不明瞭 Indistinct：腫瘤と周囲の組織との境界が明瞭ではない

　　　- 角のある Angular：境界に角がある

　　　- 微細分葉状 Microlobulated：境界に微細なくびれがある

　　　- スピキュラ Spiculated：腫瘤から放射状に棘状の線が認められる

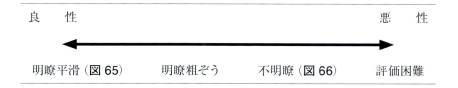

境界部高エコー像（echogenic halo，halo，ハロー）（図67）

　腫瘤と周辺組織との境界部で発生し，脂肪組織よりもエコーレベルが高い，淡く不明瞭な高エコー像をいう。腫瘤が周囲組織へ浸潤する部位では，腫瘍細胞，線維化，炎症細胞，脂肪組織などが入り乱れ，後方散乱が生じ，境界部高エコー像を呈する。悪性を強く示唆する所見である。境界部高エコー像を有する部位では，真の境界を決定することは困難であり，原則として境界不明瞭と評価する。

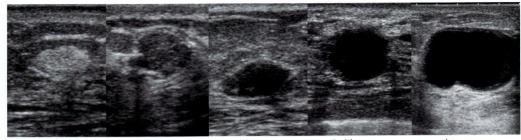

| 高エコー | 等エコー | 低エコー | 極低エコー | 無エコー |

図68　内部エコー：エコーレベル

5) 内部エコー (internal echoes)

内部エコーとは，腫瘤内部からのエコーを意味し，境界部を含まない。強さ，均質性，点状・粗大高エコーの有無を評価する。嚢胞・充実性部分の混在する混合性腫瘤では，充実性部分についてのみ評価する。

①エコーレベル (echo level)

腫瘤内部からの反射波（エコー）の振幅の大小を示し，画像上で輝度の違いとしてあらわされる。内部エコーレベルは主に腫瘤内での後方散乱の多寡により異なってくる。

≪分類≫
　　高（hyperechoic, high）
　　等（isoechoic, equal）
　　低（hypoechoic, low）
　　極低（severely hypoechoic, extremely low）
　　無（anechoic, absent）

＜評価＞　（皮下脂肪組織のエコーレベルを基準）

（図68）　高エコー　　等エコー　　低エコー　　極低エコー　　無エコー

【BI-RADS ポイント】

BI-RADS では，腫瘤（masses）の内部エコーのみならず，嚢胞性部分を含む混合性腫瘤の分類や均一性の分類もエコーパターン（Echo pattern）の評価に含めている。

エコーパターン Echo pattern　脂肪のエコーレベルを基準とする
　高エコー Hyperechoic：皮下脂肪よりエコーレベルが高い
　等エコー Isoechoic：皮下脂肪とエコーレベルが同等
　低エコー Hypoechoic：皮下脂肪よりエコーレベルが低い。
　無エコー Anechoic：内部エコーがない
　混合性（嚢胞性腫瘤）Complex cystic and solid：無エコー（嚢胞または液体）と充実性エコー部分を含む
　不均一 Heterogenous：充実腫瘤内でさまざまはなエコーレベルが混在

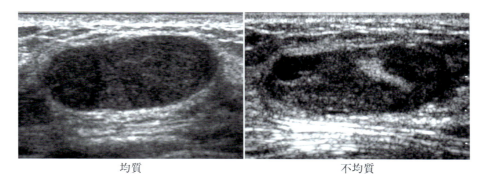

|均質|不均質|

図69 内部エコー：均質性

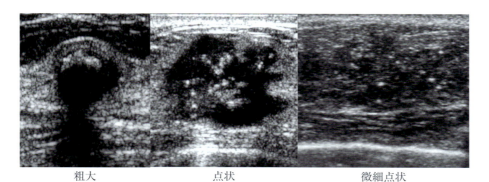

|粗大|点状|微細点状|

図70 内部エコー：高エコースポット

②均質性（homogeneity）

内部エコー（テクスチャー）の規則性で評価する。

<評価>			
（図69）	均質	←――→	不均質

【BI-RADS ポイント】

BI-RADSでは，石灰化（Calcifications）については点状高エコーが腫瘤内にあるか，腫瘤外にあるか，乳管内にあるかを評価する。なお，本邦では腫瘤内の石灰化は腫瘤の所見として，腫瘤周囲の石灰化は随伴所見として評価する。

　石灰化 Calcifications：基本的に石灰化の検索にはマンモグラフィが使用されるが，腫瘤内では点状高エコーとして認められる。

　腫瘤内の石灰化 Calcifications in a mass
　腫瘤外の石灰化 Calcifications outside of a mass
　乳管内の石灰化 Intraductal calcifications

---

③高エコースポット（図70）

<判断>	良性	←――→	悪性
	粗大	点状	微細点状

乳腺超音波の基礎と検査法

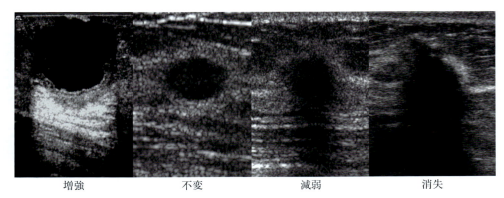

| 増強 | 不変 | 減弱 | 消失 |

図71　後方エコー

6) 後方エコー (posterior echoes)

後方エコーとは，腫瘤の後方に認められるエコー強度で，同じ深さに存在する周囲組織のエコーレベルと比較して表す．後方エコーは腫瘤内部での超音波の減衰の程度を表し，組織型の推定において重要な意味をもつ．腫瘤の音響的性質を反映する．

≪分類≫（図71）
　増強（accentuating）
　不変（no changing, no posterior features）
　減弱（attenuating）
　消失（shadowing）

> 【BI-RADS ポイント】
> BI-RADSでは，腫瘤後方エコー（Posterior features）は腫瘤の音響伝達に起因する減弱特性に関係するため腫瘤の特徴を知ることができる．Enhancementは古典的嚢胞に特徴的だが，均一な悪性腫瘍でも認められる．Shadowingは良悪に関わらず線維性変化に起因する
> 　後方エコー Posterior features
> 　　不変 No posterior features：腫瘤の後方でエコーレベルの変化なし
> 　　増強 Enhancement：腫瘤の後方が周囲より高エコーレベルで描出される
> 　　減弱～消失 Shadowing：腫瘤の後方が周囲より低エコーレベルで描出もしくは消失する
> 　　混合性 Combined pattern：腫瘤の後方に高低入り混じったエコーレベルを呈す．

外側陰影

腫瘤後方の外側に存在する音響陰影である．腫瘤内部の超音波の減衰ではなく，腫瘤側面の境界部の性状と腫瘤内部の音速により生じる．腫瘤内部の音速が遅く，超音波ビームが表面平滑な腫瘤に入射したとき，腫瘤辺縁に入射したビームは腫瘤方向に屈折するが外側ではビームは直進するため，外側縁の後方にビームの到達しない領域が生じる現象（図72）．空間コンパウンドを用いると生じ難くなる（418頁に後述）．

＜判断＞	外側陰影	あり　　　←→　　　なし
		（表面平滑）　　　　（表面粗造）

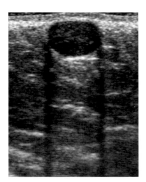
図72 外側陰影

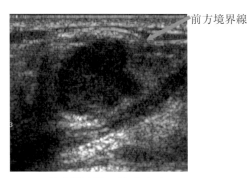
図73 前方境界線：断裂（−）

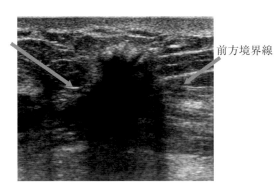
図74 前方境界線：断裂（＋）

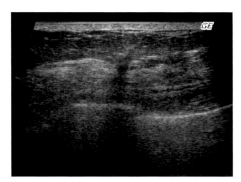
図75 構築の乱れ

7) 随伴所見
①乳腺境界線の断裂 (interruption of the interface between adipose tissue and gland)
　乳腺とその周囲組織との境界線を乳腺境界線という。超音波画像上，病変により境界の連続性が途切れている場合を境界線の断裂といい，明らかな断裂では悪性を疑う。
* 皮下脂肪層と乳腺との境界　　→　前方境界線
* 乳腺と乳腺後脂肪層との境界　→　後方境界線

<判断>	良性 > 悪性	⟵⟶	悪性
境界線の断裂	なし（図73）		あり（図74） （浸潤癌による破壊）

②構築の乱れ (architectural distortion)
　腫瘤に集中するひきつれ。（図75）
③管状構造物 (tubular structure)
　腫瘤に連続する管状の低エコー像で，乳管内増殖成分が存在する可能性が高い。（図76）
④点状高エコー (echogenic foci)
　ここでは腫瘤の周囲のものを指す
⑤クーパー靱帯の肥厚 (thickening of the Cooper ligaments)（図77）

乳腺超音波の基礎と検査法

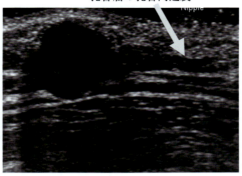 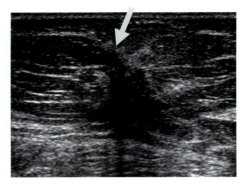

図76　管状構造物　　　　　　　　　図77　クーパー靭帯の肥厚

⑥ **浮腫（edema）**
　脂肪織のエコーレベルの上昇として認められるもので，対側乳房との比較が有効
⑦ **皮膚の肥厚（skin thickening）**（図78）
⑧ **皮膚の牽引（skin retraction）**

【BI-RADS ポイント】
BI-RADSでは，随伴所見として，構築の乱れ，乳管の変化，皮膚の変化（皮膚の肥厚，皮膚の陥凹），浮腫，バスキュラリティ，弾力性などで評価される。

　随伴所見　Associated features
　1. 構築の乱れ　Architectural distortion
　2. 乳管の変化　Duct changes：嚢胞性の拡張，乳管径の不整，樹枝状の分岐，悪性腫瘍から連続した拡張乳管，乳管内の腫瘤・血栓・デブリ
　3. 皮膚の変化　Skin changes
　　a. 皮膚の肥厚　Skin thickening：局所的またはびまん性で厚み2mm以上（乳輪周囲や乳房下縁では4mmまで）
　　b. 皮膚の陥凹　Skin retraction：皮膚表面の陥凹，不明瞭化，リトラクション
　4. 浮腫　Edema：周囲組織のエコーレベル上昇，網目状構造
　5. バスキュラリティ　Vascularity：比較の基本に沿って，必ず対側乳房の対応する正常部位を参照する
　　a. 無　Absent
　　b. 腫瘍内部にバスキュラリティ　Internal vascularity：腫瘤内部に血流を認める
　　c. 腫瘍辺縁血管　Vessels in rim：腫瘤の辺縁の一部またはすべてで認める
　6. 弾力性の評価　Elasticity：硬さは腫瘤と周囲組織の情報で，形態学的特徴を加味して評価する
　　a. 軟　Soft
　　b. 中程度　Intermediate
　　c. 硬　Hard

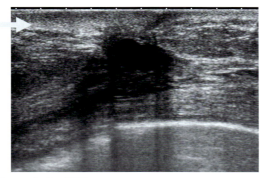
図 78　皮膚の肥厚

【BI-RADS ポイント】
BI-RADS では，特殊症例（Special cases）として，特徴的な所見を有する症例をリストアップしている。

特殊症例 Special cases
1. 単純囊胞　Simple cyst：平滑明瞭，円形または楕円形，無エコー，後方エコーの増強を示す
2. 集簇性小囊胞　Clustered microcysts：2～3mm 以下の無エコー腫瘤の集簇，隔膜が 0.5mm 以下で，明らかな充実部分を持たない
3. 複雑囊胞　Complicated cysts：デブリの貯留した囊胞，内部エコーは低エコーで不均一，明らかな充実部分を持たず，壁はほとんど認識できない。液面形成が見られることがあり，体位変換で内部の移動が見られる。点状高エコーがある場合には移動が確認できる。
4. 皮膚内および皮膚上の腫瘤　Mass in or on skin：皮脂または表皮封入体囊胞，ケロイド，ほくろ，ニキビ，神経線維腫，副乳頭など
5. インプラントを含む異物　Foreign body including implant：マーカークリップ，コイル，ワイヤー，カテーテルスリーブ，注入または漏出したシリコン，外傷による金属・ガラス・インプラント
6. 乳房内リンパ節　Intramammary lymph nodes：限局した平滑明瞭の楕円形腫瘤で，低エコーの皮質と高エコーの脂肪性のリンパ節門を有する。正常な大きさは，3,4mm～1cm 程度
7. 腋窩リンパ節　Axillary lymph nodes
8. 血管の異常　Vascular abnormalities
   a. 動静脈奇形 / 仮性動脈瘤　AVMs（arteriovenous malformations / pseudoaneurysms）
   b. モンドール病　Mondor disease
9. 術後液貯留　Postsurgery fluid collection
10. 脂肪壊死　Fat necrosis

乳腺超音波の基礎と検査法

5-2. 非腫瘤性病変

5-2-1. 非腫瘤性病変の定義

超音波における非腫瘤性病変（non-mass abnormalities）とは，腫瘤像として認識困難な病変をいう。

5-2-2. 非腫瘤性病変の所見用語

1）乳管の異常（abnormalities of the duct）

乳管の太さや内腔，壁などが正常乳管とは異なるもの

≪分類≫

①乳管拡張（duct dilatation）（図79）。

他の乳管に比べて明らかに拡張している乳管の状態。ただし，乳頭，乳輪の範囲内の乳管は正常でも拡張が認められるので，拡張所見だけでは異常とはしない。また，妊娠後期，授乳期も乳管拡張所見だけでは異常とはしない。

②乳管内エコー（ducts with internal echoes）（図80）

充実性エコー（solid echoes）：乳管内の充実性エコー

流動性エコー（floating echoes）：流動性が確認されるエコー

点状高エコー（echogenic foci）：乳管内の点状の高エコー

線状エコー（linear high echoes）：乳管内の線状の高エコー

③乳管壁の肥厚（duct wall thickening）

④乳管内腔の広狭不整（irregularity of the ductal caliber）

乳管内に増殖する病変を示唆する所見

→孤立性 or 区域製の乳管拡張の場合：上皮過形成，乳管拡張症，乳管内乳頭腫症，

非浸潤癌性乳管癌などを考慮する必要がある。

2）乳腺内の低エコー域（hypoechoic area in the mammary gland）

周囲乳腺あるいは対側乳腺と性状を異にする低エコー域で，腫瘤として認識しがたいもの

≪分類≫（図81）

①斑状低エコー域（まだら状，斑状・豹紋状）（patchy or mottled hypoechoic area）

比較的小さな低エコー域が複数まだらに存在し，全体として1つの病変として認識できるもの。

②地図状低エコー域（geographic hypoechoic area）

斑状エコー域が融合したようにみえるもの。

③境界不明瞭な低エコー（indistinct or ill-defined hypoechoic area）

斑状とも地図状とも表現しがたく，境界が不明瞭なため腫瘤として認識できないもの。

→低エコー域の分布（対側乳腺や同側乳腺の他領域との比較が重要）

・両側 or 片側の全体に見られる場合：乳腺症の可能性大

・限局性 or 区域性の分布を示す場合：乳腺症，炎症，非浸潤癌性乳管癌，浸潤性乳管癌

→点状高輝度エコーあり：非浸潤性乳管癌，浸潤癌性乳管癌

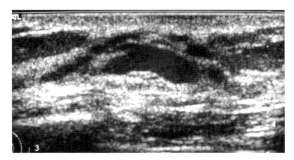
図79 乳管拡張（duct dilatation）

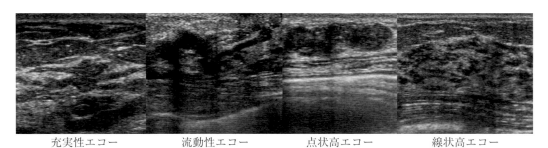
　　　充実性エコー　　　流動性エコー　　　点状高エコー　　　線状高エコー
図80 乳管の拡張（乳管内エコー）

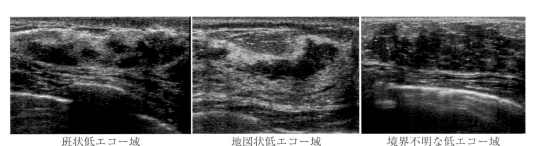
　　　斑状低エコー域　　　地図状低エコー域　　　境界不明な低エコー域
図81 乳腺内の低エコー

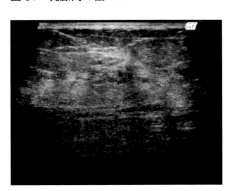
図82 構築の乱れ

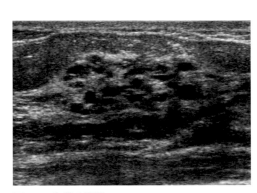
図83 多発小嚢胞

3) 構築の乱れ（architectural distortion）

　明らかな腫瘤形成を伴わない組織の構築の乱れ，歪みをいう。乳腺内の一点または限局した範囲に集中するひきつれ・ゆがみのこと（図82）。構築の乱れは組織の収束性変化に起因すると考えられるが，悪性病変だけではなくむしろ良性病変でみられることがある。

4) 多発小嚢胞（multiple small cysts）

　乳腺内に数 mm の大きさの小さな嚢胞と認識される病変が多数認められるもの（図83）。検診で他の所見を伴わない場合は要精査としない。

乳腺超音波の基礎と検査法

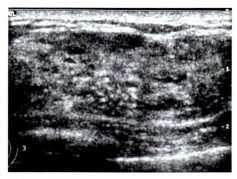
図84　点状高エコー

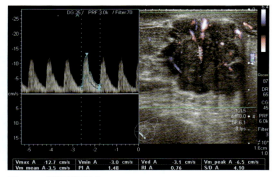
図85　乳房腫瘤のVascularity

　→嚢胞の分布
　・多数の小嚢胞がびまん性に存在する場合：乳腺症に伴うfibrocystic change
　・数個の小嚢胞が区域性or限局性に集簇した場合：大部分は良性，まれに悪性

5）点状高エコーを主体とする病変（echogenic foci without a hypoechoic area）
　乳腺内に微細石灰化と考えられる複数の点状高エコーが局所性または区域性に存在する病変で，周囲に明らかな低エコー域や乳管の異常を伴わないもの。マンモグラフィの所見と合わせ総合的に評価する。

6）参考所見
(1) 点状高エコー（echogenic foci）
　乳管内充実性病変内や乳腺内の低エコー域内またはその近傍に点状高エコーが複数認められるもの（図84）。乳腺病変に多数の微細石灰化が伴う場合は悪性の可能性が高くなるので重要な所見である。超音波検査では，微細な石灰化が存在しても点状高エコーとして描出できない場合もある。

(2) Vascularity
　Vascularityとは，腫瘍の血流の評価をいう（図85）。

＜分類＞	Hypervascular	Vascular	Hypovascular	Avascular
	←――――――――――――――――――→
血流	多血性	あり	乏血性	なし

　また，乳管内充実性病変内や乳腺内の低エコー域内またその近傍に，カラードプラで明らかに多くの血流信号を検出できる場合には悪性を疑う根拠となるが，増殖性の強い良性病変などでも血流の増加が認められるため，良・悪性の判定上あくまでも参考的な所見である。

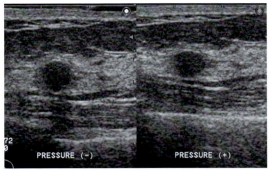

図86 ダイナミックテスト
腫瘤の形状が，圧迫前（左）・圧迫後（右）でほとんど変形が認められず，硬い組織が含まれていることが分かる。

(3) 硬さ（elasticity）

悪性病変では，周囲組織より硬さが増す場合が多いので，良・悪性の判断上参考となる所見である。エラストグラフィが使用できない場合でもダイナミックテストなどを行うことにより，病変と周囲組織との変形の違いから病変部の硬さを推測することができる。

7) ダイナミックテスト

ダイナミックテストとは，

* 腫瘤に圧力を負荷して変形を観察　→　Compressibility　→　硬さ（図86）
* 腫瘤に横力を負荷して移動性を観察　→　Mobility　→　周囲組織との固定

＜判断＞	良性 ⟷	悪性
Compressibility	軟	硬
Mobility	あり	なし

【BI-RADSポイント】

BI-RADSでは，本邦の「非腫瘤性病変」については随伴所見（Associated features）の一部として記載されている（406頁を参照）。

乳腺超音波の基礎と検査法

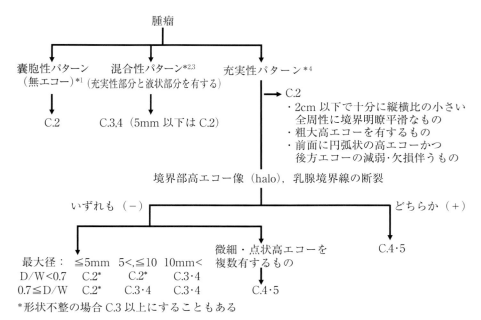

図87 カテゴリー判定の診断樹
* 1 嚢胞壁に点状エコーを有するものを含む
* 2 嚢胞内腫瘤のカテゴリー判定
   1) 5mm以下の病変はカテゴリー2とする
   2) 充実部分の立ち上がりが急峻なものはカテゴリー3とする
   3) 立ち上がりがなだらかなものはカテゴリー4とする
* 3 液面形成のみのものもここに含まれる。
   無エコー部分が上層の場合はカテゴリー3, 下層の場合はカテゴリー2とする
* 4 充実性腫瘤内に液状部分を有するもの, あるいは, 嚢胞外に充実部分が浸潤していると思われる所見がある場合は充実性パターンに準じて評価する

5-3. 乳がん検診におけるカテゴリー分類と要精査基準

以下,「超音波による乳がん検診の手引き」に準じて超音波による乳がん検診における要請基準を示す。

超音波所見は, 腫瘤と非腫瘤性病変それぞれに異なる。それぞれをカテゴリー判定して, カテゴリー3以上を要精査とする。

1) 腫瘤における要精査基準

腫瘤は, 図87の診断樹に沿ってカテゴリー判定を行う。

通常は, 上から下へ, 左から右へと進めて行き, 所見が断定できない場合には, さらに下や右に進んで判定する。

2) 非腫瘤性病変の要精査基準

①局所性あるいは区域性の内部エコーを有する乳管拡張

内部の充実性部分の立ち上がりが急峻な場合はカテゴリー3, なだらかな場合はカテゴリー4とする。

頻度は少ないが, 局所性, 区域性乳管拡張で内部に流動エコーを有するものはカテゴリー3とする。

②局所性あるいは区域性に存在する乳腺内低エコー域

病変内に石灰化を示唆する（微細）点状高エコーを認める場合, より悪性を考慮する。局所性カテゴリー4, 区域性カテゴリー4, 5とする。

付：カテゴリー判定　日本と ACR-BIRADS

日本のカテゴリー 検診	日本のカテゴリー 診療		説明	推奨	BIRADS Category	
0	0	判定不能	装置の不良，被験者，検者の要因などにより判断できないもの	再検査または他の検査法による精査	Assessment is Incomplete	0
1	1	異常なし	異常所見はない。正常のバリエーションを含む。	要精査としない	Negative	1
2	2	精査不要/良性	所見はあるが精密検査治する所見なし／明らかな良性所見を呈する	要精査としない	Benign Findings(s)	2
3	3a	良性の可能性が高い	ほぼ良性と考えられるが断定できない	2 年間は半年ごとに経過観察	Probably Benign Finding-initial Short-Interval Follow-Up Suggestged	3
	3b		どちらかというと良性	生検が望ましい	Low likelyhood of malignancy Biopsy should Considered	4a
4	4a	悪性の可能性が高い	どちらかというと悪性	生検が望ましい	Intermediate likelyhood of malignancy	4b	4
	4b		悪性と考えられるが断定できない	生検が望ましい	Moderate likelyhood of malignancy	4c
5	5	悪性の可能性が高い	明らかな悪性所見を呈する	治療を考慮する	Highly Suggestive of Malignancy	5
					Known Biopsy-Proven Malignancy	6

図 88　日本と ACR-BIRADS のカテゴリー分類の違い

③構築の乱れ

存在そのものを疑う場合にはカテゴリー 3，存在は確かであるものは カテゴリー 3 または 4 とする。

3）日本と ACR-BIRADS のカテゴリー分類の違い（図 88）

6．乳腺超音波装置の機能と活用法

6-1．カラードプラ・パワードプラ

　腫瘍内部・周囲の血管構築や走行を容易に把握でき，FFT 波形分析による流速・Pulsatility Index・Resistace Index 等の流速パターンから血流の性質や病変の良悪の推測も可能な場合がある（図 89，図 90）。さらに血流の検出感度の高いパワードプラや最新の機能を用いると低流速の血流や微細な血管構築が把握できる。また，病変に巻き込まれている，圧排されている等，血管の走行方向を把握することも有効である。以下に装置設定のポイントを記載する。

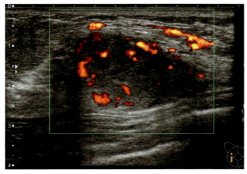

図 89　カラードプラ

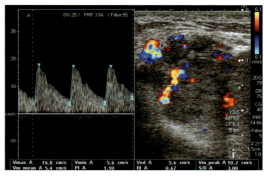

図 90　パワードプラ

(1) カラーフロー表示エリア（ROI）の設定

目的部位をBモードで観察し，関心領域を十分に確認してカラーフロー表示ボタンを押したら，カラー表示エリア（ROI）を関心領域に合わせて適宜大きさの調整をおこなう。カラー表示エリアの大きさはフレームレートやカラー感度に影響を与えるため，必要最小限の設定が望ましい。しかし，病変の範囲の特定が難しい場合や周囲血流の情報が必要な場合は，カラー表示エリアを広げ適宜調整する。

(2) 繰り返し周波数（PRF）の設定

最適なカラー表示をおこなうために血流速に応じて繰り返し周波数（PRF）を流速レンジボタンで調整する。観察部位や目的血管に応じブルーミングや折り返しの少ない血流表示のための設定が必要である。カラーフロー表示ボタンを押しただけでは適切なカラーマッピングとは言い難く，設定レンジが高すぎると低流速の血流の検出は難しい。乳腺病変は低流速の場合が多く，できる限り低い流速レンジで観察を始め，徐々に適正なレベル（5cm/sec 以下）に調整する。ただし，PRF が低いほどフレームレートは低下し，アーチファクトが発生しやすくなるため，探触子の操作はゆっくりと行う必要がある。

(3) カラーゲインの設定

カラーゲインは微弱なドプラシグナルを増幅するための機能で，血流検出感度を上げるものではない。上げ過ぎるとノイズも増加するため，設定には注意を要する。カラーフロー表示ボタンを押し，はじめは少々ゲインを高めに設定し，周囲組織のマッピングに注意し，システムノイズが発生するかしないか程度にカラーゲインを少しずつ下げながら最適ゲインに調節するとよい。

(4) プローブの接触のしかた

乳腺の血管は大血管に比べ低流速で微弱な血流の場合が多く，プローブによる過度な圧迫により表在に存在する血流シグナルは容易に消失する。カラードプラをおこなう際には，特に探触子による圧迫に注意を払う必要があり，Bモードの走査以上にソフトタッチでアプローチすることが重要である。

6-2. ティッシュハーモニックイメージング（Tissue Harmonic Imaging：THI）

超音波画像を構成する成分の中の音圧の高い部分だけを用いて画像化する手法。ノイズ成分を極力抑えコントラスト分解能の向上した画像が得られる。具体的には，多重反射・サイドローブ等のアーチファクトが低減でき，よりクリアな画像が得られる。最近の装置では，標準画像としてさまざまな方式の THI が設定されている場合が多い。

しかしながら，周波数の低いビームを送信するため，パルス長が長く，距離分解能が低下する。また，近位部・深部で感度劣化が発生し，淡い組織信号の低下もみられることがあるため，注意を要する。

6-3. Contrast Harmonic Imaging

超音波造影剤を用いた手技。通常のカラードプラ・パワードプラでは検出できない微弱な血流信号を超音波造影剤で増強し，観察する手技である。2012 年 8 月より乳腺腫瘍に対する造影超音波検査が保険適応となった。

6-4. スライス幅方向の素子多列化（ビームコリメーション）

スライス幅方向にも素子を多列配置し電子フォーカスによりビーム幅を薄くする技術。超音波画像は深度によって異なるスライス幅を持ち，スライス幅の厚みは微小な病変の描出能を左右する。この技術により，thin slice での画像観察が可能となり，より微小な病変が描出でき

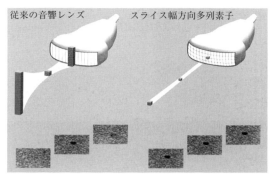

図91 スライス幅方向の素子多列プローブのファントム画像

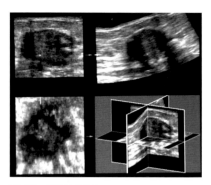

図92 MPR表示

るようになった（図91）。

6-5. 3D表示

　超音波画像の基本は2D（2次元）のBモード画像であり，3D画像でなければ診断できないケースはないと考えられるが，下記のような理由から3D画像の有用性が認められている。
- 腫瘤の立体的な形状が把握でき，より客観性を持たせる。
- 腫瘤と周囲の脈管走行との関係を明瞭に描出できる。
- MPR表示のcoronal像を用い乳癌の乳管内進展の把握が可能（図92）。
- 検査で使用している装置上で，リアルタイムもしくは数秒～十数秒の再構成で作成できるため，検査中にも参照が可能。
- Real-time3Dにより3次元方向からの確認の基に正確な穿刺が可能。
- 検査終了後は，再構成画像を自由なスライス面で観察することができるため，これまで超音波検査が苦手としてきた複数判定が容易になった。

6-6. 組織弾性イメージング機構（Real-time Tissue Elastography）

　超音波検査の利点を生かしたダイナミックテストは，乳腺腫瘤の硬さや周囲組織との固定の有無を推測する上で有効な手技であるが，あくまで圧迫の仕方や圧力の掛け方による動きを術者の眼で捉え判断するもので，skill dependenceというfactorが関与してしまう。それに客観性を持たせるべく開発された最新技術が組織弾性イメージング機構である。そのメカニズムは簡単にいうと腫瘤部分と周囲組織に対する圧迫による歪みの差を画像上の色で表現したものである。具体的には，軟らかな腫瘤は周囲組織と同様の歪みを生じるのでほぼ同等の色を呈し，癌のような硬い腫瘤では周囲組織に比べ歪みが少なく濃い青色を呈する。そのため検査中にリアルタイムで腫瘤の硬軟を判断できる。

　当初は乳腺領域で，プローブを使って用手的圧迫を加え，組織の歪みが癌組織と周囲組織とで異なることを利用し，2003年椎名らによりバネの伸縮のイメージから複合自己相関法を用いて組織の硬さを色で表現した。

　その後，乳腺以外の領域でも利用され，さらに加圧方式も以下の2種類となった。
　　①振動エネルギーを用手的圧迫，腕筋肉の不随意運動などによる振動，被検者自身の筋肉収縮や呼吸などによる振動から得るもの（Manual Compression）
　　②振動エネルギーを探触子からの超音波照射圧により得るもの（Acoustic Compression）
　また，計算は以下の方法が利用されている。
　　①画像化情報をひずみから計算するStrain Imaging法

乳房超音波エラストグラフィの方式による分類

2013年，JABTS（日本乳腺甲状腺超音波医学会）精度管理研究班およびJSUM（日本超音波医学会）用語診断委員会乳腺Elasticity imaging 小班では下記（表1）のような分類を提唱している。

Elastography Classification（Except Mechanical Vibration Type）

	Strain or Displacement (Strain Imaging)			Shear Wave Speed (Shear Wave Imaging)	
Manual Compression	Strain Elastography				
	No Compression	Elastography eSie Touch TM Elasticity Imaging	Philips Siemens		
	Minimal Vibration	Real-time Tissue Elastography（RTE）	Hitachi Aloka		
		Elastography	GE		
	Significant Compression	Real-time Tissue Elastography（RTE）	Hitachi Aloka		
		Elastography	GE		
		Elastography	Toshiba		
Acoustic Radiation Force Impulse	Acoustic Radiation Force Impulse（ARFI） Imaging			Point Shear Wave elastography (average shear wave speed)	
	Virtual TouchTM Imaging（VTI）		Siemens	Virtual TouchTM Quantification（VTQ）	Siemens
				Shear Wave Elastography (average shear wave speed)	
				ShearWave Elastography（SWE）	SSI
				Virtual TouchTM IQ（VTIQ）	Siemens

本表は振動エネルギーを，用手的圧迫，腕筋肉の不随意運動などによる振動，患者自身の筋肉収縮や呼吸などによる振動から得るもの（Manual Compression）と，探触子からの超音波照射圧により得るもの（Acoustic Compression）とに分類（縦列）し，画像化情報をひずみから計算する Strain Imaging 法と Shear Wave の伝播速度から計算する Shear Wave Imaging 法とに分類（横段）し作成している。乳腺領域での実臨床では Manual Compression で加振・加圧し，Shear Wave Imaging で画像化する技法は使われていないため，下の3群に分類すればよいことになる。
1. Strain Elastography：Hitachi Aloka，GE Healthcare，Philips Healthcare，Siemens，Toshiba
2. Acoustic Radiation Force Impulse（ARFI）Imaging：Siemens
3. Shear Wave Elastography：SuperSonic Imagine，Siemens
本稿の後半に，この3群に分類した装置メーカー毎の解説を加える。

図93　乳房超音波エラストグラフィの方式による分類

　　　②画像化情報を Shear Wave の伝播速度から計算する Shear Wave Imaging 法
　現在では，腫瘤の硬さの同定のみならず，肝臓の硬さ（線維化）の定量化などにも利用され，さらに応用範囲が拡大している。
　これらの方式のエラストグラフィでは，対象により同様の結果が得られない場合もあり，それぞれの特性や適切な使用方法を理解して使用することが重要である（**図93**）。
　エラストグラフィでは，カラーバーの下段（濃いブルー）ほど硬く上段（オレンジ）ほど軟かく，中間（グリーン）が中程度の硬さを表す（**図94，95**）。
　Real-time Tussue Elastography におけるエラストグラフィスコアを示す（**図96**）。
　ShearWave Elastography（SWE）による組織弾性イメージングを示す（**図97**）。

1）エラストグラフィの有用性
・カテゴリー3以上とされた病変に対しエラストグラフィを行うことによりカテゴリー2に下げる病変があるといわれており，不必要な生検など被検者の不利益を防げる可能性がある。
・カテゴリー3とされた病変に対しエラストグラフィを行うことによりカテゴリー4に上げ

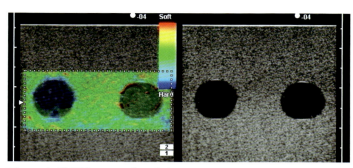

図94 組織弾性イメージング（Real-Time Tissue Elastography）
右は模擬腫瘤ファントムのBモード画像，左はファントムの用手法エラストグラフィ画像でファントム中の模擬腫瘤の硬（濃いブルー）・軟（グリーン）が色で表現されている。

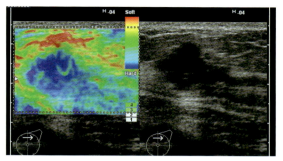

図95 組織弾性イメージング（Real-Time Tissue Elastography）
右は乳腺腫瘤のBモード画像，左は用手法エラストグラフィ画像で乳腺内で腫瘤の部分だけが濃いブルーを呈し，硬い腫瘤であることがわかる。

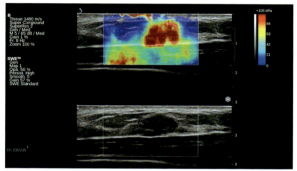

図97 組織弾性イメージング（ShearWave Elastography：SWE）
上段は乳腺腫瘤のBモード画像，下段は剪断波エラストグラフィ画像で乳腺内の腫瘤と周囲組織が硬さを示す黄色から赤色を呈している。

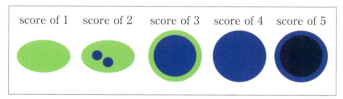

図96 エラストグラフィスコア

る病変があるといわれており，悪性の確信度の向上が見込まれる可能性がある。
・腫瘤のみならず乳管内成分の拾い上げにも有効とされており，非浸潤性乳管癌（DCIS）の鑑別にも有用性が期待される。

2）用手的エラストグラフィのコツ
（1）表示画面およびカラー表示エリア（ROI）の設定
　カラー表示エリアは，できるだけ軟部組織を広くとるため幅方向を画面幅いっぱいまでとし，深部方向は皮下から大胸筋までが含まれるように設定し肋骨は含めない。表示画面の拡大率は，病変部分がカラー表示エリアのほぼ1/3～1/4以下になるように調整する。
　エラストグラフィは，（ROIの中での）相対的なひずみ分布を表すので，ROIの大きさを変えると，エラストグラフィ像が変化することになる。大きな病変は，ROIの中央ではなくや

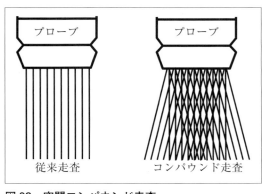

図98 空間コンパウンド走査
左の従来走査では乳腺実質中の低エコー域が認められるが、右のコンパウンド走査では低エコー域の形状・乳管内進展の様子が明瞭に描出されている。

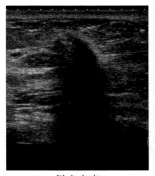 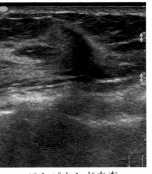

　　　従来走査　　　　　コンパウンド走査

図99　空間コンパウンド走査画像

や端に寄せ、ROIに占める病変の面積を少なくした状態で見ると、病変のひずみを適切に評価できる。

(2) カラーの設定

カラーの設定は、脂肪部分が赤く表示されるように調整する。

(3) プローブの接触のしかた

プローブの角度は、B-モード、カラードプラ同様、体表面に対して垂直に接触する。乳房にプローブを接触する際には、初期圧がきわめて重要であり、エラストグラフィではBモード検査時のようにプローブをしっかりと接触させるのではなく、乳房が変形しない程度に軽く接触し、フェザータッチを心掛けることがコツとなる。

6-7. 空間コンパウンドイメージング

　従来までの超音波ビームはプローブに配列された振動子から垂直に発生され受信されていたが、現在のフルデジタル装置ではビームを様々な方向に送信し受信側でも遅延回路を駆使すること（図98）で、スッペクルノイズやアーチファクトが低減され、コントラスト分解能が向上した。また、距離分解能・方位分解能が改善されることで空間分解能が向上し、多方向からのビーム入射により境界面の描出能の向上が図られている。

　これらにより、従来の走査方法では描出し難かった腫瘤の輪郭や胸壁側の境界が明瞭に描出されるようになり（図99）、腫瘤と前方・後方境界線の関係、腫瘤と周囲組織との関係、認識し難かった乳腺組織中の低エコー域の存在や乳管内進展の様子がノイズの低減により観察しやすくなった（図100）。

　しかしながら、この空間コンパウンド走査機構が強くかかった状態では、本来の超音波特性である外側陰影や後方エコー減弱という現象が現れ難くなるため（図101、図102）、過度な使用は誤判定の原因となる恐れもあるので、適宜な使用が求められる。

　空間コンパウンド走査の注意点を以下に述べる。

①プローブに近い部位に石灰化のような著しい感度劣化を及ぼす物質が存在する場合やプローブの密着性が悪い場合には、その裏側の信号強度が極端に低下する現象が発生するので、注意が必要である。

②他方向からのビーム受信を重ね合わせて画像を構成しているため、パーシスタンス機構と同様の機序で見た目のもたつき感が生じるので、ビームラインを過度に増やした場合には、速いプローブ走査は避けたほうがよい。

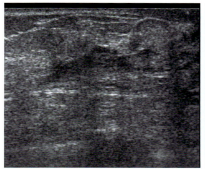 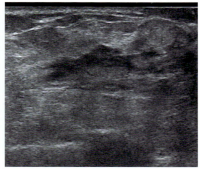

図100 空間コンパウンド走査画像

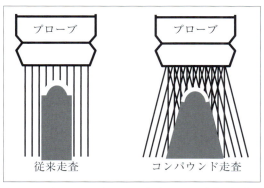 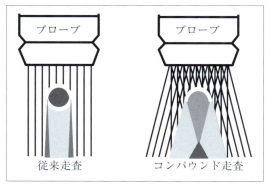

図101 空間コンパウンド走査による音響陰影の現れ方　　図102 空間コンパウンド走査による外側陰影の現れ方

7. 乳腺超音波検査の特徴

1) Dense breast や Lactating breast に有効

マンモグラフィはX線吸収の差を画像化しているため乳腺含有量が多い乳房の場合には腫瘤の描出・性状の把握が難しいが，超音波画像では通常腫瘤と周囲組織との音響インピーダンスに差があるため容易に描出でき，内部構造の把握も可能なことが多い。（図103）

また，乳腺含有量の極端に少ない乳房の場合にも，乳腺と皮膚とのX線吸収係数が同じためマンモグラフィ上ではコントラストがつきにくく腫瘤を描出しにくいが，超音波画像では，容易なことがある。

2) 腫瘤の内部構造の把握には有効

マンモグラフィはX線透過像であるため，腫瘤の描出はできても内部の様子を観察することが難しい。超音波画像では音の反射像であるため，腫瘤の内部構造の描出が比較的容易である。特に，腫瘤内部に出血があってfluid-fluid levelを形成している場合や囊胞内に乳頭状の病変がある場合には，威力を発揮する（図104）。

3) 任意の断面像の有効利用

現在の超音波画像は用手的にプローブを走査して行うことがほとんどで，そのため角度・方向を自由に変えながら目的部位の観察が可能である。たとえば，腫瘤に付随する所見として周囲の乳管内進展の状況を観察するために，角度・方向を駆使して連続性を観察することが必要である。最近の高周波プローブでは，乳管内が観察可能な分解能を有している（図105）。

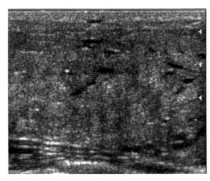
図103　内部構造の把握

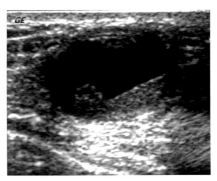
図104　囊胞内に乳頭状の病変がある場合

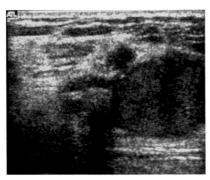
図105　乳管内が観察可能な高周波プローブ

4）ダイナミックテスト

超音波検査の最大の長所はリアルタイム性にあり，それを最大限に生かした手技がダイナミックテストである。これは超音波検査特有の情報であり，術者が腫瘤を認めた場合，必ずテストを試み，その情報を付加する。

ダイナミックテストとは，腫瘤に対しプローブもしくは用手的に圧力を加え腫瘤の変形の度合い（Compressibility）から腫瘤の硬さを推測する方法と，腫瘤に対し側方から力を加え腫瘤の動きや周囲組織との動きの関係（Mobility）から周囲への浸潤度合を推測する方法がある。

また，腫瘤の大きさを把握する場合にもダイナミックテストは重要で，癌が周囲に浸潤している場合，Bモード画像で認識している以上に範囲が拡がっていることが少なくないので，動かしながら腫瘤と一緒に動く部分を把握することも有用である。

(1) Compressibility（圧縮性，変形）

腫瘤が描出される部分にプローブを接触し，画像を見ながら腫瘤を手でつまみ，両側から指で挟むように圧迫しながら，腫瘍の形状が横方向に変形するかどうかを確認する。

通常，良性の場合には，腫瘤自体が軟らかく乳腺内張力のため幅方向に拡がっていることが多く容易に変形をするが，悪性の場合は，腫瘤自体が硬く周囲組織との固定によりあまり大きな変形を示さない。

また，腫瘤が描出される部分にプローブを接触し，画像を見ながら腫瘤を直接，プローブで圧迫しながら，腫瘍の形状が縦方向に変形するかどうかを確認する方法がある（図106）。

(2) mobility（可動性）

腫瘤が描出される部分にプローブを接触し，画像を見ながら腫瘤を手でつまみ，横から押すもしくは捻るように動かしながら，周囲の組織との固定の状況を確認する。

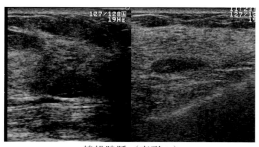
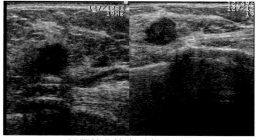

線維腺腫（変形＋）　　　　　　　　　浸潤性乳管癌（変形−）

図 106　腫瘤のダイナミックテスト

通常，良性の場合には，周囲組織との可動性があるためくるくる回転するように見えるが，悪性の場合は，周囲組織に固定され著しく動きが制限されることがある。

5）腫瘤の位置の同定

マンモグラフィが立位（座位）で乳腺組織を広げ伸ばして撮影されることに比べ，超音波検査では通常仰臥位でプローブを当てて行なわれるため，乳腺，乳腺後隙がマンモグラフィと比較し著しく薄く観察されるため，乳腺組織深部の腫瘤があたかも乳腺後隙・胸筋に浸潤があるかのように見える場合がある。

その場合は，前述のダイナミックテストの要領で腫瘤を摘み上げ胸壁側のスペースを確認するとよい。

6）石灰化の描出

US 画像は音の反射を反映したものであるため，エコーレベルの差は反射の強弱を反映している。たとえば，画像上は

- 高エコー部分：反射の強い部分
- 低エコー部分：反射の弱い
- 無エコー部分：反射のない部分

となり，音響インピーダンスの高い石灰化は，通常高エコースポットとして描出されるが，周囲組織の音響インピーダンスと差の少ない場合には，たとえマンモグラフィで描出されていても超音波画像で detect できないこともある。逆に，微小でマンモグラフィに描出されないサイズの石灰化であっても，周囲とのインピーダンスの差が大きければ，超音波画像で捉えることが可能な場合もあり，石灰化の描出はサイズ由来ではなく，反射の強弱に依存する。

7）乳腺症（mastopathy）の被検者は要注意

超音波検査では，マンモグラフィ以上に乳腺症をベースに持つ被検者には注意が必要である。元々，豹紋様，あばた様といわれる乳管過形成や小葉過形成，硬化性腺症を反映した超音波画像所見がある場合には，腫瘤や病変がマスキングされ易い。さらに，生理 1 週間程度前には，その US 像の特徴が著明になることが多く，正常異常の判断が極めて難しい場合がある。そのため，できれば乳腺症の被検者の乳腺超音波検査は生理前の 10 日間を避けたほうがよい。

乳腺超音波の基礎と検査法

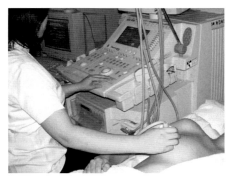
図107　検査者と被検者との距離

8）検査者と被検者との位置・距離の特殊性に注意

　超音波検査は，検査前の触診からポジショニング，プローブによる走査，検査中の体位変換など，検査終了まで術者はほとんど離れることなく被検者のすぐ右脇に位置して行われる検査である（図107）。そのため，被検者に対する接遇が非常に大切な要素となる。画像静止時における息止めや体位変換など被検者の協力が検査のポイントとなることも少なくない。特に自覚症状があり不安を持つ被検者は過度に神経質になっている場合があるので，術者の表情にまで注意が及ぶ。また，被検者との対話も検査に有効な情報が得られることがしばしばあるため，コミュニケーションスキルの向上も重要である。

　検査終了後は，被検者から結果を尋ねられることが多いため，施設ごとの受け答えを決めておくことが望ましい。スタッフ間の受け答えの差異は，被検者の不信感を招く恐れがあり，重要な問題となる。

9）検査者の技術依存性（skill dependence）に注意

　マンモグラフィ同様，超音波検査では術者の技量により，検査結果・得られる所見に差異が生じ，検査の質が左右される。また，超音波検査の最大のメリットであるリアルタイム性を生かして走査を行い，動画像を観察するなかで随時描出されたものを判断しながら次の走査を行っていく必要がある。そのときどきの判断に必要なスキルとは，単なるプローブ走査のスキャンテクニックのみならず，超音波の物理的特性に関する知識，装置のハード面とソフト面に関する知識，立体的な解剖学的知識，病態に関する知識，病理学的知識すべてを包括したものをいい，これらに超音波検査特有の動態視力を含めたものが，いわゆる超音波検査のスキルである。これが検査結果のすべてを決定するため，日常より上記のスキルを高めるよう努力する必要がある。

10）リアルタイムであるがゆえの注意

　超音波検査の最大の利点であるリアルタイム性は，裏を返せば，画像は時間とともに常に移り変わり静止画に残していない情報は何も残らず，検査後に見直すことも不可能ということになる。特に自覚症状のない被検者の多い検診では，見逃しが取り返しのつかない事態を招く危険性もあるため，術者はこの点をしっかりと自覚して検査に臨むべきである。これを補うために装置のハードディスク，レコーダー，DVDや施設のPACSなどに記録し，見直す必要があれば再生して確認するという方法がある。

8. 超音波検査の長所と短所

1) 長所

- リアルタイムでの観察が可能
- 電離放射線による被ばくを伴わない（非侵襲的）ため，繰返しの使用が可能
- 穿刺・生検・ドレナージのガイド用モニタとして使用可能
- 任意の走査面を連続的に観察可能で，断層方向の選択が自由
- 軟部組織の詳細な描出・分解能に優れ，組織学的診断も可能
- 軟部組織との音響インピーダンスの差が大きな石灰化の描出が可能
- カラードプラ・パワードプラ等により血流情報が得られる
- FFT 波形分析により，流速計測・波形分析が可能
- 腎機能低下でヨード系造影剤の使用不可能な被検者の血流情報にも有効
- 超音波装置は，CT 装置・MR 装置に比べ小型で可搬性が高く，ベッドサイドでの検査が可能
- 超音波装置は，CT 装置・MR 装置に比べ安価で，かつ検査料も安価
- 特別な付帯施設（検査室構造・特殊電源等）が不要
- 瞬時（リアルタイム含む）に三次元画像の再構成が可能

2) 短所

- 術者により結果が異なる（skill dependence）
- 観察視野が狭く，全体像の把握がしにくい
- 再現性に乏しい
- 超音波画像特有のアーチファクトが存在する
- 薄層の断層像であるため，断層面前後の情報は全く描出できない

9. 乳腺超音波装置の精度管理

　超音波診断装置の日々の始業点検・終業点検が行われていない場合は，システムダウン等の直接的な不利益を被検者にもたらす恐れが生じる。また，日々の始業点検・終業点検が実施されていても，マニュアルがない状況下では日毎あるいは担当者個々の差異により点検項目が変動する場合があり，恒常的な装置管理が行えない恐れも生じるため，マニュアル作成およびマニュアル遵守による点検は必須といえる。

　超音波診断装置は前述のような特殊性を持つため多少の性能劣化に対しては把握し難い面がある。そのため，計画的に期間を定めて定期的な性能把握を心掛ける必要がある。もし，それを怠った場合には病変の見逃し等，被検者の不利益につながる可能性もあり，リスクマネジメントの面からも定期点検の重要性が伺える。

　装置は被検者に対して日々使用するものであるため，我々で実施可能な項目に関しては積極的に装置管理を行うべきである。ME 機器の一つとしての超音波診断装置の安全管理は，医療に携わる我々に課せられた命題の一つである。以下に点検内容を述べる。

1) 受入試験

　超音波装置は出荷時に各メーカーの工場内で調整がなされてはいるが，最終調整は設置時に現場で行われる。その際，ユーザーとして，個々の構成機器（探触子・装置本体・観察用モニ

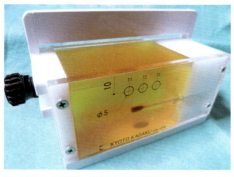

図108 JABTS推奨の精度管理ファントム
現在では，毎日無理なく精度管理を行えるよう模擬腫瘤3個とファントム素材の音速校正用の温度計のみが埋め込まれている。

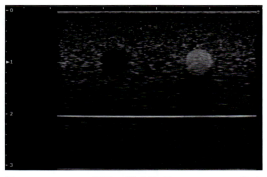

図109 JABTS推奨の精度管理ファントムの超音波像

タ・記録装置など）について，単体，接続後，設置後に一定の項目に関し確認，点検を行う。

2) 基本性能試験

精度管理用ファントム等を用い，観察モニタ距離表示精度試験を行い使用装置のモニタ表示上，深度方向の距離表示が精度正しく表示されているかを確認する。正しく表示されていない場合にはメーカーの対応を求める必要がある。

また，精度管理用ファントムを用い距離方向・方位方向分解能測定試験を行い，使用装置と各プローブを組み合わせた分解能に関する基本性能を把握しておく。

3) 探触子劣化試験用コントロールデータ作成

超音波診断装置を日常使用する場合には被検者や部位に応じてgain・STCを調整しているため，探触子の微妙な経年劣化の把握が難しいため，装置導入時に何らかの形で初期画像をコントロール用としてDICOM等のデジタルデータで保存しておく必要がある。

簡易法は，各深度のSTC調整ノブをすべて高gain側に設定し，ダイナミックレンジ，フォーカスポイント，エコーエンハンスメント等は通常通りの設定とし，gain設定を装置の最高値から段階的に10dbずつ下げて，その時々の画像をデジタルデータで記録する。

ファントム法は，AIUM推奨のRMI製QA用ファントムやJABTS推奨の精度管理ファントム（図108，109）を用い，初期画像をデジタルデータで保存しておく。その際のパラメータ（gain, STC, dynamic range, focus, echo enhancement等）設定値を記録し，gainのステップは，60db・70db・80dbなどと数種類設定しておくと良い。

探触子劣化試験用コントロールデータは簡易法・ファントム法共に，使用する可能性のあるプローブについて全て作成することが望ましい。

4) 始業点検

通常，毎日の始業時に各部分について目視点検と動作確認を行う。

①探触子
- 音響レンズ部分：キズ・亀裂・欠損等の異常，接着部分のハガレの有無
- 振動子のケース部分：キズ・亀裂・欠損等の異常の有無
- 振動子のケースとケーブルとの接合部分：亀裂・欠損等の異常の有無

・ケーブル：不正なねじれ，表面にキズ・亀裂・破れ等の異常の有無

・ケーブルとコネクタとの接合部：亀裂・欠損等の異常の有無

・探触子の切替：すべての探触子のパネル操作による切り替え動作確認

②装置本体

・電源ケーブル：不正なねじれ，表面のキズ・亀裂・破れ等の異常の有無

・電源プラグ：アース付き3Pコンセントへの接続確認

・キャスター：ロックの動作確認

　検査中に装置が動くと被検者に危険が及んだり装置の破損の可能性があるため

・パネル部分やノブ等：キズ・亀裂・歪曲・欠損等の異常の有無

・装置の異音・異臭等：電源投入後，装置からの異常音・異臭・煙・異常発熱等の有無

　上記現象が出現した場合には故障もしくは誤動作の危険性があるため

・本体ハードディスク：空き容量の確認

③観察モニタ

・観察モニタの外部ケース：キズ・亀裂・凹み・欠損等の異常の有無

・観察モニタ画面：キズ・亀裂・欠損・ホコリ・指紋跡・ゲル等の付着の有無

　観察モニタ前面に汚れが付着していると，画像がボケて誤診の危険性があるため

④記録装置

・白黒サーマルプリンタ・カラープリンタで出力した画像上でのモニタ情報の表示確認

・白黒サーマルプリンタ・カラープリンタや外部のレーザーイメージャで出力した画像の
　適正条件（brightness，contrast）の合致確認

・画像，動画像のHD・DVDR等への録画の動作確認

・画像，動画像のPACSへの保存確認

5）終業点検

通常，毎日の終業時に確認・点検を行う

①探触子

・音響レンズ部分：キズ・亀裂・欠損等の異常，接着部分のハガレの有無

・振動子のケース部分：キズ・亀裂・欠損等の異常の有無

・振動子のケースとケーブルとの接合部：亀裂・欠損等の異常の有無

・ケーブル：不正なねじれ，表面にキズ・亀裂・破れ等の異常の有無

・ケーブルとコネクタとの接合部：亀裂・欠損等の異常の有無

・ゲル：振動子のケース部分や音響レンズ部分，ケーブルへのゲルの付着の有無

　付着したゲルを拭き取らないと探触子に悪影響を及ぼす可能性があるため

②装置本体

・パネル部分やノブ等にキズ・亀裂・歪曲・欠損等の異常やゲルの付着の有無

③観察モニタ

・観察モニタ画面のガラス（液晶）部分にホコリ・指紋跡・ゲル等の付着の有無

④記録装置

・白黒サーマルプリンタ・カラープリンタ等の出力装置の排出部分の汚れ等の有無

・本体ハードディスクの空き容量確認

6）保守管理（清掃・消毒）

通常，保守管理は毎日あるいは適時行う。

①探触子
- 電源 on の状態で検査を行っていない場合には必ずフリーズの状態にしておく

    フリーズがかかっていない状態では振動子に高圧がかかっており，これが長期間にわたると探触子の劣化につながる
- 振動子は落下等の衝撃に弱いため，未使用時にはホルダーに収納しケーブルも整頓しておく
- 探触子を感染症（MRSA,TB,その他）の被検者に使用した場合には，終了後速やかに各々の薬液等で探触子のケース部分やケーブルの消毒を行う

    ⓐ洗浄消毒薬

    アルコール（消毒用エタノール，ヒビテンアルコール）

    塩化ベンザルコニウム（オスバン，デタージザイド，ハイアミン）

    グルタールアルデヒド（ステリハイド，サイデックス）

    次亜塩素酸ナトリウム（ミルトン，クロラックス，ヘイポライト）

    ⓑ MRSA：アルコール，HB ウィルス：ホルマリンガス
- 消毒は探触子のコネクタや振動子ケースとケーブルの接合部などに薬液や水分がかからないよう注意しながら，振動子ケースやケーブルを拭いて消毒する。
- 探触子を超音波ガイド手技（PTCD，PEIT，その他）に使用する場合には，事前にガス滅菌や薬液消毒等を行っておく

    ⓐガス滅菌：ホルマリンガス（エフゲン）

    エチレンオキサイトガス（アンプロレン，ダイサイド）

    ⓑガス滅菌の場合には探触子のコネクタ（特に接点部分）がガスにより腐食してしまうので直接ガスが触れないようにポリエチレン袋等でカバーして行う
- 探触子を超音波ガイド手技（PTCD，PEIT，その他）に使用する際に，探触子に一番負担がかからない方法は，ディスポーザブルの滅菌済み探触子カバーを被せて使用するとよい。この場合，探触子を消毒する必要がないため，1 本の探触子でもカバーを換えれば連続した数件の手技にも対応可能である

②装置本体
- 本体にフィルター等が付いている装置では，月に 1 回程度の割合で清掃する

③観察モニタ
- 観察モニタ画面のガラスカバーが外せる装置では，適時，内側のホコリを清掃する

④記録装置
- 白黒サーマルプリンタ・カラープリンタ等の出力装置の排出部分に汚れ等がないか
- 本体ハードディスクのデータを適時バックアップしておく
- PACS データも定期的に確認する

7）定期点検

①自主点検
- 探触子を使用開始して一定期間（施設の使用頻度により異なるが，毎月・3 ヶ月・6 ヵ月・1 年）経過した時点で，4）と同様の方法（a）簡易法，b）ファントム法）で，コントロールデータと同様のパラメータ設定値にてデータを記録し，コントロールデータと比較・検討して，探触子の経年劣化を判断する
- 装置本体のファン吸い込み口のホコリや内部のホコリは 1 ～ 2 ヶ月に 1 回程度掃除機等で清掃を行うことが望ましい。ただし，基盤周囲の清掃は基盤等の接触不良を招く恐れがあるため，注意を要する

・探触子に落下等で衝撃を与えてしまった時には振動子の素子破損による画素抜けのチェック確認を行い，破損が判明した場合には直ちにメーカー対応を依頼することが望ましい

②メーカーによる点検

・最近は，CT装置・MRI装置と同様に超音波診断装置もメンテナンス契約の対象となっており，施設の事情が許せばメーカーによる定期点検を受けることが望ましい

・安全性の確認として，接地漏れ電流測定・外装漏れ電流測定・患者漏れ電流測定・絶縁抵抗測定等があるが，測定器具を各施設に備えることが難しいため，通常はメーカーに依頼する場合が多い

● 参考文献

1）日本放射線技術学会・編. 臨床放射線技術実験ハンドブック（下）. 通商 産業研究社；1996.

2）辻本文雄・編. 乳腺超音波診断アトラス. 改訂版. ベクトル・コア；1997.

3）伊藤紘一. 超音波医学TEXT　基礎超音波医学. 医歯薬出版；1998.

4）辻本文雄. 超音波医学辞典. ベクトルコア，東京，2000

5）日本放射線技師会. 編. 放射線安全管理の手引き. 医療科学社；2002.

6）熊谷孝三・編著. 医療安全学. 医療科学社；2005.

7）日本放射線技師会，放射線機器管理士部会・編. 超音波画像診断装置・核医学検査. 日本放射線技師会出版；2008.

8）天内廣・編. 診療放射線業務の医療安全テキスト. 文光堂；2009.

9）甲子乃人. コンパクト超音波シリーズ　超音波の基礎と装置. 四訂版. ベクトル・コア；2013

10）Versus研究会・監修. 超実践マニュアル　乳腺検査. 医療科学社. 2014

11）日本乳腺甲状腺超音波医学会・編. 乳房超音波診断ガイドライン. 改訂 第3版. 南江堂；2014.

12）American College of Radiology・編. BI-RADS® 超音波第2版. 2014.

13）日本乳癌検診学会超音波検診精度管理委員会・編. 超音波による乳がん検診の手引き 精度管理マニュアル. 南江堂；2016.

14）日本乳癌学会・編. 臨床・病理　乳癌取り扱い規約. 第18版. 金原出版；2018.

（松原　馨　一般社団法人 放射線医療技術・国際連携協会〈RTIC〉）

第13章 乳房MRI

① 乳房MRIの基礎

　長らく我が国における乳房 MRI 検査の臨床的位置づけは乳房温存療法前の乳癌広がり診断を主体とした検査内容であった。しかし近年, American college of Radiology, Breast Imaging-Reporting and Data System（ACR BI-RADS）[1] の普及により MRI における乳腺病変評価方法の標準化が進み MRI によって乳腺病変の質的評価が用いられる機会が増えてきた。また, 欧米では乳癌ハイリスクグループに対して MRI ガイド下生検を前提とした, ダイナミック MRI を用いた乳癌スクリーニングが一般化しつつある。

　ただ臨床的な需要の増加に伴い乳房 MRI は日常的に施行される検査となってきているなか残念ながら乳房 MRI の撮像方法, 画質は施設間のばらつきが多く, 診断に適した十分な画像が得られていない検査も散見されるのも事実である。

1. 乳房 MRI 検査の役割

1-1. 乳腺病変の質的評価

　乳腺病変の評価において ACR BI-RADS MRI の初版が 2003 年に出版されて以降, BI-RADS MRI に基づく用語の使用, カテゴリー判定が我が国でも普及しつつある。BI-RADS MRI を用いた乳腺病変の質的評価では MRI はマンモグラフィや超音波検査と比較して高い診断能を有すると報告されている一方[2], 乳癌に対し高い感度を有するが特異度は中等度で, ばらつきがあることも知られている[3]。乳腺の良悪性病変の画像所見にはオーバーラップがあり, MRI を含めた画像所見のみで良悪性を完全に区別することは難しい。また乳腺は表在臓器のため, 生検が容易, かつステレオガイド下や超音波ガイド下など, 各種画像ガイド下生検手技の選択肢も多い。そこで MRI の乳腺病変, 質的評価における役割は最も精度の高い画像検査として次に生検を施行すべきか否かの判断が主体となる。具体的には, マンモグラフィや超音波検査で所見が一致せず, 生検の適応を迷う場合の精査や, MRI で偶発的に造影病変が発見された場合の生検適応の判断が挙げられる。マンモグラフィの石灰化病変においては, 原則生検の適応はマンモグラフィ所見を優先して判断するべきであるが, MRI を加えることで診断能が向上し, ステレオガイド下吸引式乳房組織生検の適応決定に有用という報告もある。ほかに MRI は乳癌に対する高い感度を有するため, 乳頭からの血性分泌や転移性腋窩リンパ節腫大など, 臨床的に乳癌を疑わせる症状があるが, マンモグラフィ, 超音波検査で乳腺に異常が指摘できない場合も適応となる。

① 乳房 MRI の基礎

1-2. 乳癌の広がり診断

乳房温存療法は，乳房切除術と生存率に差がないことがいくつかの無作為試験によって示されている[4]。現在は乳癌手術の標準的な術式である。乳房温存療法における切除断端陽性は局所再発の重大なリスク因子であり，温存療法は断端を陰性とするべく，適切な画像診断に基づいて適応を決定する必要がある。乳房 MRI はマンモグラフィおよび超音波検査と比較して乳癌広がり診断の精度が高く，乳房 MRI を術前に施行することで術式を適切に変更できたとの報告もある[5]。乳癌の術前広がり診断において，乳房 MRI が他の画像検査と比較して診断精度が優れていることも明らかであるが，現在はその不利益についても認知され議論がなされている。乳房 MRI による乳癌広がり診断を行う際には，偽陽性病変の描出が多いという最大の不利益について十分に理解し，不利益を極力避ける努力も必要である。具体的には，適切な月経周期での MRI 検査施行（後述），背景乳腺の造影効果を意識した診断レポートの作成，MRI で偶発的に発見された造影病変（同側同一腺葉，同側他腺葉，対側），BI-RADS に基づく適切なカテゴリー分類と生検適応の判断は特に重要と考えられる。

1-3. 術前治療効果判定

現在の乳癌においては，臨床病期および乳癌ホルモンレセプター状態による乳癌サブタイプ分類に応じた薬物療法が普及しており特に近年は術前化学療法の進捗が目覚しい。また術前化学療法の治療効果判定には画像診断が不可欠であり，なかでも乳房 MRI は視触診やその他の画像診断と比較して残存腫瘍の有無の評価が正確であると報告されている。最近ではダイナミック MRI による血流解析や腫瘍ボリューム解析のほか拡散強調画像などを用いて術前化学療法における早期効果予測の試みもなされている。

1-4. 乳癌ハイリスクグループにおけるスクリーニング

乳癌には BRCA1 あるいは BRCA2 遺伝子変異に代表される遺伝的要因の関与が知られている。欧米ではこうした遺伝子変異や近親者の乳癌罹患歴などの乳癌スクリーニングに関して，多くの研究がなされている。これらの検討では乳房 MRI 検査は MMG（マンモグラフィ），超音波検査と比較して圧倒的に高い乳癌検出感度を示している[6]。なお，拡散強調像は非造影で悪性腫瘍の描出が可能であることから検診への応用が期待されるが，乳房 MRI に関しては，ダイナミック MRI と同程度の乳癌検出感度を担保できるというエビデンスはない。このため，拡散強調像を含めた非造影 MRI による乳癌スクリーニングは推奨されない[7]。

2. 乳房 MRI 検査に関するガイドラインと撮像の実際

2-1. 乳房 MRI 検査に関する欧米のガイドライン

2008 年に欧州から欧州乳房画像診断学会ガイドライン（以下，EUSOBI），米国から乳房造影 MRI の実施に関する ACR BI-RADS[1] が出された。それぞれ乳房 MRI の適応，撮像技術，診断方法などが明記されている（**表1**）。この両ガイドラインおよび勧告に記載されている情報をもとにして日本では画像診断ガイドライン[8] 内では乳房 MRI 撮像条件とプロトコルを詳細にまとめている（**表2**）。画像診断ガイドラインに記載されている撮像条件は現在普及している MRI 装置で乳房専用コイル（**図1**）があれば無理なく撮像できる条件と考えられる。

表1　欧米ガイドラインに記載されている乳房MRI撮像条件

	EUSOBI	ACR BI-RADS
月経周期	月経周期開始後5〜12日の間	可能な限り月経周期の2週目
撮像装置	規定なし（勧告では1.5Tもしくは3T）	規定なし
コイル	両側乳房専用コイル	両側乳房専用コイル
撮像体位	腹臥位	腹臥位
撮像プロトコル	T2強調像，T1強調像-Dynamic	T1強調像-Dynamic
シーケンス	3Dあるいは2DGRE法—T1強調像	—
時間分解能 撮像回数	60〜120秒/1相 造影前，早期相，後期相，少なくとも3相	動態情報を報告する場合には3分以下の一定間隔で造影曲線を算出
空間分解能	面内1mm×1mm以下，スライス厚2.5mm以下	面内1mm×1mm以下，スライス厚3mm以下
脂肪抑制	サブトラクション推奨	化学シフト脂肪抑制法
撮像方向	両側・横断・冠状断	両側

表2　乳房MRIシーケンス例

撮像方法	シーケンス	TR/TE	スライス厚	その他
①T2強調像 横断像/冠状断	脂肪抑制FSE	3000〜5000/80〜100（ETL13〜19）	4〜5mm	STIRでもよい
②T1強調像 横断像/冠状断	2D-GRE	150〜200/minimum〜in phase（FA90desg）	4〜5mm	
③拡散強調像 横断像/冠状断	脂肪抑制single shot EPI	3000〜5000/min	5〜7mm	bfactor=0.750〜1000
④造影ダイナミック T1強調像 横断像/冠状断	脂肪抑制高速型3D-GRE	5〜10/minimum〜in phase（FA10〜20desg）	1〜2mm	脂肪抑制なしの場合はサブトラクション法
⑤造影T1強調像 横断像/冠状断/矢状断	脂肪抑制高速型3D-GRE	5〜10/minimum〜in phase（FA10〜20desg）	1〜2mm	ダイナミックMRIの後または間に撮像。ダイナミックMRIと異なる断面やさらに高い空間分解能で補助撮像を行う

1.5T装置，乳房専用コイル。画像診断ガイドライン2013年版より引用

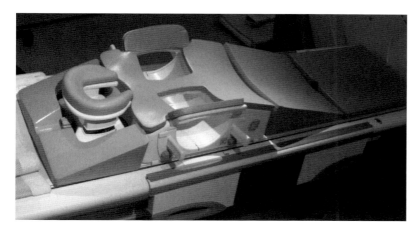

図1　HD Breast array coil
　　　片側4ch，両側で8ch。GE社製

① 乳房MRIの基礎

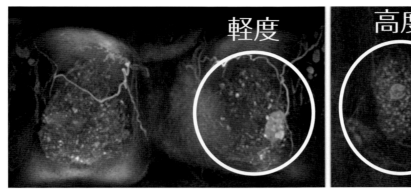
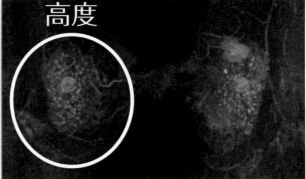

図2 BPE（Background Parenchymal Enhancement）：背景乳腺の染まりについて
造影後乳腺の背景信号の増強度（円内）を以下4段階に分類
① minimal：最小，② mild：軽度，③ moderate：中程度，④ marked：高度

2-2. 実際の撮像

1）月経周期

　乳房 MRI における閉経前女性の背景乳腺の造影効果（background parenchymal enhancement; BPE）は，月経周期によって変動することが知られている[9]。背景乳腺の造影効果は乳房 MRI の偽陽性の原因となり特異度を下げうる（図2）。このため，閉経前女性でハイリスクスクリーニングなど検査スケジュールに余裕がある場合は月経周期を考慮し，最適な時期すなわち背景乳腺の造影効果が最も少ない時期に乳房 MRI を撮像することが推奨される。具体的には EUSOBI のガイドラインでは生理周期開始後5〜12日の間，ACR のガイドラインでは月経周期第2週と記載されている（表1）。

　一方で，BI-RADS MRI[1]では，すでに乳癌と診断された症例のステージング目的の乳房 MRI に関しては，月経周期を考慮せずに検査を施行するべきとの記載がある。乳癌患者においては，月経周期を合わせるために検査施行が遅れ，結果として治療開始が遅れることは不利益となる可能性があり，望ましくないからである。

2）撮像体位

　乳腺 MRI では乳腺を広く描出するために腹臥位での撮像が推奨されている。しかし，実際の手術は仰臥位で行われるため MRI での情報が手術に反映しにくいという欠点がある。

3）ダイナミック撮像

　乳房 MRI の最も重要なダイナミック撮像は両側同時撮像が推奨であり，(1)左右の対比が可能で，正常乳腺の造影効果か，病変の造影効果かの判断が片側撮像より容易である。(2)対側乳腺病変のスクリーニングを行うことができる，といった利点が大きい。両側同時撮像のため，撮像方向は横断像もしくは冠状断像が選択されることが多い。典型的な乳癌の造影ピークは造影剤注入後最初の2分以内に生じることが知られている。造影剤注入後，時間経過とともに乳癌の造影効果が減少し（wash out），正常乳腺の造影効果コントラストは経時的に低下する（図3）。したがって，ダイナミック MRI 撮像に当たっては，使用シーケンスのコントラスト決定時間を把握し，早期相のコントラスト決定時間を造影剤注入開始後2分以内になるように設定すると，乳癌―正常乳腺造影コントラストが良好な画像が得られる。後期相は明確な撮像時間の規定はないが，おおむね5〜7分の間に撮像されることが多い。ダイナミック MRI は Time-intensity-curve 作成のため，少なくとも造影前，早期相，後期相の3相を撮像する必要がある（図4）。

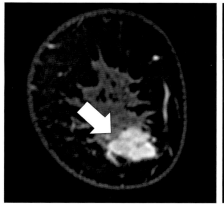
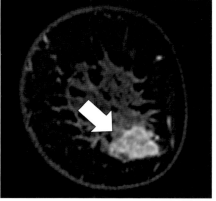

図3 乳頭腺管癌症例
a 早期相：左乳腺BD境界領域からD領域にかけて不整形濃染腫瘤を認める
b 後期相：早期相に比べ後期相にてwash outを示し，腫瘍内部にenhancing internal septationを認める

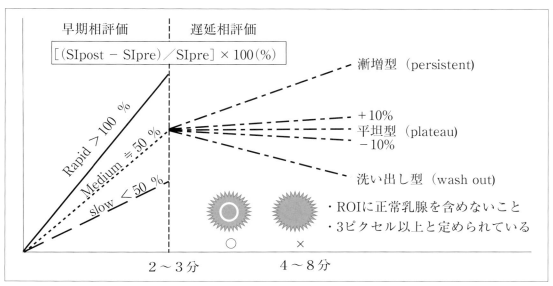

図4 Time intensity curveのパターン
多発小病変の場合：Dynamic画像を目視確認し，比較的大型な「造影増強のある小結節」や「Washoutのある小腫瘤」に対してROIのサイズが腫瘤・結節を超えない設定にすること

4）脂肪抑制T2強調像

　　乳房MRIにおけるT2強調像の追加が乳癌の質的評価に有用であるというエビデンスは乏しいが，いくつかの乳腺病変は脂肪抑制T2強調像での高信号が特徴で，特異的所見から確定診断に迫れる場合がある。水を含有する囊胞や浮腫性間質をもつ繊維腺腫はT2強調像での高信号が特徴的である。また乳癌は多くの場合T2強調像では高信号を示さないが，豊富な粘液産生を有する粘液癌（図5），浮腫性の腫瘍間質や細胞質の豊富な癌細胞からなる乳癌，乳癌中心壊死部は高信号を呈することが知られている[10]。乳癌の2次的な所見である病変周囲や患側乳房皮膚，または胸筋前脂肪組織の浮腫を鋭敏にとらえることが可能で，このうち胸筋前脂肪組織の浮腫は乳癌の特徴でリンパ管侵襲の状態を評価するのに有効との報告もある。

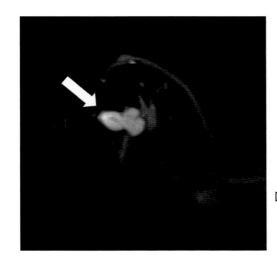

図5　粘液癌
脂肪抑制併用 T2 強調像
豊富な粘液産生する液体貯留の腫瘤は脂肪抑制併用 T2 強調像で高信号を呈する。

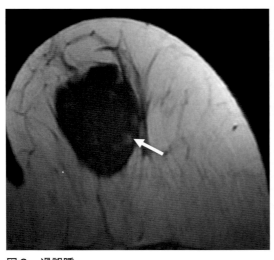 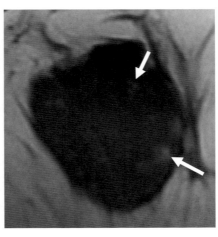

図6　過誤腫
T1 強調像
T1 強調像で高信号を示すものとして出血および脂肪がある。本症例において，脂肪抑制 T1 強調像（非呈示）では矢印部分が低信号となった。よって，脂肪を含む腫瘤であることがわかる。

5) T1 強調像

乳房 MRI の撮像プロトコルはすべてが脂肪抑制併用の撮像となるため，脂肪抑制非併用の画像を撮像しておくことは，時に質的診断に有用なことがある。過誤腫（図6）やオイルシストといった脂肪を含む病変は脂肪の存在を画像的に証明すれば，ほぼ確定診断に至ることができる。

6) 拡散強調像

乳腺領域において拡散強調像（図7）は apparent diffusion coefficient（ADC）値評価が良悪性鑑別に有用であるとの報告が多くなされている。一方，ADC 値単独の評価では良悪性病変にオーバラップがあることが知られ，また拡散強調像は小病変や乳管内病変の評価が難しく，病変描出能はダイナミック MRI に及ばない。したがって，乳腺病変における拡散強調像の臨床的役割は現時点ではあくまでもダイナミック MRI による診断の補助，追加情報と位置づけられる。乳腺領域において臨床的に用いられる b 値は 800 〜 1500s/mm² の間が多い。高い b 値を設定するほど正常乳腺の信号が低下し乳癌―正常乳腺間のコントラストが良好となるが，ノイズの多い画像となる。

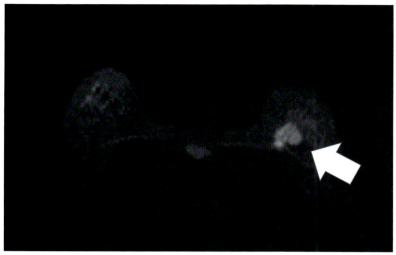

図7 浸潤性乳管癌（硬癌）
拡散強調像；b=1000s/mm²
水分子の制限拡散が起きている腫瘍は拡散強調像では高信号を呈する。

3. 乳房MRI診断の実際

3-1. BI-RADSのカテゴリー分類について

　　　　　　BI-RADSのカテゴリー分類は単独のモダリティに対してではなく，マンモグラフィ，超音波検査や過去の検査などを併せた総合的な最終判定カテゴリーとされている。
- カテゴリー0：追加の画像検査や過去画像との比較読影を要する
- カテゴリー1：陰性（推奨されるマネジメントは検診マンモグラフィ）
- カテゴリー2：良性（推奨されるマネジメントは検診マンモグラフィ）
- カテゴリー3：おそらく良性→短期（6ヶ月）の経過観察が必要（悪性の頻度は2%以下）
- カテゴリー4：悪性の疑い→要生検，3つのサブカテゴリーに分類。
　　　　　　　4A＝悪性を少し疑う（癌の可能性は2~32%）。
　　　　　　　4B＝中等度の悪性の可能性（癌の可能性は33~66%）。
　　　　　　　4C＝悪性をやや強く疑う（癌の可能性は67~94%）
- カテゴリー5：悪性を強く疑う（悪性の頻度は95%以上）
- カテゴリー6：生検で悪性と診断されている。

　何のためにカテゴリー分類するかというと，悪性の可能性の程度を評価し，生検や経過観察がどのくらい必要かどうかを判定するためである。従って，病変についての疑われる病名や鑑別診断を記載することは定められていない。

3-2. 実際のカテゴリー分類

BI-RADS では用語についての記載はあるものの，実際のカテゴリー判定をどう行うかについては明確な記載がない。今回，病変を 3 つのタイプ別に分類したカテゴリー判定[12] について述べる。

1）mass（腫瘤）

Mass とは 5mm 以上の占拠性病変である。mass effect を伴い T1，T2 強調像で腫瘤は確認できる。鑑別としては浸潤癌，線維腺腫などが挙げられる。

Mass で検討すべき 4 項目（3 つの形態評価 + 1 つの造影パターン解析）を下記に記す。

なお（1）～（3）項目において右に向かうほどカテゴリーが高くなる。

（1）Shape（形状）

Round（円形）< Oval（卵形）< Lobulated（分葉状）< Irregular（不整形）

（2）Margin（辺縁）

Smooth（平滑）< Irregular（不整）< Spiculated（スピキュラ状）

（3）Internal enhancement characteristics（内部の増強効果の特徴）

Homogeneous（一様な増強効果で良悪性ともあり）< Heterogeneous（様々な程度の増強効果が混在し良悪性ともあり）< Rim enhancement（環状増強効果で乳癌を示唆する所見，腫瘤辺縁部に認められる増強効果は活発に増殖する部位に生じる）< Dark internal septations（増強効果のない内部隔壁のことで線維性の隔壁を示唆する。線維腺腫で好発するが，葉状腫瘍や粘液癌でも見られる事がある）< Enhancing internal septations（造影される内部隔壁で悪性に多い）< Central enhancement（腫瘍中心部の増強効果あり悪性に多い）

（4）Time intensity curve（時間信号曲線）（図 4 を参照）

a）Initial rise：Rapid（元の信号強度の 2 倍以上），Medium（1.5 倍～ 2 倍），Slow（1.5 倍未満）　※早期相でピーク値の増加が強い病変ほど悪性の可能性大。

b）Delayed phase：Persistent（良性が多い。早期相のピーク値から後期相に元の信号強度の 10%以上増加），Plateau（良性，乳癌の両者。ピーク値から ± 10%以内），Washout（乳癌に多い。ピーク値から 10%以上減少）

2）Non-mass enhancement

Non-mass enhancement とは非腫瘤性増強効果（非腫瘤性病変）で乳腺組織に増強効果が生じているように見える。また Mass effect はなし。T1，T2 強調像でわかりにくく脂肪組織の入り込みがあるといった特徴を持ち，鑑別で最も重要なのは非浸潤性乳管癌（DCIS）であり，悪性ではこれを第一に想定する。また鑑別診断として浸潤性小葉癌，乳腺症，乳頭内乳頭腫などが挙げられる。

Non-mass enhancement で検討すべき 2 項目を下記に記す。

※ Time intensity curve 解析の有用性は低い（ROI 設定が小さくて困難となることや，遅延性増強効果を呈することも多いため）。

(1) Distribution（分布）：図8
- Focal area（局所領域）：乳腺 quadrant の 25％以下の大きさ。良悪性のどちらもあり。
- Linear（線状）：乳頭に向かって走行。良悪性のどちらもあり。
- Segmental（区域性）：乳管の分布に一致した，尖部が乳頭方向を向く楔状。悪性が多い。
- Regional（領域性）：乳管の分布に一致しない。乳腺 quadrant の 25％以上の大きさ。悪性が多い。
- Multiple regions of enhancement（多発増強領域）：増強効果の群衆領域が 2 カ所以上。良悪性のどちらもあり。
- Diffuse（びまん性）：乳腺全体に均一に広がる増強効果。良悪性のどちらもあり。

(2) Internal enhancement pattern（内部増強パターン）
- Homogenous（均一）：一様な均一な染まり。良悪性あり。
- Heterogeneou（不均一）：不揃いで不均一な染まり。良悪性あり。
- Stippled/punctate（点状）：同じような点状・粒状の増強効果。良性が多い。
- Clumped（集塊状）：ビーズ状増強効果。悪性が多い。
- Clustered ring enhancement（微小なリング状増強効果の集簇）：乳管病変周囲の浮腫や炎症を反映している。MMG では石灰化として認められる。High grade の非浸潤性乳管癌に好発する。悪性が多い。

3) Focus

微小増強効果があり 5mm 未満の増強効果である。集簇している場合は，non-mass enhancement として扱う。良悪性の判断は通常困難である。微小で形態評価は困難で TIC 解析も精度が低い。Tozaki らによると focus はカテゴリー 4a とカテゴリー 3 に分類している。造影パターンが rapid washout pattern を呈する場合はカテゴリー 4a とし悪性の可能性があるとしている[12]。

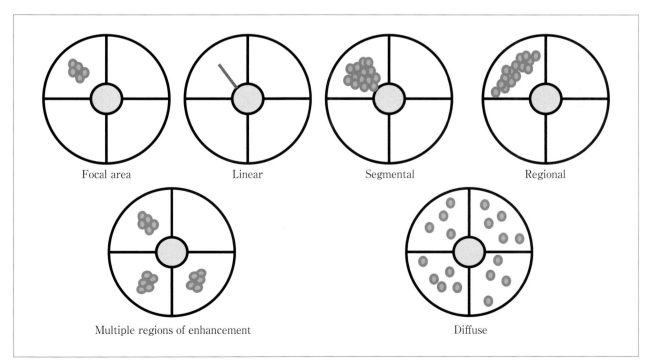

図8　Non-mass enhancement における造影分布

POINT

乳腺腫瘍の組織学的分類を見ると，乳がんについては大きく浸潤癌と非浸潤癌に分けることができるが，そのうちの8〜9割が非浸潤性乳管癌（ductal carcinoma in situ:DCIS）と浸潤性乳管癌（invasive ductal carcinoma: IDC）である。なかでも，MRIにおいて特に重視されているのがDCISである。検診マンモグラフィや超音波の普及により，浸潤癌になる前のDCISの段階で病変が検出されることが増えているが，DCISの約40%がMRIでのみ検出可能なMRI-only-detected-lesionと報告されている[11]。より早期に治療を行うためにも，MRIでは特にDCISの診断に適した画像の提供が望まれる。

今後MRIにおいて乳腺病変を正しく評価するためには，必要十分なMRIの画質がどのようなものかを理解し最適な検査施行に努めることも重要な役割であると考える。

● 参考文献

1) American college of Radiology:Breast imaging reporting and data system(BI-RADS). 4th ed. Reston, American college of Radiology. 2003.

2) Kuhl c. Prospective multicenter cohort study to refine management recommendations for women at elevated familial risk of breast cancer:the EVA trial.J clin oncol. 2000; 28: 1450-1457.

3) Peters NH. Meta-analysis of MR imaging in the diagnosis of breast lesions.Radiology. 2008; 246: 116-124.

4) FisherB.Twenty-year follow-up of randomized trial comaring total mastectomy, lumpectomy, and lumpectomy plus irradiation for the treatment of invasive breast cancer. N Engl J Med. 2002; 347: 1223-1241.

5) Amano G. Correlation of three-dimensional magnetic resonance imaging with precise histopathological map concerning carcinoma extension in the breast. Breast Cancer Res Treat. 2000; 60: 43-55.

6) Turnbull L. Comparative effectiveness of MRI in breast cancer（COMICE）traial. Lancet. 2010; 375: 563-571.

7) Saslow D. American cancer society guidelines for breast screening with MRI as an adjunct to mammography. CA cancer J clin. 2007; 57: 75-89.

8) 日本乳癌検診学会：乳がん発症ハイリスクグループに対する乳房MRIスクリーニングに関するガイドライン. 2013.

9) Kuhl CK. Healty premenopausal breast parenchyma in dynamic contrast-enhanced MR imaging of the breast: normal contrast medium enhancement and cyclical-phase dependency. Radiology. 1997; 203: 137-144.

10) Yuen S,Uematsu T. Breast carcinomas with strong high-signal intensity on T2-weighted MR images: pathological characteristics and differential diagnosis. J Magn Reson Imaging. 2007; 25: 502-510.

11) 加藤義明，第42回日本放射線技術学会秋季学術大会　ランチョンセミナー1　Clinical Innovation − CT/MRの最先端臨床応用.　innavi suite；2014年12月号.

12) Tozaki M, Fukuma E. 1H MR spectroscopy and diffusion-weighted imaging of the breast. AJR. 2009; 193: 840-849.

（北川　久　　東京慈恵会医科大学附属柏病院）

第13章

2 乳房 MRI の臨床

---

1. 乳房 MRI 検査の適応

①存在診断（ハイリスク群のスクリーニングなど），②質的診断，③術前評価（広がり診断，同側および対側乳房における多発病変の検出），④化学療法の効果判定，⑤再建術後のインプラント損傷の評価などがあり，具体的な適応については施設によりさまざまである。本邦では依然として③を主な適応としている場合が多いのが現状であろうが，乳癌術前検査における同側または対側乳房の多発病変の検出においても American college of Radiology, Breast Imaging-Reporting and Data System（ACR BI-RADS）に基づいた診断が重要なことに違いはない。筆者等の施設では③，④，⑤を適応としている。微細石灰化に対する MRI の感度は不十分で[1]，基本的には生検の適応はマンモグラフィ所見より判断しているが，状況によっては MRI を追加して判断材料に加えることもある。

---

2. 乳房 MRI 診断の実際

基礎的事項に関しては「本章1　MRI の基礎」で述べられており，ここでは実際の症例を中心に概説する。最初にいくつかの確認事項を以下にあげておく。

2-1. 腫瘤性病変の診断

1）T1 強調像

脂肪抑制を併用しない T1 強調像は腫瘤内部の脂肪成分に加え，腫瘤辺縁の性状の評価に有用である（図1）。

2）T2 強調像

T2 強調像は腫瘤内部の性状（浮腫・変性，出血壊死など）の情報を得るのに有用である。

代表的な良性病変である線維腺腫は粘液変性を伴いやすく，この場合 T2 強調像で高信号を呈するので良悪性の鑑別点として重要な所見になる（図2）。

T2 強調像で水と同程度の強い高信号を呈する病変には囊胞，線維腺腫（粘液変性を伴う），葉状腫瘍，囊胞内腫瘍，粘液癌などがある。

T2 強調像で観察される dark internal septation（造影後の増強効果のない線維性の隔壁を示唆する所見）は線維腺腫や葉状腫瘍で見られることの多い良性を示唆する所見である[2]（図2）（ただし，まれに乳癌で見られることもあり，これのみですぐに良性と判断できるわけではない）。

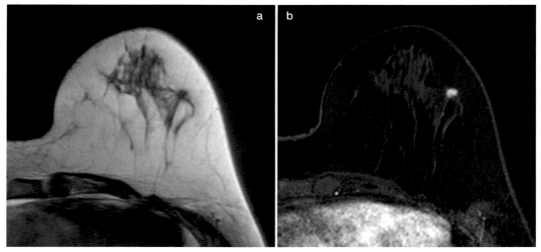

図1 浸潤性乳管癌
   a 造影前T1強調像(脂肪抑制なし)。病変周囲のひきつれが観察しやすい。
   b 造影早期相。早期濃染する小さな腫瘤を認める。
      脂肪抑制を併用しないT1強調像で腫瘤辺縁の性状や構築の乱れがわかりやすい場合がある。

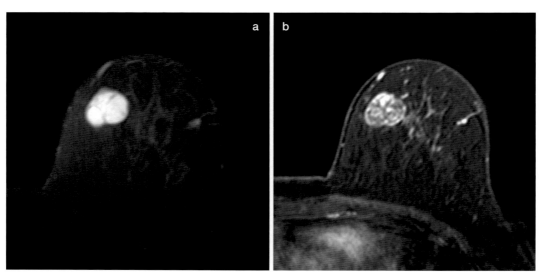

図2 線維腺腫
   a T2強調像
   b 造影後T1強調像
  T2強調像で強い高信号を呈する辺縁平滑な分葉状腫瘤で,造影後は増強効果のないdark internal septationが認められる。線維腺腫は粘液変性を伴い水分に富む場合,T2強調像で高信号となる。線維化・硝子化・石灰化を伴うと低信号となる。dark internal septationは腫瘤内の線維性隔壁に相当する所見である。ダイナミック造影では内部均一,漸増型(persistent)のパターンが特徴的だが,血流豊富でfast-plateau/washout型の造影パターンを呈することもある。

3) ダイナミック造影

ダイナミック造影早期相のリング状濃染(rim enhancement),後期相でみられるcentral enhancementは浸潤癌に特徴的パターンである[3](図3)。

ダイナミック造影による腫瘤の信号強度time intensity curveのパターン:良悪性のオーバーラップが多く,これのみでは良悪性の鑑別の決め手にはならないが,腫瘤が小さいなどの理由により辺縁や内部性状の評価が難しい状況などで有用な情報となる場合がある。

4) その他

粘液癌は特徴的なMRI所見をとるので[4),5)],典型的所見を押さえておく必要がある(図4)。

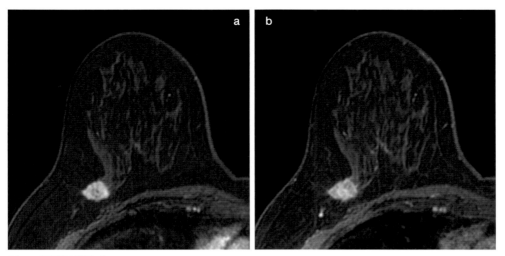

図3 浸潤性乳管癌
a 造影早期相
b 造影後期相
　スピキュラを伴う不整形腫瘤で，造影早期に rim enhancement 後期相で central enhancement を認める浸潤癌に特徴的パターンである。

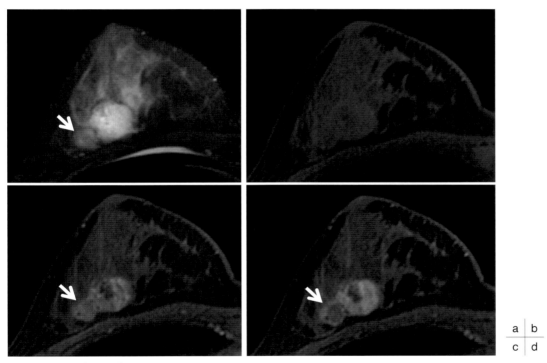

a	b
c	d

図4 粘液癌（混合型）
a T2 強調像
b 造影前
c 造影早期相
d 造影後期相
　T2 強調像で腫瘍の内側部分は著明な高信号，外側（矢印）はそれより低い信号を呈している。
　造影後，腫瘍の内側部分は後期相にかけ漸増性に造影増強，外側（矢印）は washout されている（矢印）。
　病理では混合型（mixed type）の粘液癌で腫瘍外側（矢印）は浸潤性乳管癌の部分に一致していた。
　粘液癌は粘液産生を特徴とする特殊型に分類される浸潤癌。全乳癌の3％程度の割合を占める。浸潤性乳管癌の成分を伴わない純型（pure type）と伴う混合型（mixed type）に分類される。

2 乳房 MRI の臨床

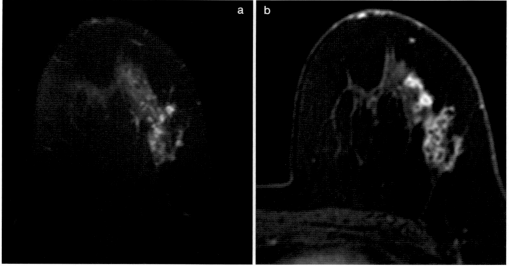

図5 DCIS
a T2強調像。乳管内の分泌物が高信号に描出されている。
b 造影後T1強調像。区域性のcluster ring enhancementが認められる。
cluster ring enhancementは小さなリング状に描出される乳管周囲間質にpoolingされた造影剤とされ，本症例ではその構成がよく理解できる。

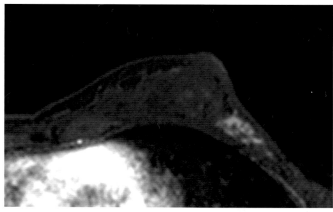

図6 DCIS
造影後T1強調像。
stipple/punctate（点状）patternのfocal area（局所領域）

2-2. 非腫瘍性病変と広がり診断

1）DCISの診断

非腫瘍性病変の読影は，DCIS病変の検出が最重要である。

DCISで見られる造影パターンにはstipple, clumped, clustered ring enhancementなどがある（図5〜7）。特にclustered ring enhancementといわれる蜂巣状ないし敷石状の造影パターンはDCISを強く疑う所見であり[6]，このようなパターンを詳細に観察できるような高分解画像の撮像が必要となる。DCIS病変は浸潤癌より造影のピークが遅れる場合があり，遅い相を含めてよく評価する必要がある。

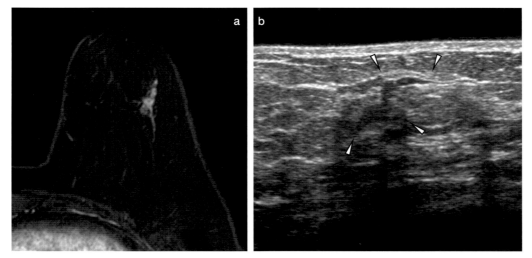

図7 DCIS
a 造影後 T1 強調像　clumped（凝集塊）pattern, linear enhancement（線状濃染）を認める。
b 2nd look US：地図状低エコーを呈する非腫瘤性病変を認める（矢頭）。
　本例は右乳房の精査のため試行された MRI で偶然対側に病変が指摘された。2nd look US 後に針生検が行われ，最終的には両側の DCIS と診断された。

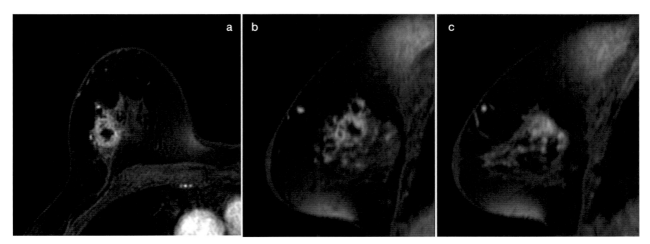

図8 浸潤性乳管癌
a 造影早期相。リング状に濃染する浸潤癌が認められる。
b, c MPR 矢状断像。腫瘤周囲から乳頭方向に広がる乳管内成分を示す stipple pattern の区域性濃染（segmental enhancement）が認識しやすい。
　病変の広がり診断には多方向からの観察が重要となる。

2）広がり診断

　乳癌術前の広がり診断においても，非腫瘤性病変の読影が重要となる。
　広がり診断を行う場合，その形態として腫瘤から非腫瘤性病変（主に DCIS 病変）が連続している場合（図8），多発性に腫瘤を形成して広がっている場合（図9），同側の多発病変や対側に新たな病変が発見されることもある（図7）。
　広がり診断において，多方向からの観察が重要である。たとえば乳頭方向への広がりを評価する場合，横断像と矢状断の両方で評価した方が良い（図8，9）。

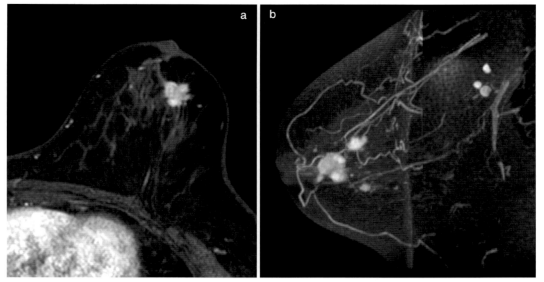

図9 浸潤性乳管癌 (multifocal breast cancer)
  a 造影早期相。スピキュラを伴う内部不均一な不整形腫瘤を認める。
  b 造影早期相 MIP 矢状断像。区域性に広がる多発病変がよく認識できる。

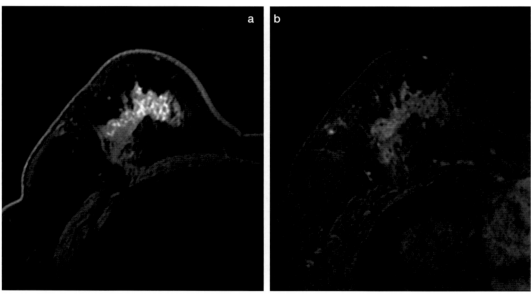

図10 DCIS
  a 造影前 T1 強調像。乳管内の分泌物が高信号に描出されている。
  b サブトラクション画像。区域性の非腫瘤性増強効果が明瞭である。
  出血などによる影響で病変内や周囲が造影前 T1 強調像で高信号となるような場合，サブトラクション画像による評価が有用なことがある。

　筆者等の施設では横断像で高分解能 MRI を撮像し，任意断面の MPR（通常：矢状断と冠状断像）を作成している（図8）。

3）その他

　拡散強調像は造影 MRI でわかりにくい病変が目につきやすいこともあり，対側を含め全体をチェックするのに有用である。

　乳管内に貯留した血液や高蛋白液は T1 強調像で高信号を呈する。造影パターンの評価にサブトラクション画像が有用な場合がある（図10）。

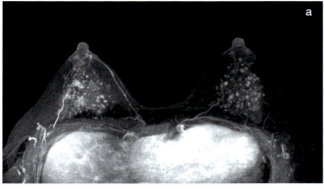
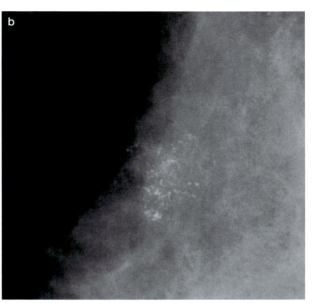

図 11 DCIS BPE: marked
 a 造影早期相 MIP 画像。乳腺組織の染まりが強く MRI のみで病変の判断は難しい。
 b マンモグラフィ。多形性の集簇微小石灰化が認められる。
　ステレオガイド下吸引式針生検（マンモトーム）で DCIS と診断された。

最後に

　各検査を単独で比較した場合，乳房 MRI の診断精度が最も優れていることも明らかになっているが，マンモグラフィおよび超音波のみで検出される病変，または MRI のみでは判断が難しいような病変が経験されることもある（図 11）。
　提示した症例は著明な背景乳腺の造影（BPE: Background parencymal enhancement）が原因と考えられるが，細胞密度が低いまたは血流に乏しいなどの理由で描出されないような症例も経験される。言うまでもないが，最終的にはマンモグラフィ，超音波などの所見を併せ総合的に判断することが重要である。

● **参考文献**

1) Bazzocchi M, Zuiani C, Panizza P, et al. Contrast-enhanced breast MRI in patients with suspicious microcalcifications on mammography: results of a multicenter trial. AJR Am J Roentgenol. 2006; 186:1723-32.

2) Hochman MG1, Orel SG, Powell CM, et al. Fibroadenomas: MR imaging appearances with radiologic-histopathologic correlation. Radiology. 1997; 204: 123-9.

3) Matsubayashi R, Matsuo Y, Edakuni G, et al. Breast masses with peripheral rim enhancement on dynamic contrast‐enhanced MR images: correlation of MR findings with histologic features and expression of growth factors. Radiology. 2000; 217: 841–8.

4) Kawashima M, Tamaki Y, Nonaka T, et al. MR imaging of mucinous carcinoma of the breast. AJR Am J Roentgenol. 2002; 179: 179–83.

5) Monzawa S, Yokokawa M, Sakuma T, et al. Mucinous carcinoma of the breast: MRI features of pure and mixed forms with histopathologic correlation. AJR Am J Roentgenol. 2009; 192: 125-31.

6) Tozaki M, Igarashi T, Fukuda K. Breast MRI Using the VIBE Sequence: Clustered Ring Enhancement in the Differential Diagnosis of Lesions Showing Non-Masslike Enhancement. AJR Am J Roentgenol. 2006; 187: 313-21.

（白石　昭彦　　順天堂医院放射線科）

第14章　症例提示

画像と組織像の対比

本症例提示について

　本章症例提示では以下のガイドライン，規約等に基づき解説した。記載されたカテゴリー分類は多数の評価者により仕分けされたものではないので，参考程度にとどめて頂きたい。
　なお，症例はすべて医療法人英仁会大阪ブレストクリニックのご厚意により提供いただいた。本書を利用する全国の診療放射線技師を代表してここに深謝申し上げます。

　1．マンモグラフィガイドライン第3版増補版　医学書院

　2．乳房超音波診断ガイドライン改訂第3版　南江堂

　3．BI-RADS　Ver.5
　　　BI-RADSでは検診時分類について，カテゴリー0～2までの3区分で評価することになっているが，本項ではマンモグラフィガイドラインとの対比を考慮し，検診時分類に限らず以下に示すカテゴリー0～6のすべてを用いて評価した。
　　カテゴリー0：情報不十分（それぞれ追加の画像検査や過去画像との比較読影を要する）
　　　カテゴリー1：陰性（マンモグラフィ検診の継続）
　　　カテゴリー2：良性（マンモグラフィ検診の継続）
　　　カテゴリー3：おそらく良性（悪性の可能性は2%以下，短期間，通常半年の経過観察推奨）
　　　カテゴリー4：異常が疑われる（悪性率2%超～95%未満，生検推奨）
　　　　　　4a：悪性率2%超～10%
　　　　　　4b：悪性率10%超～50%
　　　　　　4c：悪性率50%超～95%未満
　　　カテゴリー5：悪性が強く示唆される（悪性率95%以上，生検推奨）
　　　カテゴリー6：悪性（生検にて悪性が証明され治療を要する）

　4．臨床・病理　乳がん取扱い規約第18版　金原出版

（藤井直子・尾形智幸・松原馨・石栗一男）

症例 1. 乳管腺腫 Ductal adenoma

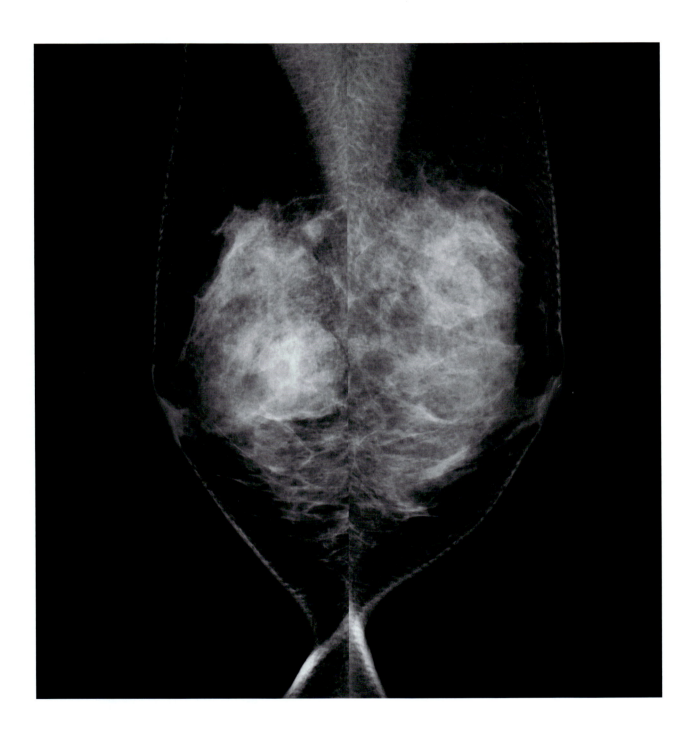

448　　　　　　　　　　　　　　　　　　　　　　　　　第 14 章　症例提示

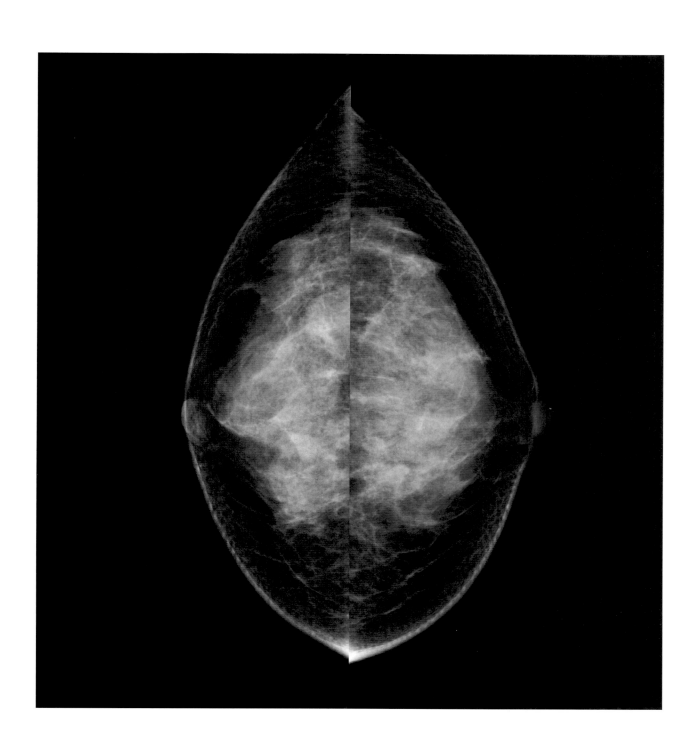

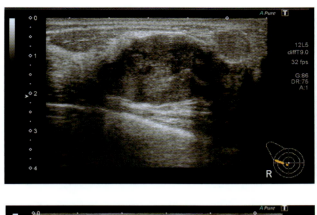
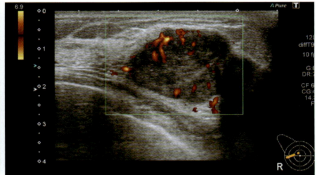
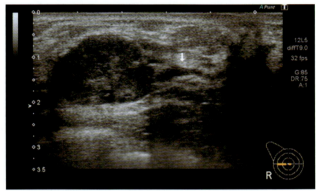
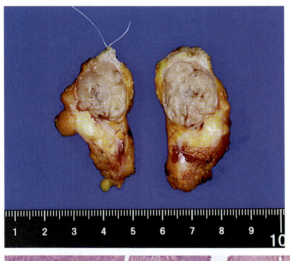
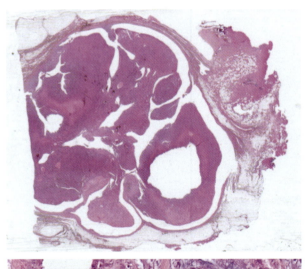
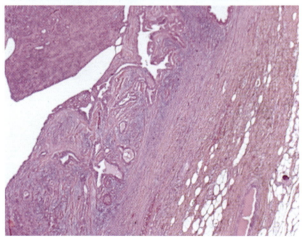
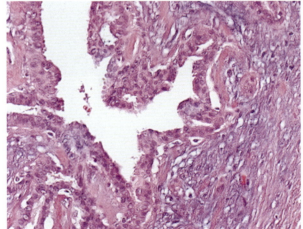

450　第14章　症例提示

症例1. 乳管腺腫　Ductal adenoma

背景	40歳代　右乳房腫瘤を触知
視触診	右乳房 CD 区域に腫瘤触知。30mm 大，円形，弾性硬，表面平滑

MMG	マンモグラフィガイドライン	BI-RADS
乳房の構成	不均一高濃度	乳房の濃度は不均一で小さな腫瘤が隠される可能性がある
主要所見	腫瘤（円形　境界明瞭　等濃度）	腫瘤
部位	R－M・O	右 9：00 後方
カテゴリ　右	3	0　評価困難　（追加検査を要する）
カテゴリ　左	1	1
推定組織型	線維腺腫・嚢胞・葉状腫瘍・浸潤性乳管癌（充実型）　等	
ポイント	BI-RADS では，腫瘤の境界部が全周の 25% 以上にわたり評価できない部分がある場合は，評価困難と分類するため，本邦のマンモグラフィガイドラインとは結果が異なる	

US	乳房超音波ガイドライン	BI-RADS
乳房組織構成	—	不均一な背景
主要所見	腫瘤	腫瘤
部位	右 CD 境界部　9：00　M	右　9：00
カテゴリー	3b	4a
エコーパターン／内部エコー	充実性／低エコー／不均質／点状高エコー	低エコー
形状	分葉形	楕円形
DW 比／オリエンテーション	DW 比：0.7 未満	平行
境界	明瞭粗造	平滑明瞭
後方エコー	増強	増強
石灰化	—	腫瘤内石灰化あり
随伴所見・その他	血流あり，乳頭方向への管状構造物あり	腫瘤内部に血流あり
推定組織型	浸潤性乳管癌（腺管形成型），乳腺症型線維腺腫　等	
ポイント	後方エコーの増強が目立つことより，腫瘍内に液体を含む腫瘤を考えた。内部が不均質で血流著明，乳頭方向に連続する乳管を認めるため，浸潤性乳管癌（腺管形成型）等の悪性疾患を第一に考えた。鑑別を要する良性疾患として，乳腺症型線維腺腫，葉状腫瘍を挙げた	

病理	乳管腺腫　Ductal adenoma
アポクリン化生を示す上皮が比較的充実性に増殖する像を見る。No malignancy	

画像と組織像の対比

症例 2. 非浸潤性乳管癌 DCIS : Ductal Carcinoma in situ

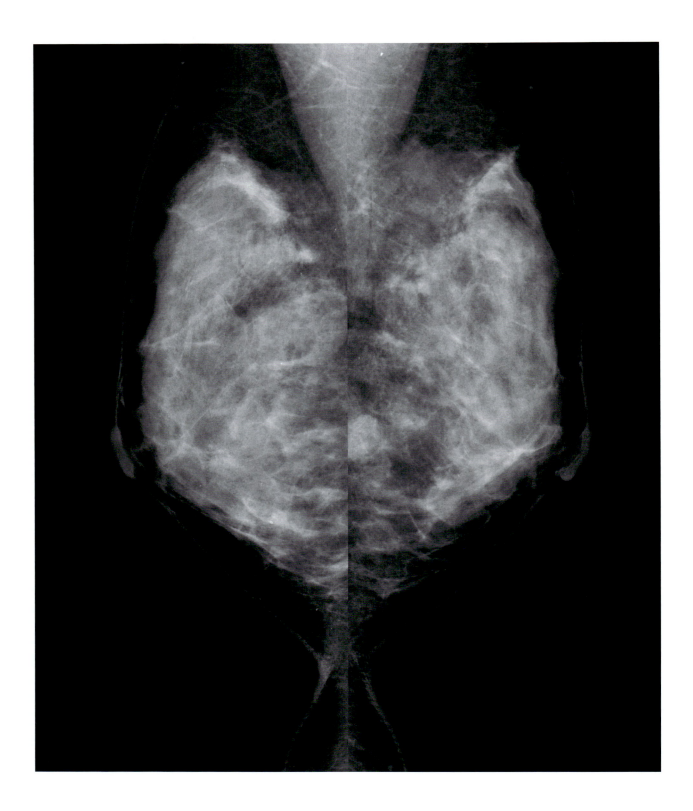

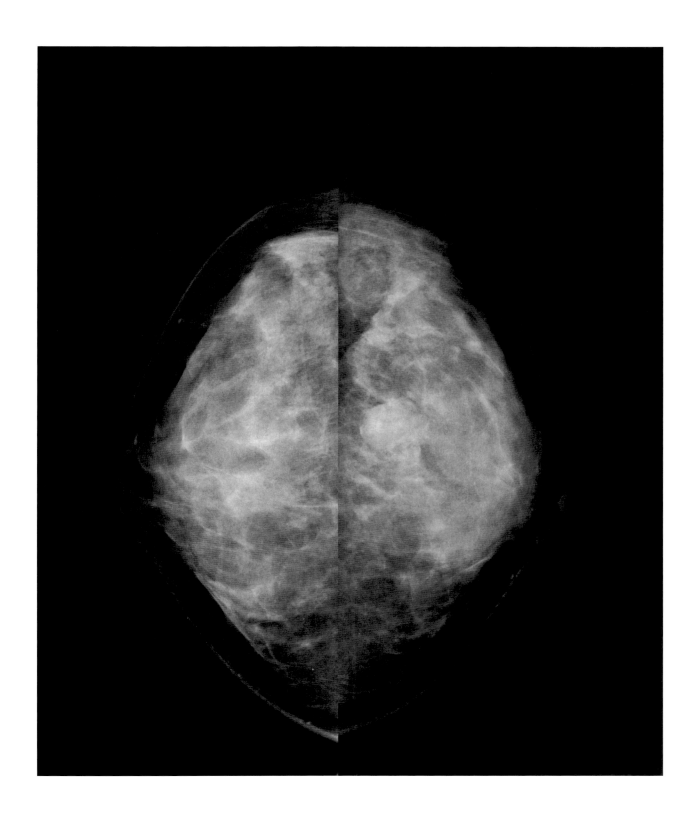

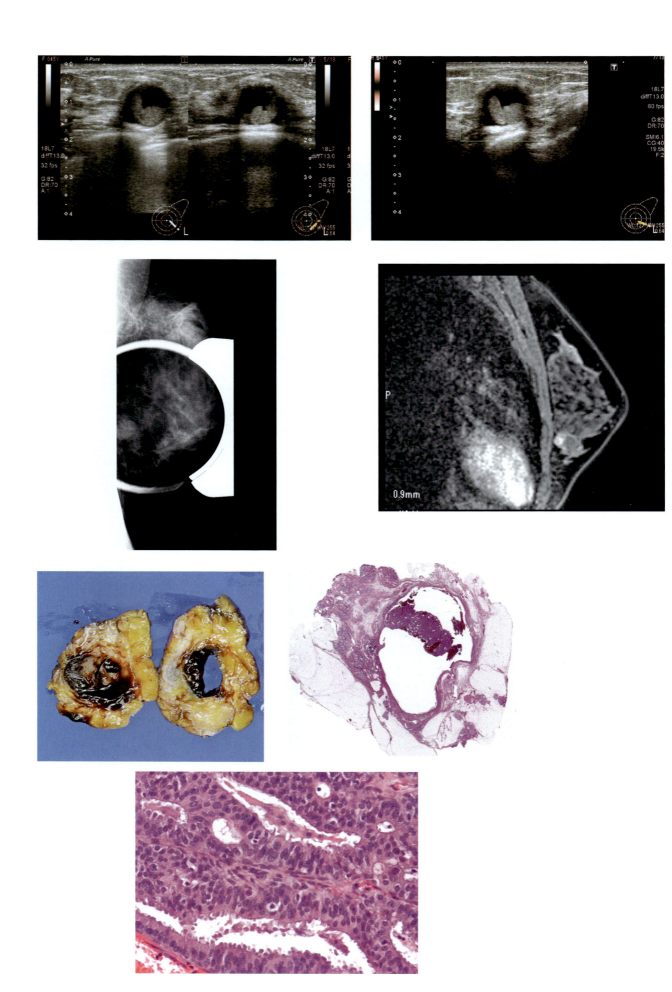

454　第 14 章　症例提示

症例 2. 非浸潤性乳管癌　DCIS：Ductal Carcinoma in situ

背景	40歳代　左乳房　C区域に硬結を触知し受診
視触診	左乳房　C区域に硬結有り。血性乳頭分泌あり

MMG	マンモグラフィガイドライン	BI-RADS
乳房の構成	不均一高濃度	乳房は非常に高濃度でマンモグラフィの感度が低下する
主要所見	腫瘤（分葉形　境界明瞭　等濃度）	腫瘤（円形　境界評価困難　等濃度）
部位	L—ML・O	左 3：00 後方
カテゴリ　右	1	1
カテゴリ　左	3	4b
推定組織型	線維腺腫・嚢胞・嚢胞内乳頭腫・浸潤性乳管癌（腺管形成型・充実型）・非浸潤性乳管癌	
ポイント	Spot撮影を追加することで全体像が把握可能となった	

US	乳房超音波ガイドライン	BI-RADS
乳房組織構成	—	不均一な背景
主要所見	腫瘤	腫瘤
部位	左D　4：00　M	左　4：00
カテゴリー	4	4c
エコーパターン／内部エコー	混合性	混合性／嚢胞性腫瘤
形状	円形	円形
DW比／オリエンテーション	—	平行
境界	明瞭平滑	平滑明瞭
後方エコー	増強	増強
石灰化	—	なし
随伴所見・その他	乳頭状変化に血流有	腫瘤内に血流あり
推定組織型	嚢胞内乳頭腫・非浸潤性乳管癌	
ポイント	腫瘤に側方陰影があり腫瘤表面が明瞭平滑であることを示している。充実部の立ち上がりは急峻である。血流と形状を考慮し，非浸潤性乳管癌＞嚢胞内乳頭腫と考えた	

MRI	左乳房D区域にだ円形腫瘤があり，リング状濃染を認める。嚢胞内乳頭腫・非浸潤性乳管癌を疑う。

病理	非浸潤性乳管癌　DCIS（Intraductal papillary carcinoma）
	乳頭状に癌細胞が増殖し癌細胞の核は杭打ち状に刺さっているように見える

●ポイント

腫瘤にspot撮影を行ったところ，腫瘤の辺縁が明瞭となった。また，標準撮影像よりも腫瘤の長径が増大したため，柔らかい腫瘤を考えた。そのためMMGでは線維腺腫，嚢胞等の良性腫瘤を考えた。
Spot撮影は腫瘤と周囲乳腺との伸展性の差から濃度差がつきやすくなるため，腫瘤の存在診断が容易となり，辺縁も明瞭に観察される。しかし，嚢胞内乳頭状病変は画像診断での良悪の判定は困難で経過観察や生検による判定が必要である。本症例では，同側乳頭からの血性乳頭分泌が認められたため，検査前から乳管拡張やのう胞性変化を推測すべきであり，Spot圧迫撮影よりも超音波検査を優先した方が良い症例であった。

画像と組織像の対比

症例3. 非浸潤性乳管癌 DCIS : Ductal carcinoma in situ

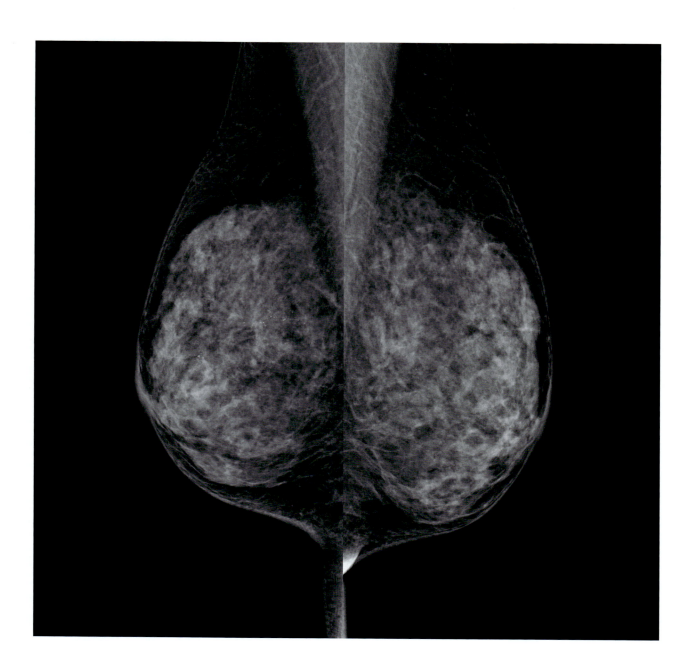

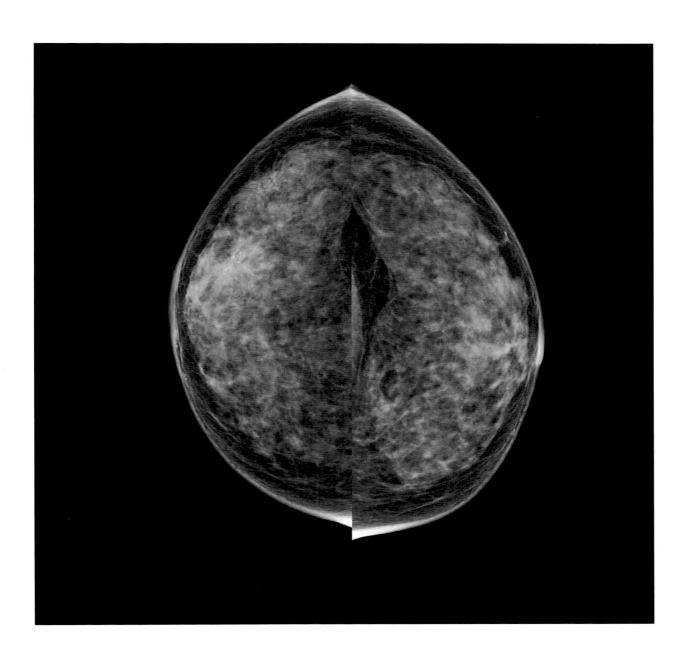

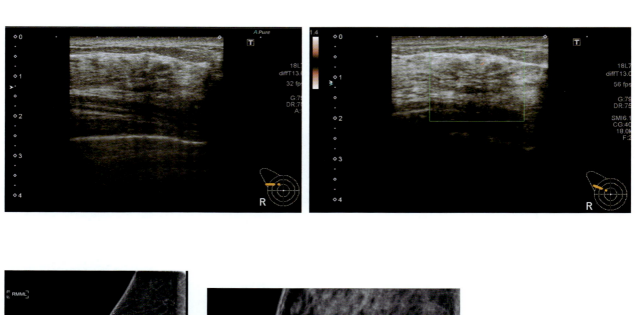
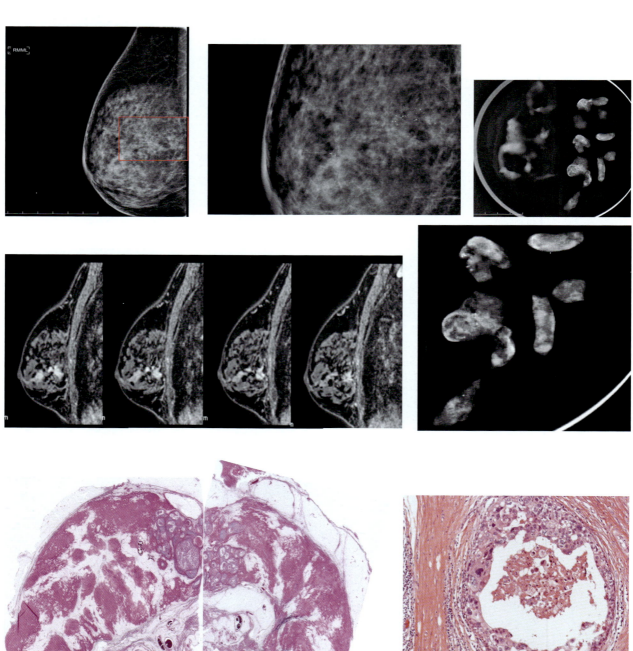

458　第14章　症例提示

症例 3. 非浸潤性乳管癌　DCIS：Ductal carcinoma in situ

背景	50 歳代　乳がん検診 MMG にて石灰化を指摘された
視触診	特記すべき所見なし

MMG	**マンモグラフィガイドライン**	**BI-RADS**
乳房の構成	不均一高濃度	乳房は非常に高濃度でマンモグラフィの感度が低下する
主要所見	石灰化（微小円形　区域性） 構築の乱れを伴う	石灰化（coarse heterogeneous　区域性） 構築の乱れを伴う
部位	R—M・O	右 10：00
カテゴリ　右	4	4c
カテゴリ　左	1	1
推定組織型	浸潤性乳管癌（線管形成型）・非浸潤性乳管癌	
ポイント	構築の乱れを伴うため浸潤癌の可能性が高いと考えた	

US	**乳房超音波ガイドライン**	**BI-RADS**
乳房組織構成	—	不均一な背景
主要所見	非腫瘍性病変	腫瘤
部位	右 C　9：30　MP	右 C　9：30
カテゴリー	4	4c
エコーパターン / 内部エコー	斑状 / 点状高エコーあり	低エコー
形状	—	不整形
DW 比 / オリエンテーション	—	平行
境界	—	不整（不明瞭）
後方エコー	不変	不変
石灰化	—	腫瘤内石灰化あり
随伴所見・その他	境界不明瞭な低エコー域に構築の乱れ，点状高エコーを伴う。血流あり	腫瘤内に血流あり
推定組織型	浸潤性乳管癌（腺管形成型），非浸潤性乳管癌	
ポイント	腺葉方向に低エコー域が広がり，同部乳腺は肥厚している。内部には石灰化と思われる点状高エコーが認められる。線維症などの良性疾患も稀に経験するが，その場合は乳腺の肥厚，血流を伴わないことが多い。本症例では構築の乱れ，血流もあることから一部に浸潤性乳管癌（腺管形成型）を伴う非浸潤性乳管癌有意な癌を考えた	

MRI	右乳房に区域性濃染あり。非浸潤性乳管癌＋浸潤性乳管癌（腺管形成型）を考える

病理	非浸潤性乳管癌　DCIS：Ductal carcinoma in situ
	乳管内に充実性に発育し一部壊死，石灰化を伴う comedo type の DCIS

●ポイント

MMG を観察してから US 検査に望むことで，石灰化や構築の乱れを検出しやすくなる。MMG と US による総合診断は単独での診断に比較し格段に精度が向上する。

画像と組織像の対比

症例 4. 浸潤性乳管癌（腺管形成型） Invasive ductal carcinoma (Tubule forming type)

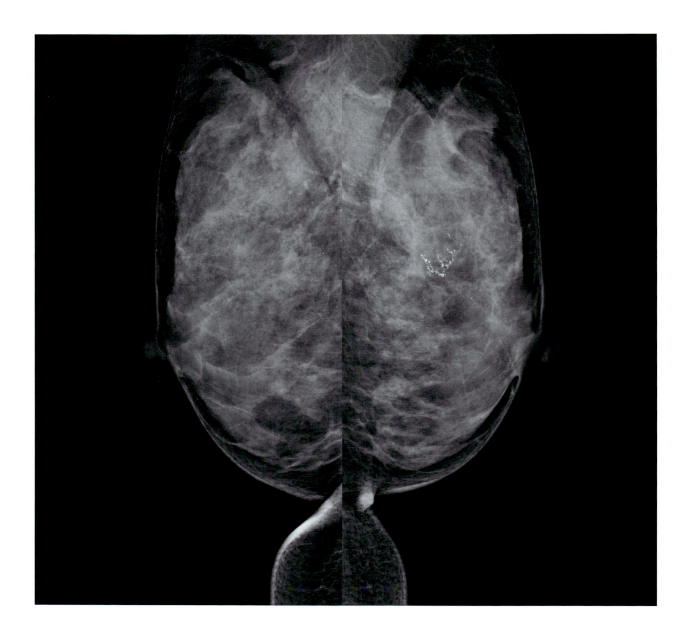

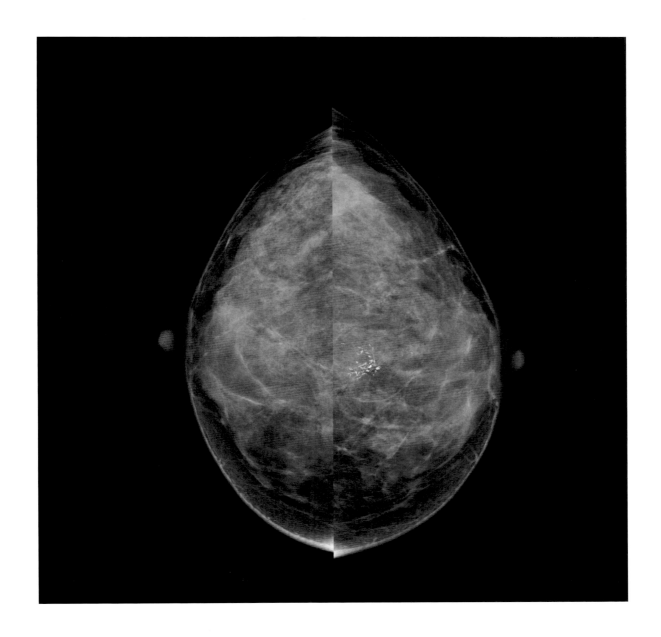

画像と組織像の対比

461

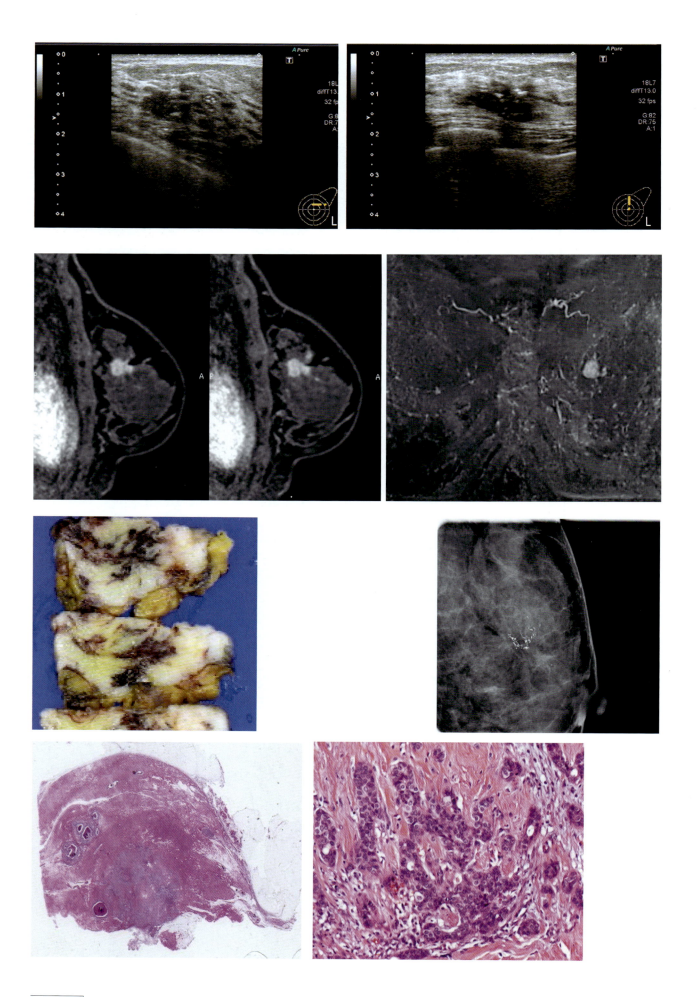

462　第14章　症例提示

症例 4. 浸潤性乳管癌（腺管形成型）　Invasive ductal carcinoma（Tubule forming type）

背景	40歳代　超音波US検診を受け紹介受診
視触診	特記すべき所見なし

MMG	マンモグラフィガイドライン	BI-RADS
乳房の構成	不均一高濃度	乳房は非常に高濃度でマンモグラフィの感度が低下する
主要所見	石灰化（微細線状・集簇性） 構築の乱れを伴う	石灰化（微細線状あるいは分枝状・集簇性） 構築の乱れを伴う
部位	L—MI・O	左12：00中間
カテゴリ　右	1	1
カテゴリ　左	5	5
推定組織型	非浸潤性乳管癌・浸潤性乳管癌（腺管形成型）　　等	
ポイント	構築の乱れには乳管内の増殖性変化によるものと，間質の変化が起因となるものがあるため，関心領域周囲の脂肪織内の変化をよく観察するようにする	

US	乳房超音波ガイドライン	BI-RADS
乳房組織構成	—	不均一な背景
主要所見	非腫瘤性病変	腫瘤
部位	左CA　12：00　C	左12：00
カテゴリー	5	5
エコーパターン／内部エコー	斑状／点状高エコーあり	低エコー
形状	—	不整形
DW比／オリエンテーション	—	平行
境界	—	不整（不明瞭）
後方エコー	—	混合性
石灰化	—	腫瘤内石灰化あり
随伴所見・その他	斑状低エコー域に構築の乱れと血流あり	構築の乱れと腫瘤内に血流あり
推定組織型	浸潤性乳管癌（腺管形成型）・非浸潤性乳管癌	
ポイント	区域性に低エコー域が広がり，内部にやや大きめの点状高エコーを多数認める。USでは良性の石灰化も考えられる大きさである。症例3とよく似た画像所見ではあるが，構築の乱れを伴い，血流も認めることから，浸潤性乳管癌（腺管形成型）を第一に考え，非浸潤性乳管癌を鑑別診断にあげた	

MRI	左乳房に造影早期相から不均一に濃染され，後期相でwashoutする不整形腫瘤あり。 浸潤性乳管癌（腺管形成型）を考える

病理	浸潤性乳管癌（腺管形成型）　Invasive ductal carcinoma（Tubule forming type）
	腺管を形成性し間質へ浸潤し，一部の腺管には石灰化を伴っている

画像と組織像の対比

症例 5. 浸潤性乳管癌(腺管形成型) Invasive ductal carcinoma (Tubule forming type)

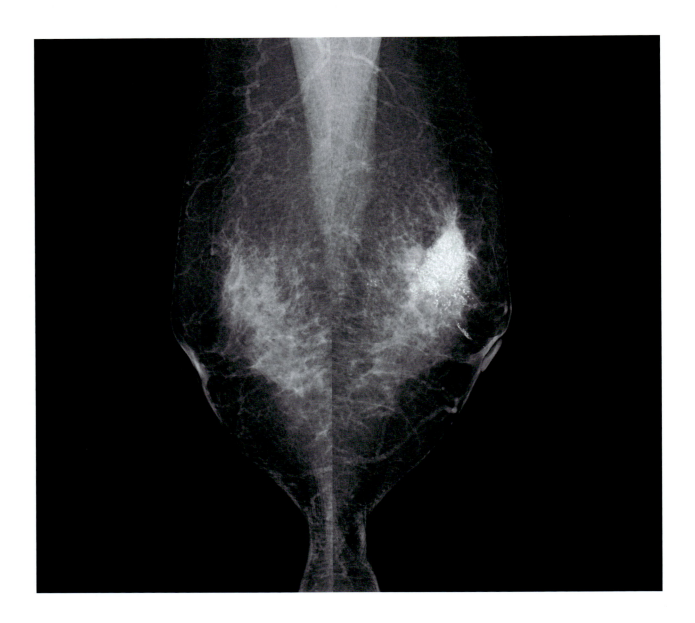

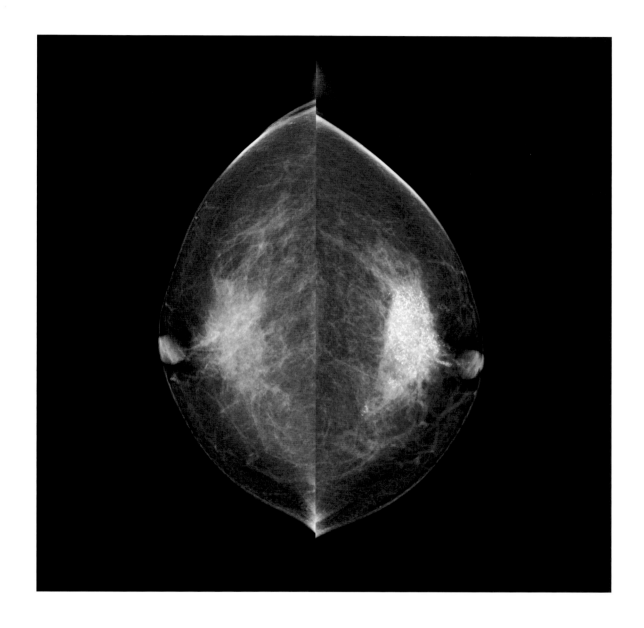

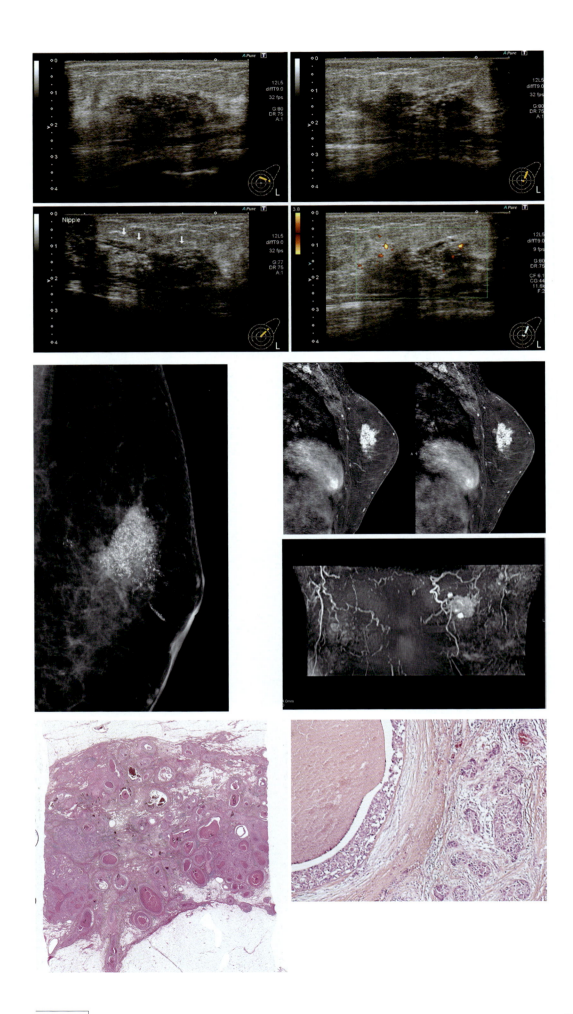

症例5. 浸潤性乳管癌（腺管形成型）　Invasive ductal carcinoma (Tubule forming type)

背景	40歳代　腫瘤を自覚し近医を受診後，MMGにて石灰化を指摘され紹介受診
視触診	左乳房　C区域に硬結有り。乳頭分泌少量有り

MMG	マンモグラフィガイドライン	BI-RADS
乳房の構成	乳腺散在	乳房の濃度は不均一で小さな腫瘤が隠される可能性がある
主要所見	石灰化（微細線状　区域性）	石灰化（微細線状　区域性）
部位	L — MI・O	左12：00
カテゴリ　右	1	1
左	5	5
推定組織型	浸潤性乳管癌（腺管形成型）・非浸潤性乳管癌	
ポイント	非対称性陰影に構築の乱れと周囲脂肪織の強調陰影を伴う。腫瘍周囲の炎症細胞浸潤や脂肪織浸潤が考えられる陰影である。乳腺の硬化所見を伴うことから脂肪織浸潤による変化を考えた	

US	乳房超音波ガイドライン	BI-RADS
乳房組織構成	—	均一な乳腺実質背景
主要所見	非腫瘤性病変	腫瘤
部位	左乳房　C　1：30　CM	左乳房1：30
カテゴリー	5	5
エコーパターン/内部エコー	地図状/点状高エコーあり	低エコー
形状	—	不整形
DW比/オリエンテーション	—	平行
境界	—	不整（不明瞭）
後方エコー	—	混合性
石灰化	—	腫瘤内・外石灰化
随伴所見・その他	血流あり	腫瘤内に血流あり
推定組織型	浸潤性乳管癌　（腺管形成型）	
ポイント	低エコー域辺縁は硬化し，脂肪織内が明るく描出されている。MMGでの所見と一致する	

MRI	左乳房　AC区域に濃染あり 乳頭直下まで濃染を認める。浸潤性乳管癌（腺管形成型）を考える

病理	浸潤性乳管癌（腺管形成型）　Invasive ductal carcinoma (Tubule forming type)
腺管形成性に浸潤しているが，comedo type の DCIS 部分も多く存在する	

> ●ポイント
>
> 石灰化は乳管の走行に沿って乳頭方向へ広がっている。手術の切除範囲は MRI を参考に行われるが，悪性を疑う石灰化を完全に切除するには MMG の情報が重要となるため，乳頭から乳腺末梢までを含めた拡大撮影が有用である。

画像と組織像の対比

症例 6. 浸潤性乳管癌（腺管形成型） Invasive ductal carcinoma (Tubule forming type)

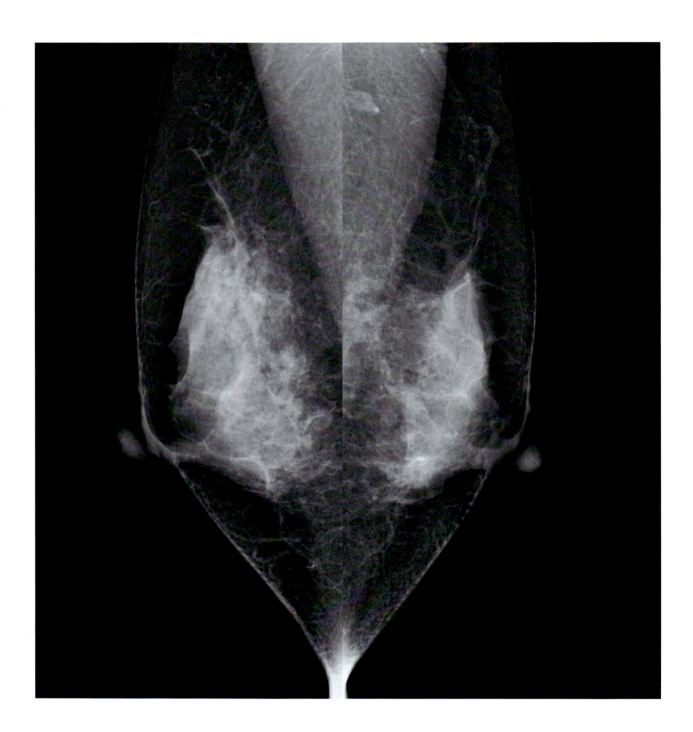

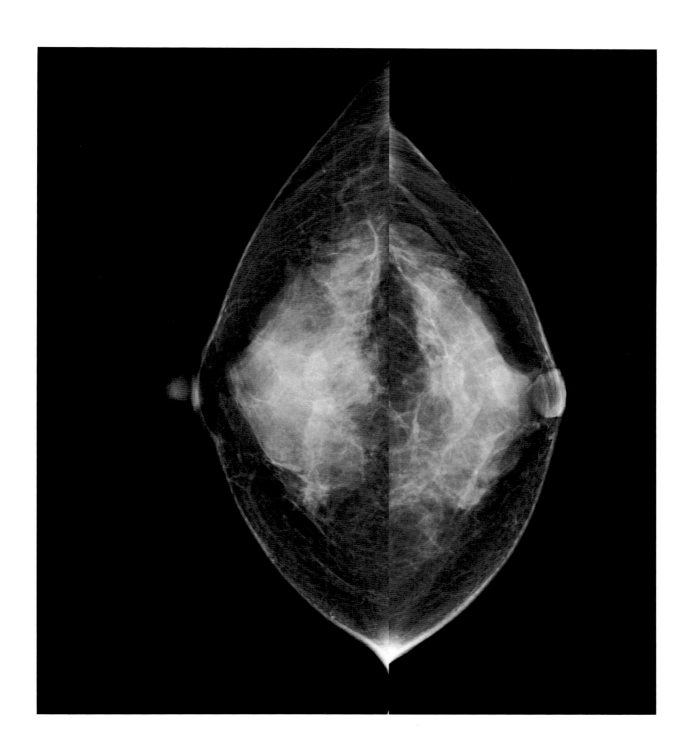

画像と組織像の対比

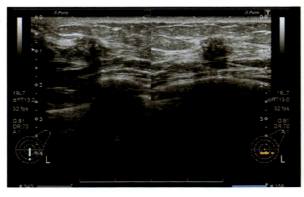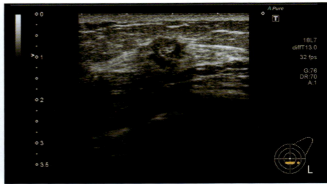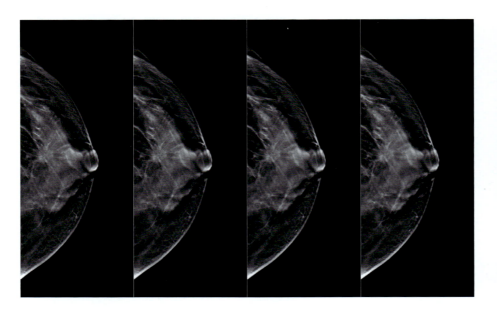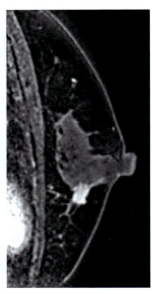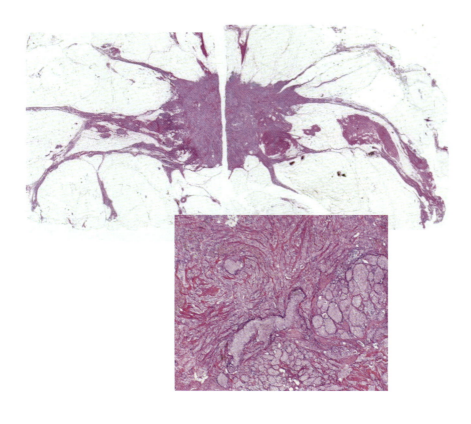

470　　第14章　症例提示

症例6. 浸潤性乳管癌（腺管形成型）　Invasive ductal carcinoma (Tubule forming type)

背景	40歳代　検診MMGにて左に構築の乱れを指摘され紹介受診
視触診	左EBD区域に硬結有り

MMG	マンモグラフィガイドライン	BI-RADS
乳房の構成	不均一高濃度	乳房の濃度は不均一で小さな腫瘤が隠される可能性がある
主要所見	腫瘤（不整形　スピキュラ　高濃度）	腫瘤（不整　スピキュラ　高濃度）
部位	L－LO・I	左6：00後方
カテゴリ　右	1	1
カテゴリ　左	5	5
推定組織型	浸潤性乳管癌（硬性型）	
ポイント	スピキュラを伴う腫瘤形成であるが，乳腺のやせ，腫瘤と接する脂肪組織の変化を認めず，クーパー靭帯の巻き込み像も乏しい 2DMMGでは乳腺との濃度差が乏しいため辺縁性状の把握が一見困難であるが，DBTでは腫瘤辺縁の性状が明瞭に観察され判定は容易である	

US	乳房超音波ガイドライン	BI-RADS
乳房組織構成	—	不均一な背景
主要所見	腫瘤性病変	腫瘤
部位	左乳房　BD　4：00　M	左4：00
カテゴリー	5	4c
エコーパターン/内部エコー	充実性/低エコー/不均質/点状高エコーあり	低エコー
形状	不整形	不整形
DW比/オリエンテーション	DW比：高	非平行
境界	明瞭粗ぞう	不整（微細分葉状）
後方エコー	減弱	減弱
石灰化	—	腫瘤内石灰化
随伴所見・その他	前方境界線の断裂，腫瘤内に血流あり	腫瘤内に血流あり
推定組織型	浸潤性乳管癌（腺管形成型）	
ポイント	2画面表示が通常観察用，1画面表示が境界線の変化を観察するために撮像したものである。前方境界線の断裂を観察する際は，プローブが乳房に接する位に浮かせるようにする。プローブの圧力で脂肪が圧縮され自然な間質の走行が観察できなくなってしまうのを防ぐためである。右画像では境界線の断裂や腫瘤近傍で間質が軽度引き込まれる様子がよく把握できる。収束性変化の程度や腫瘤直上の脂肪組織の変化が乏しく，後方エコーの減弱が一部に見られる程度で線維成分も乏しいと判断した。以上より浸潤性乳管癌（腺管形成型）を第一に考えた。	

MRI	左乳房D区域，4時方向，nippleから約21mmの距離に10x9x11mm大の不整形腫瘤を認める。辺縁は微細鋸歯状からスピキュラ状，扁平で乳頭方向に管状の濃染像を認める。乳頭腺管癌を第一に考える

病理	浸潤性乳管癌（腺管形成型）　Invasive ductal carcinoma (Tubule forming type)
	一部DCIS成分もみられるが浸潤部は腺腔を形成しており、IDC (Tubule forming type) と診断した

●ポイント

浸潤性乳管癌腺管形成型は時にスピキュラを伴う限局性腫瘤を形成することがある。

硬性型の腫瘤形成では中心部腫瘤が硬く，後方エコーの減衰が目立ち，脂肪組織浸潤によるHalo Signや間質の収束性変化が著明である。

一方，腺管形成型は硬性型よりも柔軟性に富み，後方エコーの減衰が乏しく，脂肪組織浸潤によるHalo Signや間質の収束性変化が目立たないのが特徴的である。

画像と組織像の対比

症例 7. 浸潤性乳管癌（充実型） Invasive ductal carcinoma (Soild type)

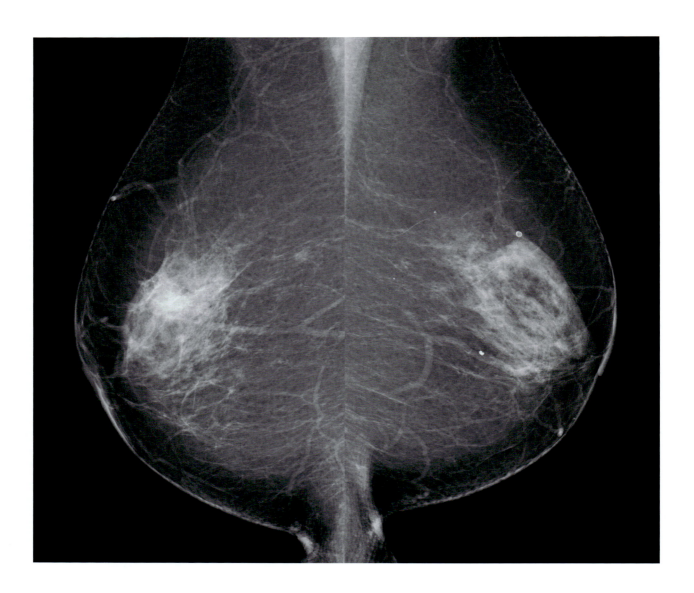

第 14 章　症例提示

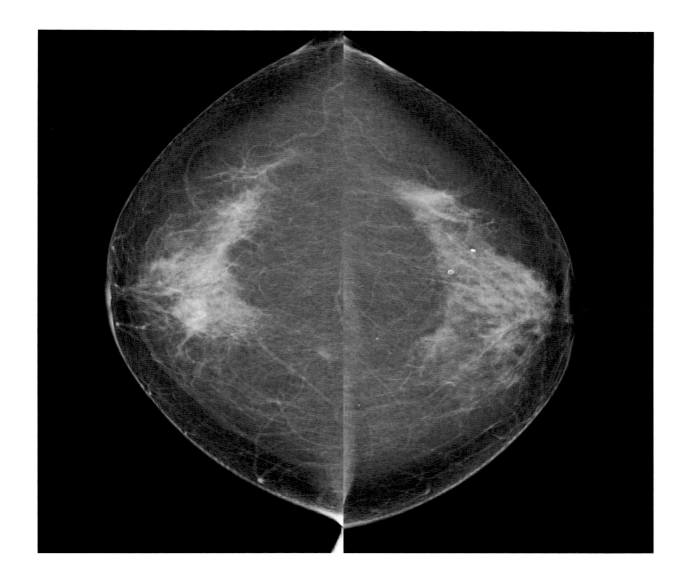

画像と組織像の対比

473

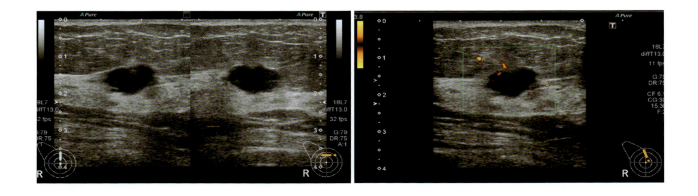

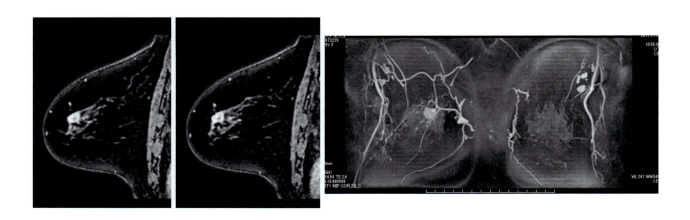

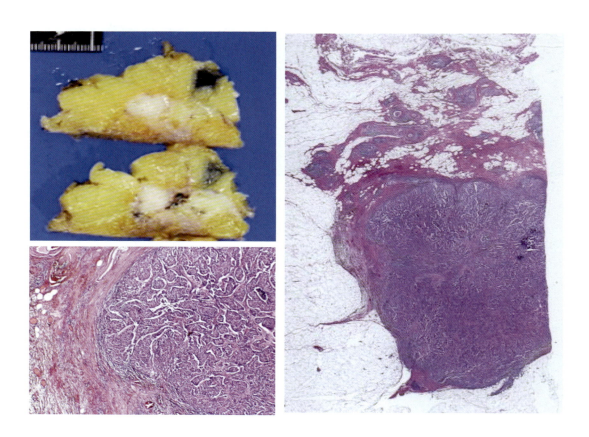

474　　第 14 章　症例提示

症例 7. 浸潤性乳管癌（充実型） Invasive ductal carcinoma (Soild type)

背景	60 歳代　検診施設から紹介受診
視触診	右 A 区域　可動性不良な 1.5cm 大の硬い腫瘤を触知。腋窩リンパ節は触知せず

MMG	マンモグラフィガイドライン	BI-RADS
乳房の構成	乳腺散在	乳房の濃度は不均一で小さな腫瘤が隠される可能性がある
主要所見	腫瘤（楕円形　境界不明瞭　高濃度）石灰化を伴う	腫瘤（卵円形　境界不明瞭　高濃度）腫瘤外に石灰化（coarse heterogeneous　区域性）を伴う
部位	R－M・I	右 1：00
カテゴリ　右	4	4c
カテゴリ　左	1	1
推定組織型	浸潤性乳管癌（充実型あるいは腺管形成型）	
ポイント	乳腺の広がりに左右差がないため，充実型等の線維形成が少ない浸潤癌が想定される	

US	乳房超音波ガイドライン	BI-RADS
乳房組織構成	—	均一な乳腺実質背景
主要所見	腫瘤	腫瘤
部位	右乳房　AC　12：00　M	右 12：00
カテゴリー	5	4c
エコーパターン / 内部エコー	充実性 / 低エコー / 均質	低エコー
形状	分葉形	楕円形
DW 比 / オリエンテーション	DW 比：0.7 未満	平行
境界	明瞭粗ぞう	不整（微細分葉状）
後方エコー	増強	増強
石灰化	—	石灰化なし
随伴所見・その他	腫瘤内部に血流あり	腫瘤内部に血流あり
推定組織型	浸潤性乳管癌（充実型）　等	
ポイント	内部エコーは均一で後方エコー増強。DW 比低いが，皮膚側のくびれに一致して軽微な Halo が認められる。そのため内部均一で脂肪浸潤を伴う腫瘤と判定した。以上より浸潤性乳管癌（充実型）を第一に考えた	

MRI	右乳房 A 区域 1：00 の位置に造影早期相から不均一に濃染され，後期相で washout し，リング状濃染を呈する限局性腫瘤を認める。辺縁は微細鋸歯状で浸潤性乳管癌（充実型）疑い

病理	浸潤性乳管癌（充実型）　Invasive ductal carcinoma (Soild type)

充実性の腫瘤が圧排性に発育し周囲脂肪織・間質へ浸潤している。
石灰化が見られる。浸潤性乳管癌（充実型）である。

●ポイント

内部エコーは均質で後方エコーの増強があるため，腫瘍内の細胞成分が均一な腫瘤が考えられる。また，前方境界線が断裂し，Halo を認められることから脂肪組織への浸潤を伴う腫瘤となり，浸潤性乳管癌（充実型）が導き出される。

症例 8. 浸潤性乳管癌（充実型） Invasive ductal carcinoma (Soild type)

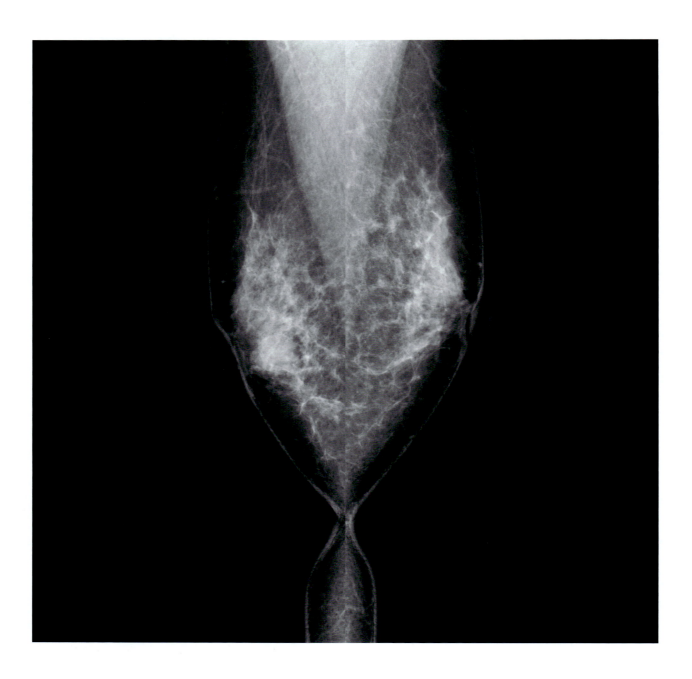

476　　第14章　症例提示

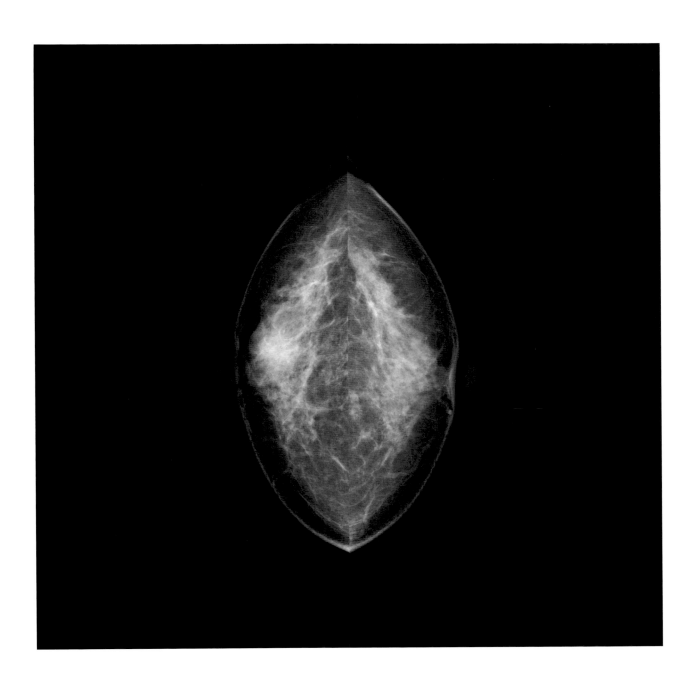

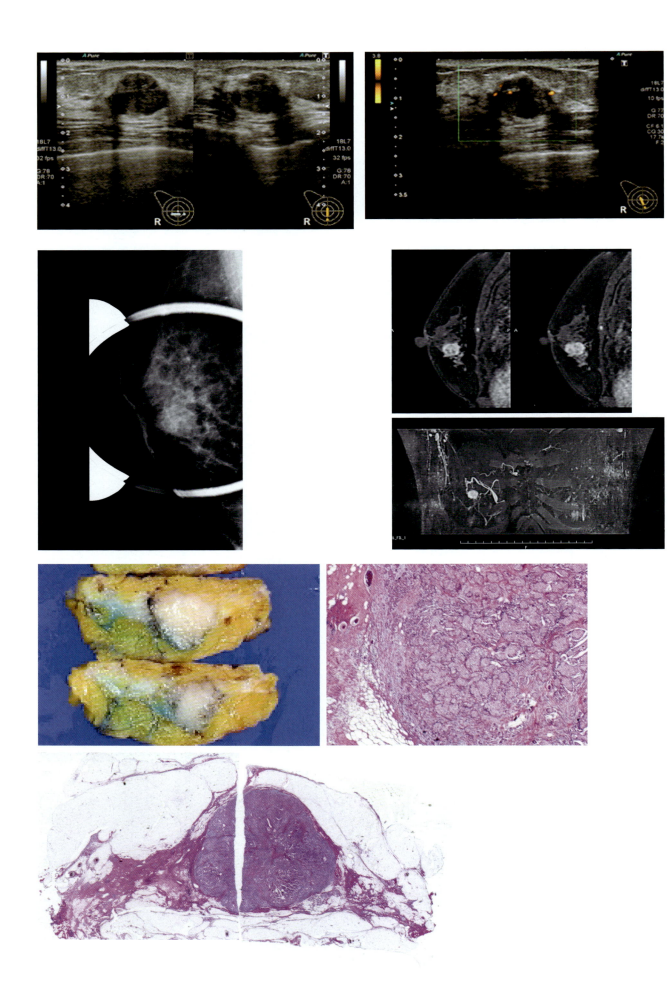

478　第14章　症例提示

症例 8. 浸潤性乳管癌（充実型）　Invasive ductal carcinoma (Soild type)

背景	50歳代　人間ドックを受けしこりを指摘された
視触診	右 DE 区域に可動性は比較的良好な腫瘤を触知

MMG	マンモグラフィガイドライン	BI-RADS
乳房の構成	乳腺散在	乳房の濃度は不均一で小さな腫瘤が隠される可能性がある
主要所見	その他の所見（局所的非対称性陰影）	Focal asymmetry
部位	R ― LO・I	右 6：00
カテゴリ　右	4	4b
カテゴリ　左	1	1
推定組織型	線維腺腫・囊胞・非浸潤性乳管癌・浸潤性乳管癌（腺管形成型）等	
ポイント	標準撮影像では区域性に濃度上昇が認められる。Segmental FAD といわれる陰影で通常の FAD と比較し，悪性の頻度が高くなる。しかし，Spot 撮影像では楕円形腫瘤陰影として描出されている	

US	乳房超音波ガイドライン	BI-RADS
乳房組織構成	―	均一な乳腺実質背景
主要所見	腫瘤	腫瘤
部位	右乳房　BD　6：00　C	右 6：00
カテゴリー	4	4c
エコーパターン / 内部エコー	混合性 / 不均質	混合性
形状	多角形	楕円形
DW 比 / オリエンテーション	DW 比：高	平行
境界	明瞭粗ぞう	不整（不明瞭）
後方エコー	増強	増強
石灰化	―	なし
随伴所見・その他	腫瘤内部に血流あり	腫瘤内部に血流あり
推定組織型	浸潤性乳管癌（充実型・腺管形成型）・非浸潤性乳管癌・乳腺症型線維腺腫等	
ポイント	内部は充実成分とのう胞成分が混在する混合型のため，後方エコーが増強していると考えた。棘状輪郭部が見られることから良性の頻度は低いと考える。悪性で限局性腫瘤形成を呈するものとして上記組織型を挙げ，良性では乳腺症型線維腺腫を考えた	

MRI	右乳房 ED 区域 6：00 方向，乳頭腫瘍管距離 19mm の位置に造影早期相で不均一に濃染され，リング濃染を呈するだ円形腫瘤あり。浸潤性乳管癌（充実型）を考える

病理	浸潤性乳管癌（充実型）　Invasive ductal carcinoma (Soild type)
充実性の腫瘤が圧排性に発育し，周囲脂肪織，間質へ浸潤している。浸潤性乳管癌（充実型）	

●ポイント

MMG spot 撮影では，周囲乳腺が伸展し，FAD 内に辺縁明瞭な腫瘤が描出された。腫瘤は spot 像でも大きさに変化なく，硬い印象である。良性では線維腺腫，緊満化した囊胞等が考えられるが，後者は球形を呈することが多いため否定的である。悪性では浸潤性乳管癌充実型あるいは腺管形成型を考えた。

US で腫瘤は圧排性発育を示し，境界部は明瞭だが平滑な部分と粗ぞうな部分があり，縦横比が高い。血流が腫瘤内部に侵入しているため，浸潤性変化を伴う悪性腫瘤を考えた。

画像と組織像の対比

症例 9. 浸潤性乳管癌（硬性型） Invasive ductal carcinoma (Scirrhous type)

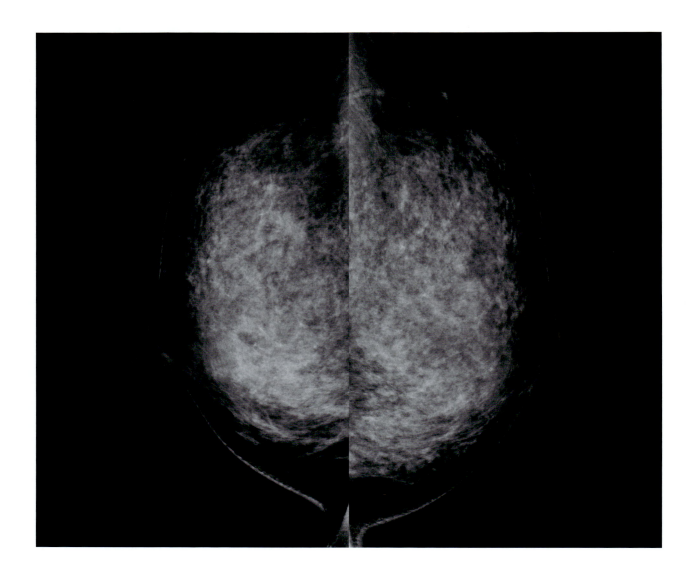

画像と組織像の対比

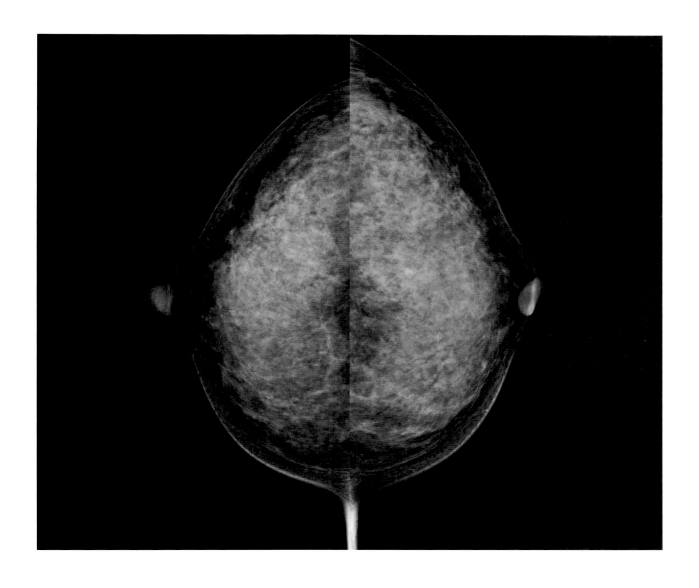

481

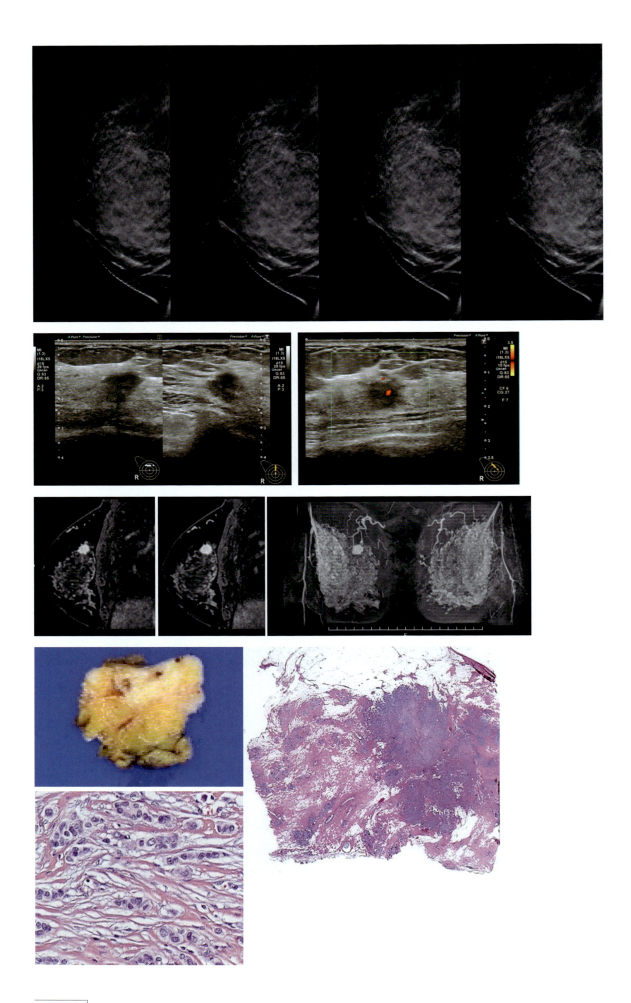

症例 9. 浸潤性乳管癌（硬性型）　Invasive ductal carcinoma（Scirrhous type）

背景	40 歳代　検診で US を受け当院へ紹介受診
視触診	腫瘤，腋窩リンパ節は触知せず

MMG	マンモグラフィガイドライン		BI-RADS
乳房の構成	極めて高濃度		乳房は非常に高濃度でマンモグラフィの感度が低下する
主要所見	腫瘤（不整形　スピキュラ　高濃度）		腫瘤（不整　スピキュラ　高濃度）
部位	R－M・I		右 1：00
カテゴリ	右	5	5
	左	1	1
推定組織型	浸潤性乳管癌（硬性型）　等		
ポイント	2D ではカテゴリー 4，トモシンセシスでは不整形の腫瘤辺縁にスピキュラが認められるため，カテゴリー 5 とした		

US	乳房超音波ガイドライン	BI-RADS
乳房組織構成	－	均一な乳腺実質背景
主要所見	腫瘤	腫瘤
部位	右 AC　12：00　M	右 12：00
カテゴリー	4	4c
エコーパターン / 内部エコー	充実性 / 低エコー / 不均質	低エコー
形状	分葉形	不整
DW 比 / オリエンテーション	DW 比：高	非平行
境界	不明瞭	不整（角張り）
後方エコー	ほぼ不変，一部減弱	ほぼ不変，一部減弱
石灰化	－	なし
随伴所見・その他	腫瘤内に血流あり	腫瘤内に血流あり
推定組織型	浸潤性乳管癌（充実型あるいは硬性型）	
ポイント	腫瘤は主に圧排性発育を示し，境界部は不整，不明瞭で縦横比が高い。血流が腫瘤内部に侵入しているため，浸潤性変化を伴う悪性腫瘤を考えた。間質の流れと腫瘤との関係を写した画像では間質像が腫瘤に集束しているように観察されるため，一部で浸潤傾向が強い腫瘤と考えられる	

MRI	右 A 区域 1：00 の位置に造影早期相で不均一に濃染され，washout を呈する円形腫瘤あり。辺縁は微細鋸歯状で浸潤性乳管癌（硬性型）を考えた

病理	浸潤性乳管癌（硬性型）　Invasive ductal carcinoma（Scirrhous type）
	癌細胞は索状に脂肪織，周囲間質へ浸潤している

●ポイント

腫瘤の形状や後方エコーからは充実型が有力と考えらえるが，腫瘤周囲の脂肪織浸潤が目立つこと，DBTでスピキュラが認められることに着目すると硬性型と判定可能である。US では断面像となるため，浸潤性変化の強い部位を撮像しないと性質を誤って判定してしまう可能性がある。

画像と組織像の対比

症例 10. 浸潤性乳管癌（硬性型）　Invasive ductal carcinoma (Scirrhous type)

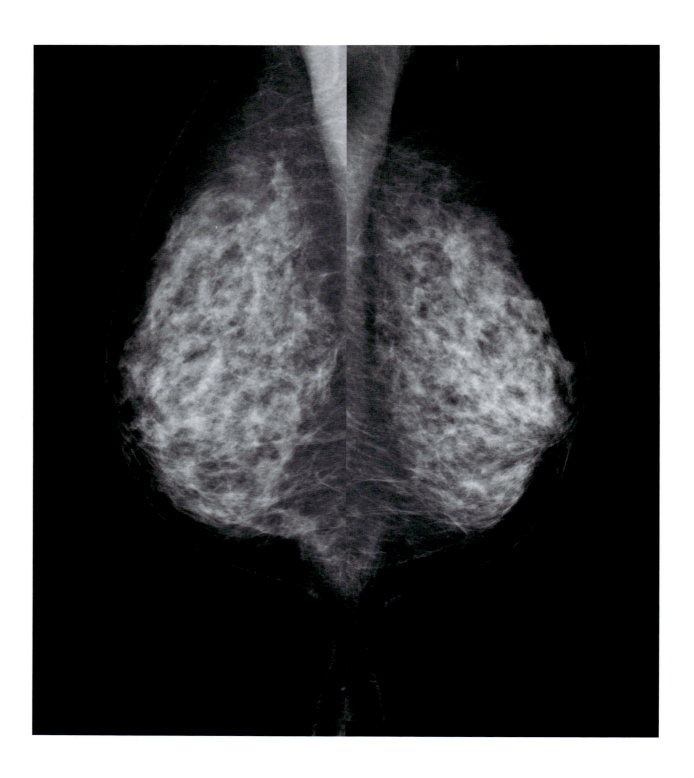

484　　第 14 章　症例提示

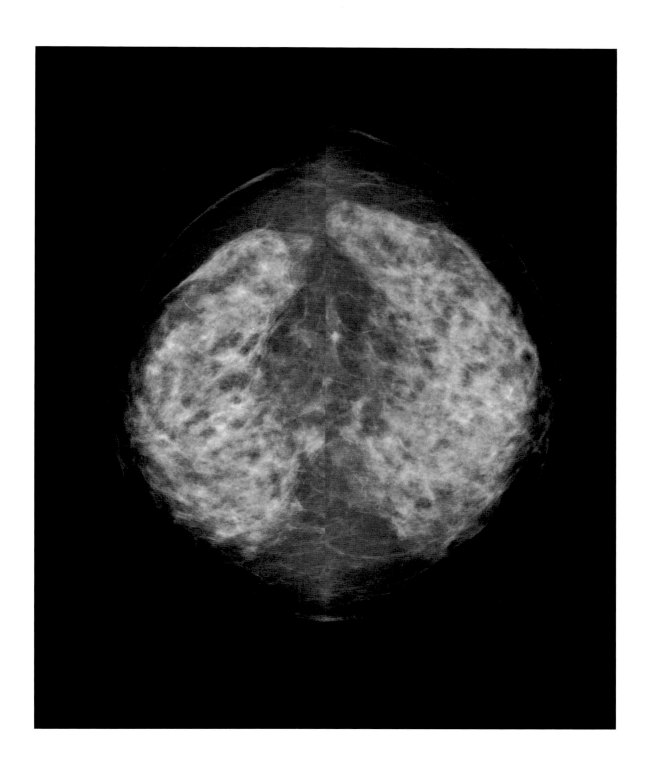

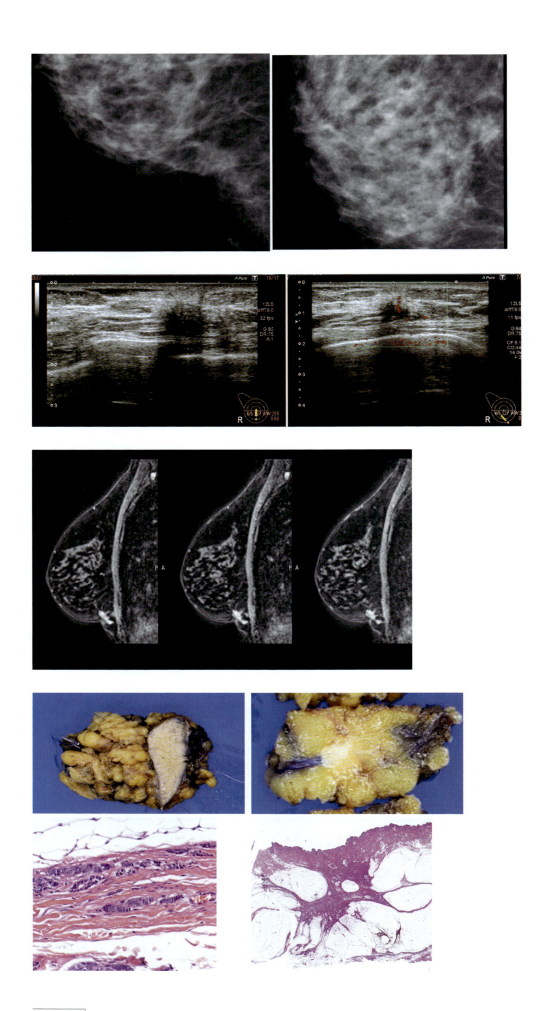

486　第14章　症例提示

症例 10. 浸潤性乳管癌（硬性型） Invasive ductal carcinoma（Scirrhous type）

背景	60 歳代　しこり，痛みを自覚し受診
視触診	右 BD 領域に 15 × 12mm 表面不整な硬く Delle を伴う腫瘤触知

MMG	マンモグラフィガイドライン	BI-RADS
乳房の構成	不均一高濃度	乳房は非常に高濃度でマンモグラフィの感度が低下する
主要所見	腫瘤（多角形　微細鋸歯状　等濃度）	腫瘤（不整　微細分葉状　等濃度）
部位	R — L・I	右 6：00
カテゴリ　右	4	4c
カテゴリ　左	1	1
推定組織型	浸潤性乳管癌（硬性型）	
ポイント	全体像では FAD 様であるが，Spot 撮影像では，辺縁微細鋸歯状に観察される。乳腺下部に位置する病変で，乳腺後脂肪織が非対称に観察されるため，検出は容易である。乳腺全体を十分に引き出して伸展させるポジショニングが重要	

US	乳房超音波ガイドライン	BI-RADS
乳房組織構成	—	不均一な背景
主要所見	腫瘤	腫瘤
部位	右 BD　6：00　P	右乳房 6：00
カテゴリー	5	5
エコーパターン / 内部エコー	充実性 / 低エコー / 不均質	低エコー
形状	不整形	不整形
DW 比 / オリエンテーション	DW 比：高	平行
境界	不明瞭	不整（スピキュラ）
後方エコー	減弱	減弱
石灰化	—	なし
随伴所見・その他	腫瘤内に血流あり。前方境界線断裂，皮下組織への浸潤を疑う。Halo（＋）	腫瘤内部に血流あり。皮下組織への浸潤を疑う
推定組織型	浸潤性乳管癌（硬性型）	
ポイント	前方境界線が断裂し，脂肪組織に浸潤する高エコー帯を認める。皮膚への浸潤も疑われる。不整形で後方エコーが減衰し，浸潤傾向が強いため，浸潤性乳管癌（硬性型）を考えた	

MRI	右乳房 BD 境界部に造影早期相で不均一に濃染され，washout を呈する不整形腫瘤あり。辺縁は微細鋸歯状で皮膚が腫瘤によって牽引されている。浸潤性乳管癌（硬性型）を考えた

病理	浸潤性乳管癌（硬性型）　Invasive ductal carcinoma（Scirrhous type）
	小塊状が間質へ浸潤し，脂肪組織，皮膚内へ浸潤している

> ### ●ポイント
> 画像でも間質浸潤を示唆するスピキュラ，Halo，皮膚の牽引像が認められる。浸潤が目立つ組織型の代表が浸潤性乳管癌（硬性型）である。
> 検査，診断を進める際は，主要所見以外の間接所見にも目を配る事が大切である。なお，US は仰臥位で撮像するため皮膚浸潤の判定は不得手で，MMG の接線像，MRI の方が判定しやすい。

画像と組織像の対比

症例 11. 浸潤性乳管癌(硬性型) Invasive ductal carcinoma (Scirrhous type)

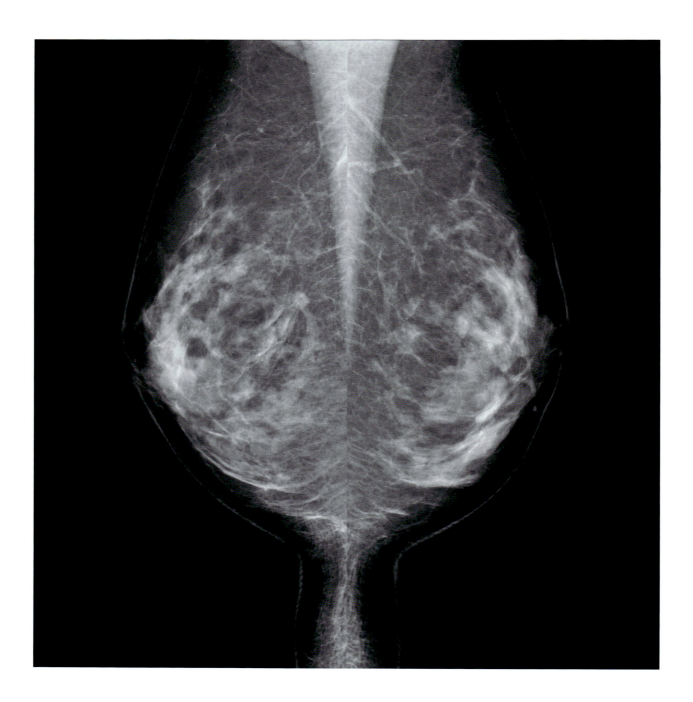

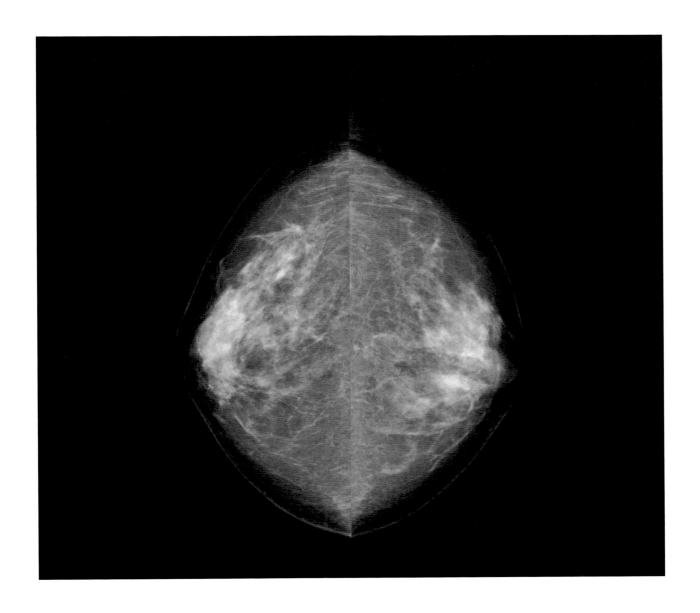

画像と組織像の対比

489

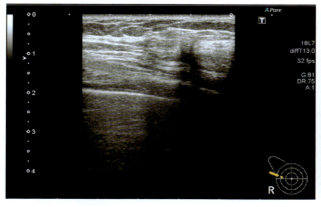
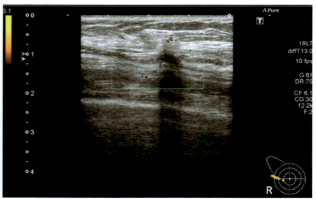
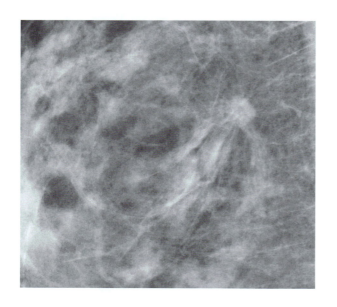
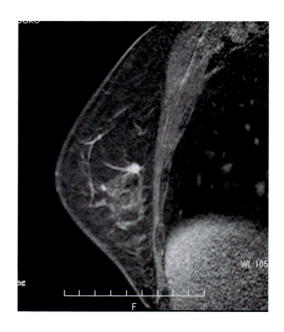
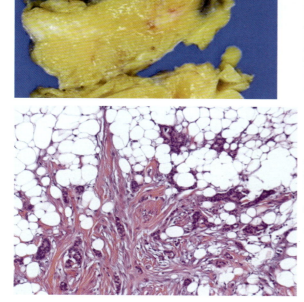
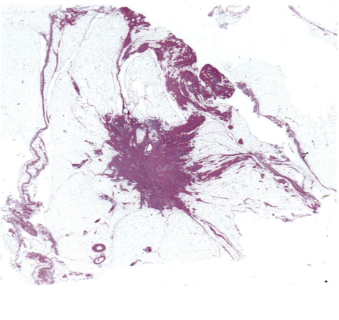

490 第14章 症例提示

症例 11. 浸潤性乳管癌（硬性型）　Invasive ductal carcinoma (Scirrhous type)

背景	50歳代　市民検診を受検し MMG にてカテゴリー5となる
視触診	腫瘤触知せず

MMG	マンモグラフィガイドライン	BI-RADS
乳房の構成	乳腺散在	乳房の濃度は不均一で小さな腫瘤が隠される可能性がある
主要所見	腫瘤（円形　スピキュラまたは微細鋸歯状　等濃度）	腫瘤（円形　スピキュラ　等濃度）
部位	R－MO	右9：00
カテゴリ　右	5	5
カテゴリ　左	1	1
推定組織型	浸潤性乳管癌（硬性型）	
ポイント	小さい病変ではあるが，脂肪織内に位置し，スピキュラを伴う病変であるため発見は容易である。	

US	乳房超音波ガイドライン	BI-RADS
乳房組織構成	―	均一な乳腺実質背景
主要所見	腫瘤	腫瘤
部位	右 CD　9：00　P	右9：00
カテゴリー	5	5
エコーパターン／内部エコー	充実性／低エコー／均質	低エコー
形状	不整形	不整形
DW 比／オリエンテーション	DW 比：高	非平行
境界	不明瞭	不整（スピキュラ）
後方エコー	減弱	減弱
石灰化	―	なし
随伴所見・その他	腫瘤内部に血流あり，Halo（＋）	腫瘤内部に血流あり
推定組織型	浸潤性乳管癌（硬性型）	
ポイント	腫瘤は小さいが線維成分が多いため，後方エコーの減弱が目立つ。周囲乳腺の間質の引き込みもあるため発見は容易。浸潤性乳管癌（硬性型）の特徴的所見である	

MRI	右乳房 C 領域に造影早期相でリング状に濃染され，washout を呈する円形腫瘤あり。辺縁は微細鋸歯状，スピキュラ（＋），浸潤性乳管癌（硬性型）を考えた

病理	浸潤性乳管癌（硬性型）　Invasive ductal carcinoma (Scirrhous type)
	小塊状で間質および脂肪織へ浸潤している

●ポイント

MMG では腫瘤は小さいが，大きさに比して濃度が高い。全体像では近傍の乳腺を巻き込んでいるように観察される。小さいながら浸潤傾向が強いことを表している。

浸潤性乳管癌（硬性型）の特徴的所見である。

画像と組織像の対比

症例 12. 浸潤性小葉癌 Invasive lobular carcinoma

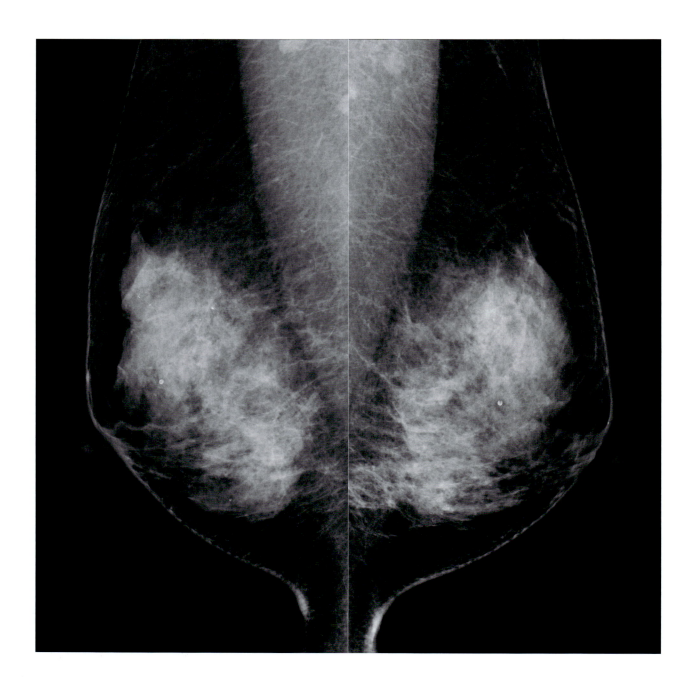

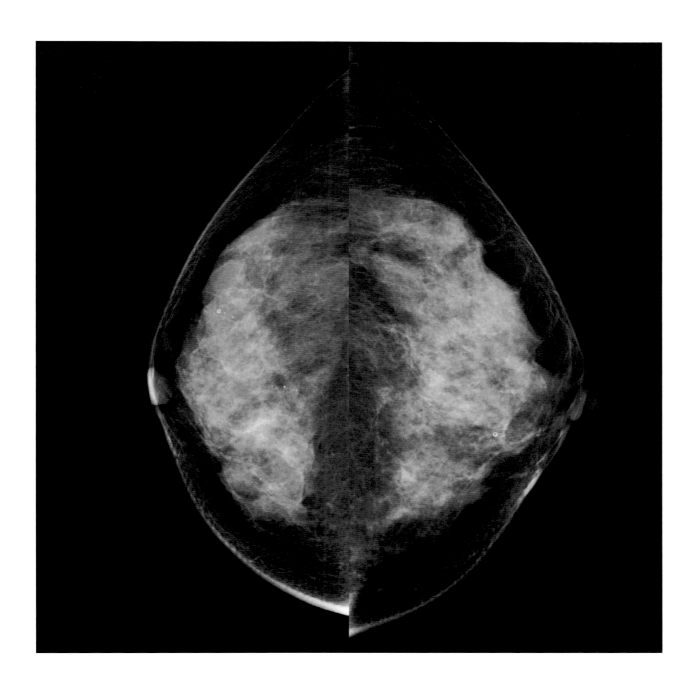
画像と組織像の対比

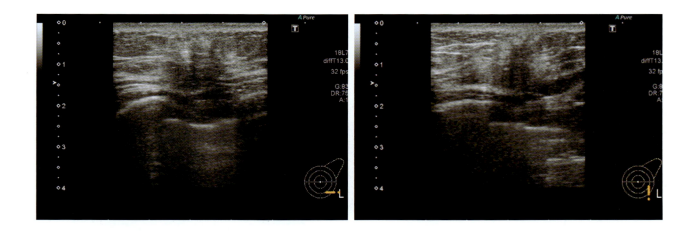
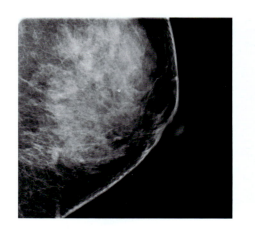
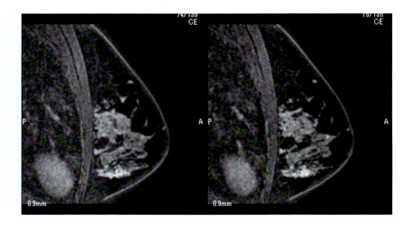
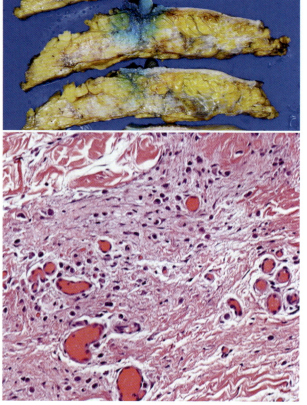
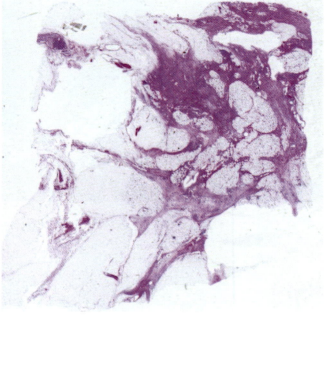

494　　第 14 章　症例提示

症例 12. 浸潤性小葉癌　Invasive lobular carcinoma

背景	50歳代　左D　しこりが大きくなったことを自覚し受診
視触診	左D区域に硬く皮膚に固定されているような腫瘤を触知。dimpling（+），delle（+）

MMG	マンモグラフィガイドライン	BI-RADS
乳房の構成	不均一高濃度	乳房は非常に高濃度でマンモグラフィの感度が低下する
主要所見	構築のみだれ（石灰化を伴う）	Architectural distortion（石灰化を伴う）
部位	L－L・H	左乳房
カテゴリ　右	1	1
カテゴリ　左	4	4c
推定組織型	浸潤性小葉癌，非浸潤性乳管癌，浸潤性乳管癌（腺管形成型）　等	
ポイント	構築の乱れが一見区域性に認められる。石灰化を伴う。MMGでは非浸潤性乳管癌や浸潤性乳管癌（線管形成型）が考えられるが，触診所見と合致しない。そのため，びまん性発育を呈する浸潤癌である浸潤性小葉癌を第一に考えた	

US	乳房超音波ガイドライン	BI-RADS
乳房組織構成	—	均一な乳腺実質背景
主要所見	腫瘤	腫瘤
部位	左D　4：00　P	左4：00
カテゴリー	5	5
エコーパターン / 内部エコー	低エコー / 不均質 / 点状高エコーあり	低エコー
形状	不整	不整
DW比 / オリエンテーション	DW比：高	非平行
境界	不明瞭	不整（スピキュラ）
後方エコー	減弱	減弱
石灰化	—	腫瘤内部に石灰化あり
随伴所見・その他	腫瘤内部に血流あり，前方境界線断裂，Halo（+）	腫瘤内部に血流あり
推定組織型	浸潤性小葉癌，浸潤性乳管癌（硬性型）	
ポイント	前方境界線は断裂し，脂肪組織への浸潤も目立つが，脂肪組織の収束性変化や皮膚の牽引像が見られない。腫瘤形成が浸潤性乳管癌（硬性型）ほど明瞭ではなく，後方エコーの減弱も乏しい。皮膚，脂肪方向に限らず乳腺方向への浸潤も認めることから，浸潤性小葉癌を第一に考えた	

MRI	左乳房D区域に区域性の濃染あり

病理	浸潤性小葉癌　Invasive lobular carcinoma
	癌細胞は小型で腺管を形成せず散在性に存在する

●ポイント

MMGでは一見区域性の形状に観察されるが，背景となる間質に網状構造が見られる。これは炎症性変化や脂肪組織浸潤で見られる像である。非浸潤性乳管癌や浸潤性乳管癌（腺管形成型）でも周囲に炎症性変化をみることがあるが，触診で硬い腫瘤を指摘されているので，これらはMMGでも否定的である。乳腺が肥厚し，脂肪組織浸潤が目立つ組織型となると浸潤性小葉癌という解にたどり着くことができる。USも浸潤性小葉癌で合致する画像であった。

検査中にそれが判断できれば，浸潤性小葉癌は同側多発，対側発生率が高いという特徴があるため，周囲乳腺や対側乳腺を慎重に観察する必要があることに気づく。MMGでは構築の乱れ，USでは腫瘤が不明瞭で後方エコーの減弱を伴う変化に要注意。

画像と組織像の対比

症例 13. 浸潤性小葉癌 Invasive lobular carcinoma

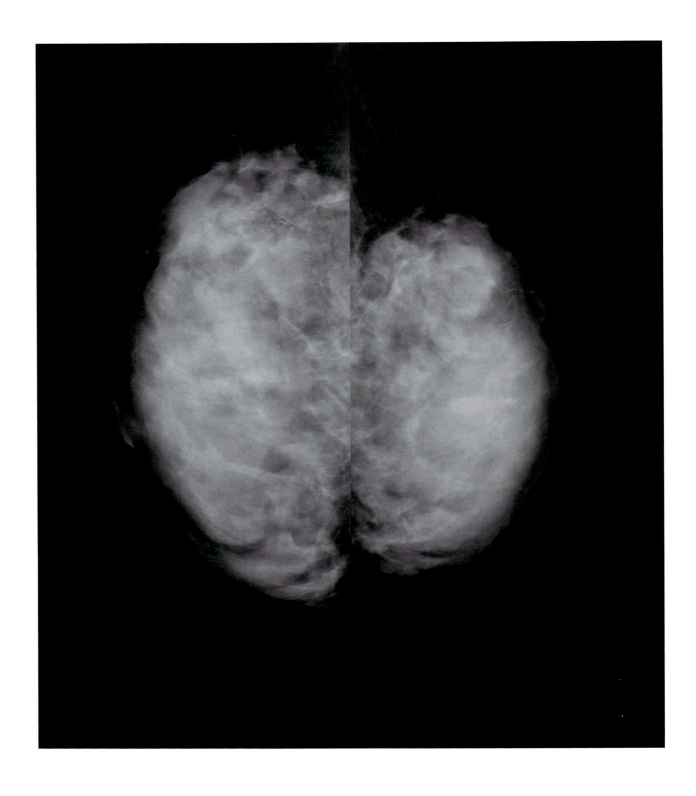

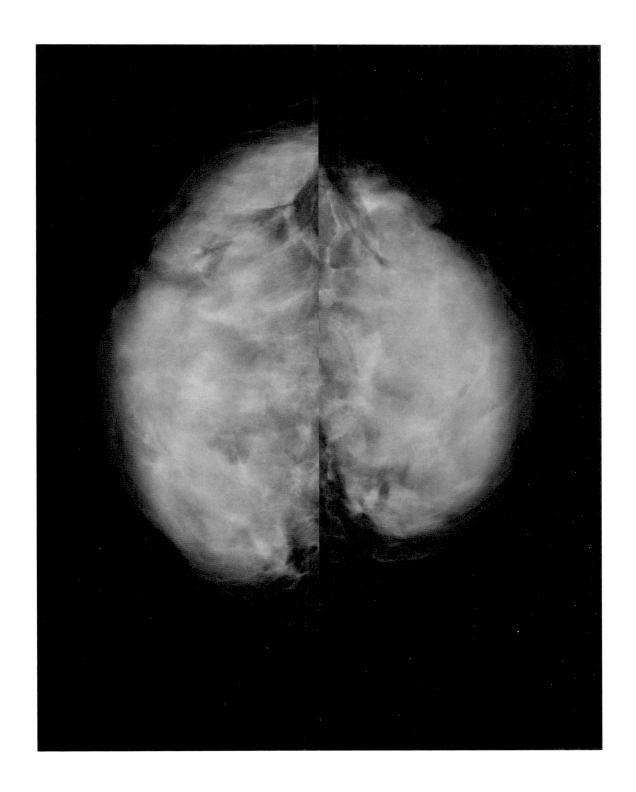

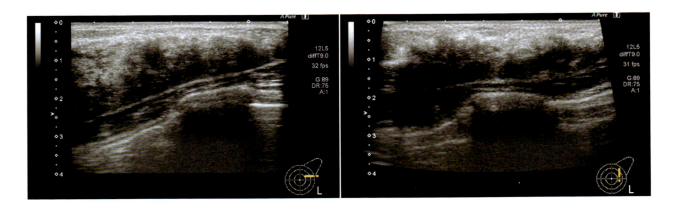

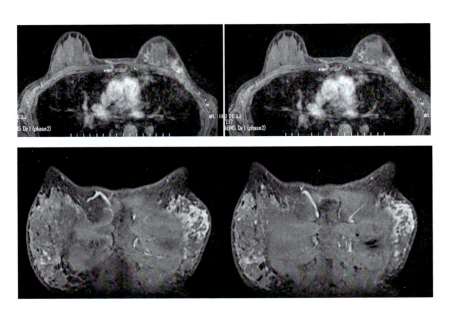

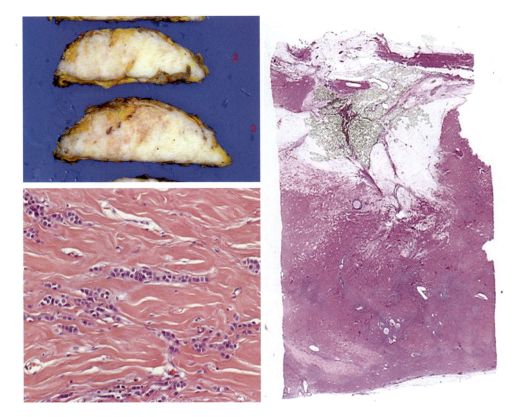

498　　第14章　症例提示

症例 13. 浸潤性小葉癌　Invasive lobular carcinoma

背景	40歳代　6年前に乳癌検診を受診。少数の石灰化を認め経過観察となった。 経過観察3年後に左Cに硬結を自覚しUS施行。低エコー域を認めたため細胞診を勧めたが経過観察を希望した。その後，経過観察中のUSにて低echo域が増大
視触診	左C区域に硬結を触知

MMG	マンモグラフィガイドライン	BI-RADS
乳房の構成	きわめて高濃度	乳房は非常に高濃度でマンモグラフィの感度が低下する
主要所見	非対称性乳房組織（伸展不良を伴う）	Asymmetry
部位	L − UM・O	左全体
カテゴリ　右	1	1
カテゴリ　左	4	0
推定組織型	浸潤性小葉癌・乳腺症・炎症　等	
ポイント	きわめて高濃度の乳房で腫瘤の指摘は困難ではあるが，前年のMMGと比較すると左側の伸展不良は明らかであった。撮影時も左乳房外側は硬く伸展困難であった。浸潤性小葉癌は左右乳房の大きさに相違が生じて発見される進行例も多く経験する	

US	乳房超音波ガイドライン	BI-RADS
乳房組織構成	—	不均一な背景
主要所見	非腫瘤性病変	腫瘤
部位	左C　2：30　M～P　広範囲	左　2：30
カテゴリー	4	4c
エコーパターン／内部エコー	地図状	低エコー
形状	—	不整形
DW比／オリエンテーション	—	平行
境界	—	不整（不明瞭）
後方エコー	減弱	減弱
石灰化	—	なし
随伴所見・その他	前方境界線の断裂（±）	なし
推定組織型	浸潤性小葉癌　線維症　等	
ポイント	前回認めた低エコー域は著明に増大し，乳房全体に浸潤する浸潤性小葉癌の像を呈している。血流を認めない場合は線維症が鑑別に挙がる	

MRI	C区域が早期から一部結節様に染まって観察されれる。DCISも考えられる濃染像であるが，乳房の硬化所見と他の区域にも濃染像が認められるためDCISは否定的と考えた

病理	浸潤性小葉癌　Invasive lobular carcinoma
癌細胞は小型で腺管を形成せず一列に並んで存在する	

●ポイント

浸潤性小葉癌は両側，同側多発発生の頻度が高い。MMGでの発見が困難なことがあり，進行した症例では片側乳房の伸展不良な硬化所見で発見されることがある。進展方向は浸潤性がつよいため区域性に限らず，領域性にも広がるので，部分切除で断端陽性となることが多い。将来的に対側発生，同側多発発生を考慮した治療計画と経過観察を行う必要がある。

症例 14. 粘液癌 Mucinous carcinoma

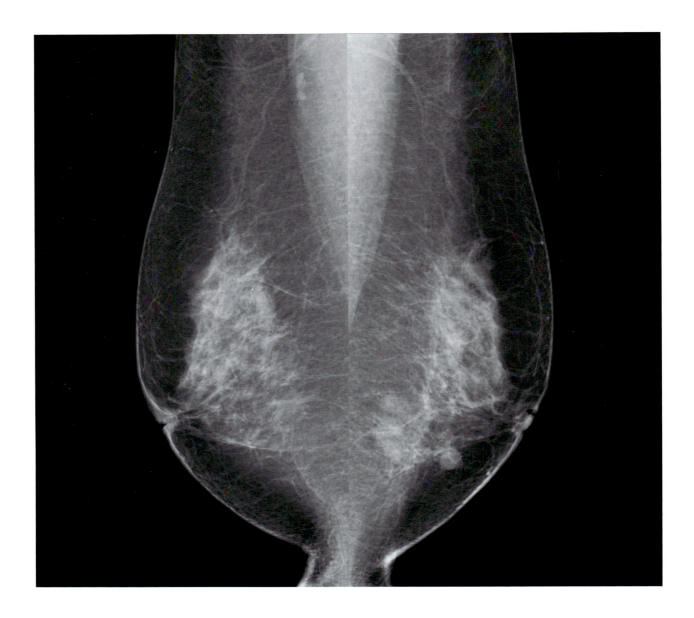

500　　第 14 章　症例提示

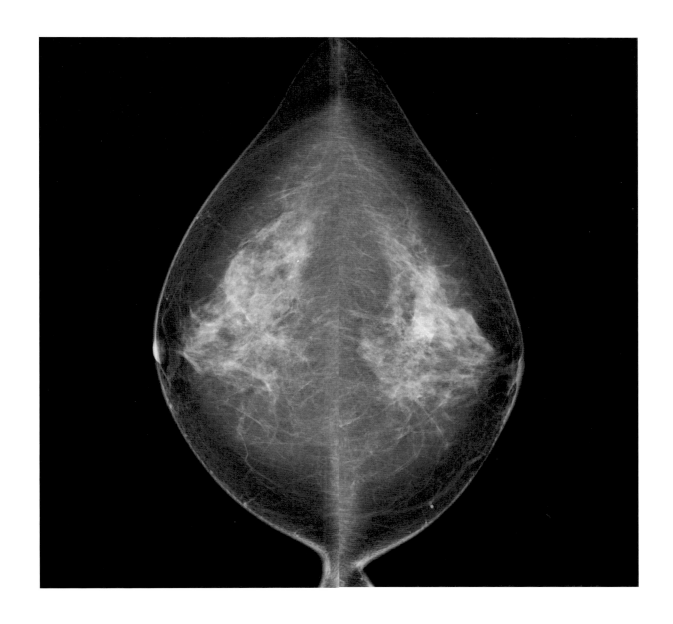

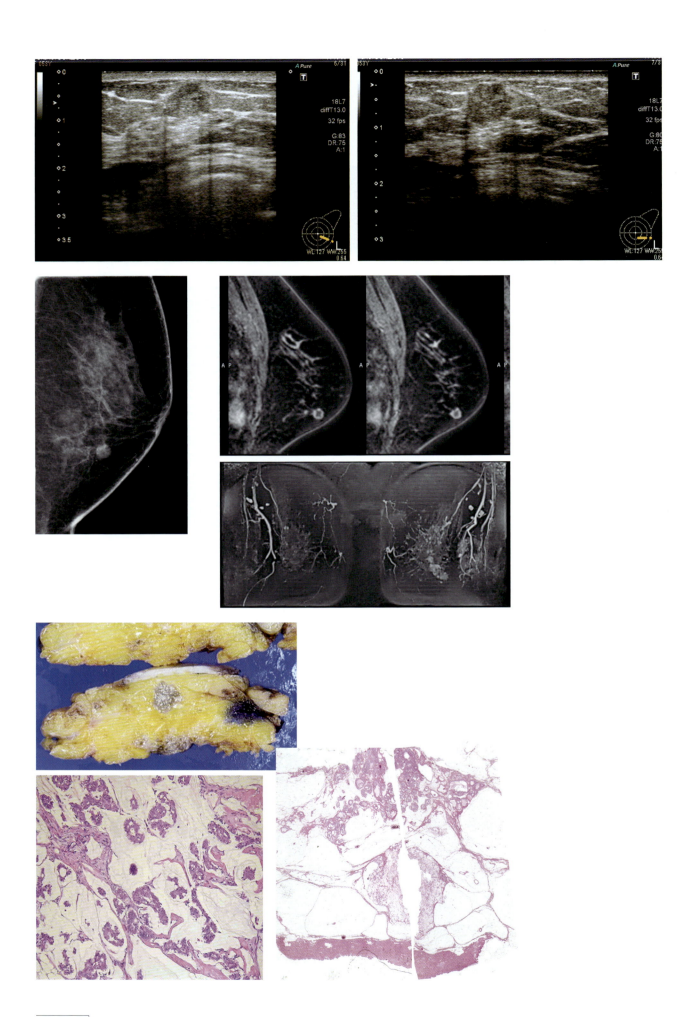

症例 14. 粘液癌 Mucinous carcinoma

背景	50歳代　しこりを自覚し近医を受診後，紹介となる
視触診	左D区域に腫瘤を触知

MMG	マンモグラフィガイドライン	BI-RADS
乳房の構成	乳腺散在	線維腺組織濃度の領域が散在
主要所見	腫瘤（円形　高濃度）に石灰化（微小円形　区域性）が随伴	腫瘤（円形　微細分葉状　等濃度）
部位	L−I・O	左　6：00
カテゴリ　右	1	1
カテゴリ　左	4	4b
推定組織型	浸潤性乳管癌（腺管形成型）　等	
ポイント	一見円形の境界明瞭な腫瘤に見えるが，辺縁に微細な凹凸が認められる。背景乳腺に区域性石灰化を認めるため，浸潤性乳管癌（線管形成型）を第一に考えた	

US	乳房超音波ガイドライン	BI-RADS
乳房組織構成	—	均一な脂肪性背景
主要所見	腫瘤	腫瘤
部位	左D　4：00　M	左　4：00
カテゴリー	5	5
エコーパターン / 内部エコー	充実性 / 等エコー / 不均質 / 点状高エコーあり	等エコー
形状	多角形	円形
DW比 / オリエンテーション	DW：高	非平行
境界	明瞭粗ぞう	不整（微細分葉状）
後方エコー	軽度増強	増強
石灰化	—	腫瘤内の石灰化，腫瘤外の石灰化あり
随伴所見・その他	腫瘤内部に血流有り，前方境界線断裂あり，腫瘤外の石灰化あり	腫瘤内部に血流有り
推定組織型	粘液癌	
ポイント	脂肪組織に突出しており，脂肪とよく似たエコーレベルの腫瘤。注意深く観察をしないと見逃してしまう可能性がある。走査前にMMGを参考とすることで脂肪組織内の病変の見逃しを防ぐことが容易となる。DW高く，内部に点状エコーが観察され，後方エコーが増強する典型的な粘液癌の像	

MRI	左乳房　BD境界部　造影早期相でリング状に濃染され，washoutを示す円形腫瘤あり。MIP像では区域性に染まっている。浸潤性乳管癌（腺管形成型）疑

病理	粘液癌　Mucinous carcinoma
腫瘍の部分は粘液中に癌細胞が浮遊している像を呈する	

> ●ポイント
>
> 粘液癌と腺管形成する非浸潤性乳管癌が併存する症例。浸潤部が腫瘤形成し，粘液癌の組織型を呈する。非浸潤癌部，乳管内進展部は腺管形成を伴う。粘液癌の進展形式は浸潤性乳管癌（腺管形成型）と似ることがある。

画像と組織像の対比

症例15. 線維腺腫 Faibroadenoma

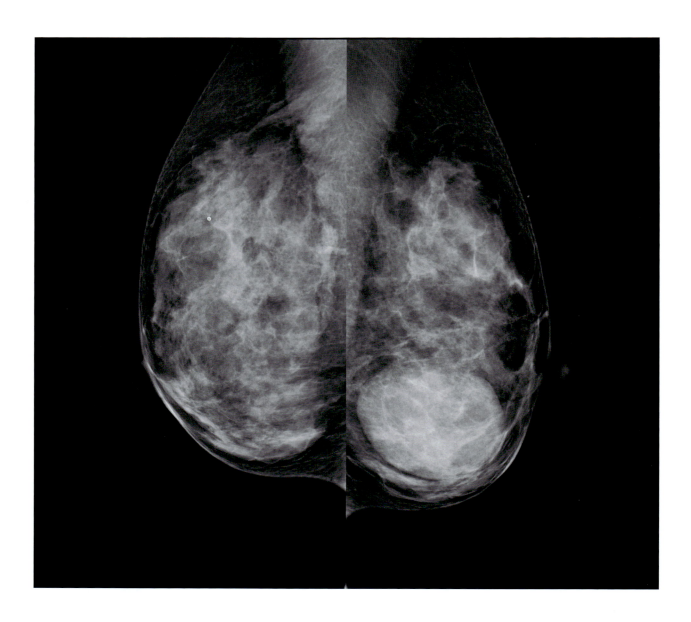

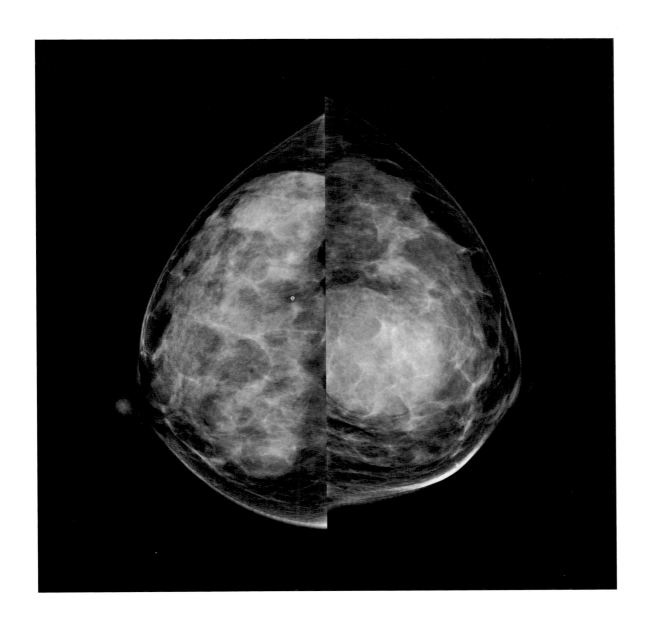

画像と組織像の対比

505

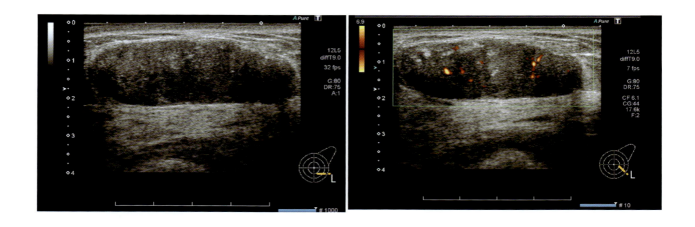

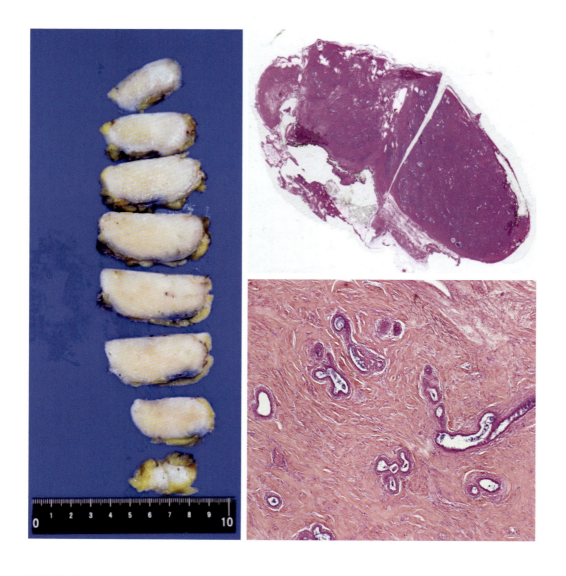

506 第14章 症例提示

症例15. 線維腺腫　Faibroadenoma

背景	40歳代　5年前に左にしこりを自覚し他院受診，線維腺腫と診断され経過観察中。 徐々に増大のため切除目的で紹介となる
視触診	D区域に35mm大，表面整でやや硬い，可動性良好な腫瘤を触れる

MMG	マンモグラフィガイドライン	BI-RADS
乳房の構成	不均一高濃度	乳房は非常に高濃度でマンモグラフィの感度が低下する
主要所見	腫瘤（楕円形　境界明瞭　高濃度）	腫瘤（楕円形　境界明瞭　High　density）
部位	L－LO・I	左6：00
カテゴリ　右	1	1
カテゴリ　左	3	3
推定組織型	線維腺腫　囊胞　葉状腫瘍　等	
ポイント	境界明瞭な腫瘤。透過性良好で良性病変を考える	

US	乳房超音波ガイドライン	BI-RADS
乳房組織構成	―	均一な乳腺実質背景
主要所見	腫瘤	腫瘤
部位	左D　4：00　M	左　4：00
カテゴリー	3	3
エコーパターン／内部エコー	充実性／低エコー／不均質／点状エコーあり	不均一
形状	楕円形	楕円形
DW比／オリエンテーション	DW：0.7未満	平行
境界	明瞭平滑	平滑明瞭
後方エコー	軽度増強	増強
石灰化	―	腫瘤内の石灰化あり
随伴所見・その他	腫瘤内部に血流あり	腫瘤内部に血流あり
推定組織型	線維腺腫	
ポイント	腫瘤内部に点状高エコーが多数存在するが線維腺腫内の硝子化によるものと考えられる。 線維腺腫は閉経すると縮小することが多く，摘出することは少ないが，希望により摘出も考慮 することがある	

病理	線維腺腫　Fibroadenoma

Fibrosisの強い乳腺組織であり管周囲型（pericanalicular type）のFAを見る

●ポイント
マンモグラフィ，超音波検査の総合判定では，線維腺腫と断定しうる像である。

画像と組織像の対比

症例 16. 葉状腫瘍 Phyllodes tumor

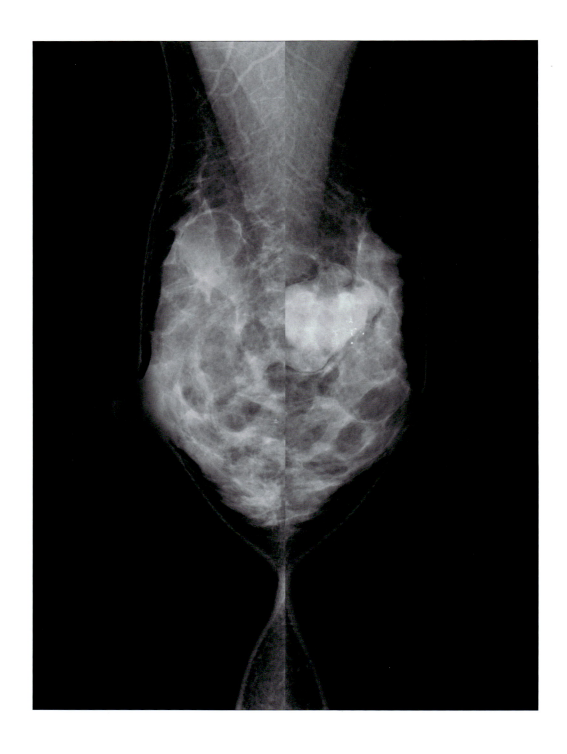

508　　第14章　症例提示

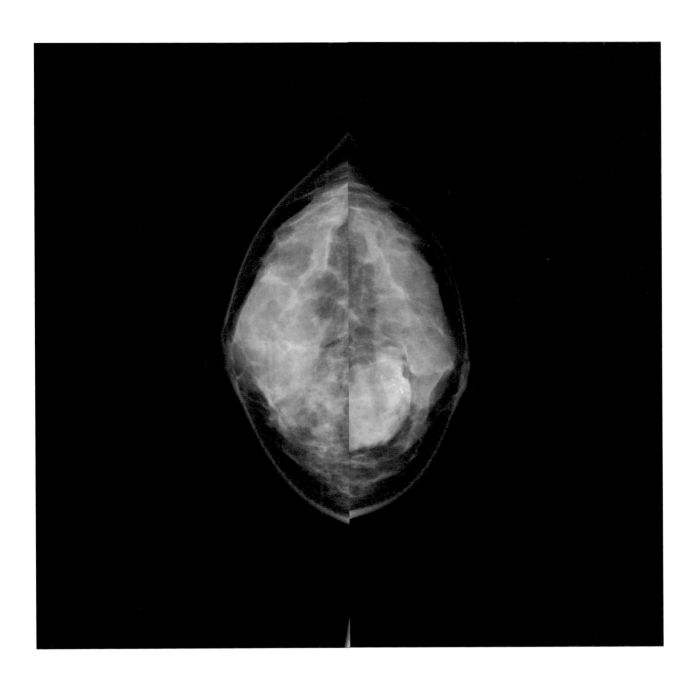

画像と組織像の対比

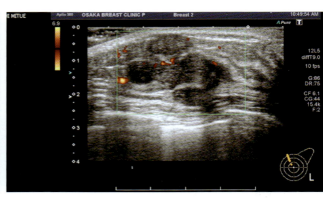
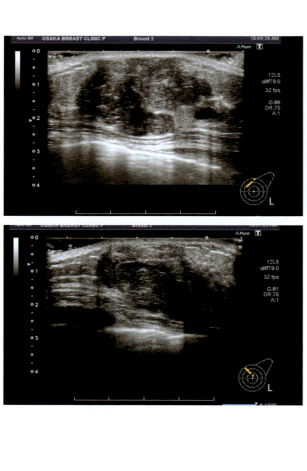
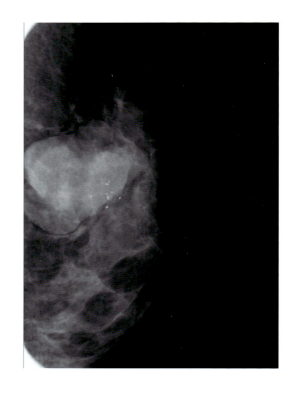
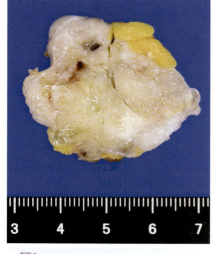
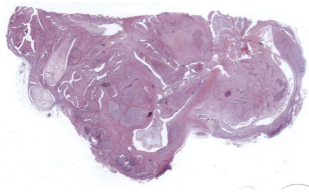
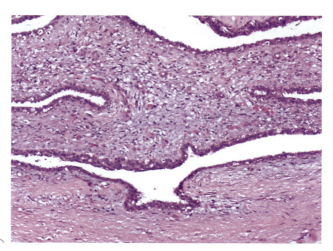

510　　第 14 章　症例提示

症例 16. 葉状腫瘍　Phyllodes tumor

背景	40歳代　腫瘤を指摘され近医 CNB にて FA と診断される。その後3年間経過観察中。 徐々に増大したため，切除目的で紹介となる
視触診	左乳房　A区域に表面凹凸不整な結節状の腫瘤有り。弾性硬，可動性良好，FA 疑い

MMG	マンモグラフィガイドライン		BI-RADS
乳房の構成	不均一高濃度		乳房は非常に高濃度でマンモグラフィの感度が低下する
主要所見	腫瘤（分葉形　境界明瞭　高濃度）　石灰化 （多形性　集族性）		腫瘤（分葉形　境界明瞭　High density
部位	L－M・I		左 10：30
カテゴリ	右	1	1
	左	4	4b
推定組織型	葉状腫瘍・粘液癌　等		
ポイント	境界明瞭な腫瘤で大きさに比して濃度が低く，内部が均一である。また，周囲間質に変化を認めないことから，浸潤性乳管癌の可能性は低いと考えた		

US	乳房超音波ガイドライン	BI-RADS
乳房組織構成	－	不均一な背景
主要所見	腫瘤	腫瘤
部位	左 A　11：00　M	左　11：00
カテゴリー	4	4c
エコーパターン／内部エコー	混合性／不均質／点状高エコーあり	不均一
形状	分葉形	不整形
DW 比／オリエンテーション	DW 比：0.7 未満	平行
境界	明瞭粗ぞう	不整（不明瞭）
後方エコー	増強	増強
石灰化	－	腫瘤内に石灰化あり
随伴所見・その他	腫瘤内部に血流あり	腫瘤内部に血流あり
推定組織型	葉状腫瘍	
ポイント	腫瘤は多結節性で内部にスリット様の高エコーが存在しており，葉状腫瘍を第一に考えた	

病理	葉状腫瘍（良性）　Phyllodes tumor（Benign）
	間質細胞の異型があるが，分裂像はなく，スリット構造を認める

●ポイント
葉状腫瘍は近傍発生，多結節性発生することが多く，取り残すと再発を経験することが多い。

症例 17. 葉状腫瘍（境界悪性型） Phyllodes tumor (Borderline malignancy)

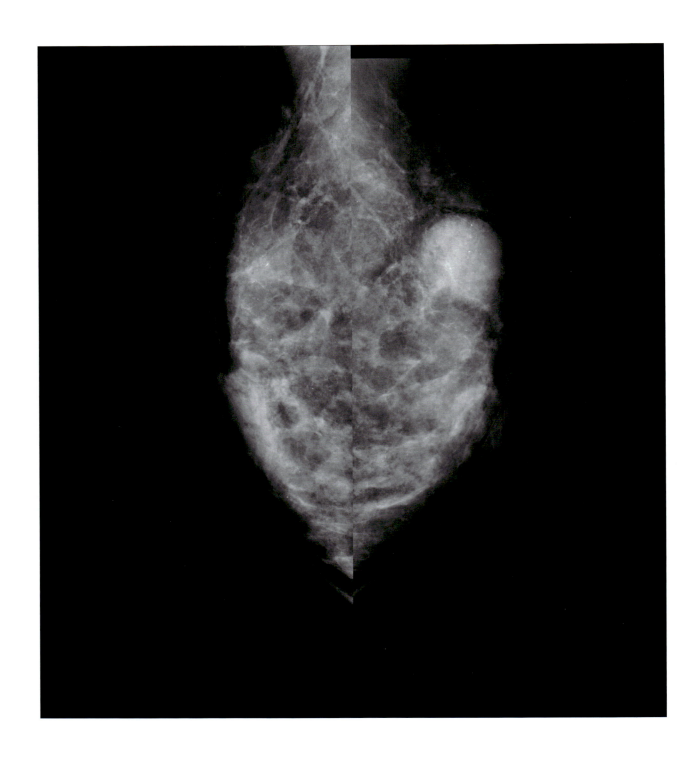

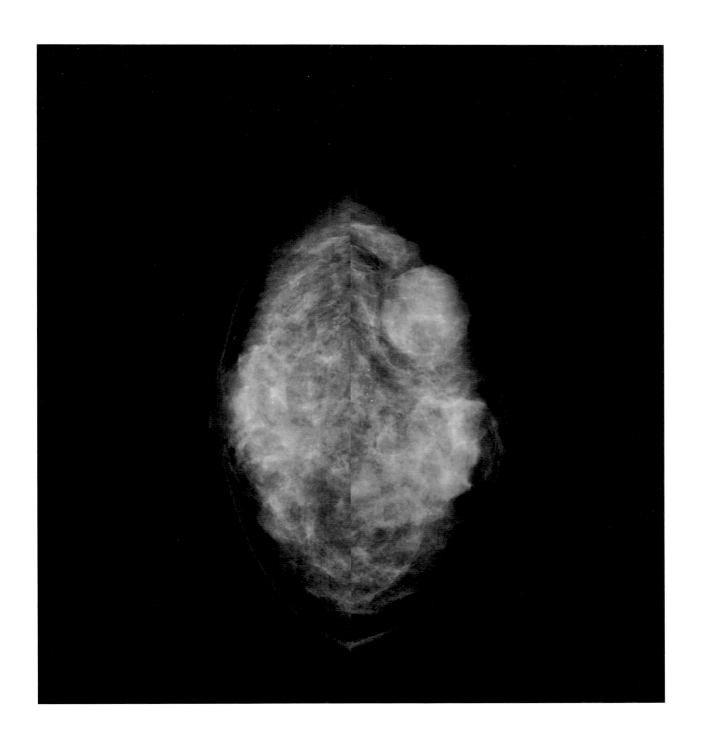

画像と組織像の対比

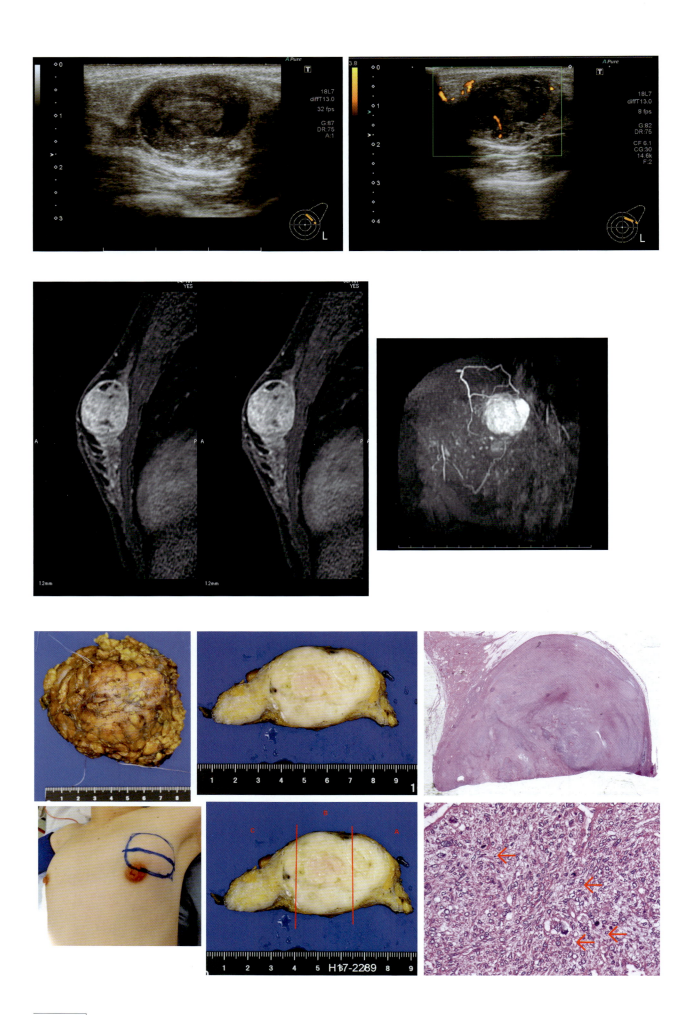

514　第14章　症例提示

症例17. 葉状腫瘍（境界悪性型） Phyllodes tumor (Borderline malignancy)

背景	20歳代　左乳房C区域にしこりと痛みを自覚し当院を受診
視触診	左乳房　C区域に30mm大の境界不明瞭だが，可動性良好な腫瘤を触知

MMG	マンモグラフィガイドライン	BI-RADS
乳房の構成	不均一高濃度	乳房は非常に高濃度でマンモグラフィの感度が低下する
主要所見	腫瘤（円形　境界明瞭　高濃度）	腫瘤（円形　境界明瞭　High density　）
部位	L—M・O	左　2：00
カテゴリ　右	1	1
カテゴリ　左	3	4a
推定組織型	線維腺腫・嚢胞・葉状腫瘍　等	
ポイント	境界明瞭な腫瘤で線維腺腫などの良性病変を第一に考えた	

US	乳房超音波ガイドライン	BI-RADS
乳房組織構成	—	不均一な背景
主要所見	腫瘤	腫瘤
部位	左C　2：00　M	左　2：00
カテゴリー	3	4a
エコーパターン／内部エコー	充実性／低エコー／不均質／点状高エコーを伴う	不均一
形状	楕円形	楕円形
DW比／オリエンテーション	DW：0.7未満	平行
境界	明瞭平滑	平滑明瞭
後方エコー	増強	増強
石灰化	—	腫瘤内に石灰化あり
随伴所見・その他	腫瘤内部に血流あり	腫瘤内部に血流あり
推定組織型	線維腺腫・葉状腫瘍　等	
ポイント	腫瘤内は無エコー部もあるがスリット構造ははっきりせず線維腺腫を第一に考えた	

MRI	左乳房C区域に造影早期から不均一に造影される腫瘤を認める。葉状腫瘍や粘液癌等が考えられる

病理	葉状腫瘍（境界悪性型）　Phyllodes tumor (Borderline malignancy)

不整形核を有する紡錘状核の密度が高く，核分裂像が目立つ。細胞密度の高い領域が存在し，葉状腫瘍（境界悪性型）と診断する

●ポイント
葉状腫瘍は局所再発（近傍多発）することが多いため，周囲の正常乳腺組織を含めて切除を行う。再発するたびに悪性度が増していく傾向がある。急速に増大するものは悪性を念頭に置く必要がある。

画像と組織像の対比

付　録

① アナログシステムの品質管理

Ⅰ. 日常の品質管理

① X線装置の清掃（➡ 6章参照）

② 暗室の清掃・整理整頓

(1) 目　的	暗室を清潔な状態に保つことにより，チリやホコリがカセッテ内に入り込みアーチファクトとなることを抑える。
(2) 必要な器具	清潔なタオル。モップ。バケツ。
(3) 作業手順	①作業台の上を整理する。 ②湿らせた清潔なタオルで自動現像機のフィルムトレイや作業台の上，その他の表面を拭く。 ③湿らせたモップで床を拭く。
ポイント	・週に1回程度は通気孔や空調の吹き出し口，安全光などを清掃する。

③ カセッテ・スクリーンの清掃

(1) 目　的	チリやホコリが混入し，アーチファクトの原因となることを防ぐ。
(2) 必要な器具	スクリーンクリーナ。繊維の出ないガーゼなど。
(3) 作業手順	①スクリーンメーカーの推奨する方法でスクリーンを清掃する。 ②液状のクリーナを使用した場合は完全に乾燥させてから使用する。
ポイント	・スクリーンだけでなく，カセッテ内部全体を清掃する。 ・スクリーンは一定方向にやさしく拭くこと。キズの原因になる場合がある。 ・乾燥した布で強く拭くと静電気が発生し，ホコリを吸い寄せてアーチファクトを誘発することがあるので，注意が必要である。

① アナログシステムの品質管理

④シャウカステンの清掃

(1) 目 的	マンモグラムを正しく読影できるよう，シャウカステンを清掃・点検する。
(2) 必用な器具	清潔なタオル。バケツ。ガラスクリーナ。
(3) 作業手順	①シャウカステンの表面に汚れがないことを確認する。②輝度ムラがないことを目視にて確認する。
(4) 評価と対策	・汚れがある場合はガラスクリーナで清掃する。・輝度ムラがある場合は，蛍光灯をすべて交換する。

⑤自動現像機の管理

1) 管理基準の設定

(1) 目 的	フィルムの現像処理はわずかな変動でも画質に大きな影響を与える。自動現像機の処理状態を把握し，適切な画質が得られることを確認する。
(2) 必要な器具	管理用フィルム（臨床で使用しているフィルムと同じタイプのもの）。クリーニング用フィルム（自動現像機のローラー幅全体がクリーニングできる大きさであることが望ましい）。感光計（比露光量が 0.15/ ステップで，21 ステップのものが望ましい）（**図1**）。濃度計（測定範囲 0.0 ～ 4.0 以上，測定精度 ± 0.02 以内のもの）（**図2**）。温度計（精度 ± 0.1℃ 以内のもの。水銀温度計は不可。デジタル体温計は可）。 図1　感光計 (Kodak Process Control Sensitmeter)　　図2　濃度計 (Kodak Process Control Densitmeter)
(3) 作業手順	①臨床で使用しているフィルムと同じタイプの新しいフィルム1箱を，管理専用フィルムとして確保し，ロット番号を記録する。 ②自動現像機から処理液を抜いて，タンク，ラックを清掃する。 ③新しい処理液を入れ，現像スタータを規定量添加する。 ④自動現像機の電源を入れ，現像温度，定着温度，水洗水量，乾燥温度が規定値になっていることを確認する。 ⑤クリーニング用フィルムを処理する。処理されたフィルム面を観察し，汚れやキズがないことを確認する。 ⑥管理用フィルムを感光計で露光し，濃度ステップの低濃度側を先頭にして現像する。 ⑦現像されたテストピースの各ステップの濃度を測定，記録する。

(4) 管理基準 (図3)	管理開始日から連続5日間のデータを平均し，管理に用いる濃度ステップ，各指標の管理基準値を決定し，管理幅を設定する。 ・カブリ：最も濃度の低いステップの濃度（BF）。管理幅は＋0.03の範囲とする。 ・感　度：濃度1.20に最も近いステップの濃度（S）。管理幅は±0.15の範囲とする。 ・コントラスト：濃度2.20に最も近いステップの濃度（C1）から，濃度0.45に最も近いステップの濃度（C2）を引いた値。管理幅は±0.15の範囲とする。

	ステップ	1日目	2日目	3日目	4日目	5日目	平均値	
1	1	0.19	0.19	0.20	0.19	0.19	0.19	(BF)
2	2	0.19	0.20	0.20	0.20	0.19	0.20	
3	3	0.20	0.20	0.20	0.20	0.20	0.20	
4	4	0.20	0.20	0.21	0.20	0.20	0.20	
5	5	0.21	0.21	0.22	0.21	0.21	0.21	
6	6	0.24	0.25	0.26	0.24	0.25	0.25	
7	7	0.30	0.31	0.33	0.31	0.30	0.31	
8	8	0.42	0.43	0.42	0.43	0.42	0.42	(C$_2$)
9	9	0.65	0.67	0.65	0.67	0.65	0.66	
10	10	1.02	1.03	1.03	1.03	1.02	1.03	(S)
11	11	1.59	1.59	1.58	1.59	1.59	1.59	
12	12	2.32	2.34	2.37	2.36	2.34	2.35	(C$_1$)
13	13	2.96	2.96	2.96	2.96	2.97	2.96	
14	14	3.38	3.40	3.37	3.38	3.36	3.38	
15	15	3.65	3.68	3.70	3.70	3.68	3.68	
16	16	3.86	3.89	3.89	3.89	3.85	3.88	
17	17	4.01	4.04	4.02	4.04	4.01	4.02	
18	18	4.10	4.10	4.08	4.10	4.10	4.10	
19	19	4.19	4.18	4.15	4.16	4.19	4.17	
20	20	4.24	4.29	4.23	4.22	4.24	4.24	
21	21	4.31	4.32	4.30	4.29	4.30	4.30	

	カブリ	感度	コントラスト
ステップ No.	No. 1	No. 10	No. 12 － No. 8
基準値	0.19	1.03	1.93
管理幅	基準値＋0.03	基準値±0.15	基準値±0.15
	0.19～0.22	0.88～1.18	1.78～2.08

図3　自動現像機管理基準値設定の例

2）センシトメトリと現像温度（日常の管理）

(1) 目　　的	自動現像機の処理状態の変動を監視し，現像処理によるトラブルを事前に防ぐ。
(2) 作業手順	①現像温度，定着温度，乾燥温度，水洗水量などが規定どおりであることを確認する。 ②クリーニング用フィルムを処理する。処理されたフィルム面を観察し，汚れやキズがないことを確認する。 ③管理用フィルムを感光計で露光し，濃度ステップの低濃度側を先頭にして現像する。 ④管理用濃度ステップの濃度を測定し，カブリ，感度，コントラストを求める。 ⑤各指標，現像温度を記録する。
(3) 評価と対策	・管理幅を外れた場合には再度テストを行う。・再テストでも管理幅を外れる場合は，原因を究明し適切な処置をとる。

1　アナログシステムの品質管理

ポイント	・管理用フィルムは毎回同じ挿入位置，挿入方向（濃度ステップの低濃度側を先頭，乳剤面の上下の向きを一定）で処理する。 ・濃度ステップを高濃度側から現像すると，局所的な現像液疲労の影響で以後のステップに濃度低下をきたすことがある。 ・乳剤面の上下の向きは自動現像機の機種ごとに適する向きが異なるので，メーカーに確認する。 ・感光計での露光は，潜像退行の影響をなくすため，測定ごとに行う。 ・濃度測定は乳剤面を濃度計の受光部側にして測定する。・液交換をした場合は，改めて管理基準値の設定を行う。 ・フィルムは製造ロットによって特性に差が出る可能性があるので，注意が必要である。管理用フィルムを更新した場合は，基準値の見直しが必要な場合がある。

6 明室フィルム交換機の清掃（開口部）

(1) 目 的	明室フィルム交換機にホコリが入りフィルム，スクリーンに付着して，アーチファクトの原因となることを防ぐ。
(2) 必用な器具	清潔なタオル。バケツ。
(3) 作業手順	①サプライマガジン挿入部を清掃する。②カセッテ挿入口を清掃する。③エアーフィルタにホコリがついていないことを確認する。

7 画像評価（AEC，受像系，プリンタの作動確認）

(1) 目 的	ファントムを撮影，現像，観察することにより，撮影装置，自動現像機，観察環境（シャウカステン，読影室環境）が適切な状態にあることを確認する。
(2) 必要な器具	ACR 推奨ファントム（RMI 156 型，NA18-220 型など）（図4）。アクリル円板（直径 1 cm，厚さ 4 mm）。ステップファントム（AGH-D210F 型）（図5）。濃度計。拡大鏡。
(3) 作業手順	①カセッテホルダにカセッテを装填する。 ②カセッテホルダ上に ACR 推奨ファントムの端を胸壁側に合わせて設置する（図6，7）。 ③アクリル円板をファントム内蔵試料と重ならないように配置する。 ④圧迫板をアクリル円板に接するまで下ろす。 ⑤ AEC 検出器をファントム中央に配置する。 ⑥圧迫厚 42 mm，乳腺 50％脂肪 50％の乳房に対する臨床で使用する線質（管電圧，ターゲット，フィルタ）に設定する。 ⑦ファントム中央付近の濃度が 1.5 ± 0.15 になる AEC の濃度設定を選択し撮影する。このとき表示される mAs または撮影時間を記録する。 ⑧臨床で使用する自動現像機で現像する。 ⑨ファントム中央付近およびアクリル円板とその周囲の濃度を測定する。 ⑩ファントム画像を観察，評価する。

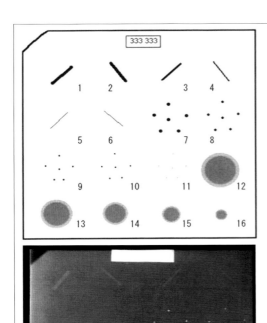

線維組織の模擬試料
1) 直径 1.56 mm ナイロン繊維
2) 直径 1.12 mm ナイロン繊維
3) 直径 0.89 mm ナイロン繊維
4) 直径 0.75 mm ナイロン繊維
5) 直径 0.54 mm ナイロン繊維
6) 直径 0.40 mm ナイロン繊維

石灰化の模擬試料
7) 直径 0.54 mm 酸化アルミニウム
8) 直径 0.40 mm 酸化アルミニウム
9) 直径 0.32 mm 酸化アルミニウム
10) 直径 0.24 mm 酸化アルミニウム
11) 直径 0.16 mm 酸化アルミニウム

腫瘤の模擬試料
12) 厚さ 2.00 mm フェノール樹脂
13) 厚さ 1.00 mm フェノール樹脂
14) 厚さ 0.75 mm フェノール樹脂
15) 厚さ 0.50 mm フェノール樹脂
16) 厚さ 0.20 mm フェノール樹脂

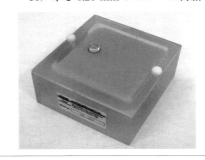

図4　ACR 推奨ファントム（RMI 156 型）と内蔵試料の配置

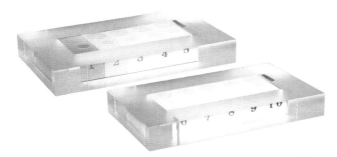

ベース材：SZ-50（ウレタン樹脂）　密度 ρ = 1.061 g/cm^3
添加物：リン酸カルシウム　密度 ρ = 0.0243 g/cm^3 ×（N − 1）段を添加
各段に模擬石灰化（0.2 mm）と模擬腫瘤（0.5 mm 厚）を貼り付け

図5　ステップファントム（AGH-D210F 型）

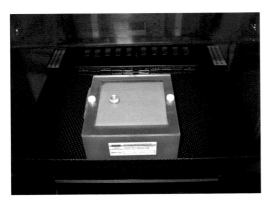
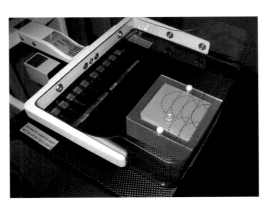

図6　ファントムの配置（ACR 推奨ファントム）

１　アナログシステムの品質管理

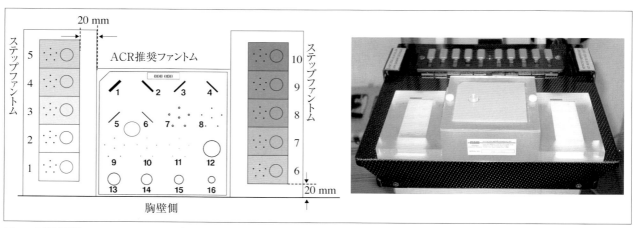

図7 画像評価ファントムの配置（RMI 156型とAGH-D210F型）

- 常に，各試料（線維，石灰化，腫瘤）の最も大きいものから順に評価し，点数が0.5点または0点になった時点でその試料の評価を止める。
- 線維の全長が正しい位置と方向で見えれば1点とする。
- 線維の半分以上が見え，その位置と方向が正しければ0.5点とする。
- 石灰化群（6個からなる）のうち4個以上が見えれば1点とする。
- 石灰化群のうち2個または3個見えれば0.5点とする。
- 腫瘤は円形全体の辺縁が正しい位置で見えれば1点とする。
- 腫瘤の濃度差としては正しい位置に見えるが，円形の形状が不明瞭なときは0.5点とする。

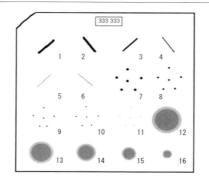

線　維：6点満点
石灰化：5点満点
腫　瘤：5点満点

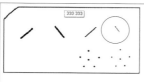

線　維：3.5点
第4の試料（○内）の全長が判別できない。

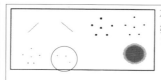

石灰化：3.5点
第4群の試料（○内）が3つしか判別できない。

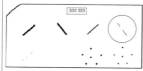

線　維：3.5点
第4の試料（○内）の全長が判別できない（第5の試料の評価は行わない）。

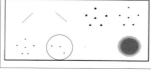

石灰化：3.5点
第4群の試料（○内）が3つしか判別できない（第5群の試料の評価は行わない）。

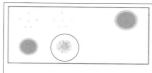

腫　瘤：3.0点
第3の試料（○内）が円形腫瘤として判別できる。

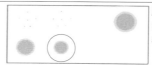

腫　瘤：3.0点
第3の試料（○内）までしか判別できない。

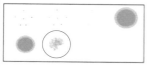

腫　瘤：2.5点
第3の試料（○内）が円形腫瘤として判別できない。

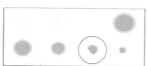

腫　瘤：3.5点
第4の試料（○内）の全周が判別できない（第5の試料の評価は行わない）。

図8　ファントム画像の評価
文献5）より引用。

(4) 評　価 （図8）	① ACR 推奨ファントム中央部の濃度が 1.5 ± 0.15 に入ること。 ②アクリル円板と周囲の濃度差は 0.4 以上あること。 ③ファントム画像で線維組織の模擬試料が 4 点以上，石灰化の模擬試料が 3 点以上，腫瘍の模擬試料が 3 点以上であること。 ④拡大鏡を用いてアーチファクトがないことを確認する。
ポイント	・ファントム画像の評価は，観察条件（シャウカステンの明るさ，部屋の明るさなど）を毎回同一にして行う。 ・アクリル円板と周囲の濃度差の測定は，ヒール効果の影響をなくすため，アクリル円板中央と，X 線管軸に直交する方向でアクリル円板に隣接する箇所の濃度を測定し濃度差を算出する（図9）。 ・mAs（または撮影時間）がほぼ同じで，ファントム中央部の濃度が 1.5 ± 0.15 に入らない場合は自動現像機の変動が考えられる。 ・mAs（または撮影時間）が大きく変動する場合は，管電圧，X 線出力などを確認する。 ・ファントムを撮影する際に一部を鉛板で覆い，その部分に自動現像機管理用濃度ステップを露光すれば，日常管理に用いるフィルムを 1 枚にすることができる（図10）。

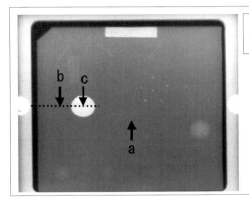

図 9　濃度測定点

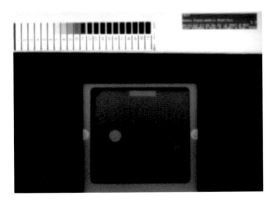

図 10　ファントムとセンシトメトリ

Ⅱ．定期の品質管理

1．1か月ごとに実施するもの

①明室フィルム交換機の清掃（内部）

(1) 目　　的	アーチファクトの発生を防ぐため，明室フィルム交換機内部の清掃を行う。
(2) 必用な器具	清潔なタオル。バケツ。
(3) 作業手順	①機器の電源を切る。 ②本体上部のふたを開き，内部のローラー，ベースプレート部，センターリングバーなどを湿らせた清潔なタオルで拭く。 ③サプライマガジンのねじを外して，内部を清掃する。 ④エアーフィルタを取り外して清掃する。

2．6か月ごとに実施するもの

①シャウカステンの管理

(1) 目　　的	シャウカステンおよび読影環境が，読影に適した状態にあることを確認する。
(2) 必要な器具	輝度計。照度計。タオル。窓拭き用クリーナ。
(3) 作業手順	①シャウカステンの表面と内部をクリーナを用いて清掃する。 ②シャウカステンの輝度を測定する。またシャウカステン全面の輝度が均一であることを目視にて確認する。 ③マスキング機能を備えた装置では，その機能が正常に動作することを確認する。 ④読影室の照度を測定する。
(4) 評価と対策	・マンモグラフィ用シャウカステンの輝度は 3500 cd/m² 以上が望ましい。 ・シャウカステンの輝度が落ちている場合，また均一性が保たれていない場合は蛍光灯をすべて交換する。 ・蛍光灯は2年ごとに交換することが望ましい。 ・読影室の照度は 50 lx 以下が望ましい。

2 暗室内でのカブリ

(1) 目 的	暗室内の安全光や他の光源からのカブリが生じないことを確認する。
(2) 必要な器具	ACR 推奨ファントム。濃度計。遮光紙。時計。
(3) 作業手順	①安全光のフィルタ，電球がメーカーによって指定されたものであり，色あせや亀裂などが入っていないことを確認する。安全光と作業台との距離が適正であることを確認する。 ②暗室の照明，安全光など一切の明かりを消し，目をならすため5分間待つ。 ③ドアのすきま，カセッテ交換箱や自動現像機の周囲，天井などから光漏れがないことをさまざまな方向から観察し，確認する。 ④すべての明かりを消した状態でカセッテにフィルムを装填する。 ⑤ファントム画像評価と同じ方法でファントム撮影を行う。 ⑥すべての明かりを消した暗室内で撮影されたフィルムを取り出し，乳剤面を上にして作業台の上に置く。 ⑦ファントムが写っている部分の半分を遮光紙で覆い，安全光をつけ2分間放置する。 ⑧安全光を消しフィルムを現像する。 ⑨安全光に露光した部分と露光しなかった部分の濃度を測定する。このとき，ヒール効果の影響をなくすため，X線管軸と直交する方向で互いに近接した部分を測定する（図11）。 図11　濃度測定点
(4) 評価と対策	・暗室内に光漏れがある場合は対処する。 ・露光部と非露光部の濃度差は0.05以下であること。 ・濃度差が0.05を超える場合は，安全光フィルタ，電球，設置距離を確認する。また他の光源からのカブリが生じていないことを確認する。

3 スクリーンとフィルムの密着性

(1) 目 的	スクリーンとフィルムの密着性が悪いと鮮鋭度が低下する。密着性が保たれていることを確認し，画像のボケの発生を防ぐ。
(2) 必要な器具	密着性試験ファントム，または銅製の40メッシュ（40本／インチ）の金網（カセッテサイズより大きいもの）（図12）。PMMAファントム（アクリルファントム）。濃度計。 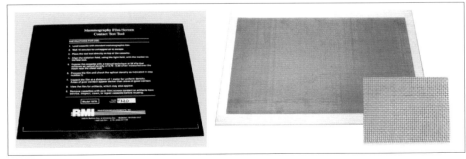 図12　密着性試験ファントム（RMI 157型と銅製40メッシュ）

1　アナログシステムの品質管理

(3) 作業手順	①スクリーンおよびカセッテ内を清掃する。 ②カセッテにフィルムを装填し15分間放置する。 ③カセッテをカセッテホルダ上に置く。 ④カセッテ上にファントムを置く（図13）。 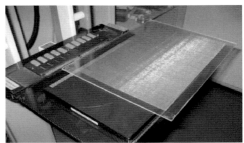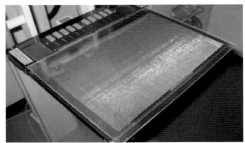 図13　密着性試験ファントムの配置 ⑤管電圧25～28 kVで胸壁端に近い部分の濃度が0.8程度になるmAsで撮影する。 ⑥すべてのカセッテで撮影し，現像する。
(4) 評価と対策	・現像したフィルムをシャウカステンで1m離れた位置から観察する（図14，15）。 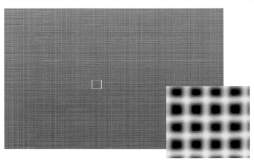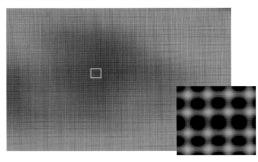 図14　密着性が良いカセッテの画像　　　図15　密着性が悪いカセッテの画像 ・密着不良の部分はスクリーンからの光が拡散し，黒い染み状に写し出される（図16）。 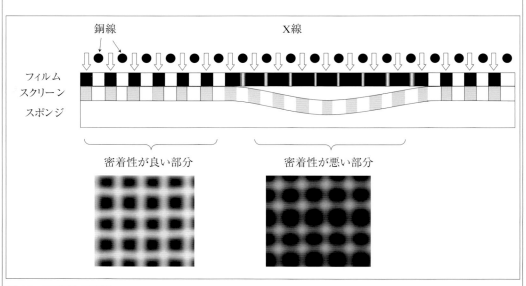 図16　密着性の確認 ・密着不良部を認めたときは再度試験を行い，それでも直径10 mm以上，または10 mm以下でも読影に支障をきたす密着不良部がある場合は，そのカセッテの使用を中止する。

ポイント	・mAs の設定のみで適当な濃度を得ることができない場合は，PMMA ファントムを圧迫板の上に置き，圧迫板を X 線管側に上げ，適当な濃度になるように撮影する。
	・PMMA ファントムの大きさは，照射野全面を覆うことができること。
	・同一カセッテの使用間隔が 15 分以下の場合は，実際の使用間隔の時間でも試験することが望ましい。

4 プリンタの管理

(1) 目　的	プリンタが定められた階調特性でフィルムを出力できること，またアーチファクトがないことを確認する。
(2) 必要な器具	メーカー指定のもの。
(3) 作業手順	①出力フィルムが定められた階調特性であることを確認する（メーカーの定める規定に入ることを確認する）。
	②読影に影響するアーチファクトがないことを確認する。
	③その他メーカーの提示する項目を確認する。

5 圧迫器の確認 （➡ 6 章参照）

1 アナログシステムの品質管理

3. 1 年ごとに実施するもの

1 X 線装置の評価

a. 装置各部の作動確認（➡ 6 章参照）

b. X 線照射野，光照射野，受像器面の整合性

(1) 目　　的	X 線照射野が不必要に広がっていないこと，光照射野と X 線照射野にズレがないことを確認する。
(2) 必要な器具	大きさの異なる 2 種類の硬貨（小さい硬貨 2 枚，大きい硬貨 4 枚）。18 × 24 cm カセッテ。24 × 30 cm カセッテ各 1 枚（もしくは 18 × 24 cm カセッテ 3 枚）。定規。
(3) 作業手順	①カセッテホルダにフィルムを入れた 18 × 24 cm カセッテを装填する。 ②24 × 30 cm カセッテに乳剤面をスクリーンと反対側にしてフィルムを入れる。24 × 30 cm のカセッテがない場合には，18 × 24 cm のカセッテ 2 枚を用いてもよい（図 17）。 ③24 × 30 cm カセッテの裏側を X 線管側にして，カセッテホルダ上に置き，このカセッテがカセッテホルダの胸壁端から 10 mm はみ出すようにする。 ④評価する絞りを定位置にセットする。 ⑤圧迫板を外す。 ⑥光照射野を点灯し，光照射野の四隅に辺縁が接するように，大きい硬貨を置く（図 17）。 ⑦小さい硬貨をカセッテホルダの胸壁端に接するように置く（24 × 30 cm カセッテの胸壁側から 10 mm）。硬貨が AEC 検出器と重ならないようにする。 ⑧圧迫板を取り付け，カセッテホルダから 50 mm 程度離す。 ⑨ AEC を用いて X 線を照射し，すべてのフィルムを現像する。 ⑩臨床で使用するすべてのコリメータ，圧迫板，カセッテホルダで上記のテストを繰り返す。
(4) 評　　価 （図 18）	①光照射野と X 線照射野のズレ 　　左右および前後のそれぞれのズレの和は SID（焦点 - 受像器間距離）の 2％以内。 　$\|a1\| + \|a2\| \leqq SID \times 0.02,\ \|b1\| + \|b2\| \leqq SID \times 0.02$ ② X 線照射野と受像器面のズレ ・X 線照射野は受像器の胸壁側と左右側の縁までの広がりがあること。 ・X 線照射野の広がりは，胸壁側以外の 3 辺では SID の 2％を超えないこと（1％以内が望ましい）。胸壁側はカセッテホルダの胸壁端から 5 mm 以内であること。
ポイント	・X 線照射野の広がり（胸壁側以外の 3 辺）は，辺ごとに 2 枚のフィルムに写った硬貨の外縁を一列に並べ，カセッテホルダ内のフィルムに記録されていない X 線照射野（カセッテホルダ上のフィルムの露光域）を測定する。 ・24 × 30 cm の照射野は，24 × 30 cm のカセッテ 3 枚を用いて，同様の手順で評価する。

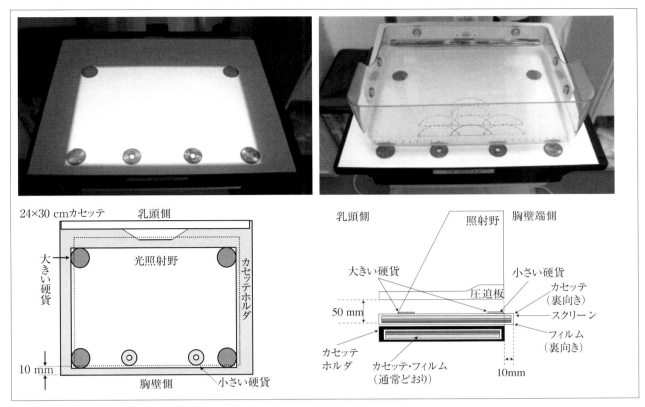

図17 照射野，受像器面の整合性試験の配置

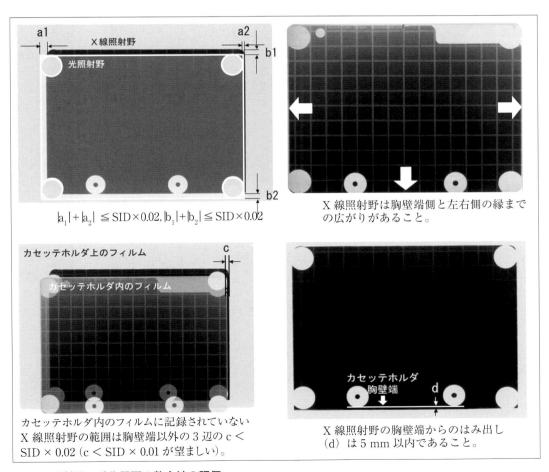

図18 照射野，受像器面の整合性の評価

1 アナログシステムの品質管理

c. 胸壁端付近の画像欠損確認 （➡ 6 章参照）

d. 管電圧の精度と再現性 （➡ 6 章参照）

e. 焦点の性能

(1) 目　　的	微細病変の描出には高い解像力が求められる。特に焦点の性能はその影響が大きい。ここでは解像力チャートを用いて，焦点の性能を評価する。
(2) 必要な器具	解像力チャート（空間分解能 20 lp/mm まで評価できるもの）（**図 19**）。厚さ 42.5 mm の PMMA ファントムまたは BR12 ファントム。濃度計。拡大鏡（10 ～ 30 倍）。
(3) 作業手順	・焦点幅の評価 ①ファントムをカセッテホルダの胸壁端に合わせて設置し，その上に解像力チャートを置く。解像力チャートの細線が管軸と平行となるように胸壁端から 10 mm の位置に配置する（**図 20**）。 ②カセッテをカセッテホルダに装填する。 ③チャート内の背景濃度が 1.2 ～ 1.6 になる条件で撮影する。 ④フィルムを現像する。 ⑤拡大鏡を用いてチャート画像を観察し，視野の半分以上で細線が分離して識別できる最も高い周波数を記録する。 ・焦点長さの評価 ①解像力チャートの細線が管軸と直交するように配置する（**図 21**）。 ②焦点幅の評価と同様に撮影を行い，識別できる最も高い周波数を確認する。 ③②で確認した周波数の像が，胸壁端から 10 mm の位置になるように，ファントムを移動させる。 ④再度撮影を行い，胸壁端から 10 mm の位置で識別できる最も高い周波数を記録する。識別できる最も高い周波数が②と異なる場合は，再度ファントムを移動させて撮影を行い，胸壁端から 10 mm の位置で識別できる最高周波数を求め，記録する。
(4) 評　　価 （図 22）	・幅方向の分解能は 13 lp/mm 以上。 ・長さ方向の分解能は 11 lp/mm 以上。
ポイント	・CIRS Model 16A は解像力チャートが 45 mm の高さになるファントムである。焦点の性能評価ではチャートの高さは 42.5 mm となっているが，これよりもチャートが高い位置にある場合，焦点の半影の影響で解像力は低下する。したがって 45 mm の高さであっても規定の解像力を得ることができれば，基準を満たしていると判断できる。 ・見かけの焦点サイズはカセッテホルダ上の場所によって異なる。特に長さ方向はその差が大きいので，焦点の性能の評価は胸壁端から 10 mm の場所で行う。（**図 23**） ・ファントム画像の評価は，観察条件（シャウカステンの明るさ，部屋の明るさ，拡大鏡の拡大率など）を，毎回同一にして行う。 ・JIS では焦点サイズ（スリットカメラ法）は次の許容値を満足する必要がある（JIS Z 4704）。

公称焦点サイズ	許容最大サイズ	
（mm）	幅（mm）	長さ（mm）
0.3	0.45	0.65
0.4	0.60	0.85
0.5	0.75	1.05

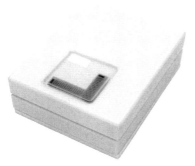

図 19 焦点の性能評価ファントム
（CIRS Model 16A）

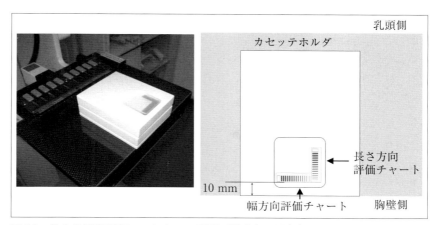

図 20 焦点の性能評価ファントムの配置（焦点幅の評価）

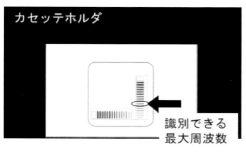
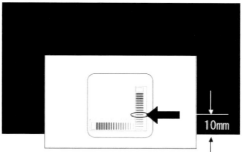

図 21 焦点長さの評価

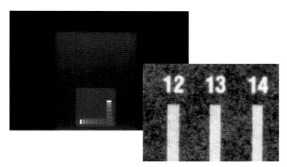

図 22 焦点の性能（解像力チャートの画像）

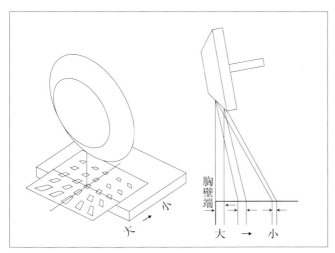

図 23 見かけの焦点サイズ

① アナログシステムの品質管理

f. 線質（HVL） (→6章参照)

g．AECの性能

(1) 目　的	マンモグラムの画質を安定させるためには，多様な被写体に対して適正なX線照射が必要である。AECが適正な露出を制御できていることを確認する。
(2) 必要な器具	BR12ファントム（図24）もしくはPMMAファントム（図25）20〜60 mm。濃度計。 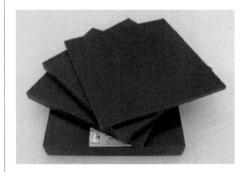 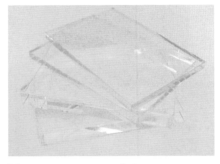 図24　BR12ファントム　　　　図25　PMMAファントム
(3) 作業手順	①ファントム40 mmをカセッテホルダ上に置き，圧迫板をファントムに接するようにする。AEC検出器がファントムに覆われていることを確認する。 ②臨床で使用するAEC濃度設定を選択する。 ③臨床で使用する撮影条件でファントム撮影を行い，フィルムを現像する。このときの管電圧とターゲット，フィルタ，mAs，撮影モードを記録する。 ④現像済みフィルムをカセッテに装填して，ファントム40 mmでの照射を3回繰り返し，それぞれのmAsを記録する。 ⑤ファントムを20 mm，60 mmに変えて撮影を繰り返す。 ⑥フィルムの胸壁端から50 mmの位置の濃度を測定し，記録する。
ポイント	・吸収率 　| | 乳房（乳腺50%，脂肪50%） | BR12 | PMMA | 水 | 　|---|---|---|---|---| 　| 吸収率 | 1.000 | 0.979 | 1.051 | 1.238 | 　　　　　　　　　　　　　　　　　　　　　（20 keV） ・撮影モード 　フルオート：線質（kV，ターゲット，フィルタ）を自動設定し，適切なmAs（または撮影時間）で自動的にX線照射を停止するモード。 　セミオート：使用者が線質（kV，ターゲット，フィルタ）を設定し，適切なmAs（または撮影時間）で自動的にX線照射を停止するモード。 ・AECの濃度設定は1ステップあたり12〜15%のmAsの変化，もしくはフィルム濃度0.15の変化になることが望ましい。 ・AECによる露出制御は線質（管電圧，ターゲット，フィルタ）や被写体厚，AECが変動する場合には，線質特性試験（ファントム厚一定で線質を変化させる）や被写体厚特性試験（線質一定でファントム厚を変化させる），検出器特性試験（線質・ファントム厚一定で検出器間の差を見る）などにより，原因を確認することが必要である。

・吸収率

	乳房（乳腺50%，脂肪50%）	BR12	PMMA	水
吸収率	1.000	0.979	1.051	1.238

（20 keV）

h．X線出力の再現性 （➡ 6 章参照）

②システムの評価

a．平均乳腺線量 （➡ 4 章参照）

b．アーチファクトの評価

(1) 目　的	読影上，障害となるアーチファクトの有無を確認し，アーチファクトが発生している場合は，その原因を究明する。
(2) 必要な器具	臨床で使用しているカセッテ。カセッテサイズより大きい PMMA ファントム（10 〜 20 mm）。濃度計。
(3) 作業手順	①臨床で使用する最も低い管電圧を使用し，フィルムの胸壁端から 50 mm の部分の濃度が 1.0 程度になるよう，AEC の濃度設定を選択する。 ②カセッテにフィルムを入れてカセッテホルダに装填する。 ③PMMA ファントムをカセッテホルダ上に置く。ファントムの厚さは撮影時間が 0.5 秒以上となる厚さとする。 ④X 線を照射する。 ⑤フィルムを縦方向に自動現像機に挿入して現像する（図 26）。 ⑥同じカセッテにフィルムを装填して，照射する。 ⑦フィルムを横方向に自動現像機に挿入して現像する。 図 26　アーチファクトの評価（自動現像機への挿入方向）
(4) 評価と対策	・挿入方向が同じ向きになるように，2 枚のフィルムをシャウカステンに並べて観察し，アーチファクトの有無を確認する（図 27）。 ・2 枚のフィルムで平行に見られるアーチファクトは，自動現像機に原因があると考えられる。 ・2 枚のフィルムで直交して見られるアーチファクトは，自動現像機以外に原因があると考えられる。 ・アーチファクトが発生した場合は，原因を究明し適切な処置をとる。
ポイント	・アーチファクトは X 線の通過する途中，フィルムが処理される経路のすべての箇所から発生する可能性がある。（図 28）

① アナログシステムの品質管理

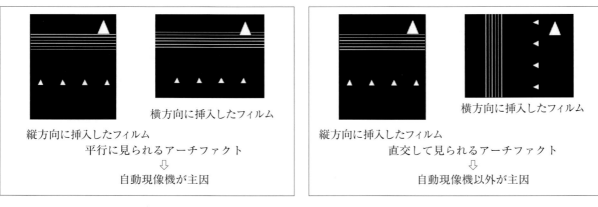

図27 アーチファクトの評価

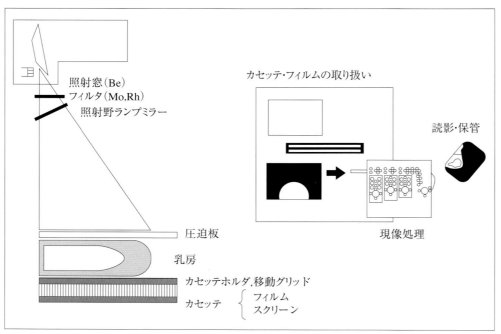

図28 アーチファクトの発生箇所

c．受像系の感度のバラツキ

(1) 目　　的	臨床で使用するカセッテ・スクリーン，CR 受像器の感度のバラツキを評価する。
(2) 必要な器具	臨床で使用しているすべてのカセッテ。カセッテサイズより大きい PMMA ファントム（40 mm）。濃度計。
(3) 作業手順	スクリーン / フィルムの場合 ①PMMA ファントム 40 mm をカセッテホルダの上に置き，圧迫板をファントムに接するように下げる。 ②フィルムの胸壁端から 50 mm の位置の濃度が 1.5 ± 0.15 となるよう撮影条件を設定し，X 線を照射，フィルムを現像する。 ③すべてのカセッテで照射，現像を繰り返す。 ④各フィルムの胸壁端から 50 mm の位置の濃度を測定して記録する。 CR の場合 ①PMMA ファントム 40 mm をカセッテホルダの上に置き，圧迫板をファントムに接するように下げる。 ②臨床で使用する撮影条件を設定し，X 線を照射，フィルムを現像する。 ③すべてのカセッテで照射，現像を繰り返す。 ④各フィルムのシステム感度（フジ，コニカミノルタ：S 値，コダック：E 値）を記録する。
(4) 評　　価	・スクリーン / フィルムの場合：すべてのカセッテの最大濃度と最小濃度の差が 0.3 を超えないこと。 ・CR の場合：すべての CR 受像器がメーカーの定める規定範囲内に入ること。

● **参考文献**

1) 日本医学放射線学会・他編. マンモグラフィガイドライン. 第 2 版, 医学書院, 2004.

2) 大内憲明・編. マンモグラフィによる乳がん検診の手引き－精度管理マニュアル－. 第 3 版, 日本医事新報社, 2004.

3) 日本放射線技術学会放射線撮影分科会. 乳房撮影精度管理マニュアル（改訂版）. 放射線医療技術学叢書 14-2, 日本放射線技術学会, 1999.

4) 米国放射線専門医会. マンモグラフィ精度管理マニュアル. 日本放射線科専門医会, 1994.

5) ACR. Mammography Quality Control Manual. ACR, 1999.

（竹川　直哉　　大阪大学キャンパスライフ健康支援センター）
（藤井　直子　　大阪ブレストクリニック医療技術部）

付録

② フィルムと増感紙

　マンモグラフィでは現在，X線吸収差の少ない乳腺組織と腫瘤とを描出するため，また微細石灰化などを識別しやすくするため，専用に開発された高コントラスト・高鮮鋭度の片面乳剤フィルムと片面増感紙を組み合わせた片面システムが多く使用されている。本章では，マンモグラフィ用のフィルム／増感紙の片面システムの構成や構造，マンモグラフィに必要な写真特性などの基礎について記述する。

1. マンモグラフィ用フィルムと増感紙の特徴

1-1. フィルムの構造と特徴

　マンモグラフィ用フィルムは，ハロゲン化粒子の表面に増感色素を吸着させ，ハロゲン化銀の固有感色性より長波側の光（緑～黄）まで感光するように光学増感を施したオルソクロマチックタイプのフィルムが使用されている（図1）。また，このフィルムは乳剤層を片側のみに塗布した片面乳剤フィルムであるため，カセッテやフィルムマガジンに装填するときなどに乳剤面の表裏の区別が必要となる。そのため図2のようにフィルムの一辺にノッチ（切り込み）を入れ，ノッチを右上側にしたとき乳剤面が手前にくるようにしている。マンモグラフィ用フィルムの層構造と各層の役割を図3に示す。

1-2. 増感紙の構造と特徴

　マンモグラフィ用増感紙は，被ばく線量低減と淡い腫瘤陰影や微細石灰化を描出するために高感度・高コントラスト・高鮮鋭度であることが求められる。高感度化を行うためには蛍光体

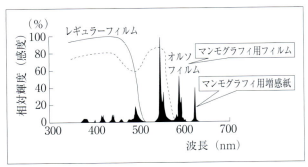

図1　フィルムの分光感度と増感紙の発光分布

図2　片面フィルムのノッチ

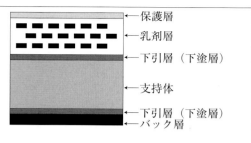

図3　フィルムの構造

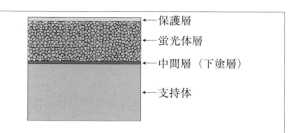

図4　増感紙の構造

の厚み（重量）を増やすことが一般的であるが，マンモグラフィ用増感紙はX線エネルギーの低い領域で使用されるため，一般撮影で使用している増感紙のように蛍光体層を厚くできない。したがって，蛍光体粒子の微粒子化，均一化と充填率を高めることで，感度と画質のバランスを良好にするため考慮し設計されている。マンモグラフィ用増感紙の蛍光体は，一般的に希土類系のGd2O2S:Tb（酸硫化ガドリニウム・テルビウム）を使用しており，主発光色は緑色であるが実際には弱い青色発光も含まれている（図1）。マンモグラフィ用増感紙の層構造と各層の役割を図4に示す。

1-3．システムの構成

　　マンモグラフィ用のフィルム・増感紙は，片面乳剤フィルム（フロント側）と片面増感紙（バック側）を使用した片面システムを多く採用している（図5）。

　その理由は，一般撮影などで多く使用されている両面システムでは，増感紙の蛍光体から放射された蛍光が乳剤層を感光させ，さらにフィルムベースを透過し反対側の乳剤層まで感光させるクロスオーバー光の影響により鮮鋭度低下が避けられないためである。片面システムではクロスオーバー光の影響を受けないため両面システムに比較し鮮鋭度がきわめて高い（図6）。片面システムと両面システムのMTF特性を図7に示す。

　さらに，管電圧と蛍光体層の光分布の関係（図8）より，管電圧が低圧では蛍光体層内の発光強度が，フロント側では表面より奥のほうが強く発光分布も広くなる。逆にバック側では発光面で発光強度が強く発光分布も狭いため，バック側に増感紙を貼ったほうが鮮鋭度は高くなる。また，フロント側に増感紙を貼ると増感紙自身によるX線吸収が大きくバック側に比し感度が低下する。

　したがって，正しいマンモグラフィ用フィルムと増感紙のシステム構成は，カセットフロント側にフィルムを装填し，カセットバック側に増感紙を貼る。フィルムを装填する際にはフィルムの乳剤面を増感紙の発光面に合わせ，ノッチ位置を乳頭側に向け胸壁側にすきまができないようにする（図9）。

カセッテフロント側
バック層
支持体
フィルム
乳剤層
蛍光体層
増感紙
支持体
カセッテバック側

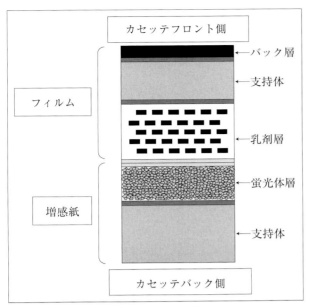

図 5　フィルムと増感紙のシステム構成

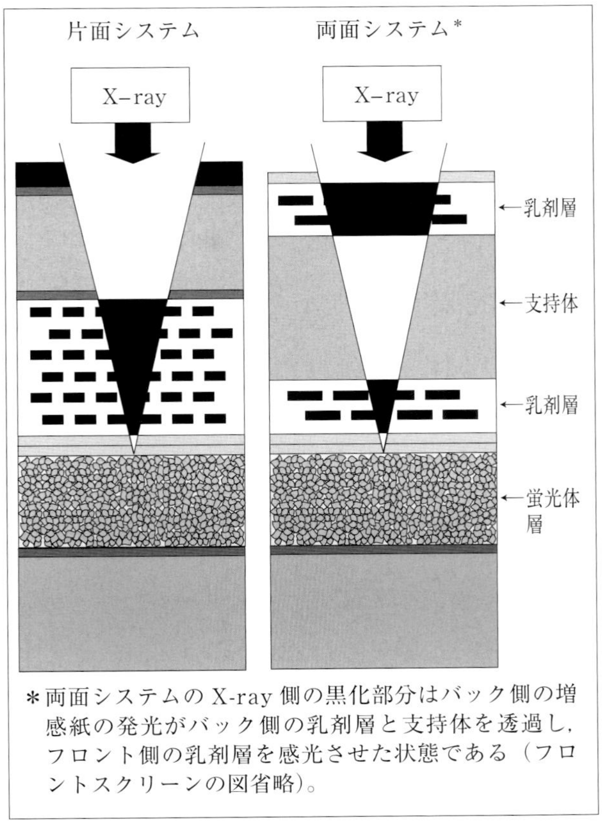

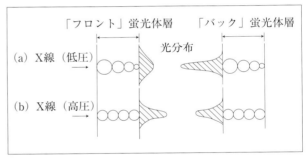

片面システム
両面システム*
X-ray
X-ray
乳剤層
支持体
乳剤層
蛍光体層
＊両面システムの X-ray 側の黒化部分はバック側の増感紙の発光がバック側の乳剤層と支持体を透過し，フロント側の乳剤層を感光させた状態である（フロントスクリーンの図省略）。

図 6　クロスオーバー光の影響（概念図）

MTF
片面システム
両面システム
1.0
0.9
0.8
0.7
0.6
0.5
0.4
0.3
0.2
0.1
0
1
2
3
4
5

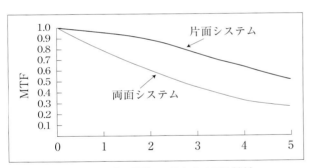

図 7　片面システムと両面システムの MTF 特性

「フロント」蛍光体層
「バック」蛍光体層
光分布
(a) X線（低圧）
(b) X線（高圧）

図 8　管電圧と蛍光体層の光分布の関係

窓
ノッチ
増感紙
フィルム

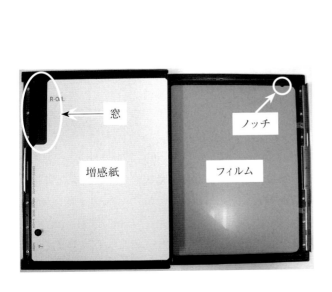

図 9　マンモグラフィ用カセッテ（ウィンドウタイプカセッテ）とフィルム装填例

表1　各社マンモシステム感度比較

28kV，Mo/Mo（X線センシトメトリ），処理：SRX-502/RPXO-mat 90秒35℃

増感紙（スクリーン）	カセッテ	フィルム				
		New CMH	UMMA-	MinR2000	MinREV	AD-M
MD100	MC カセッテ	85	HC			
UMMA-Fine	EC-MA カセッテ					
MinR2000	MinR2 カセッテ		90	100 *		
EV150	MinR2 カセッテ				100	
AD MAMMO Fine	EC-MA カセッテ					90
MM150	MC カセッテ	122				
UMMA-MEDIUM	EC-MA カセッテ					
MinR2190	MinR2 カセッテ		127	133		
EV190	MinR2 カセッテ				130	
MH200	MC カセッテ	165				

＊ MinR2000 スクリーン＋MinR2000 フィルムを相対感度100とする

2. マンモグラフィに必要な写真特性

2-1. マンモグラフィ用フィルムの特徴

　　　　最近のマンモグラフィ用フィルムの特徴は，高感度・高コントラストに加え，最高濃度においても写真濃度4.0を超えるフィルム特性を有している。また，自動現像機の処理時間は，90秒処理以上の長時間処理適性を持たせており，30秒処理や45秒処理のような超迅速処理の適性は持たせていない。しかし，片面乳剤フィルムであることから，主に一般撮影などで使用している両面乳剤フィルムに比較すると自動現像機の状態（現像温度，処理速度，液疲労など）に対する影響は大きく，高コントラスト特性を維持するためには別項で記述する自動現像機の初期設定（現像温度設定，現像処理時間設定）と品質管理が非常に重要となる。

2-2. システム感度

　　　　各社のマンモグラフィ用フィルム／増感紙の感度を**表1**に示す。最近の各社のマンモグラフィ用フィルム／増感紙システムは，従来多く使用されていたMinR/MinRシステム（コダック社製）に比較し大幅な感度向上がみられるため被ばく線量低減を期待できる。ただし，システム感度が高いと量子モトルの影響による粒状性の劣化と増感紙の蛍光体が厚くなることによる鮮鋭度劣化傾向が生じる。増感紙を選択する場合は，施設の乳房撮影装置，自動現像機などの状況を考慮して感度・画質のバランスを考え選択する必要がある。

2-3. マンモグラフィ用フィルムのコントラスト

　　　　マンモグラフィは，X線吸収差の少ない乳腺組織と腫瘤の描出や微細石灰化などを識別しやすくするために，**図10**で示すような特性曲線を有する高コントラストフィルムを使用する。フィルムのコントラストは少なくとも平均階調度で3.3以上（3.5以上が望ましい）を有する必要があるが，必要以上にコントラストが高くなると粒状性が劣化してくるため読影に支障をきたす場合もあり注意を要する。また，コントラストが低い場合は，スキンラインなどの描出

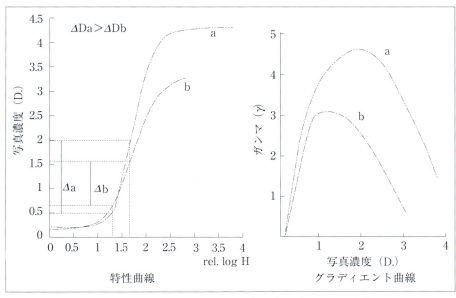

図 10　コントラストの異なるフィルムの特性曲線とグラディエント曲線

や粒状性には優れるが，乳腺組織と腫瘍との識別に難が生じる。

マンモグラフィでのコントラストの違いは上記フィルムコントラストに加え，臨床画像の写真濃度によっても変化する。図 10 に示すグラディエント曲線は，特性曲線から求められる各写真濃度における傾きを表したグラフである。写真濃度が低い領域では傾きが小さく写真濃度が高くなるにつれ傾きが高くなっていき，ある写真濃度（約 D = 1.5 〜 2.5）領域を境に傾きが小さくなる。つまり，臨床画像においても仕上がってくる写真濃度が低い場合は，必然的にコントラストが低下する。例えばマンモグラフィの乳腺濃度が低い場合は，乳腺内のコントラストが低く乳腺組織や腫瘍などの情報が識別しにくい画像となってしまう。したがって，マンモグラフィの乳腺濃度を適性濃度に仕上げることも写真コントラストを良くすることにつながる。

3. フィルムに必要な最適コントラストの設定

3-1. 自動現像機による写真特性の変化

マンモグラフィ用フィルムのコントラストは，使用している自動現像機の処理条件と処理環境（処理枚数など）によって変化する。自動現像機の処理条件による特性の変化は図 11 に示すように，現像温度を高く，処理速度を長くすると感度が高くなる。また，コントラストの動きは，90 秒処理で現像温度を高くするとコントラストは感度が高くなるが 110 秒処理以上では逆にコントラストが低下し始める現像温度が存在する。

その変化の程度は，各フィルムメーカーのマンモグラフィ用フィルムと自動現像機，処理剤との組み合わせによって違いが出るため注意が必要である。

そのため，各病院でマンモグラフィの最適なコントラストを得るためには，使用している自動現像機とマンモグラフィ用フィルムでコントラストが高くなる現像温度と処理速度を設定することが必要である。

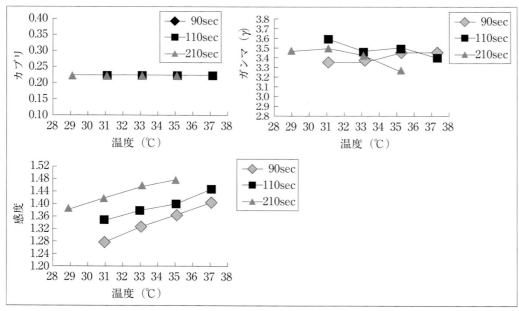
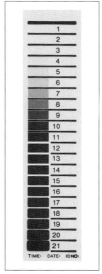

図11 マンモグラフィ用フィルムの現像特性
　　自動現像機：SRX-502, 処理剤：RPXO-mat, フィルム：New CMH

図12 現像済みテストピース

3-2. 自動現像機の処理条件設定例

　　現像処理条件での写真特性変化を把握するために自動現像機の処理条件の設定例を以下に示す。

1) 使用機材
　　①センシトメータ
　　②マンモグラフィ用フィルム
　　③濃度計
　　④温度計
　　⑤乳房組織模擬試料内蔵ファントム（ACR推奨ファントム）

2) 方　　法
　　①センシトメータでマンモグラフィ用フィルムを露光させる。
　　②自動現像機の現像温度を1℃ずつ変化させ感光計で露光したフィルムを現像する。
　　③現像されたテストピース（図12）を濃度計で測定し特性曲線（図13）とグラディエント曲線（図14）を作成する。
　　④併せて乳房組織模擬試料内蔵ファントム（ACR推奨ファントム）を撮影し，各温度においてファントムの中心濃度が1.5 ± 0.15の範囲に入るように線量を調整し試料を作成する。

3) 最適温度の選択
　　①特性曲線とグラディエント曲線からコントラストが高くなる現像温度を候補とする。

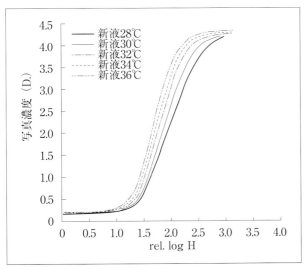

図13 現像温度変化による特性曲線
　　自動現像機：TCX-701，処理剤：TC-DF701，
　　フィルム：New CM-H

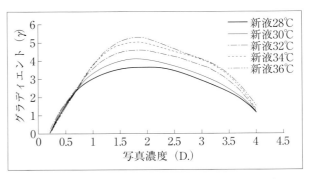

図14 現像温度変化によるグラディエント曲線＊（図13のH/Dカーブより）
　　自動現像機：TCX-701，
　　処理剤：TC-DF701，
　　フィルム：New CM-H

②各現像温度における乳房組織模擬試料内蔵ファントム（ACR推奨ファントム）を観察し，ファントム内蔵試料の描出が以下の評価基準をクリアでき，アクリル円板部とその周辺の濃度差が0.4以上ある現像温度を候補とする（下記点数は188頁参照）。
・線維組織試料：4点以上
・微細石灰化群試料：3点以上
・腫瘤試料：3点以上
③上記2点の候補とした現像温度から線量と粒状性を加味して現像温度を決定する。

● 参考文献

1) 大内憲明・編．マンモグラフィによる乳がん検診の手引き－精度管理マニュアル－．第3版．日本医事新報社；2004．
2) 大松秀樹・編．新しい放射線写真学．富士フイルムメディカル；2003．
3) 日本放射線技術学会放射線撮影分科会．乳房撮影精度管理マニュアル（改訂版）．日本放射線技術学会；1999．
4) 青木雄二・他．乳房撮影システムの技術動向．極光X-RAY．1992；29：11～16．

（松村　茂樹　コニカミノルタヘルスケア株式会社ヘルスケア事業本部）

索　引

数　字

1 ショットファントム	74
2D 合成画像	150

英　字

【A】

AAPM	165，166
ACR: American College of Radiorogy	72
ACR 推奨ファントム	72，186，187
ADH	306
AEC: automatic exposure control	82，96
AEC の作動確認	199
AI: artificial intelligence	325，326，330
Air gap 法	363，364
anechoic	394
APBI: Accelerated Partial Breast Irradiation	56
architectural distortion	405，409
Asymmetries	309
AUCs	318
Automatic Exposure Control	82
A モード	380

【B】

Barten モデル	163
basal like	43
BI-RADS	273，313，328，413，429，430，432，435，436，439
BI-RADS 分類	318，319
BPE: background parenchymal enhancement	432
BR12	72，81
*BRCA*1	37，50，430
*BRCA*2	37，50，430
B モード	380

【C】

CAD	321，322，325，330
CC 画像の合格基準	235
CC 撮影	234
CDMAM: contrast detail mammography	74

【D】

cell free DNA	58
central enhancement	440
CFRP	97
clustered ring enhancement	442
CNB: Core Needle Biopsy	42，343，367
CNR	199
Coaxial needle	369
comedo type	459
compressed breast thickness	322
Compressibility	420
Contrast Harmonic Imaging	414
CR: Computed Radiography	123，315，319
CRT	153，325
CTC: circulated tumor cell	58
CureBestTM 95GC	57
cystic	398
C アーム	98

【D】

DBT: Digital Breast Tomosynthesis	94，97，149
DCIS: Ductal Carcinoma in situ	23，452，456，459
DCIS 病変	442，443
DDL	165
DICOM 3.14	162
DICOM データ出力形式	180
dimpling sign	41
Direct-Flat Panel Detector	61
Distribution	437
DMIST	316，318
DM ファントム	75
DR 圧縮	134
DR 圧縮画像	135
Ductal adenoma	448，451
duct dilatation	408
D/W ratio	399
dynamic range	378，382

【E】

echo-free	394
echogenic foci	405，410
echogenic halo	401
echo level	402
echo pattern	398
echo-poor	394
echo-rich	394

edema	406	HVL	85
EDR: Exposure Data Recognizer	127	hyperechoic	394
EDR アドバンス処理	138, 139	hypoechoic	394
EDR 処理	138		

【I】

Elastically firm	41
elasticity	411
EUREF	166
European Trial	1

IEC	166
IMP: implant	52
internal echoes	402
Internal enhancement pattern	437
interruption of the interface between adipose tissue and gland	405
intrinsic subtype	43

【F】

FAD	325, 327
Faibroadenoma	504
FBP	333
FDA	325, 337
FFDM: full-field digital mammography	315, 316
Fibroadenoma	507
Filtered Back Projection 法	333
Fine Structure Control	144
Fisher	2, 3
Fisher 理論	3, 43
fluid-fluid level	398
FNAC: fine needle aspiration biopsy	343, 367
Focus	437
FPD	90

Invasive ductal carcinoma （Scirrhous type）	480, 483, 484, 487, 488, 491
Invasive ductal carcinoma （Soild type）	472, 475, 476, 479
Invasive ductal carcinoma （Tubule forming type）	460, 463, 464, 467, 468, 471
Invasive lobular carcinoma	492, 495, 496, 499
IPS: In-plane Switching	155
ISC: Image-Based Spectrum Conversion	142
isoechoic	394
Iterative Reconstruction	333

【G】

GA	124, 125
Gain	378, 382
GC	124
Gradation Processing	123
GS	124, 125
GSDF: Grayscale Standard Display Function	162, 184, 207, 325
GT	124
G 階調	124

【J】

JESRA	166
JND	163
J-START	13

【K】

Ki-67	43, 371
K 吸収端	93

【H】

halo	401
Halsted	1
Halsted 理論	3, 43
HBOC: Hereditary Breast and Ovarian Cancer	37
HBOC 症候群	50
HER2	43
HER2 enrich	43
HER2: human epidermal growth factor receptor 2	371
high echo level	394
homogeneity	403

【L】

LCD: Liquid Crystal Display	153, 325
LED	154
Li Fraumeni 症候群	50
liquid biopsy	57
LM 撮影の実際	248
low echo level	394
luminal A	43
luminal A-like	45
luminal B	43
luminal B-like	45
LUT	157
L 値	127

【M】

MammaPrint®	45
mass	436
mastopathy	421
matrix	177
MDB	136
MDE	138
MDT	136, 137
MFP	130
micro RNA	58
MINDACT	57
mixed	398
MLO 画像の合格基準	233
MLO 撮影	231
MLO 撮影の実際	238
ML 撮影の実際	246
mobility	420
Mo ターゲット	89
MRB	132
MRE	132
MRT	132
Mucinous carcinoma	500, 503
multiple small cysts	409
M モード	380

【N】

NGS: Next Generation Sequencer	57
Non-mass enhancement	436, 437
normal breast like	43
NSM: nipple sparing mastectomy	50

【O】

oncoplastic surgery	50
Oncotype DXR	45, 57
Oslo II 試験	316, 326
Oslo I 試験	316, 326
OSNA: One-step Nucleic Acid Amplification	51
O 階調	124

【P】

PACS: Picture Archiving and Communication System	321
Paget's disease	40
PAM50 ROR scoreR	45
pattern enhancement processing for mammography	320
PEM 処理	320, 321
phyllodes tumor	508

Phyllodes tumor（Benign）	511
Phyllodes tumor（Borderline malignancy）	512, 515
pixel	177
pixel value	178
PMMA	72, 82, 207
PNL	235
posterior echoes	404
Precision Medicine	58
PRF	414
Prosigna®	57
Pseudo lipomatous	41
PT-INR	347
P 値	164

【R】

Radial Scar	307
RAW 画像	179
Real-time Tissue Elastography	415, 416
Rh ターゲット	90
rim enhancement	440
RI 法	51
ROC	318
ROI	414
RT: radiation therapy	54

【S】

SCTF: System Contrast Transfer Function	205
SDNR: signal difference to noise ratio	77
ShearWave Elastography	416
skill dependence	422
skin retraction	406
skin thickening	406
S／N 比	65, 115
solid	398
sonolucent	394
Spectrum 理論	3, 43
SSM: skin sparing mastectomy	50
STC	378, 382
STN	156
SWE	416
S 値	127

【T】

T1 強調像	434, 439
T2 強調像	439
Tailor X	57
TFT	155
TG18-QC	169
TGC	378

THI: Tissue Harmonic Imaging ･････････････ 414
thickening of the Cooper ligaments ････････････ 405
Through arm 法 ･･････････････････････ 364, 365
time intensity curve ･･････････････ 440, 432
tissue expander: TE ････････････････････ 52
TP53 ････････････････････････････ 50
tubular structure ････････････････････ 405
T 階調 ･･･････････････････････････ 124

【U】

UICC 分類 ･････････････････････････ 46
Unprocess 画像 ･･･････････････････ 179
u 階調 ･･････････････････････････ 140

【V】

VA ･･･････････････････････････････ 156
VAB: Vacuum-assisted Breast Biopsy･･･ 42, 367, 343
variant of uncertain significance ････････････ 57
Vascularity ･････････････････････････ 410
Veronesi ････････････････････････････ 1, 3
VUS: variant of uncertain significance ･････････ 57

【W】

wide excision ･････････････････････････ 50
W 階調 ････････････････････････ 140
W ターゲット ･･････････････････････ 90

【X】

X 線管 ････････････････････････ 89, 91
X 線吸収差 ･･････････････････････ 71
X 線出力の再現性 ･･････････････････ 201
X 線スペクトル ･･･････････････････ 63, 65

【Z】

Z 軸方向分解能 ･･･････････････････ 77

和　文

【あ】

アイソセンタリング機構･･････････････････ 98
明らかな良性石灰化･･･････････････････ 284
悪性リンパ腫･････････････････････ 33
アーチファクト･････････････ 182, 183, 184, 207, 213,
　　　　　　　　　　　217, 334, 370, 376
圧縮処理･････････････････････････ 320
圧縮性･･･････････････････････････ 420
圧迫圧･･･････････････････････ 94, 190,
圧迫撮影･････････････････････････ 66
圧迫帯･･･････････････････････････ 371
圧迫乳房厚･･･････････････････････ 322
圧迫板･･･････････････････････････ 95
アップライトタイプ（Upright type）
　　　　　　　･････････････ 349, 350, 356, 357
アップライトタイプ･･････････････････ 350
アポクリン癌･････････････････････ 28
アモルファスセレン･････････････････ 90, 117
アルミニウム板･･･････････････････ 85
アンチ・グレア･･･････････････････ 157
アンチ・リフレクション･･････････････ 157

【い】

異栄養性石灰化･･････････････････････ 287
異型乳管過形成･･････････････････････ 34
遺伝因子･･･････････････････････････ 38
遺伝カウンセリング･････････････････ 50
遺伝子プロファイリング･･･････････････ 45
遺伝子プロファイル･････････････････ 43
遺伝性乳癌･･･････････････････････ 50
遺伝性乳癌卵巣癌症候群･･････････････ 37
医療被ばくの最適化･････････････････ 84
いわゆる乳腺症･･･････････････････ 33
陰極･･･････････････････････････ 91
陰極接地･･･････････････････････ 91
インジゴカルミン･･････････････････ 50
インドシアニングリーン･････････････ 51
インバータ式装置･････････････････ 99, 100
インプラント･･････････････････････ 52

【う】

ウインドウ幅････････････････････････ 321
ウインドウレベル･･････････････････ 316, 321
ウエット処理･････････････････････ 175
受入試験･･･････････････ 77, 86, 180, 423

548　　　　　　　　　　　　　　　　　　　　　　　　索　引

腕の位置……………………………………………… 248	
運動グリッド…………………………………… 97, 98	

【え】

エアギャップ法……………………………………… 66	
腋窩の位置決定…………………………………… 246	
腋窩リンパ節…………………………………… 312, 389	
腋窩リンパ節郭清…………………………………… 50	
腋窩リンパ節腫大………………………………… 311	
液晶………………………………………………… 154	
液晶ディスプレイ……………………………… 153, 325	
液面形成…………………………………………… 398	
えくぼ症状…………………………………………… 41	
エコーパターン…………………………………… 377	
エコーレベル……………………………………… 402	
エスティーシー…………………………………… 382	
エストロゲンレセプター（ER）………………… 43, 371	
エッジ強調処理…………………………………… 334	
エミッション特性…………………………………… 91	
円形石灰化……………………………………… 285, 289	
炎症性乳癌…………………………… 266, 300, 312	
円状部分切除………………………………………… 50	

【お】

応答………………………………………………… 169	
オートマチック方式…………………………… 344, 370	
オーバーオール特性…………………… 178, 179, 180	
音響陰影…………………………………………… 377	
音響レンズ………………………………………… 379	
音速………………………………………………… 374	
音場………………………………………………… 374	

【か】

回折………………………………………………… 374	
外側陰影………………………………………… 376, 404	
階調………………………………………………… 178	
階調処理…………………………… 123, 320, 321	
階調処理の複合的使用…………………………… 126	
階調数……………………………………………… 180	
階調特性…………………………………………… 325	
回転走査…………………………………………… 388	
化学療法誘発性閉経………………………………… 56	
核グレード（nuclear grade）…………………… 53	
拡散強調像……………………………………… 434, 444	
拡大機能…………………………………………… 316	
拡大撮影………………………………………… 255, 324	
拡大撮影法…………………………………………… 66	
拡大スポット撮影……………………………… 255, 256	
過誤腫……………………………………………… 34	

加算的ラグ効果…………………………………… 203	
化生癌……………………………………………… 29	
画素…………………………………………… 154, 177	
画像ガイド下……………………………………… 344	
画像ガイド下生検………………………………… 429	
画像ガイド下組織学的検査……………………… 367	
画像強調処理……………………………………… 323	
画像欠損確認……………………………………… 194	
画像再構成法……………………………………… 151	
画像処理…………………………… 123, 178, 328	
画像処理条件……………………………………… 215	
画像処理パラメータ……………………………… 215	
画像診断ガイドライン…………………………… 430	
画像濃度……………………………………………… 67	
画像評価…………………………………………… 186	
加速乳房部分照射…………………………………… 56	
画素値……………………………………………… 177	
硬さ………………………………………………… 411	
カテゴリー分類……… 276, 281, 294, 312, 430	
カテゴリー分類の相違点………………………… 313	
可動性…………………………………………… 225, 420	
寡分割照射…………………………………………… 56	
カーマ……………………………………………… 78	
カラーゲイン……………………………………… 414	
体の回転…………………………………………… 240	
カラードプラ…………………………………… 380, 413	
カラーフィルタ…………………………………… 154	
カラーフロー表示エリア………………………… 414	
顆粒細胞腫………………………………………… 33	
環境因子…………………………………………… 38	
がんゲノム医療……………………………………… 57	
患者支持器………………………………………… 97	
干渉………………………………………………… 374	
管状影……………………………………………… 266	
管状影・孤立性乳管拡張………………………… 302	
管状癌……………………………………………… 27	
管状構造物………………………………………… 405	
管状腺腫…………………………………………… 31	
間接変換方式 FPD ……………………………… 119	
管電圧の表示精度………………………………… 196	
管電圧脈動率……………………………………… 100	
感度………………………………………………… 318	
鑑別診断…………………………………………… 251	

【き】

基質分泌癌…………………………………………… 29	
基礎値……………………………………………… 180	
輝度………………………………………………… 158	
輝度均一性………………………………………… 169	
輝度計……………………………………………… 170	

基本性能試験	424
吸引式組織生検	42, 343, 367
吸収線量	78
境界部	400
境界部高エコー像	401
境界不明瞭な低エコー	408
胸筋温存乳房切除術	1, 50
胸筋合併拡大乳房切除術	1
胸筋合併乳房切除術	1
共振形インバータ制御	101
偽陽性病変	430
鏡面現象	376
局所的非対称性陰影	268, 269, 303, 304, 305, 312, 325
局所療法	43
極めて高濃度	209, 211, 212, 219, 274, 322, 328
均質性	403
筋上皮細胞	17

【く】

区域性（segmental）	294
空間周波数	128
空間フィルタ	129
空間分解能	315, 316, 324, 328
屈折	374
クーパー靱帯の肥厚	405
クーパー提靱帯	16
グラフィック・ボード	157
繰り返し周波数	414
グレースケール標準表示関数	184, 207
グレーティングローブによるアーチファクト	376
グレーレベル	178
クロスグリッド	97

【け】

蛍光カメラ	51
形状	398
ゲイン	382
血管肉腫	33
血管の石灰化	284
検査者の技術依存性	422
検出率	325
減衰	374

【こ】

コアキシャル針	369
高エコースポット	403
硬化性腺症	34
高輝度シャウカステン	209

抗凝固薬	346
硬結	40
抗血小板薬	346
抗血栓予防薬	346
膠原病	50
交互法	40
高周波数成分	128
硬性型	25, 252
高精細モニタ	154, 324
構築の乱れ	270, 271, 306, 312, 324, 325, 330, 405, 409
高電圧発生装置	99
高濃度乳房	38, 336, 337
高濃度乳房（Dense Breast）	273
広範囲を描出	231
広範囲を描出する	234
後方エコー	404
後方エコー増強	377
骨・軟骨化生を伴う癌	29
コメット様エコー	378
孤立性乳管拡張	266, 312
混合性	398
混合性パターン	378
コンティニュアス撮影	120
コントラスト	67, 68, 90, 91, 96, 97, 158, 169, 177, 178, 212, 323, 327, 328
コントラスト比	161, 325
コントラスト分解能	327
コンピュータ支援診断	325

【さ】

催奇性	56
再現性	196
最高濃度	67, 174
サイドローブによるアーチファクト	376
細胞診	42, 343
細胞診および針生検報告様式ガイドライン	348
鎖骨上リンパ節	390
撮影条件	218, 320, 326, 328
撮影条件の表示	214
撮影情報	218
撮影情報の表示	214
撮影方向	227
撮影モード	215
作動確認	191
サブタイプ	43, 371
サブピクセル	154
ザンクトガレン（St.Gallen）国際乳がん会議	5, 43
散在性	291
サンプリングエラー	348

サンプリングピッチ……………………………… 324	小葉……………………………………………… 16
散乱線……………………………………… 65, 66	初潮年齢………………………………………… 37
散乱線含有率…………………………………… 334	新階調…………………………………………… 141
散乱線除去グリッド…………………………… 97	信号……………………………………………… 115
	人工知能…………………………… 58, 325, 326
【し】	浸潤性小葉癌……………… 27, 492, 495, 496, 499
	浸潤性乳管癌…………………………………… 25
視覚評価………………………………………… 180	浸潤性乳管癌（硬性型）……… 306, 483, 480, 484,
色素法…………………………………………… 50	487, 488, 491
色度計…………………………………………… 171	浸潤性乳管癌（充実型）………… 472, 475, 476, 479
始業点検………………………………………… 424	浸潤性乳管癌（腺管形成型）……… 304, 460, 463,
篩状癌…………………………………………… 28	464, 467, 468, 471
視触診…………………………………………… 40	浸潤性微小乳頭癌……………………………… 30
システムコントラスト………………………… 212	迅速病理診断…………………………………… 51
システムコントラスト伝達関数……………… 205	診断参考レベル………………………………… 84
次世代シークエンサー………………………… 57	伸長（ストローク）…………………………… 370
施設画像評価…………………… 67, 209, 219	伸展性…………………………………… 232, 234
自動露出機構…………………… 82, 96, 97	心毒性…………………………………………… 54
自発光型デバイス……………………………… 153	
指腹法…………………………………………… 40	**【す】**
脂肪性……… 209, 210, 212, 219, 273, 322, 328	
脂肪抑制 T2 強調像…………………………… 433	髄様癌…………………………………………… 28
死亡率…………………………………………… 38	スキャン角度…………………………………… 151
視野角…………………………………………… 325	スズコロイド…………………………………… 51
写真コントラスト………………………… 65, 93	ステージ………………………………………… 46
終業点検………………………………………… 425	ステップアンドシュート撮影………………… 120
充実型…………………………………… 25, 252	ステップファントム……………… 74, 186, 187
充実性…………………………………………… 398	ステレオガイド下吸引式乳房組織生検……… 429
充実性パターン………………………………… 377	スピキュラ……………………………………… 316
充実乳頭癌……………………………………… 25	スポット撮影…………………………………… 255
集簇性…………………………………………… 293	スポット撮影法………………………………… 66
周波数…………………………………………… 373	スライド走査…………………………………… 386
周波数処理………………………… 129, 320, 321	
周波数成分……………………………………… 128	**【せ】**
受光型デバイス………………………………… 153	
受精卵凍結……………………………………… 57	性状判定………………………………………… 252
受像器面の整合性……………………………… 191	生殖細胞系列変異……………………………… 57
術前化学療法…………………………………… 46	精度管理…………………………… 209, 423
術前治療………………………………………… 46	石灰化……………………………… 284, 325
術前ホルモン療法……………………………… 46	石灰化の分布…………………………………… 291
出力輝度………………………………………… 325	石灰乳石灰化……………………… 264, 286, 287
腫瘍関連遺伝子発現…………………………… 53	切除断端陽性…………………………………… 53
腫瘍径…………………………………… 53, 396	接線撮影………………………………………… 258
腫瘍増殖能（Ki-67）…………………………… 53	接線方向撮影…………………………………… 253
腫瘤……………… 40, 277, 316, 324, 325, 327	セミオート方式………………………………… 370
腫瘤の走査……………………………………… 388	セミオートマチック方式……………………… 344
仕様基準………………………………………… 180	ゼロラジオグラフィ…………………………… 8
乗算的ラグ効果………………………………… 204	線維腺腫…………………………… 32, 504, 507
照射線量………………………………………… 79	線維腺腫の石灰化………………… 284, 285
照射野ミラー…………………………………… 95	鮮鋭度……………… 67, 70, 213, 216, 315, 324
照度計…………………………………………… 170	腺管形成型……………………………… 25, 252

索　　引

551

占居部位‥‥‥‥‥‥‥‥‥‥‥‥‥‥‥‥ 226
腺筋上皮腫‥‥‥‥‥‥‥‥‥‥‥‥‥‥‥ 32
線形システム‥‥‥‥‥‥‥‥‥‥‥‥‥ 178
穿刺吸引細胞診‥‥‥‥‥‥‥‥‥ 343，367
線質‥‥‥‥‥‥‥‥‥‥‥‥‥‥‥‥‥‥ 197
線質補正技術‥‥‥‥‥‥‥‥‥‥ 142，143
線状（linear）‥‥‥‥‥‥‥‥‥‥‥‥ 294
扇状走査‥‥‥‥‥‥‥‥‥‥‥‥‥‥‥ 387
扇状部分切除‥‥‥‥‥‥‥‥‥‥‥‥‥ 50
全身病‥‥‥‥‥‥‥‥‥‥‥‥‥‥‥‥‥ 43
全身療法‥‥‥‥‥‥‥‥‥‥‥‥‥‥‥‥ 43
全体拡大撮影‥‥‥‥‥‥‥‥‥‥‥‥‥ 256
全体側方向撮影‥‥‥‥‥‥‥‥‥‥‥‥ 256
センチネルリンパ節生検‥‥‥‥‥‥ 5，50
腺葉‥‥‥‥‥‥‥‥‥‥‥‥‥‥‥‥‥‥ 16
腺葉区域切除‥‥‥‥‥‥‥‥‥‥‥‥‥ 50
腺様嚢胞癌‥‥‥‥‥‥‥‥‥‥‥‥‥‥ 30
線量ガイダンスレベル‥‥‥‥‥‥‥‥ 80

【そ】

造影マンモグラフィ‥‥‥‥‥‥‥‥‥ 103
組織学的グレード（histological grade）‥‥‥‥ 53
組織学的の検査‥‥‥‥‥‥‥‥‥‥‥‥ 343
組織学的波及度‥‥‥‥‥‥‥‥‥‥‥‥ 255
組織診‥‥‥‥‥‥‥‥‥‥‥‥‥‥‥‥ 343
組織弾性イメージング機構‥‥‥‥‥‥ 415
その他の所見‥‥‥‥‥‥‥‥‥‥‥‥‥ 299
ソフトコピー‥209，212，219，315，316，320，321，
323，324，328，330
ソフトコピー診断‥‥‥‥‥‥‥‥‥‥ 153
存在診断‥‥‥‥‥‥‥‥‥‥‥‥‥‥‥ 251

【た】

大胸筋‥‥‥‥‥‥‥‥‥‥‥‥‥‥‥‥ 236
対向2門照射‥‥‥‥‥‥‥‥‥‥‥‥‥ 54
体細胞変異‥‥‥‥‥‥‥‥‥‥‥‥‥‥ 57
第3次がん対策推進基本計画‥‥‥‥‥‥ 57
多遺伝子アッセイ‥‥‥‥‥‥‥ 45，53，57
ダイナミックMRI‥‥‥‥‥ 429，430，432，434
ダイナミック造影‥‥‥‥‥‥‥‥‥‥ 440
ダイナミックテスト‥‥‥‥‥‥‥ 411，420
ダイナミックレンジ‥‥‥ 206，319，323，324，382
ダイナミックレンジ圧縮処理‥‥‥‥‥ 134
多階調化‥‥‥‥‥‥‥‥‥‥‥‥‥‥‥ 325
高エコー‥‥‥‥‥‥‥‥‥‥‥‥‥‥‥ 394
多形性あるいは不均一な石灰化‥‥‥‥ 290
多形性石灰化‥‥‥‥‥‥‥‥‥‥ 297，298
ターゲット‥‥‥‥‥‥‥‥‥‥‥‥ 89，91
ターゲット／付加フィルタ‥‥‥‥‥‥ 65

多重反射‥‥‥‥‥‥‥‥‥‥‥‥‥‥‥ 376
縦方向アプローチ‥‥‥‥‥‥‥‥‥‥ 352
縦方向アプローチの場合‥‥‥‥‥‥‥ 364
縦横比‥‥‥‥‥‥‥‥‥‥‥‥‥‥ 396，399
多発小嚢胞‥‥‥‥‥‥‥‥‥‥‥‥‥‥ 409
タングステン（W）ターゲット‥‥‥ 61，89
淡く不明瞭な石灰化‥‥‥‥‥‥‥ 290，297
探触子‥‥‥‥‥‥‥‥‥‥‥‥‥‥‥‥ 378
弾性硬‥‥‥‥‥‥‥‥‥‥‥‥‥‥‥‥ 41
弾性テープ‥‥‥‥‥‥‥‥‥‥‥‥‥‥ 371
弾性包帯‥‥‥‥‥‥‥‥‥‥‥‥‥‥‥ 371

【ち】

遂次近似法‥‥‥‥‥‥‥‥‥‥‥ 333，334
逐次超解像法‥‥‥‥‥‥‥‥‥‥‥‥‥ 334
地図状低エコー域‥‥‥‥‥‥‥‥‥‥‥ 408
中周波数成分‥‥‥‥‥‥‥‥‥‥‥‥‥ 128
中心透亮性石灰化‥‥‥‥‥‥‥‥‥‥‥ 286
超音波ガイド下生検‥‥‥‥‥‥‥‥‥‥ 367
直接変換方式FPD‥‥‥‥‥‥‥‥‥ 61，117

【つ】

追加照射（boost照射）‥‥‥‥‥‥‥‥ 54
追加切除‥‥‥‥‥‥‥‥‥‥‥‥‥‥‥ 53

【て】

低エコー‥‥‥‥‥‥‥‥‥‥‥‥‥‥‥ 394
定期点検‥‥‥‥‥‥‥‥‥‥‥‥‥‥‥ 426
定型的乳房切除‥‥‥‥‥‥‥‥‥‥‥‥ 50
定型的乳房切除術‥‥‥‥‥‥‥‥‥‥‥ 1
ディジタルブレストトモシンセシス‥‥‥ 149
低周波数成分‥‥‥‥‥‥‥‥‥‥‥‥‥ 128
ティシュエクスパンダー‥‥‥‥‥‥‥‥ 52
ティッシュハーモニックイメージング‥‥‥ 414
ディープラーニング‥‥‥‥‥‥‥‥‥ 326
低用量エストロゲン・プロゲスチン配合薬‥‥‥‥ 37
デジタルマンモグラフィ‥‥‥‥ 177，178，178，179
デジタルマンモグラフィ品質管理マニュアル‥‥ 180
デブリエコー‥‥‥‥‥‥‥‥‥‥‥‥‥ 378
デュアルエネルギーサブトラクション技術‥‥‥ 103
電子フォーカス‥‥‥‥‥‥‥‥‥‥‥‥ 379
点状高エコー‥‥‥‥‥‥‥‥‥‥ 405，410
伝搬‥‥‥‥‥‥‥‥‥‥‥‥‥‥‥‥‥ 374
電離箱線量計‥‥‥‥‥‥‥‥‥‥‥ 85，86

【と】

投影数‥‥‥‥‥‥‥‥‥‥‥‥‥‥‥‥ 151
等エコー‥‥‥‥‥‥‥‥‥‥‥‥‥‥‥ 394
同軸針‥‥‥‥‥‥‥‥‥‥‥‥‥‥‥‥ 369

特異度 ··· 318，429	乳腺濃度 ····························· 67，68，215
特性 X 線 ·································· 61，62，89，90	乳頭 ·· 16
ドプラモード ···································· 380	乳頭温存乳房全切除術 ·························· 50
トモシンセシス········ 77，315，321，330，333，336	乳頭陥凹 ································· 41，310
トモシンセシスガイド下の針生検 ············ 333	乳頭・乳輪複合体 ···························· 20
トモシンセシスガイド下バイオプシー··········· 339	乳頭の側面性 ················· 239，246，248
トモシンセシス撮影 ····························· 119	乳頭びらん ···································· 40
トモバイオプシー ····························· 151	乳頭部腺腫 ···································· 31
ドライ処理 ······································· 175	乳頭分泌 ·· 40
ドライフィルム ································· 173	乳房圧迫 ······································ 227
	乳房圧迫器 ···································· 190
【な】	乳房温存手術 ···································· 1
	乳房温存療法 ······························· 3，430
内因性サブタイプ ······························· 43	乳房外側縁 ···································· 232
内胸リンパ節 ··································· 390	乳房外側縁の決定 ···························· 238
内部エコー ····································· 402	乳房再建 ································· 4，50
内分泌療法（ホルモン療法） ···················· 44	乳房支持台 ······························· 97，207
軟部肉腫 ··· 33	乳房全切除術 ···································· 50
	乳房内側縁 ···································· 232
【に】	乳房内リンパ節 ······························· 311
	乳房の圧迫 ···················· 66，240，244
日本乳がん検診精度管理中央機構········ 67，319，328	乳房の挙上 ···································· 243
乳管内成分優位な浸潤癌 ····························· 305	乳房の構成 ············· 209，210，212，273
乳管拡張 ·· 408	乳房の引き出しと伸展 ·············· 239，243
乳管拡張症 ······································· 34	乳房の平坦化 ············· 239，244，246
乳管拡張症に伴う石灰化 ························· 284	乳房部分切除（乳房温存術） ···················50
乳管過形成 ······································· 34	
乳癌サブタイプ分類 ····························· 430	**【ね】**
乳癌診療ガイドライン ··························· 319	
乳管腺腫 ·························· 31，448，451	熱電子 ··· 61
乳癌全身病説 ······································· 2	粘液癌 ···································· 28，500，503
乳管洞 ··· 16	
乳癌取り扱い規約 ································· 46	**【の】**
乳管内エコー ··································· 408	
乳管内腔の広狭不整 ····························· 408	ノイズ ··· 116
乳管内進展 ······································· 252	濃度 ·· 96
乳管内成分優位 ··································· 27	濃度分解能 ···································· 324
乳管内乳頭腫 ····································· 31	嚢胞性 ·· 398
乳癌のサブタイプ ································· 43	嚢胞性パターン ······························· 378
乳癌広がり診断··························· 429，430	
乳管壁の肥厚 ··································· 408	**【は】**
入射空中線量 ····································· 85	
入射表面線量 ······························· 82，84	背景乳腺の造影効果 ····························· 432
入出力特性 ······························· 178，180	背景乳腺の変化 ······························· 295
乳腺境界線の断裂 ······························· 405	剥離（分泌液）細胞診 ·························· 343
乳腺コントラスト ······························· 319	パージェット病 ·················· 30，40，41
乳腺散在········ 209，211，212，219，273，322，328	播種 ·· 347
乳腺実質の所見 ··································· 300	バックライト ···························· 153，154
乳腺症 ··· 421	ハードコピー········ 178，209，219，315，323，327
乳腺上皮細胞 ····································· 17	ハードコピー診断 ····························· 173
乳腺内コントラスト ················ 216，327，328	パニング機能 ································· 328
	バネ式針生検 ·························· 343，367

針生検	42
ハロー	401
パワードプラ	413
半価層	85
半価層測定	86
反射	374
斑状低エコー域	408
半導体検出器	64
半導体測定器	86

【ひ】

ピアース（pierce）	344
光照射野ミラー	95
ピクセル	154, 177
ピクセル値	178
ピクセル画像	316
ピクセルサイズ	334, 337
微細構造鮮明化処理	144
微細石灰化	316, 324, 325, 326, 328, 330
微細線状	298
微細線状石灰化	291, 299
微細分枝状石灰化	290
被写体厚	94
被写体コントラスト	69, 212
非腫瘤性病変	436, 442, 443
微小円形石灰化	289, 296, 297
非浸潤癌	23
非浸潤性乳管癌	23, 304, 305, 306, 436, 452, 456
非線形システム	178
非対称性乳房組織	268, 303, 312
非定型的乳房切除術	1
非定型乳房切除術	50
皮膚温存乳房全切除術	50
皮膚拡張器	52
皮膚陥凹	41, 310
皮膚筋炎	50
皮膚の牽引	406
皮膚の所見	310
皮膚の石灰化	284
皮膚の肥厚	310, 312, 406
皮膚病変	310
被包型乳頭癌	25
被膜拘縮	51
びまん性	292
病期分類	46
描出範囲の評価	235
標準撮影	225
標本化	177, 324
標本撮影	345

ヒール効果	92, 93
広がり診断	443
品質管理	177, 178, 179, 180, 190

【ふ】

ファイヤー（fire）	344
ファントム	71, 74
フィードバック制御	99, 101
部位の記載	275
フィラメント	91
フィルムコントラスト	69
フィルムレス	153
フェイスガード	333, 334
フェザータッチ	385
深さ分解能	119
付加フィルタ	93, 94, 95
不均一高濃度	209, 211, 212, 219, 273, 322, 328, 330, 334
腹臥位式生検専用装置	349, 356
腹臥位式生検専用装置（Prone type）	350
腹臥位専用装置	364
複雑性硬化性変化	306
浮腫	406
フチン酸	51
ブッキー	98
物理評価	180
不変性試験	180
不変性試験項目	77
ブラインドエリア	230
ブラウン管モニタ	325
フラットパネル方式	315, 319, 328
ブルーミング効果	91
プレ照射	94, 96
プロゲステロンレセプター（PgR）	43, 371
プロトロンビン時間	347
プローブ	378, 381, 384
プロファイルカーブ	128
プローブの接触	384
プローブの握り方	384
分解能	380
分子標的治療（抗HER2療法）	44
分泌癌	30

【へ】

平滑化画像	136
平滑化処理	128
平均乳腺線量	78, 80, 81, 82, 199, 200
閉経状況	37
閉経年齢	37

ベース濃度·····················174，215
ベースの濃度·····················68
ペースメーカ·····················237
ベリリウム·····················92
変圧器形·····················100
変形·····················420
片側接地·····················91
扁平上皮癌·····················29

【ほ】

方形波形インバータ制御·····················101
縫合部石灰化·····················286
放射口·····················91
放射状走査·····················386
放射状瘢痕·····················306
放射線治療·····················54
放射窓·····················92
紡錘細胞癌·····················29
ボケマスク·····················128
ポジショニング ···············214，217，225，230，
320，328，383
保守管理·····················425
ポートレート表示·····················158
ポリカーボネイト·····················95
ホルモン（エストロゲン）供給阻害剤·············54
ホルモン（エストロゲン）受容体阻害剤·············54
ホルモン受容体·····················53
ホルモン療法·····················54

【ま行】

マトリックス·····················177
マルチ周波数処理·····················130
マンモグラフィ専用ビューア·····················207
マンモトーム®·····················343
密着撮影·····················255
ミラーイメージ·····················376
無エコー·····················394
メチレンブルー·····················51
免疫染色·····················345
モニタ·····················381
モニタ診断·····················324
モリブデン（Mo）ターゲット·····················61
問診·····················37
モンテカルロ法·····················63，64

【や行】

陽極·····················89
陽極接地·····················91
葉状腫瘍·····················32，508
葉状腫瘍（境界悪性型）·····················512，515
葉状腫瘍（良性）·····················511
陽性・陰性反応的中度·····················318
要精検率·····················337
要精査基準·····················412
陽性反応的中度·····················325，337
横方向アプローチ·····················352，361
横方向アプローチ（Lateral approach）···········352
横方向アプローチの場合·····················364

【ら行】

ラグ効果·····················202
ラティテュード·····················319
卵子凍結·····················57
卵巣組織凍結·····················57
ランドスケープ表示·····················158
リアルタイム·····················422
罹患率·····················38
リキッドバイオプシー·····················57
リスクファクター·····················38
粒状性·····················67，70，213，216
良悪性の鑑別を必要とする石灰化·····················288
領域性·····················293
量子化·····················177
量子化レベル·····················178
量子化レベル数·····················178
梁柱の肥厚·····················266，300，301，312
リング状濃染·····················440
臨床画像評価·····················209
リンパ管侵襲·····················252，262，263，265
リンパ節転移·····················53
リンパ節の所見·····················311
リンパ節の走査·····················388
リンパ浮腫·····················50
レンズ効果·····················376
連続 X 線·····················61，62，89

【わ】

ワルファリン·····················347

乳腺　画像と検査

価格はカバーに
表示してあります

2019 年 9 月 14 日　第一版 第 1 刷 発行

編著者　石栗　一男 ©
発行人　古屋敷　信一
発行所　株式会社 医療科学社
　　　　〒113-0033　東京都文京区本郷 3 － 11 － 9
　　　　TEL 03（3818）9821　　FAX 03（3818）9371
　　　　ホームページ　http://www.iryokagaku.co.jp

ISBN978-4-86003-110-7　　　　　（乱丁・落丁はお取り替えいたします）

本書の複製権・翻訳権・上映権・譲渡権・公衆送信権（送信可能化権を
含む）は（株）医療科学社が保有します。

JCOPY ＜出版者著作権管理機構 委託出版物＞

本書の無断複製は著作権法上での例外を除き，禁じられています。
複製される場合は，そのつど事前に出版者著作権管理機構
（電話 03-5244-5088，FAX 03-5244-5089，e-mail: info@jcopy.or.jp）の
許諾を得てください。